Haug

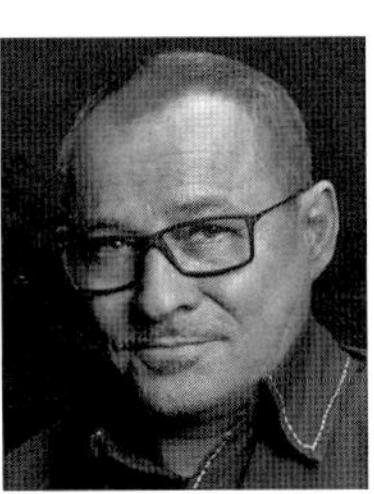

Fritz Bittig

- Ausbildung zum Krankenpfleger
- Spezialisierung zum OP-Fachpfleger und Instrumenteur
- Ausbildung zum Physio-, Manual-, Lymph- und Ödemtherapeuten
- Chirogymnast nach Dr. Laabs
- Praxiserfahrung in der Unfallchirurgie, Orthopädie, Sportmedizin und Physikalischen Medizin
- eigene Praxis für Physiotherapie in Krefeld
- Betreuung von Tennis-, Fuß- und Handballmannschaften der Regional- und Bundesliga
- Referent bei Ärztefortbildungen an Rehakliniken (z. B. Soltau, Bernkastel-Kues) zum Thema Elektrotherapie und Diagnostik zur Erlangung der Zusatzbezeichnung Physikalische Medizin
- Eröffnung MFF-Lehrinstitut in Berchtesgaden 1989
- Sportphysiotherapeut/Stützpunktbetreuung des Bob- und Rodel-Bundesleistungszentrums Berchtesgaden sowie des Skisprungstützpunktes Oberkälberstein/Berchtesgaden
- vielfältige Autorentätigkeit in Fachmagazinen wie Der Fuß, Podologie, Beauty Forum Austria und Swiss, Apothekenumschau, Senioren- und Diabetiker-Ratgeber, Diabetes aktuell – Zeitschrift für die hausärztliche Praxis
- Referent auf Fachkongressen und Seminaren, z. B. in München, Kassel, Zürich, Düsseldorf, Köln, Wien, Linz, Salzburg, Ulm und Budapest
- staatliche Prüfung zum Podologen mit Zusatzqualifikation DDG geprüft
- Fachlehrer für Podologie/medizinische Fußpflege staatlich anerkannt
- seine international geschätzte und anerkannte Lehrmethode zieht Ärzte und Kollegen aus der ganzen Welt in seine Lehrpraxis nach Berchtesgaden
- durch die Fachpresse und Medien wie TV- und Radio-Interviews als „der Berchtesgadener Fußpapst" bekannt geworden, kommen Prominente, Politiker, Schauspieler, Sportler und sogar gekrönte Häupter zur Behandlung in seine podologische Fußambulanz
- Podologe des Deutschen Skiverbandes
- Podologe der deutschen Bob-, Rodel- und Skeleton-Nationalmannschaften

Fritz Bittig

Bildatlas Podologie

Befund, Behandlung, Prophylaxe

4., überarbeitete Auflage

711 Abbildungen

Karl F. Haug Verlag · Stuttgart

Bibliografische Information der Deutschen Nationalbibliothek
Die Deutsche Nationalbibliothek verzeichnet diese Publikation in der Deutschen Nationalbibliografie; detaillierte bibliografische Daten sind im Internet über http://dnb.d-nb.de abrufbar.

Anschrift

Fritz Bittig
Lehrinstitut für Podologie
Bergwerkstr. 22
83471 Berchtesgaden
Tel.: 0049 8652-61359
Fax: 0049 8652-66584
E-Mail: info@fritz-bittig.de

Ihre Meinung ist uns wichtig! Bitte schreiben Sie uns unter:
www.thieme.de/service/feedback.html

Rüdigerstr. 14
70469 Stuttgart
Deutschland

www.haug-verlag.de

Printed in Germany
1. Auflage 2001
2. Auflage 2002
3. Auflage 2010
Die 1.–3. Auflage erschien unter dem Titel „Bildatlas der Medizinischen Fußpflege“ im Hippokrates Verlag in MVS Medizinverlage Stuttgart GmbH & Co. KG.

Umschlaggestaltung: Thieme Verlagsgruppe
Verwendete Grafik: Eva Bittig, München
Satz: SOMMER media GmbH & Co. KG, Feuchtwangen
gesetzt aus Arbortext APP-Desktop 9.1 Unicode M180
Druck: Aprinta Druck GmbH, Wemding

DOI 10.1055/b-004-129576

ISBN 978-3-13-220561-1 1 2 3 4 5 6

Auch erhältlich als E-Book:
eISBN (PDF) 978-3-13-220571-0
eISBN (epub) 978-3-13-220581-9

Wichtiger Hinweis: Wie jede Wissenschaft ist die Medizin ständigen Entwicklungen unterworfen. Forschung und klinische Erfahrung erweitern unsere Erkenntnisse, insbesondere was Behandlung und medikamentöse Therapie anbelangt. Soweit in diesem Werk eine Dosierung oder eine Applikation erwähnt wird, darf der Leser zwar darauf vertrauen, dass Autoren, Herausgeber und Verlag große Sorgfalt darauf verwandt haben, dass diese Angabe dem Wissensstand bei Fertigstellung des Werkes entspricht.

Für Angaben über Dosierungsanweisungen und Applikationsformen kann vom Verlag jedoch keine Gewähr übernommen werden. Jeder Benutzer ist angehalten, durch sorgfältige Prüfung der Beipackzettel der verwendeten Präparate und gegebenenfalls nach Konsultation eines Spezialisten festzustellen, ob die dort gegebene Empfehlung für Dosierungen oder die Beachtung von Kontraindikationen gegenüber der Angabe in diesem Buch abweicht. Eine solche Prüfung ist besonders wichtig bei selten verwendeten Präparaten oder solchen, die neu auf den Markt gebracht worden sind. Jede Dosierung oder Applikation erfolgt auf eigene Gefahr des Benutzers. Autoren und Verlag appellieren an jeden Benutzer, ihm etwa auffallende Ungenauigkeiten dem Verlag mitzuteilen.

Geleitwort

15 Jahre nach der Erstauflage dieses Buches halten Sie nun die 4. Auflage in der Hand. Schon beim einfachen Durchblättern, dem Überfliegen der zahlreichen, exzellent bebilderten Fallbeispiele zeigt sich die umfangreiche Erfahrung, die Akribie und Begeisterung, die es dem Autor erlaubt hat, ein derartiges Buch zu veröffentlichen. So stellt es mit seinen eindrucksvollen Vorher-Nachher-Aufnahmen, der genauen Beschreibung verschiedenster Arbeitstechniken und Instrumentarien oder der detaillierten Bilder einzelner pathologischer Kasuistiken nicht nur ein „Lesebuch“ im wahrsten Sinne des Wortes für jeden in diesem Berufsfeld Tätigen, sondern auch ein fast lexikalisches Lehr-Standardwerk für die podologische Praxis dar.

Da man als Arzt zwar täglich mit zahlreichen Problemen des Fußes zu tun hat, jedoch in Aus- und Weiterbildung nur ungenügendes Werkzeug an die Hand bekommt, um im täglichen „Geschäft“ den Patienten ausreichend helfen zu können, gibt einem dieser Atlas aufgrund aktuellsten Wissens Hilfestellung und Sicherheit in der Beurteilung und Behandlung der wichtigsten podologischen Problemstellungen. So bringt dieses Lehrbuch den „podologischen“ Leser auf den neuesten Stand und lässt den ärztlichen Rezipienten beim Blick über den Tellerrand der eigenen Zunft viel Bereicherndes für die tägliche ärztliche Praxis finden.

Dr. med. univ. Christian Stezer
Berchtesgaden, im Herbst 2016

Vorwort zur 4. Auflage

Liebe Leser,
heute halten Sie die 4. Auflage meines „Bildatlas Podologie" in den Händen.

Bereits 1999 hat mich der Hippokrates Verlag gefragt, ob ich Interesse hätte, ein konzeptionell völlig neues Fachbuch zu schreiben. Damit ging ein lang gehegter Wunsch von mir in Erfüllung. Dass nach all den Jahren die Nachfrage noch immer so groß ist, macht mich glücklich. Deshalb kam ich dem Wunsch von Frau Monika Grübener vom Haug Verlag gerne nach, eine 4. Auflage zu planen.

Das Berufsbild der Podologen und medizinischen Fußpfleger hat sich bis heute sehr gewandelt. Aus diesem Grund wurde der komplette Bildatlas völlig aktualisiert und mit viel neuem Bildmaterial ergänzt. Ein völlig neues Thema ist die Fremdkörperentfernung. Der Bildatlas bietet die Grundlage für die interdisziplinäre Zusammenarbeit zwischen medizinischen Berufsgruppen wie Ärzten, Physiotherapeuten, Orthopädie-Schuhmachern und fördert somit die berufliche Akzeptanz, die immer mehr in den Vordergrund tritt.

Ich möchte mich bei all meinen treuen Lesern bedanken, die zum großen Teil bei mir in Berchtesgaden in Hospitationstagen die Arbeitstechniken aus meinen Büchern erlernt haben und mir stets ein positives Feedback gaben, nochmals ein etabliertes Standardwerk neu zu konzipieren. Ebenso danke ich meiner Frau für die kontinuierliche Motivation, nach einem arbeitsreichen Tag in der Praxis zusätzlich am PC mein Manuskript zu schreiben. Mit Stolz darf ich Ihnen verraten, dass unsere Tochter Eva (Diplomgrafikerin in München) bei der Gestaltung des Covers maßgeblich beteiligt war. Das ehrt mich besonders.

Ich wünsche Ihnen allen viel Spaß und Neugierde beim „Studieren" meines neuen Bildatlas Podologie. Er soll Ihnen mit wertvollen Tipps und interessanten Bildern bei Ihrer täglichen Arbeit stets eine Hilfe sein.

Ihr
Fritz Bittig
Berchtesgaden, im Dezember 2016

Inhaltsverzeichnis

Anhang

1 Dermatologie

1.1 Erkrankungen der Haut

1.1.1 Callositas/Schwielen

Allgemein

Die Haut ist unser größtes Sinnesorgan. Ihre Hornschicht ist unterschiedlich dick. Sie ist sehr dünn an den Augenlidern, an den Händen und den Füßen hingegen wesentlich dicker. Wird die Haut *mechanisch*, *thermisch* oder *chemisch* belastet, reagiert sie mit einer Schutzfunktion und bildet eine vermehrte Hornschicht, die *Schwiele* (**Callositas**). Bei der Schwiele handelt sich um eine umschriebene Hornzellenvermehrung. Es ist meist eine glatte Oberflächenverhornung, die nicht schmerzt und daher vom Patienten meistens akzeptiert wird, bis der Druck zu stark wird.

Periunguale Verhornungen der Finger mit schmerzhaften Einrissen im Nagelmondbereich (Lunulum) sind nicht selten. Diese harten Hornhautspalten sind nicht nur schmerzhaft, sondern beeinträchtigen die Lebensqualität des Betroffenen enorm! Als Komplikation können sich extrem schmerzhafte *Schwielenentzündungen* und *Hämatome* mit Flüssigkeitsansammlung unter der Hornhautplatte bilden.

Lokalisation Callositas/Schwielen treten häufig an der Ferse, am mediolateralen und lateroplantaren Großzehenballen und an Zehengelenken auf. Die Hautelastizität fehlt völlig und bei mechanischer Belastung kann die Hautoberfläche einreißen. Sie ist typischerweise bei bestimmten Berufsgruppen wie Maurern, Fliesenlegern und Bauarbeitern an den Händen zu finden.

Faktoren, die eine Hornhautbildung fördern In erster Linie sind hier zu nennen:

- *mechanische Belastung* im Sinne von Reibung durch
  - berufsbedingtes Schuhwerk (Stahlkappen)
  - Sportschuhe (z. B. für Klettern, Wandern, Bergsteigen, Golf, Eishockey, Eiskunstlauf, Ballett)
  - Schuhe mit hohen Absätzen
  - Tragen von geschlossenen Schuhen ohne Strümpfe erzeugt eine „Haftreibung“ (Haut klebt am Leder fest, schwitzt, fördert Blasen-/Hornhautbildung und Ekzeme, Mykosen und Allergien durch Farb- und Gerbstoffe)
  - Fußdeformationen wie Hallux valgus, Senk-, Spreiz- und Knickfuß begünstigen Fehlbelastungen
  - Lähmungen (Paresen)
  - Frakturen
  - einseitiges Hinken
  - Wirbelsäulenbeschwerden
- *thermische Belastung* wie Hitze und Kälte, ebenso Reibungswärme, die durch mechanische Reizung auf der Haut entsteht
- *chemische Belastung* durch Laugen, Säuren und Schweißbildung
- *genetische Veranlagung,* z. B. Fischschuppenkrankheit (Ichthyosis) oder Schuppenflechte (Psoriasis)
- *natürliche Hautalterung* (Austrocknung, Faltenbildung, Elastizitätsverlust)
- falsches Schuhwerk
- *Mykosebefall der Haut* (Schutzmechanismus wird ausgelöst)

Behandlungs- und Praxisbeispiele

Siehe ▶ Abb. 1.1, ▶ Abb. 1.2 und ▶ Abb. 1.3

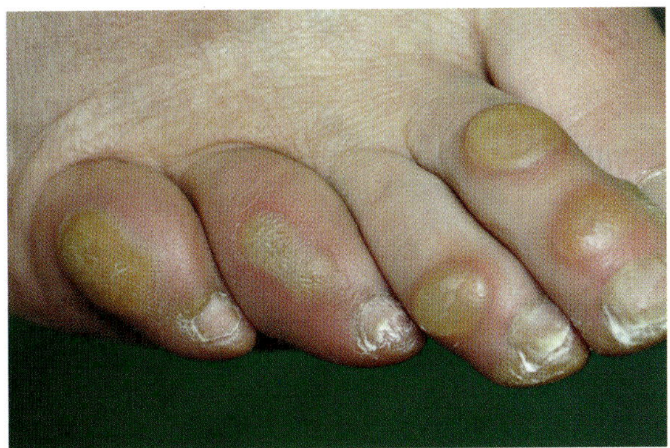

▶ **Abb. 1.1** Multiple Schwielen mehrerer dorsaler Zehenglieder einer 60-jährigen, ca. 185 cm großen Patientin, die seit vielen Jahren an Rheuma leidet. Durch ständig angeschwollene Füße ergeben sich stets Probleme beim Kauf „bequemer“ Schuhe. Frauenschuhe sind in dieser Größe zudem sehr schwer zu bekommen. Kurze Behandlungsintervalle zur Abtragung der Schwielen sind anzuraten.
Praxistipp: Unbedingt orthopädischen Schuhmacher empfehlen zur individuellen Beratung und Anfertigung adäquaten Schuhwerks.

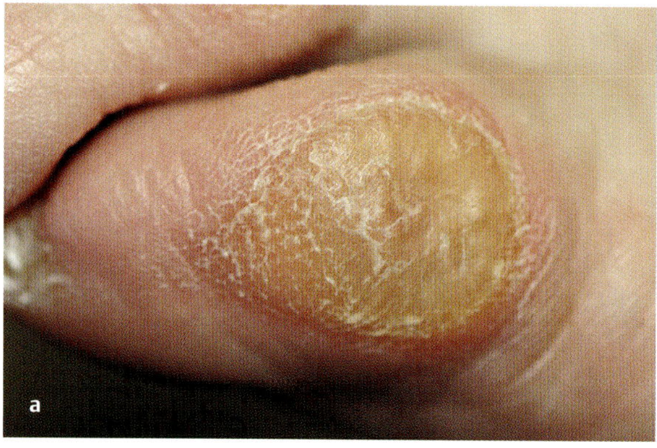

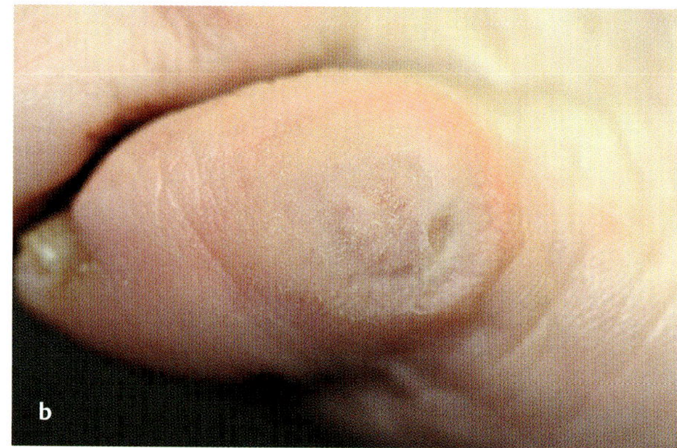

▶ **Abb. 1.2** Druckschmerzhafte, harte Schwiele auf der V. Zehe.

a Zustand vor der podologischen Behandlung.

b Es handelt sich um die Vorstufe eines Clavus. Zustand nach Entfernung des Hornhautdeckels mit einem Hartmetallfräser (424GQSR 040) und anschließender schonender Entfernung der elastischen Hornschicht mit dem Medihalter Klingenform 3V. Das Hühnerauge ist deutlich erkennbar.

Praxistipp: Unbedingt einen 2nd Skin Spenco Verband anlegen.

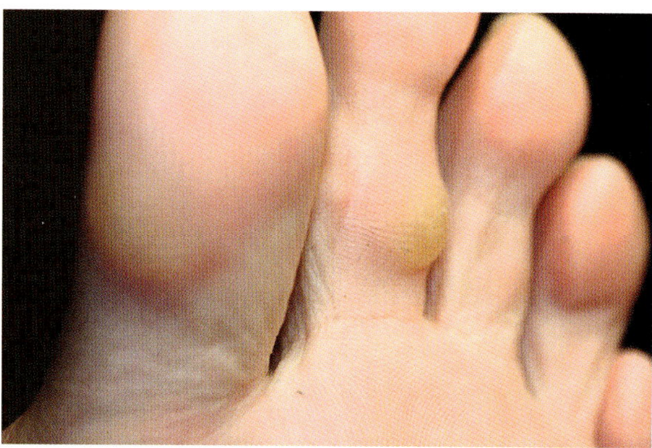

▶ **Abb. 1.3** Plantare schmerzhafte Schwiele unter der II. Zehe bei einer ca. 50-jährigen ca. 50 kg leichten Patientin. Mit dem Hartmetallfräser 296X 031 wird die harte Hornhaut abgetragen und mit dem Medihalter Klingenform 3V nachgeglättet.

1.1.2 Clavus

Allgemein

Lokal begrenzte Verdickungen der Hornschicht mit zentralem, in die Tiefe gerichtetem „Dorn" bezeichnet man im Volksmund als **Hühnerauge** oder **Leichdorn** (lat.: Clavus, griech.: Heloma). Hühneraugen entstehen durch chronischen Druck, oft auf knochennaher Haut. Sie sind sehr schmerzhaft, besonders wenn sie auf Gelenken oder auf der Fußsohle liegen. Bei immer wieder auftretendem Druck presst sich der Keratinkern langsam in die Lederhaut und deformiert oder vergrößert die Papillen. Ein Hühnerauge, das sich in der Hornschicht zu einer Schwiele entwickelt und schmerzt, wird als *Dornschwiele* bezeichnet. Diese darf nicht mit der Dornwarze verwechselt werden.

Entwicklung von Hühneraugen Im Gegensatz zu oberflächlichen Hyperkeratosen befinden sich Hühneraugen (Clavi) in tieferen Hautschichten und sind meist schmerzhaft. Werden Schwielen nicht konsequent behandelt, können sich zusätzlich Schwielenentzündungen und Hühneraugen entwickeln.

Enges Schuhwerk und Deformationen der Füße bzw. Zehen fördern ebenso die Entstehung von Clavi wie lang andauernder Druck auf erhabene Körperstellen (Gelenke, Knochenvorsprünge). Hühneraugen können sich auf der gesamten Fußsohle, auf, unter und zwischen den Zehen sowie an den Gelenken und Zehenspitzen bilden. Man findet sie auch im Nagelfalz und sogar unter der Nagelplatte, an der Ferse sowie am inneren und äußeren Fußrand. Bei Hühneraugen zwischen den Zehen (Clavus interdigitalis) kommt es leicht zu einer Mazeration der Haut. Man spricht von einem weichen Hühnerauge (Clavus mollis).

Wesentliche Merkmale des Hühnerauges sind

- Meist runde, in der Form einer Linse abgegrenzte, erhabene, gelbliche Verhornung. Die Gelbfärbung kommt durch die dicke Hornschicht zustande.
- Das zentrale „Auge" ist bei der „Bittig-Schältechnik" mit dem Medihalter (Klingenform 3V) als Hornhautkegel gut sichtbar.
- Oft Schmerzen im Ruhezustand oder beim Gehen.
- Im zentralen Kern sind keine Blutgefäße oder Nerven enthalten (außer beim Clavus neurofibrosus, vascularis und neurovascularis). Die Schmerzen werden durch den Druck des Hornkegels hervorgerufen.
- Eine Wetterfühligkeit ist nicht selten zu beobachten.

Formen In der dermatologischen Literatur sind verschiedene Formen des Hühnerauges beschrieben, die sich in der Praxis allerdings nicht immer leicht voneinander abgrenzen lassen:

- Clavus durus (Cd)
  - Heloma durum (hartes Hühnerauge)
  - Lokalisierte schmerzhafte Verhornung mit zentralem, keratotischen Hornpfropf.
  - Lokalisation: Tritt häufig über prominenten Zehengelenken sowie unter Mittelfußköpfchen oder sonstigen druckexponierten Hautstellen auf. Als Sonderform sei hier das Heloma spina (Dornschwiele) genannt, das selbst im Nagelfalz vorkommen kann.
- Clavus miliaris (Cmil)
  - Heloma miliare
  - Nach heutiger Klassifikation nicht mehr zu den „echten" Hühneraugen zu zählen. Hiernach handelt es sich um disseminierte, milienähnliche Hornperlen an der Fußsohle.
- Clavus mollis (Cm)
  - Heloma molle (weiches Hühnerauge)
  - Lokalisation: Meist zwischen den Zehen zu finden, wo es begünstigt durch Schweißsekretion durch Reibung oder Druck zu Hauterweichungen (Mazerationen) kommt. Es kommt teilweise zu ulzerierenden Hautveränderungen.

Sonder- und Übergangsformen

- Clavus apex (Cap)
  - Apex bezeichnet lediglich die Lokalisation einer speziellen Hühneraugenform an der jeweiligen Zehenkuppe bzw. Zehenspitze.
- Clavus neurofibrosus (Cnf)
  - Heloma neurofibrosum
  - Man findet es an Grenzstellen, wo die Haut neben vermehrter Hornzellenbildung eine Kompensation der Überbelastung mit Bindegewebe (fibröse Fasern) versucht. Mit dem Mikroskop kann man freie Nervenendigungen finden. Wenn sich die Blutgefäße vermehren, entsteht ein Clavus vascularis.
- Clavus neurovascularis (Cnv)
  - Heloma neurovasculare
  - Ist ein sehr schmerzhaftes, leicht blutendes Hühnerauge, das von vielen, feinen Kapillaren (Blutgefäßen) und Nervenenden durchsetzt ist.
  - Es gilt als eine Mischform, die der Körper wegen der geänderten mechanischen Ansprüche und Erfordernisse produziert.
- Clavus papillaris (Cp)
  - Heloma papillare
  - Erheblich verdickte Papillarschicht. Findet sich auf dorsalen Zehengelenken oder der Fußsohle.
- Clavus subungualis (Csu)
  - Heloma subunguale
  - Es gilt als Sonderform und bildet sich durch zu starken Druck und Scherkräfte unter der Nagelplatte, wobei starke Schmerzen erzeugt werden können.
- Clavus vascularis (Cv)
  - Heloma vasculare
  - Als charakteristisches Zeichen kann man punktförmige Blutaustritte bezeichnen.
- Clavusentzündung (Citis)
  - Bedeutet jegliche Entzündungszeichen wie Rötung, Schwellung, Schmerz des Clavus und seiner Umgebung. Häufige Ursachen sind barfuß laufen im geschlossenen Schuh ohne Strümpfe oder die unsachgemäße Anwendung von Hühneraugenpflastern.

Weiterführende Literatur
Die theoretische Darstellung der verschiedenen Formen ist hier nicht ausführlich möglich, weshalb auf das gängige Lehrmaterial verwiesen sei.

Begleiterscheinungen und Komplikationen Eine unangenehme Begleiterscheinung sind Deformierungen in der Papillarschicht und entzündliche Veränderungen in der Umgebung des in die Tiefe der Lederhaut eingedrungenen Dornes. Auch Veränderungen beim Auftreten und Gehen sind zu beobachten. Drückt der Hornkegel entsprechend seiner Lokalisation auf ein Gelenk, kann es zur Knochenhautreizung (Periostitis) und zu entzündlicher Verschmelzung mit der Umgebung der Gelenkkapsel kommen. Zum Teil entstehen sogar Abszesse (Eiterungsprozesse in geschlossenen Kavernen), wenn Keime durch Hornhautrisse einen Weg ins Innere des Hühnerauges finden. Flächig ausgebreitete Entzündungen (Phlegmonen) und Erysipele (Keimausbreitung in der Haut) können ebenso wie die Blutvergiftung (Sepsis) schlimme Komplikationen darstellen.

! Beachte
Bei Hühneraugen unbedingt enges Schuhwerk vermeiden!

Behandlung Was das Abtragen des Hühnerauges mit dem Skalpell, Credo-Hobel, der Hornhautzange oder dem Hohlmeisel anbelangt, sei darauf hingewiesen, dass jede Schule anders lehrt, sich demnach auf eine bestimmte Methode der jeweiligen Lehrkraft beruft. Wir lehren europäischen Standard und sind der Meinung, dass ein Spezialist mit jedem Instrument sicher umgehen und es individuell in der Praxis einsetzen muss. Virtuoses Arbeiten beschert Erfolg, Freude und Patientenbindung und zeigt fachliche Kompetenz.

Praxistipp

An dieser Stelle sei ausdrücklich vor dem Umgang mit Ätzmitteln und Keratolytika wie Salizylsäure u. Ä. gewarnt! Grundsätzlich sollte kein Patient mit sog. Hühneraugenpflastern aus der Apotheke oder Drogerie zu Hause allein hantieren. Die Gefahr, dass diese Pflaster verrutschen, ist zu groß. Die Säure unterscheidet „nicht" zwischen gesunder Haut und Verhornung. Es kommt allzu leicht zu einer Schädigung der dünnen Haut um das eigentliche Hühnerauge, weißlich aufgequollenes undifferenziertes Gewebe inmitten von rot entzündeter Umgebung ist die Folge. Es ist dann kaum möglich, das eigentliche Hühnerauge zu erkennen und schmerzlos zu entfernen. Nur der Podologe sollte im entsprechenden Fall einen ordnungsgemäßen *Okklusivverband* anlegen, ihn kontrollieren und ihn auch abnehmen.

Podologische Arbeitstechniken

Vor- und Nachteile manueller Techniken

Skalpell

Vorteile:

- eignet sich für oberflächliche, weiche und elastische Verhornungen
- ideal für einen geraden Hautschnitt (in der Chirurgie!)
- abgetragene Hornhaut entfernt sich selbst bzw. fällt herunter (Selbstreinigung)

Nachteile:

- keine Bleistifthaltung mit Drehung möglich, da der Griff „umklappt"
- im interdigitalen Zehenbereich nur flächige Abtragung lateral oder medial möglich
- bei interdigitaler Hühneraugenlage nicht zu empfehlen
- durch den manuellen Druck des Instruments auf die entzündliche, schmerzhafte Hautoberfläche kann der Schmerz verstärkt werden

Credo-Hobel

Vorteile:

- eignet sich für oberflächliche, weiche und elastische Verhornungen
- transversale und vertikale Ausführung erhältlich

Nachteile:

- nicht selbstreinigend (Hornhaut muss durch Öffnen des Hobels entfernt werden)
- beim Zug durch die „oberflächliche", unelastischere Hornhaut wird die „elastische, junge" Haut mit nach oben in den Hobel gezogen, was zu enormen Schnittverletzungen führen kann
- durch den manuellen Druck des Instruments auf die entzündliche, schmerzhafte Hautoberfläche kann der Schmerz verstärkt werden

Medihalter

Vorteile:

- ideal und sicher durch zirkuläre Drehmöglichkeit in der Bleistifthaltung zum Entfernen von harten Hühneraugenkernen im Zwischenzehenraum, an der Fußsohle, am Fußrand, auf Gelenken usw.
- ebenfalls virtuos in der Skalpellhaltung einzusetzen (Lehrmethode Bittig)
- ideal zum präparativen „Schnitzen" bei periungualen Verhornungen der Zehen
- mit Klingengröße 3V und 8 kann das podologische Einsatzgebiet perfekt abgedeckt werden

Nachteile:

- durch den manuellen Druck des Instruments auf die entzündliche, schmerzhafte Hautoberfläche kann der Schmerz verstärkt werden
- leider gibt es unterschiedlich scharf geschliffene Klingenqualitäten auf dem Markt
- zu viele verschiedene Klingenformen verunsichern den Käufer
- ungenügende Beratung, z. B. auf Fachmessen bei den jeweiligen Firmen im Bezug auf Unterschiede bei der Anwendung

Zange

Vorteile:

Gegenüber dem Skalpell, Credo-Hobel und Medihalter ist nur das Handling unterschiedlich.

Nachteile:

- Gerade die Form der Griffe und Zangengröße wirken sich entsprechend negativ auf das Handling aus, bis hin zur „Umständlichkeit" (schräg geschliffener, besonders spitzer Zangenkopf verunsichert den ungeübten Behandler und ist gefährlich).
- Die Bezeichnung „Diabetikerzange" ist irreführend, einem podologischen Berufsanfänger wird somit suggeriert, dass er mit dieser „ungefährlichen" Zange dem Diabetiker keine Verletzungen zuführen kann. Diese Aussage ist falsch!

Vor- und Nachteile maschineller Techniken

Hohlfräser

Vorteile:

Nur in geübter, erfahrener Hand geringerer Druck als manuelle Instrumente.

Nachteile:

- hohe Verletzungsgefahr, besonders bei Zacken am Fräserkopfende
- Einsatz nicht mehr zeitgemäß
- durch hohe Umdrehung pro Minute (U/min) zieht sich der Hohlfräser leicht in die Haut, wenn zu viel Druck und zu deutliche Schräglage (Winkel) gewählt werden

- Hohlraum schlecht von Hornhautrückständen zu säubern (unhygienisch!)
- erhöhter Zeitfaktor durch übermäßig ängstliches, unsicheres und vorsichtiges Arbeiten (unrationell!)
- unbefriedigendes Endergebnis

Diamantschleifer

Vorteile:

- harte Hühneraugenoberfläche und Hornhautreste am Hautkrater können sehr leicht mit geringer Verletzungsgefahr geglättet werden
- im Universal-Schleifset nach Bittig sind alle Formen zur Hühneraugenvorbehandlung enthalten

Nachteile:

- hauptsächlich als „Vorarbeit" geeignet, um die Arbeit in tieferen Schichten zu ermöglichen
- gute Absauganlage erforderlich

Hartmetallfräser

Vorteile:

- hervorragende Abrasivität
- schnelles, rationelles Arbeiten möglich
- viele Fräserformen ermöglichen durch unterschiedliche Verzahnung vielfältige Einsatzmöglichkeiten, entsprechend des ECO-Sets von Bittig zusammengestellt
- verdrängt den Hohlfräser völlig

Nachteile:

- Fußpflegemotor sollte mindestens 30 000–40 000 U/min vorweisen
- gute Absauganlage erforderlich (ideal: Podo pure+, siehe Kap. 7.10)

Behandlungs- und Praxisbeispiele

Clavus durus

Siehe ▶ Abb. 1.4, ▶ Abb. 1.5 und ▶ Abb. 1.6.

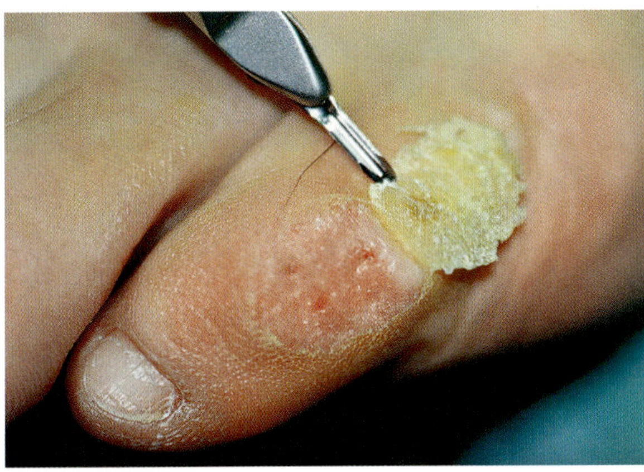

▶ **Abb. 1.4** Hornschwiele mit 3 eingelagerten Clavus durus dorsale an der V. Zehe. Nach der Entfernung des Hornhautdeckels mit der Medihalter-Hebeltechnik nach Lehrmethode Bittig (Klingenform 3V) sind die 3 Druckpunkte deutlich sichtbar. Propolis Lösung auf die Haut auftragen, antrocknen lassen und mit einem 2nd Skin Spenco Druckschutz (Verbandslehre nach Bittig) für 3–5 Tage auf der betroffenen Stelle fixieren.

Praxistipp

Podologische Grundsätze:

- Jedes Hühnerauge ist ein eigenständiges Krankheitsbild.
- Je nach Art des Hühnerauges wird der Patient individuell wieder einbestellt.
- Nach jeder Hühneraugenbehandlung *muss* ein Druck- bzw. Reibungsschutz nach Verbandstechnik Bittig angebracht werden, dieser verzögert die Hornhautneubildung.
- Hühneraugenpflaster sind gefährlich und unprofessionell; sie können verrutschen und die Säure daut die „gesunde Haut" an, sodass es in der Folge zur schmerzhaften Entzündung um den Hühneraugenkern kommt.
- Individuelle Orthosenanfertigung wird in der gängigen Fachliteratur und in der Ausbildung behandelt.
- Einen 2nd Skin Spenco als Druckschutzverband anlegen.
- Eine Silikon-Zehenkuppe wird empfohlen und angepasst; sie ist jedoch nicht den ganzen Tag zu tragen, da sich Feuchtigkeit ansammeln und die Haut aufweichen kann.

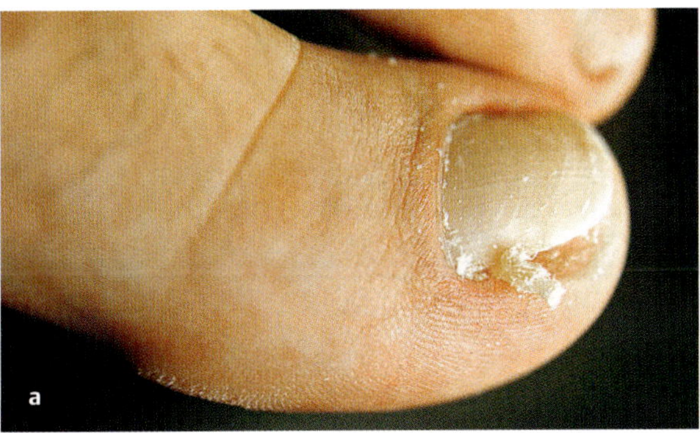

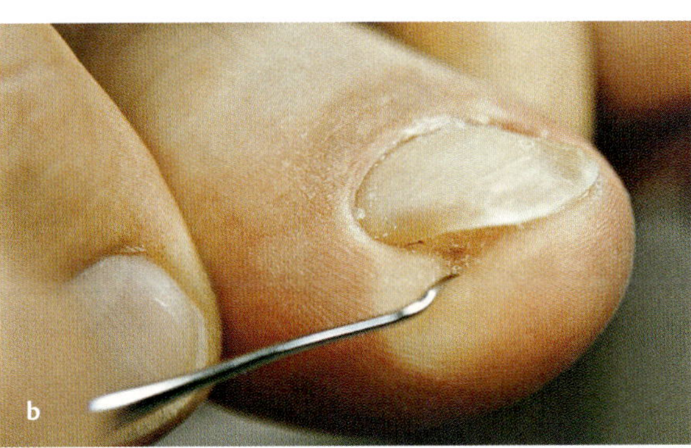

▶ **Abb. 1.5** Schmerzhafter Clavus im medialen Nagelfalz der Großzehe.

a Zustand vor der podologischen Behandlung.

b Mit einer kleinen Eckenzange wurde ein Nagelkeil abgezwickt und vorsichtig die Inkarnatortechnik nach Lehrmethode Bittig angewandt. Schmerzhafte Kompressionsstelle sichtbar nach erfolgreicher Hornhautentfernung mit dem Medihalter Klingenform 3V. Medikation oder Propolis Lösung auftragen und 2nd Skin Spenco mit Omnifix fixieren.

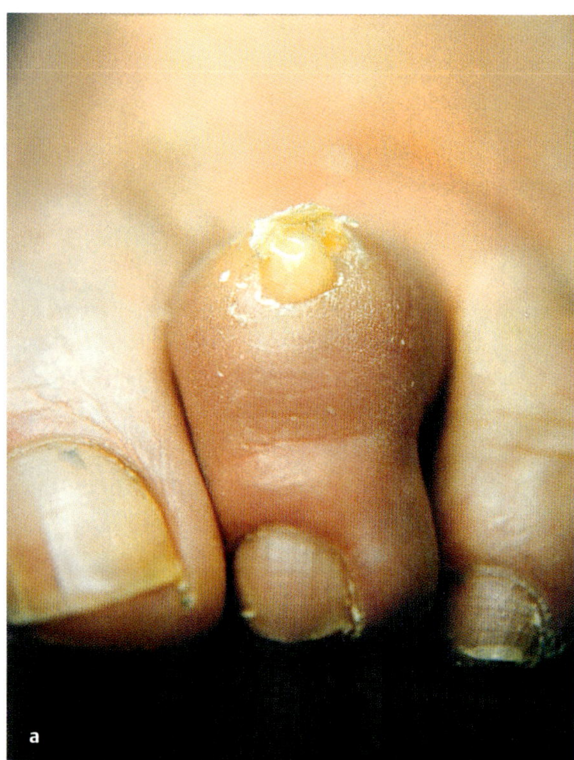

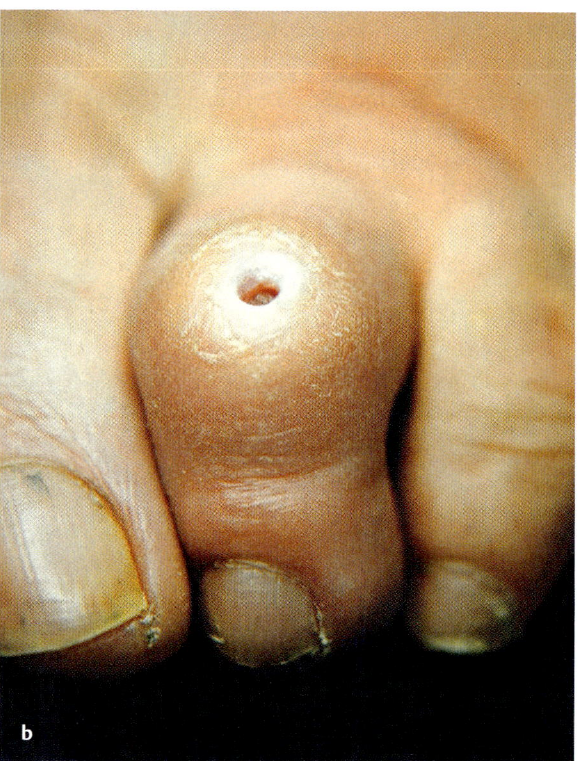

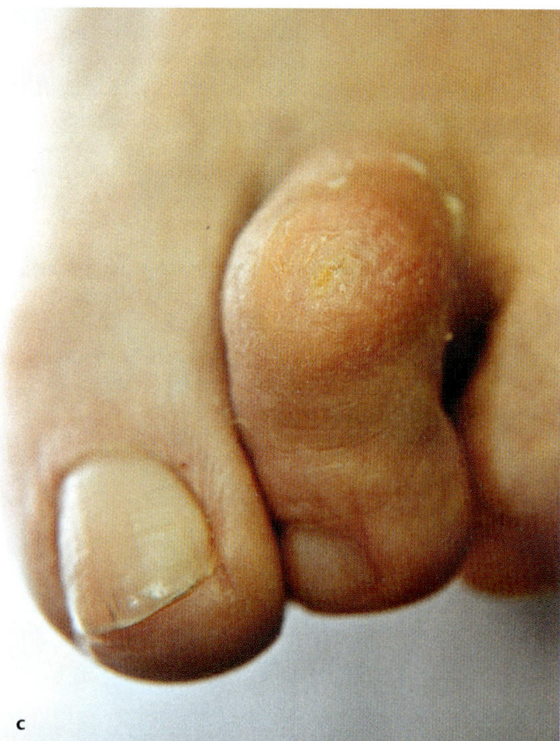

▸ **Abb. 1.6** Entzündeter Clavus durus im Bereich des proximalen Interphalangealgelenks dorsal auf der II. Zehe einer weiblichen Patientin. Die Hühneraugen sind durch Reiter- bzw. Hammerzehen entstanden.

a Zustand vor der podologischen Behandlung.

b Mit einem Hartmetallfräser (424GQSR 040) wird der Horndeckel vorsichtig abgeschliffen und mit dem Medihalter Klingenform 3V der Wundrand begradigt. Ein Wundverband mit Prontoman Gel wird angelegt und eine proximale Druckentlastung des Gelenks für Tag und Nacht angebracht. Tägliche Kontrolle.

c Nach ca. 1 Woche ist die Wunde keimfrei, abgeheilt und die Patientin beschwerdefrei.
Praxistipp: Zehenkissen empfehlen oder Korrekturorthose anfertigen.

Clavus mollis

Siehe ▶ Abb. 1.7, ▶ Abb. 1.8, ▶ Abb. 1.9 und ▶ Abb. 1.10.

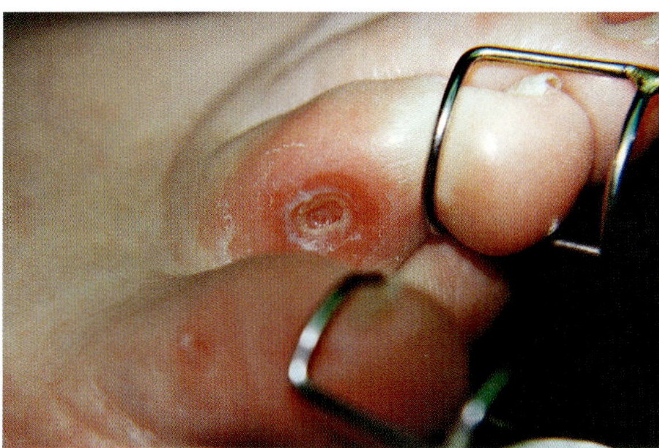

▶ **Abb. 1.7** Clavus mollis interdigitalis. Deutlich zu erkennen ist der tiefe, schmerzhaft entzündete Hautdefekt. Die Patientin liebt es, ohne Strümpfe in ihren Pumps im Sommer zu laufen. Schnell wirksame Sprühdesinfektion mit Cutasept F oder Octenisept. Druckschutzmaßnahmen in Form von individuell zugeschnittenem Foam-O-Felt 5 mm, damit es zu einer Abheilung der Wunde kommen kann.
Praxistipp: Prontoman Gel tägl. mit Wattestäbchen auftragen. Wiedervorstellung in 1–3 Tagen.

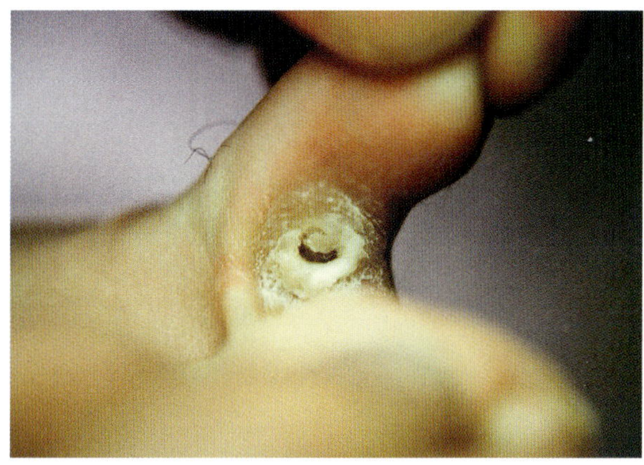

▶ **Abb. 1.8** Chronischer, nicht schmerzhafter Clavus mollis im IV. Interdigitalraum mit starkem Druckgefühl. Sprühdesinfektion vor der Behandlung mit Cutasept F oder Octenisept. Die oberflächliche Hornhaut wird mit dem Diamantschleifer 5 894 065 abgeschliffen. Medikation oder Remmele's Propolis Lösung auftragen.
Praxistipp: Foam-O-Felt 5 mm distal der IV. und V. Zehe als Abstandhalter fixieren, um den Druck auf den Clavus zu verhindern und die Abheilung zu beschleunigen. Wiedervorstellung in ca. 1–3 Tagen.

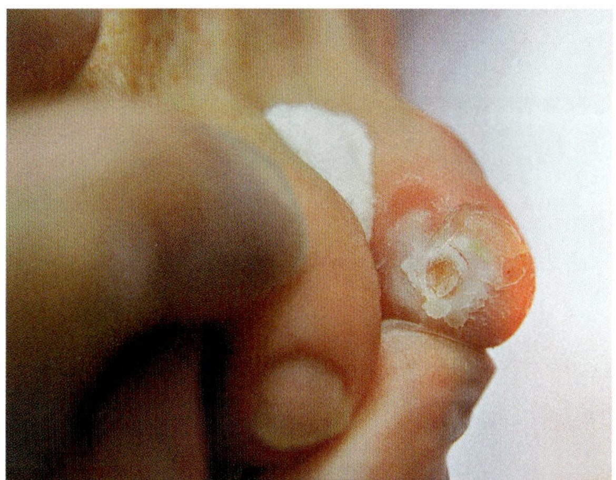

▶ **Abb. 1.9** Akuter Clavus mollis mit starker Entzündung nach unsachgemäßem Gebrauch eines Hühneraugenpflasters. Vorsichtiges Abtragen mit Hartmetallfräser T 431Speed Titan-Nitrit-Beschichtung. Verletzung vermeiden durch „Rückwärts-Schleiftechnik“ nach Lehrmethode Bittig! Medikation auf steriles Wundpflaster auftragen und festkleben. Unbedingt Druckschutz Foam-O-Felt 5 mm am proximalen Gelenk aufbringen, um die IV. und V. Zehen zu trennen! Anfangs tägliche Kontrolle und Verbandswechsel.

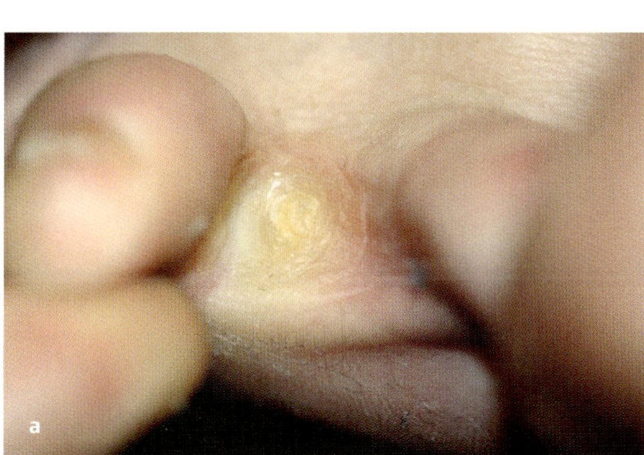

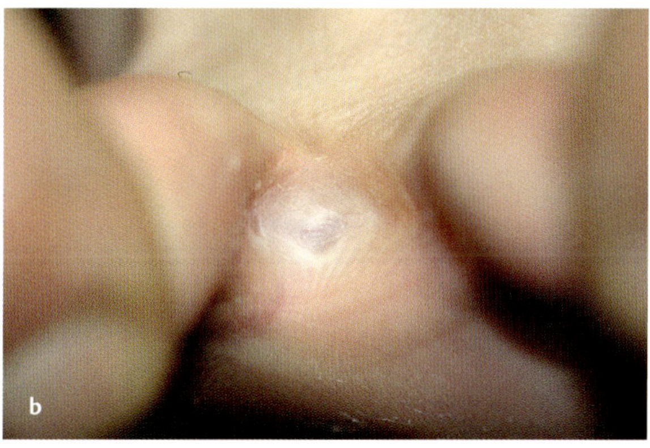

▶ **Abb. 1.10** Die weiche, elastische Verhornung zwischen den Zehen wurde mit dem Diamantschleifer 5 894 065 geglättet. Die restliche Hornhaut wurde mit dem Medihalter Klingenform 3V entfernt.
a Zustand vor der podologischen Behandlung.
b Nach der podologischen Behandlung.

Clavus miliaris

Siehe ▶ Abb. 1.11 und ▶ Abb. 1.12.

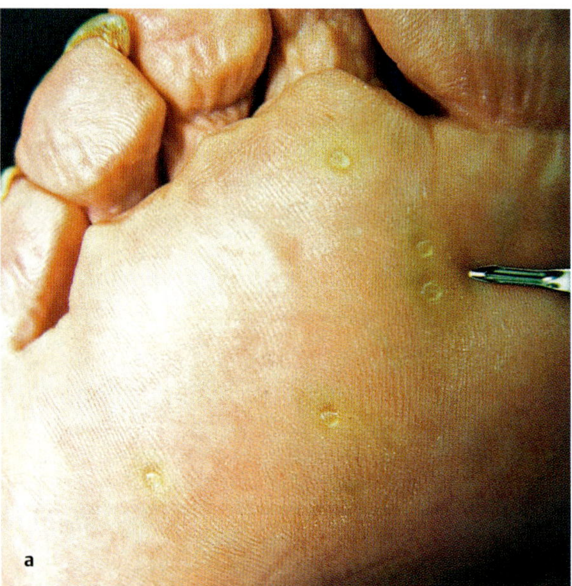

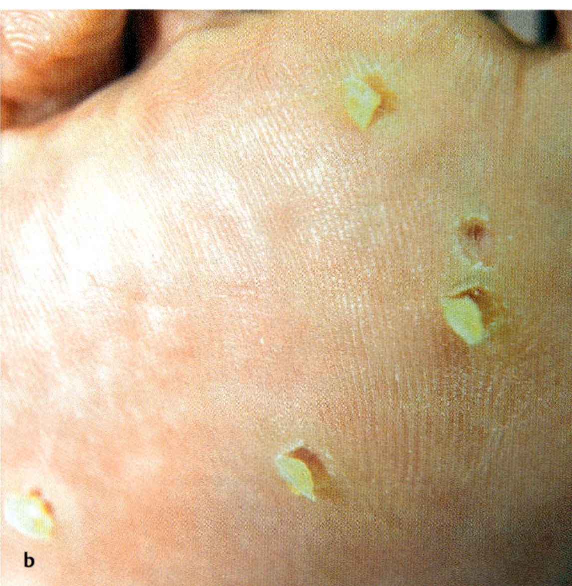

▶ **Abb. 1.11** Multiple Hühneraugenkerne (Clavus miliaris) im plantaren Vorfußbereich.

a Zustand vor der podologischen Behandlung.

b Mit dem Medihalter Klingenform 3V werden nach der Lehrmethode Bittig die harten Hühneraugenkerne zirkulär ausgeschält. **Praxistipp:** Eine Druckentlastung durch weiche Metapolster ist zu empfehlen. Die Patientin sollte sich spezielle Einlagen beim Orthopädieschuhmacher anfertigen lassen.

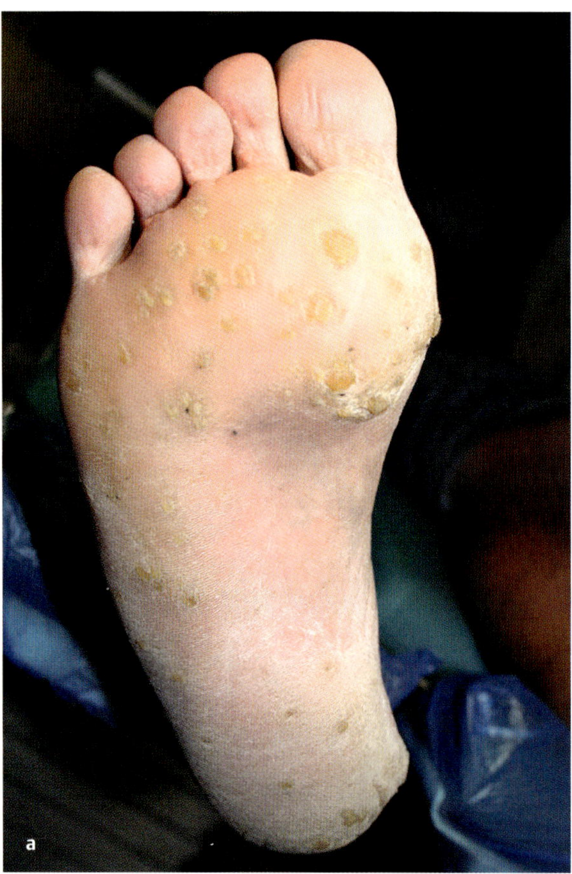

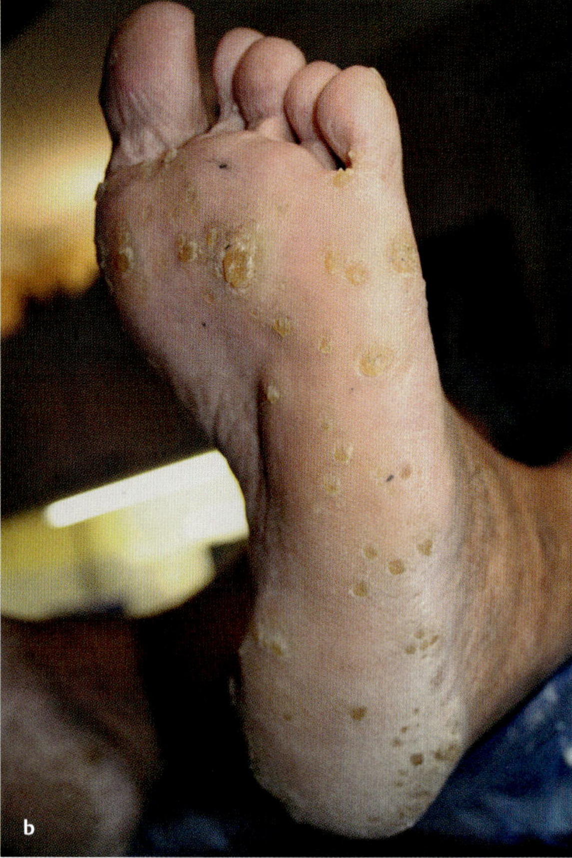

▶ **Abb. 1.12** Rechter und linker Fuß im Vergleich. Achtung, kein Fall für Berufsanfänger oder „Kurzausgebildete"!

a, b Multipler Befall von „Hornkugeln" unterschiedlichster Größe bis hin zum Clavus durus et neurofibrosus.

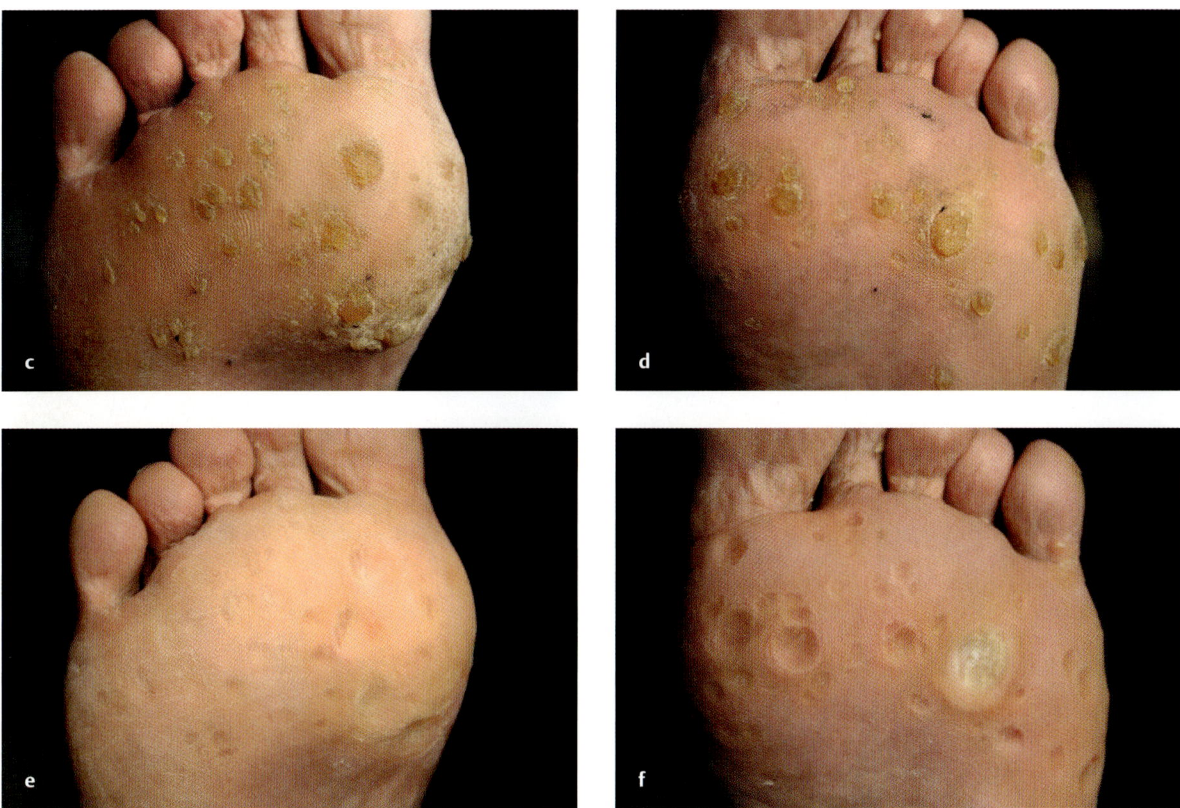

c, d Plantaransicht beider Füße in Großaufnahme vor der Behandlung.
e, f Hautzustand nach der podologischen Behandlung. Mit groben Hybrid Twistern wurden die kugelförmigen Verhärtungen auf der Oberfläche abgeflacht und elastifiziert. Danach wurde mit Hartmetallfräsern 424GQSR 060, 424GQSR 040 und T431Speed 031 die tiefer gelegene Verhornung verdünnt. Nun kommt der Allpresan Podoexpert Hornhautweicher zum Einsatz. Großflächig wurden die Fußsohlen eingesprüht. Nach entsprechender Einwirkdauer konnte Skalpell- und Hohlmeiseltechnik angewendet werden. Skalpell Klingenform 10 und Hohlmeiselklingenform 8 und 3V kamen zum Einsatz. Medikation und zur täglichen Anwendung Podoexpert Repair Creme oder Repair Schaum-Creme zur therapiebegleitenden Pflege zur Vorbeugung gegen Hautpilz.

Clavus papillaris

Siehe ▸ Abb. 1.13.

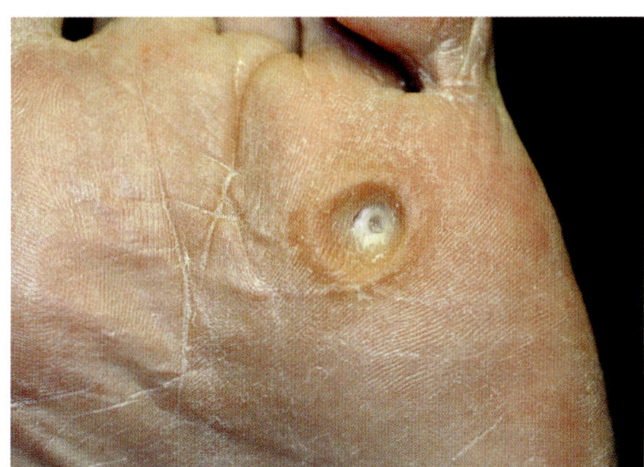

▸ **Abb. 1.13** Clavus papillaris: Scharf umrissener Rand mit mazerierter Kernumgebung.
Praxistipp: Sehr therapieresistent und sehr empfindlich auf seitlichen Druck. Eine Kaustika-Anwendung führt zu einer Entzündungsreaktion (Pus), die an eine traubenförmige Papille erinnert. Prontoman Gel oder Propolis Lösung wird als dekontaminierende Anwendung empfohlen. Unbedingt Druckentlastung mit kreisförmig ausgeschnittenem Foam-O-Felt 5 mm (Verbandstechnik nach Bittig) und Fixation mit Omnifix.

Clavus neurofibrosus

Siehe ▶ Abb. 1.14 und ▶ Abb. 1.15.

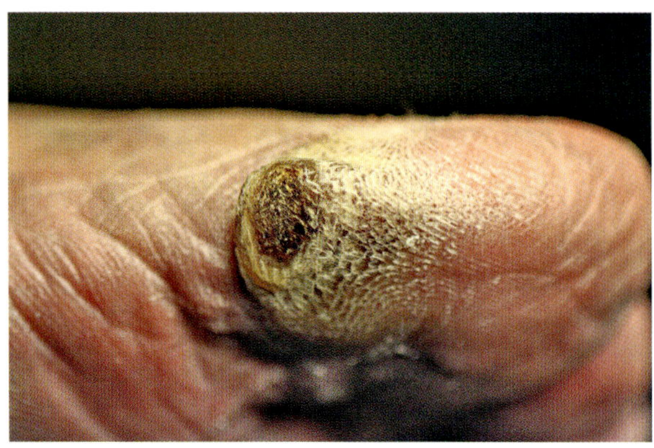

▶ **Abb. 1.14** Clavus neurofibrosus medioplantare linke Großzehe mit faserreicher, verhornter Umgebung.
Praxistipp: Vorsichtige Abtragung der zwischen den Papillen liegenden Verhornungen mit hochtourig rotierenden Instrumenten, „ohne zusätzlichen Druck" zu verursachen. Keine Kaustika (hochprozentig) verwenden! Therapieresistent, wenn die Prädisposition nicht behoben wird! Überweisung zum Orthopädieschuhmacher.

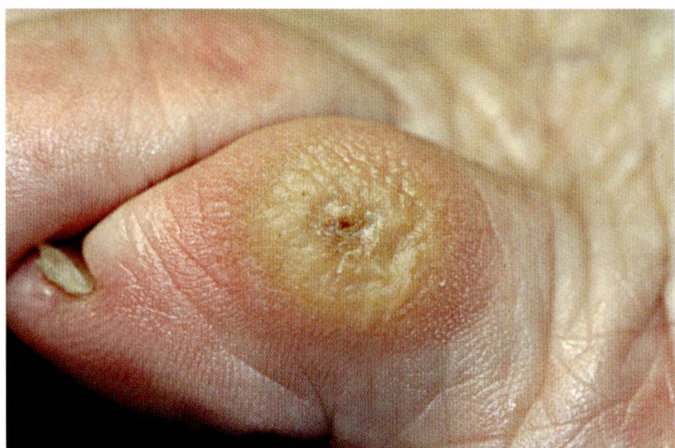

▶ **Abb. 1.15** Harte Schwielenoberfläche an der dorsalen V. Zehe links, die nach Entfernung einen Clavus neurofibrosus zutage bringt.
Praxistipp: Nach Hornhautentfernung wird ein 2nd Skin Spenco Druckschutzverband nach Lehrmethode Bittig angelegt.

Clavus neurovascularis

Siehe ▶ Abb. 1.16 und ▶ Abb. 1.17.

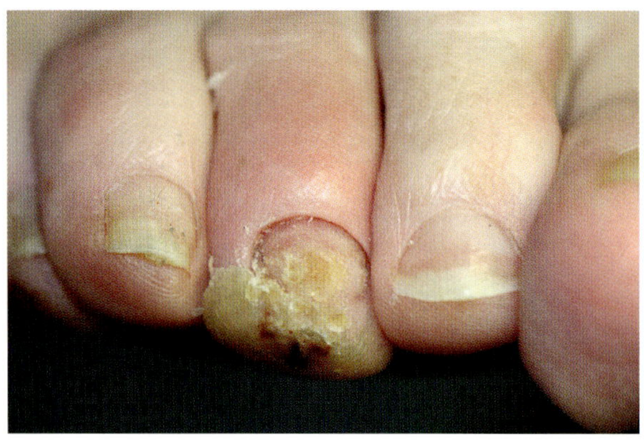

▶ **Abb. 1.16** Apex III. Zehe stark verhornt und mit einem Blutgefäß lokalisiert.

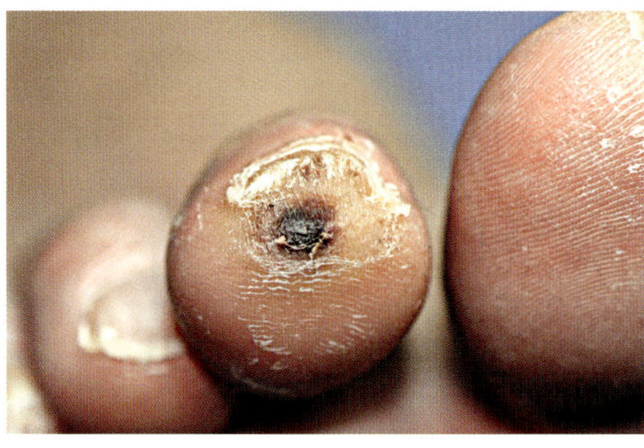

▶ **Abb. 1.17** Die starken Schmerzen gehen von einem Nervenimpuls von der Apex der II. Zehe aus, die verhornt ist. Darin befindet sich ein Blutgefäß. Die Verhärtung vorsichtig mit dem Hartmetallfräser 424 GQSR 040 abtragen und die weitere Feinarbeit mit der Hohlmeiselklinge 3V durchführen. Dann wird ein 2nd Skin Spenco Druckschutzverband nach Lehrmethode Bittig angelegt.

Clavus vascularis

Siehe ▶ Abb. 1.18.

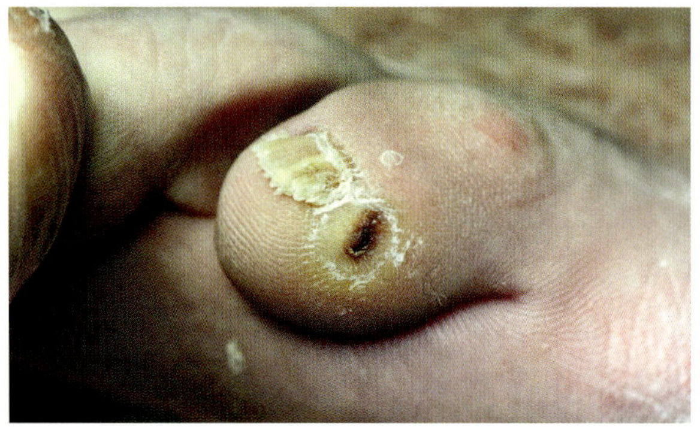

▶ **Abb. 1.18** Clavus vascularis mit starker Verhornung der lateralen V. Zehe links. Mit Hartmetallfräser M426X 023 wurde die harte Hornhaut abgenommen. Propolis Lösung auftragen und antrocknen lassen.
Praxistipp: Nach der Hornhautentfernung ist ein 2nd Skin Spenco Verband nach Lehrmethode Bittig als Druckschutz anzulegen.

Sonderformen Clavi apex (Cap)

Siehe ▶ Abb. 1.19, ▶ Abb. 1.20 und ▶ Abb. 1.21.

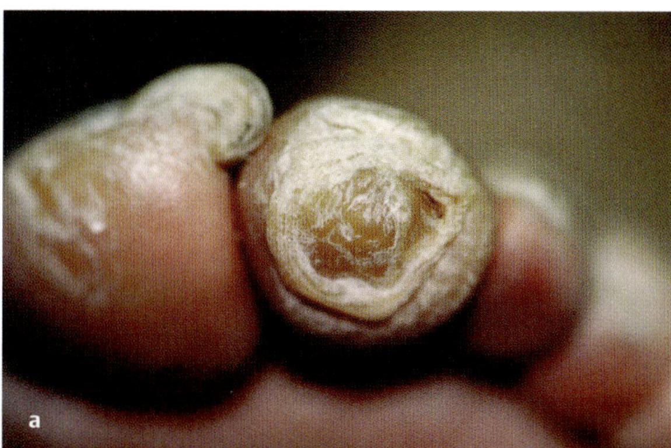

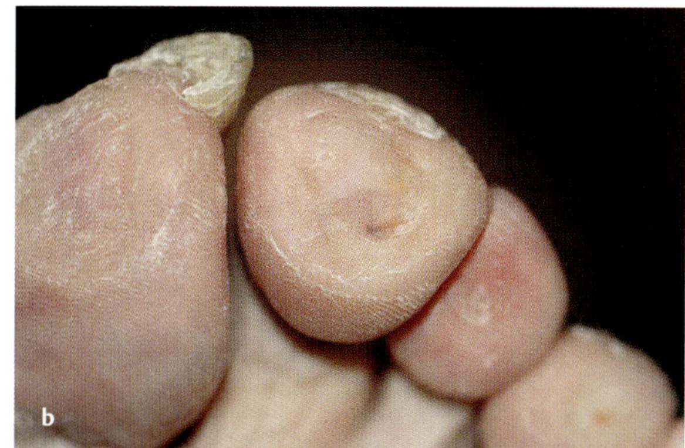

▶ **Abb. 1.19** Multiple Clavi bilden an der Apex starke, deckelartige Hyperkeratosen.

a Besonders stark ist die II. Zehe betroffen.

b Mit Hartmetallfräser 424GQSR 060 wurde die „knöcherne", holzartige Masse grob abgetragen und mit den Hartmetallfräsern 424GQSR 040 und M426X 023 die verbliebene Hornhaut elastifiziert. Danach traten Clavus neurovascularis et Clavus neurofibrosus in trauter Zweisamkeit in Erscheinung. Multiple Clavus-vascularis-Ansammlung an fast jeder Zehenkuppe.
Praxistipp: Eine plantare Orthose zur Unterstützung und Zehenkuppenentlastung ist angezeigt. Schmerzhafte Zehenkuppen müssen mit einem 2nd Skin Spenco Verband nach Lehrmethode Bittig versorgt werden. Weiterempfehlung zum Orthopädieschuhmacher.

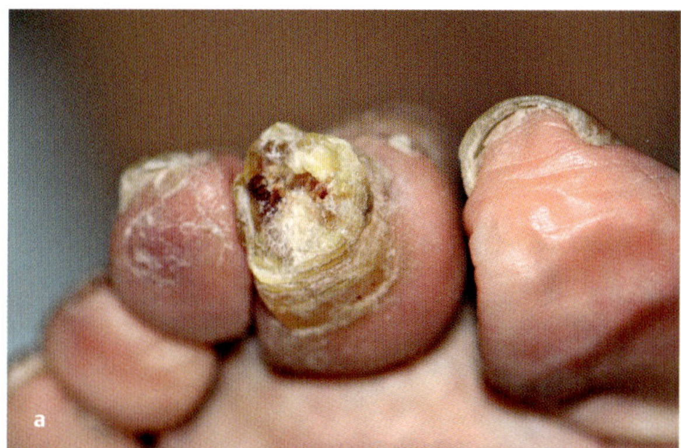

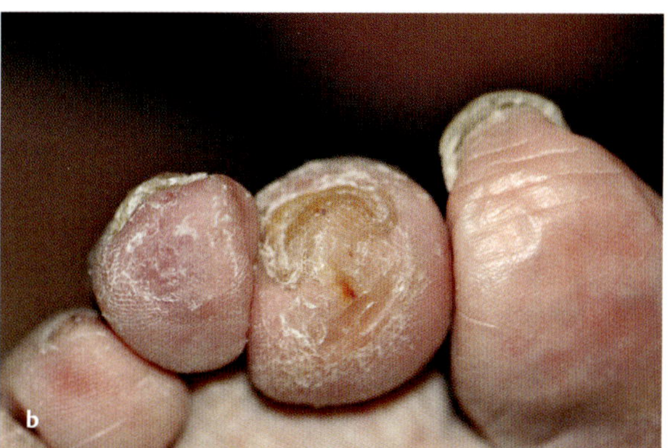

▶ **Abb. 1.20** Eine schmerzhafte, überdimensionierte Keratose/Verknöcherung der Apex II. Zehe.

a Dieser Befund überfordert den podologischen Berufsanfänger, da ihm die Erfahrung und die noch fehlenden podologischen Praktiken der Fußprofis fehlen. Fußpfleger mit sog. Kurzausbildung an 4 Wochenenden oder 1-wöchigen Lehrgängen sollten sich zurückhalten, denn jegliche Selbstüberschätzung kann zu einer „Körperverletzung" führen.

b Die Hyperkeratose wurde mit dem Hartmetallfräser 424GQSR 060 und 424GQSR 040 vorsichtig abgetragen.
Praxistipp: Nach Medikation wurde zur Druckentlastung ein 2nd Skin Spenco Verband an der Zehenkuppe befestigt (Verbandstechnik nach Bittig) und die Patientin nach ca. 3–5 Tagen zur Nachbearbeitung einbestellt.

Praxistipp

Nach einer massiven Hornhautentfernung an der Zehenkuppe muss grundsätzlich ein Druckschutzverband angelegt werden. 2nd Skin Spenco ist die ideale Druckschutzlösung für den Profi. Diese Spezialverbände können beim Autor in seiner podologischen Lehrpraxis erlernt werden.

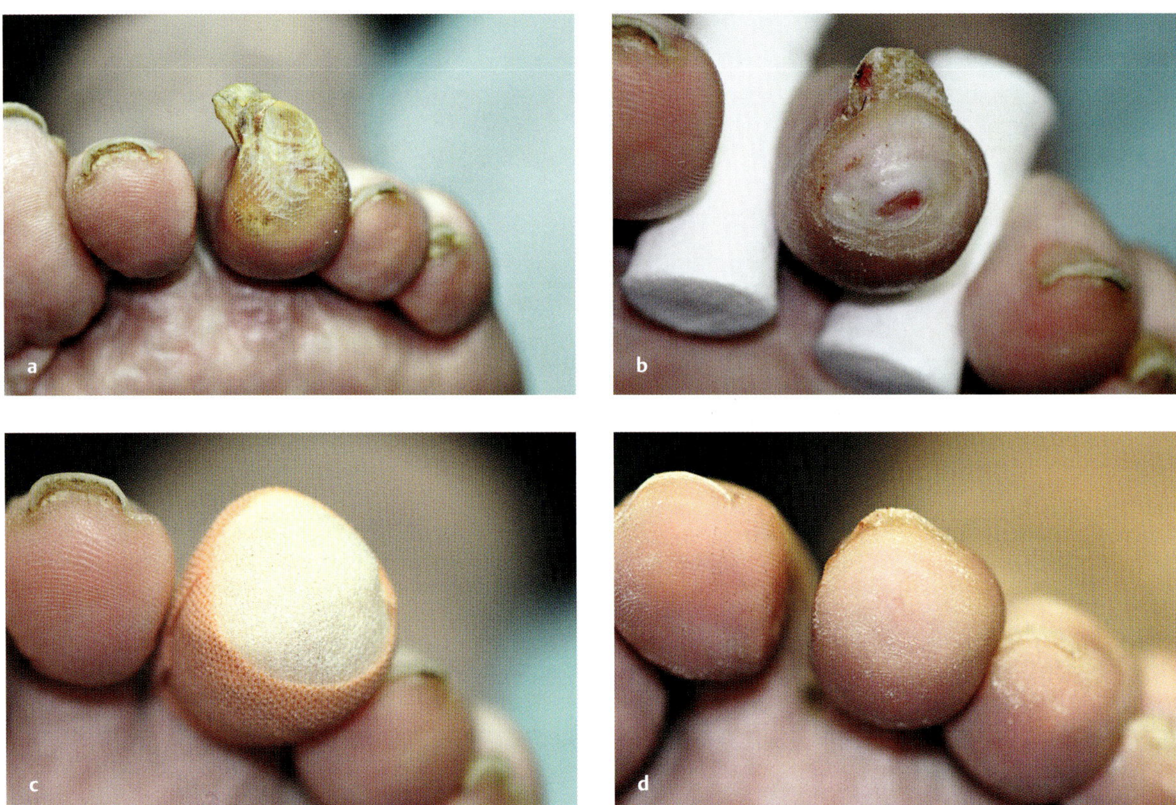

► **Abb. 1.21** In die Nagelplatte übergehendes Hornkonglomerat, das die Patientin über Monate tolerierte. Sie betrat humpelnd unsere Fußambulanz.

a Zustand vor der podologischen Behandlung.

b Subunguale Hyperkeratose drückt die Nagelplatte in dorsale Richtung und ein Clavus neurofibrosus zeigt sich nach der schwierigen Abtragung des Mischgewebes mit Hartmetallfräser 424GQSR 040. Mit dem Medihalter Klingenform 3V wurde die elastische Haut präpariert.

c Nach Sprühdesinfektion mit Cutasept F und Medikation wurde ein luftdurchlässiger Snögg Wundverband angelegt.

d Das positive Behandlungsergebnis nach 3 Wochen.

Clavus subungualis

Siehe ► Abb. 1.22.

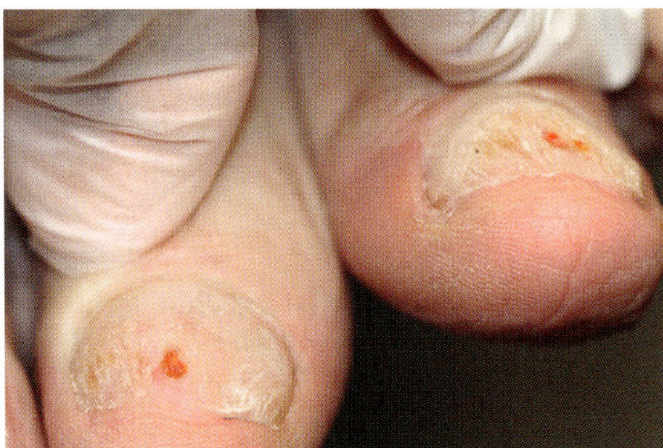

► **Abb. 1.22** Schmerzhafter Clavus subungualis beider Großzehen nach podologischer Behandlung der Nagelplatte.

Clavusentzündung (Citis)

Siehe ▶ Abb. 1.23, ▶ Abb. 1.24, ▶ Abb. 1.25, ▶ Abb. 1.26 und ▶ Abb. 1.27.

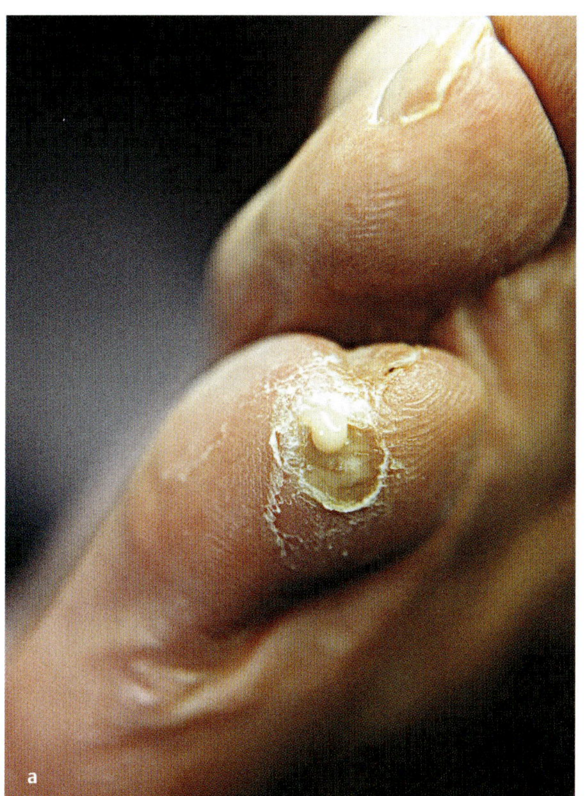

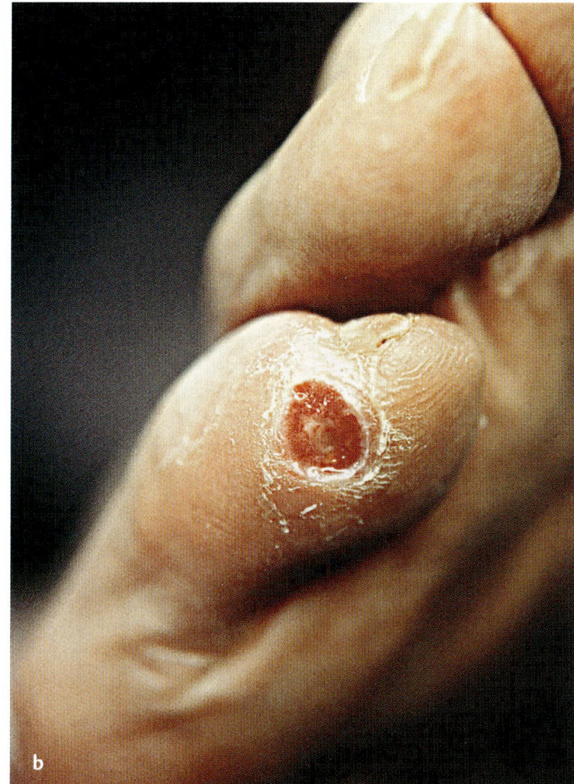

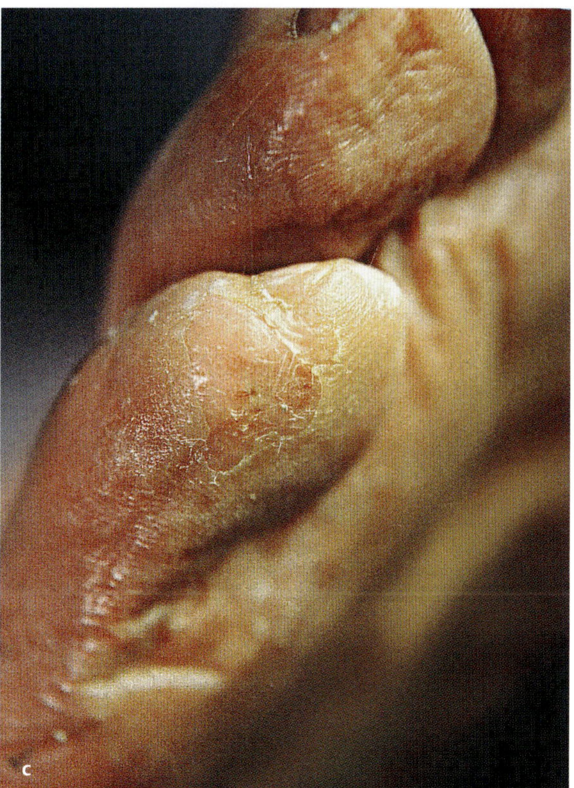

▶ **Abb. 1.23** Weibliche Patientin, die sich nach einem Stadtbummel, ohne Strümpfe im Schuh (Pumps) zu tragen, mit akut entzündetem Hühnerauge in meiner Praxis vorstellte.

a Zustand vor der podologischen Behandlung.

b Zustand nach kompletter Ablösung der entzündeten Haut. Prontoman Gel wird aufgetragen und ein steriler Wundverband angelegt. Anfangs täglicher Verbandswechsel.

c 8 Tage nach Behandlungsbeginn ist die Wunde verheilt.

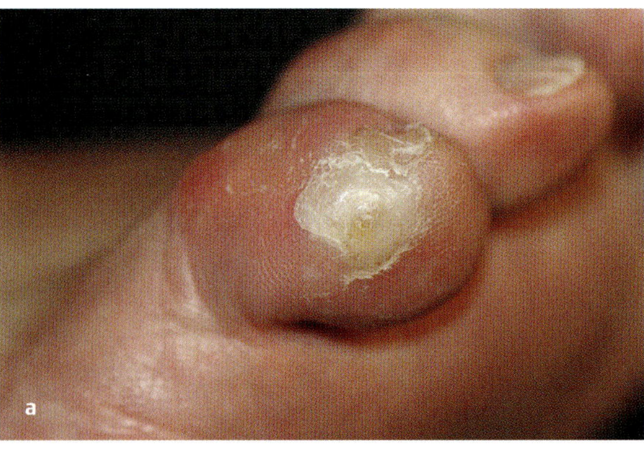

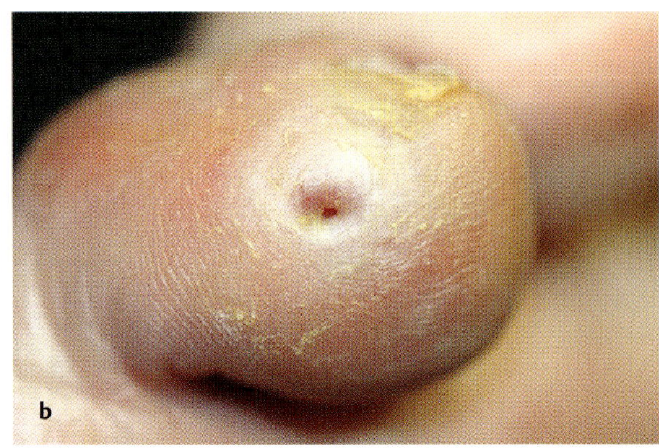

▶ **Abb. 1.24** Clavi-Entzündung.

a Patientin klagt über starke, stechende Druckschmerzen an der lateralen Seite der rechten Kleinzehe bei leichter, oberflächlicher Verhornung. Die Patientin geht fast immer „ohne Strümpfe" in geschlossenen Schuhen. Eine Eiterblase entleert sich spontan nach Abschleifen der Verhornung mit dem Hartmetallfräser T 431 Speed 031.

b Der Blick in die Tiefe lässt ein Clavus mollis papillaris vermuten, obwohl ein „harter" Hornhautdeckel vorlag.
Praxistipp: Prontoman Gel auftragen und einen luftdurchlässigen Verband mit Snögg Bind anlegen. Wiedervorstellung innerhalb von 3 Tagen zum Verbandswechsel. Nach der Abheilungsphase kann ein 2nd Skin Spenco Verband zur Druckentlastung und Förderung der Abheilung für ca. 5 Tage angelegt werden.

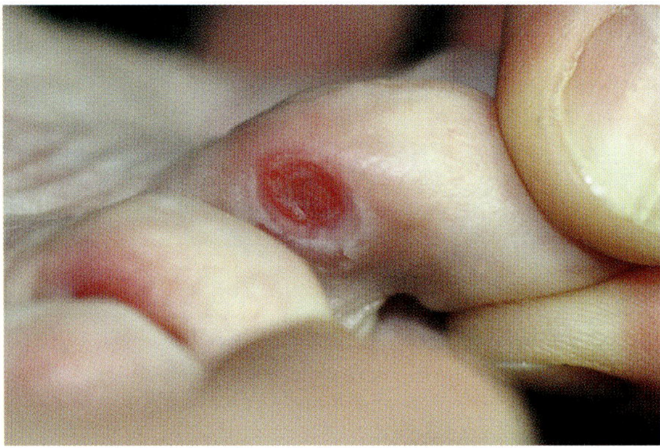

▶ **Abb. 1.25** Multiple interdigitale Clavi mollis, die sich bei einer 99-Jährigen durch kontrakte Klonusstellung der Zehen und Immobilität der Dame zum Ulkus entwickelt haben.
Praxistipp: Sprühdesinfektion des Zehenbereichs mit Cutasept F oder Octenisept, Atrauman Ag mit sterilem Pflaster auf dem Wundgebiet fixieren, Druckentlastung und zur Absicherung zum Arzt schicken. Wundmanagement ist hier erforderlich!

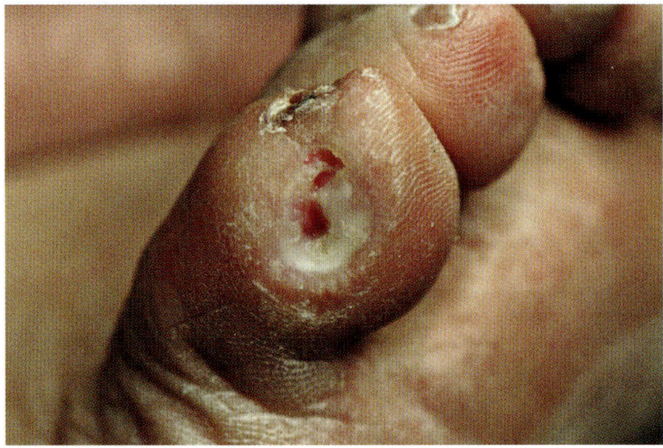

▶ **Abb. 1.26** Aus einer beerenhaften Kammer entleert sich Eiter und es zeigt sich deutlich ein Clavus mollis papillaris. Nach Medikation wird ein steriler Verband angelegt. Wiedervorstellung in 1–2 Tagen. Dann muss erneut eine Wundkontrolle mit Verbandswechsel durchgeführt werden.
Praxistipp: Unbedingt Schuhwerk überprüfen und ggf. zum Arzt schicken!

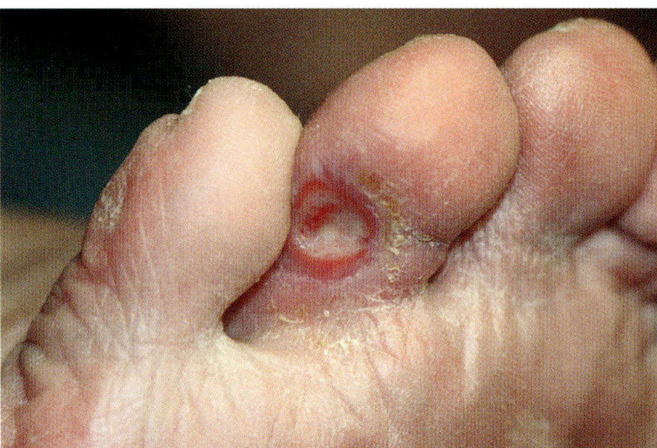

▶ **Abb. 1.27** Dieser Hautdefekt entstand durch Empfindungsstörung (Polyneuropathie) bei Diabetes mellitus. Unbedingt interdigitale Druckentlastung anbringen und zum Diabetologen überweisen.

1.1.3 Dermatomykosen/Dermatosen

Allgemein

Dermatomykosen bezeichnen sämtliche Krankheiten, die durch *Myzeten* (Pilze) hervorgerufen werden. Ungefähr die Hälfte der Bevölkerung leidet an Mykosen, die Zahl ist steigend. Von rund 100 000 Pilzarten weisen etwa 100 pathogene Eigenschaften auf. Wir unterscheiden *humanpathogene Myzeten* (krankmachend für Menschen) nach morphologischen (strukturellen) und physiologischen (die Lebensgewohnheiten betreffenden) Eigenschaften.

Dermatomykosen werden wie folgt eingeteilt:

- nach **topografischen Gesichtspunkten**
  - Fußpilz (auf der Haut des Fußes)
  - Nagelpilz
  - Interdigitalmykose
- nach **Erregern**
  - die Diagnose bestimmt, welche Mykose vorliegt

Disponierende Faktoren Viele pathogene Myzeten sind auf der gesunden Haut anzutreffen, ohne dass es zum Ausbruch einer Pilzerkrankung kommt.

- Mykose begünstigende Lebensbedingungen:
  - Adipositas – fördert Interdigitalmykosen
  - Bekleidung – feucht-warmes Mikroklima
  - Antibiotika – beseitigen bakterielle Konkurrenz
- Resistenzverminderung des Organismus durch:
  - Ernährung – Mangel an Mineralstoffen usw.
  - Grunderkrankungen – Tumoren, Defekte im Immunsystem, Diabetes, Herz-Kreislauf-Krankheiten
  - Immunschwäche – Glukokortikoide, Röntgenstrahlen, Immunsuppressiva, Zytostatika

Praxistipp

Disponierende Faktoren einer Dermatomykose beseitigen, um dauerhaften Erfolg zu haben:

- Feucht-warmes Mikroklima vermeiden, wie es z. B. in Gummi-, Kunststoff- oder Sicherheitsschuhen anzutreffen ist.
- Das Tragen von Söckchen im Schuh ist im Sommer besonders bei hohen Temperaturen anzuraten. Die Socken nehmen die Feuchtigkeit auf und dienen als Schutz vor Allergenen, Gerb- bzw. Farbstoffen, die die gesunde Hautoberfläche belasten. Die mechanische Reibung der Schuhe auf der Haut erzeugt zudem Hautveränderungen wie Blasen, Ekzeme, Allergien, Schrunden und Hühneraugen.
- Strümpfe aus Kunstfasern sind nicht kochbar, daher bleiben Sporen zurück und können zu Rezidiven führen.
- Strümpfe und Schuhe, wenn erforderlich, mehrmals täglich wechseln.
- Zur therapiebegleitenden Pflege bei Pilzerkrankungen der Haut und Nägel empfehlen wir ein Spezialprodukt Allpresan Podoexpert Repair Schaum-Creme.
- Vor und nach der Sauna, dem Schwimmbadbesuch, dem Fitnessstudio etc. Medikation.
- Gefährdete Hautstellen wie Zehenzwischenräume trocken föhnen. Vorsicht bei diabetischem Fußsyndrom (DFS) und Polyneuropathie! Hier nur mit kühler Luft trocknen!
- Basische Lebensweise forcieren (Jentschura-Produkte).

D-H-S-System

Zur medizinischen Pilzdiagnostik wird ein einfaches Schema herangezogen, das sog. D-H-S-System. Es steht für:

- D – Dermatophyten
- H – Hefen
- S – Schimmelpilze (und sonstige)

Dermatophyten

Diese Pilzgruppe metabolisiert *Keratin* (Hornstoff). Sie befällt Nägel, Haare sowie die Epidermis und ist ansteckend für alle Teile des Körpers. Ferner verursacht sie die *Tinea* (Flechte).

Symptome:

- entzündliche, gerötete, randbetonte Herde mit extremer Schuppung und Juckreiz
- manchmal Bläschenbildung mit nässenden Herden
- bakterielle Superinfektionen treten häufig hinzu

Gattungen:

- Epidermophyton
- Mikrosporon
- Trichophyton

Hefen

Hefen sind Sprosspilze mit einzelliger, kugeliger oder ellipsoider Form. Die humanpathogene Hefe Candida albicans zählt zu den häufigsten Erregern einer Hefeinfektion. Betroffen sind vorwiegend die Schleimhäute, die Haut sowie die Atem- und Verdauungsorgane. Insgesamt gewinnen Organmykosen zunehmend an Bedeutung. Auch der Mundsoor (Candida-Infektion) bei Säuglingen und Kleinkindern ist sehr bekannt.

Gattungen:

- Candida
- Rhodotorula
- Torulopsis

Schimmelpilze

Schimmelpilze überziehen feste und flüssige Substrate mit Schimmel. Zur Gattung **Penicillium** gehören beispielsweise Penicillium notatum, das für die Penizillingewinnung eingesetzt wird, und Penicillium expansum, das für den Obstschimmel verantwortlich ist. Einige Penicillium-Arten werden bei der Käseherstellung (z. B. für Roquefort, Camembert) verwendet.

Einige Schimmelpilze der Gattung **Aspergillus** können Nahrungsmittel befallen. Sie sind für Mensch und Tier pathogen, da sie sog. Mykotoxine produzieren (Aflatoxine), die schädlich oder sogar tödlich wirken können. Sie dringen durch die Haut in den Organismus und führen beispielsweise eine Leberschädigung herbei. Aflatoxin B kumuliert in der Leber und gilt als Auslöser für das kleinzellige Leberkarzinom.

Vier Erscheinungsbilder Dermatophyten

In der podologischen Praxis unterscheidet man bei Dermatophyten 4 Erscheinungsbilder:

1. **leichte Form**
   Sie äußert sich durch eine Schuppung der Haut mit leichter Rötung. Manchmal finden sich auch kleine Hauteinrisse. Der Patient gibt keine nennenswerten Beschwerden an.
2. **akut entzündliche Form**
   Oberflächliche Hautschäden wie Bläschen, Erosionen und Schuppung sind zu finden. Lästig ist ein starker Juckreiz.
3. **chronisch-entzündliche Form**
   Sie ist gekennzeichnet durch eine starke Hyperkeratose der Haut mit Rötung und tiefen, schmerzhaften Hauteinrissen.
4. **mazerative Form**
   Sie tritt v. a. bei übermäßiger Schweißbildung auf und verquillt die Haut weißlich. Nässende Hauterosionen und Rhagaden können nach Ablösung dieser Schichten entstehen. Interdigitalmykosen sind am häufigsten anzutreffen, meist zwischen der III. und IV. sowie zwischen der IV. und V. Zehe. Nicht jede Hautmazeration ist mit einem Pilz infiziert! Es gibt auch reine Schweißmazerationen.

Beachte

Bevor dem Patienten medizinische Pflegeprodukte zur weiteren Anwendung empfohlen werden, unbedingt zuerst eine Diagnostik durch den Arzt durchführen lassen. Nach Absprache mit dem Arzt können dann weitere Hautpflegemaßnahmen eingeleitet werden.

Praxistipp

Bei Dermatomykosen sind basische Fußbäder nach Jentschura (mindestens 1 Stunde Badedauer) 2- bis 3-mal wöchentlich zur Entsäuerung und Unterstützung der Therapie empfehlenswert. Pflege mit Podoexpert Repair Schaum-Creme.

Behandlungs- und Praxisbeispiele

Leichte Form

Siehe ▸ Abb. 1.28 und ▸ Abb. 1.29.

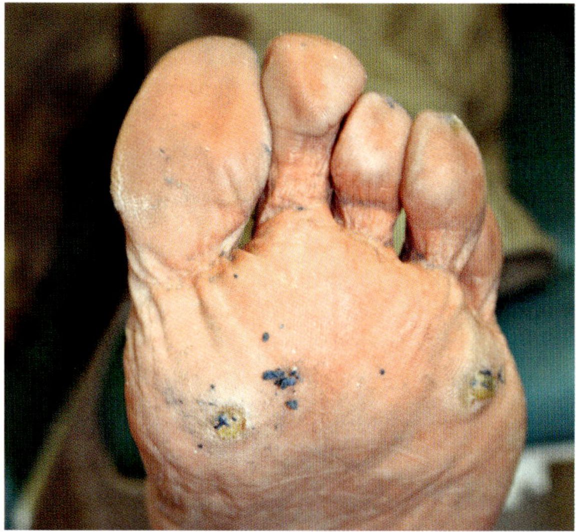

▸ **Abb. 1.28** Dermatomykose im Bereich der plantaren Beugefalten der Zehen mit 2 Clavi papillares und Hyperhidrosis. Diese Patientin kam ohne Strümpfe mit ungewaschenen Füßen im Schuh zur Behandlung. Der anhaftende Schmutz an der Fußsohle ist deutlich erkennbar, dies ist für den Behandler „unzumutbar“.

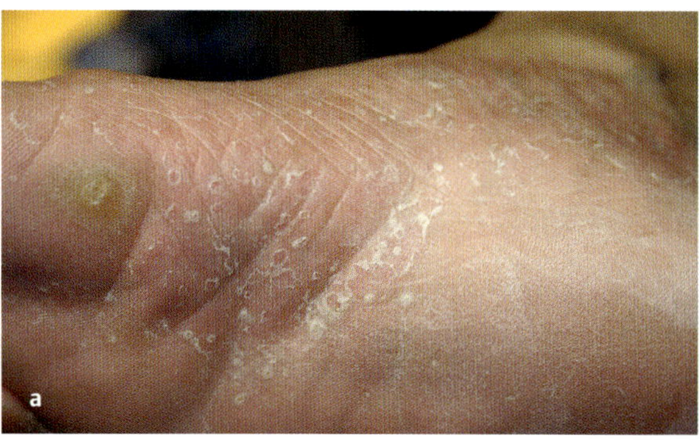

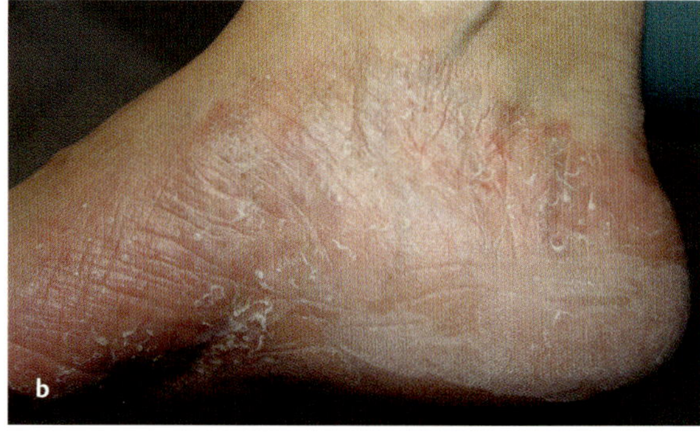

▸ **Abb. 1.29** Dermatose, die durch Barfußlaufen ohne Strümpfe im Schuh entstanden ist.
a Deutliche Hautablösung mit umschriebener Rötung an der Stelle, an der der Schuh Reibungskräfte verursacht hat. Clavus papillaris an der Basis ossis metatarsale I rechts.
b Zustand nach Medikation mit Podoexpert Repair Schaum-Creme.

Akut entzündliche Form

Siehe ▶ Abb. 1.30, ▶ Abb. 1.31 und ▶ Abb. 1.32.

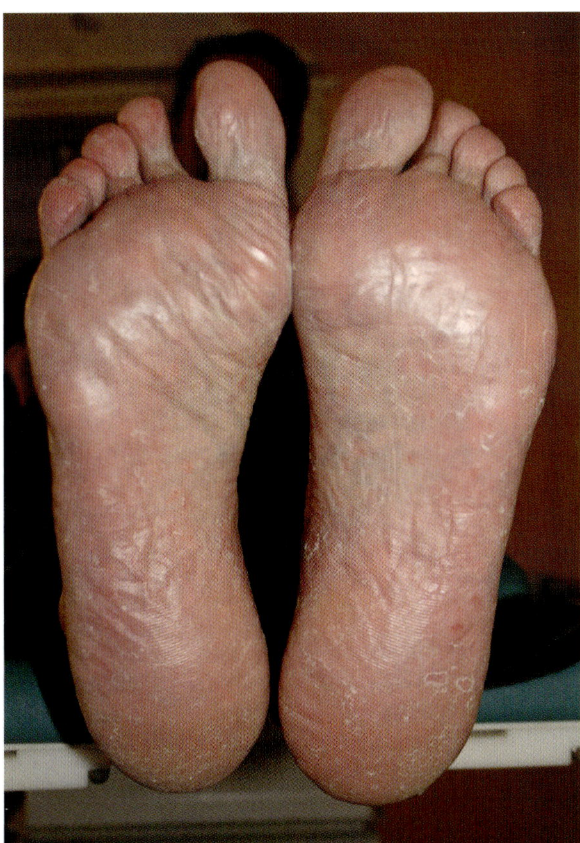

▶ **Abb. 1.30** Deutliche Rötung beider Fußsohlen mit frischen, gefüllten und ausgetrockneten Bläschen.

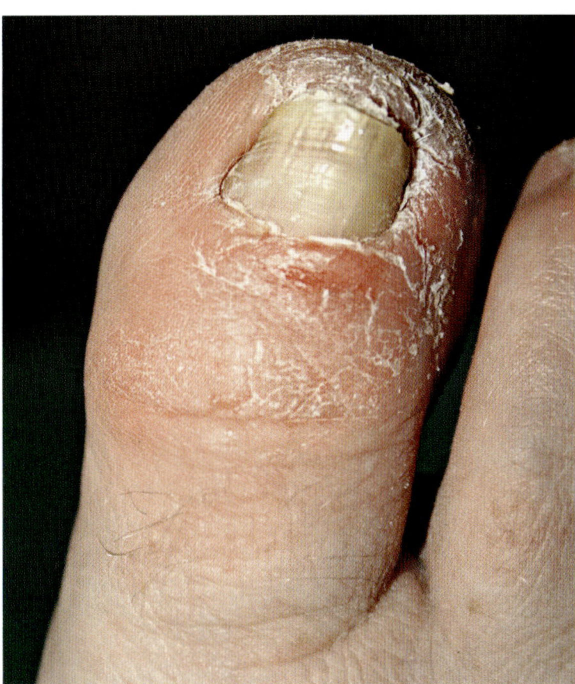

▶ **Abb. 1.31** Starke Pilzinfektion der rechten Großzehe mit Rötung und Hyperkeratose mit kleinen Fissuren/Rhagaden.

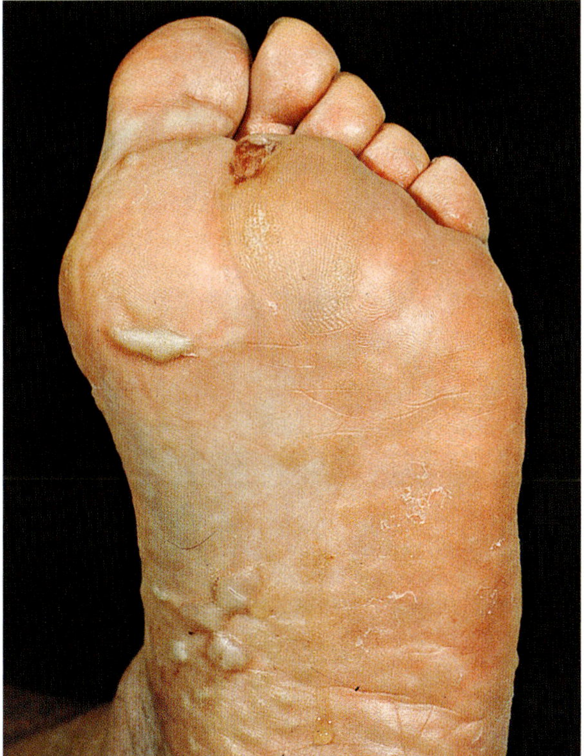

▶ **Abb. 1.32** Podopompholyx: Juckende Knötchen (Dyshidrose) der Fußsohle, die bei bakterieller Besiedelung schmerzen können.

Chronisch-entzündliche Form

Siehe ▶ Abb. 1.33.

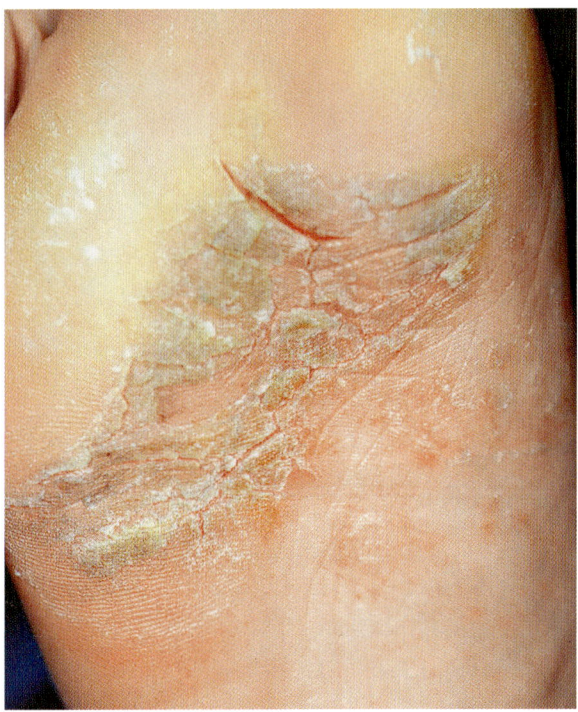

▶ **Abb. 1.33** Mischbefund aus podologischer Sicht: Hyperkeratose mit Rhagaden/Fissuren (schmerzhaft!), Dermographia rubra und Juckreiz. Verdacht einer Dermatomykose mit bakterieller Superinfektion. Eine Diagnose ist unbedingt erforderlich.

Mazerative Form

Siehe ▸ Abb. 1.34 und ▸ Abb. 1.35.

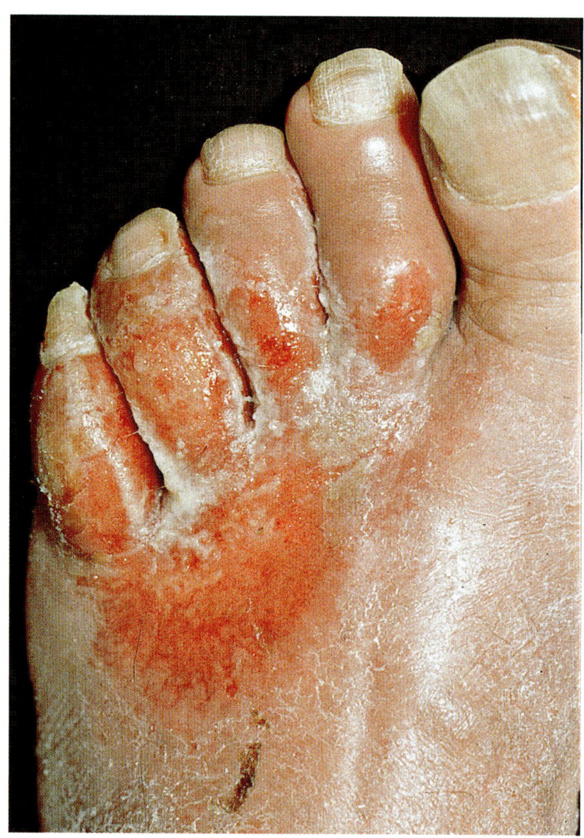

▸ **Abb. 1.34** Hochakute Entzündung durch gramnegative Bakterien. Sofort antibiotische Therapie durch den Arzt einleiten.

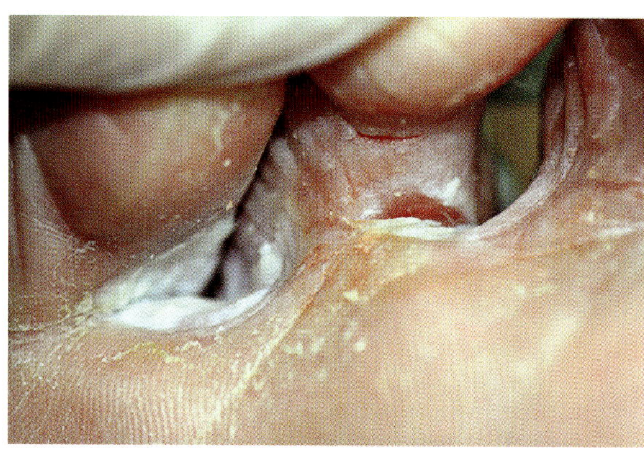

▸ **Abb. 1.35** Hyperhidrosis: Starke Mazeration mit feuchter Rhagade der IV. Zehe in der Beugefalte durch mangelnde Hygienemaßnahmen.
Praxistipp: Sprühdesinfektion mit Cutasept F oder Octenisept zur Schnelldesinfektion der Hautrisse/feuchten Rhagaden.

1.1.4 Hyperhidrosis und Bromhidrosis

Bromhidrosis

Symptome In erster Linie macht die starke Geruchsbildung Probleme im privaten sowie gesellschaftlichen Bereich. Der „Stinkefuß/Käsefuß" fällt auf.

Ursachen Der Geruch entsteht durch mangelnde persönliche Hygienemaßnahmen, also erst dann, wenn sich der Schweiß bakteriell zersetzt, z. B. bei fleischig, eng anliegenden Zehen, wo Haut an Haut haftet und nach dem Duschen Feuchtigkeit zurückbleibt. Alte Seifen- oder Hautteile zersetzen sich und es entstehen sog. *Mazerationen*, weißlich aufgequollene Haut.

Podologische Behandlung

- intensive Pflege- und Hygieneberatung (z. B. Strumpfwahl)
  - Niemals barfuß in geschlossenen Schuhen laufen. Haftreibung entsteht, die Haut klebt dann am Innenleder. Dies provoziert gereizte Haut und führt zu Blasen, Druckschwielen, Hühneraugen und Mykosen.
  - Schweiß löst Gerbstoffe, Farbstoffe sowie Allergene aus dem Innenleder. Eventuell Saugeinlagen auf Kohlebasis zur Schweißabsorption.
  - Gleitreibung durch dünne Strümpfe empfehlenswert.
  - Socken- und Schuhwechsel mehrmals täglich.
  - Socken aus dünner Baumwolle, nicht aus Kunstfasern, diese nehmen keinen Schweiß auf.
  - Enge Schuhe meiden, die für Luft und Wasser undurchlässig sind. Sicherheitsschuhe sind z. B. für den Arbeitseinsatz sinnvoll, aber in diesem speziellen Fall ungünstig.
  - Turnschuhe und Gummistiefel nur kurzzeitig tragen oder vermeiden.
- Zwischenzehenräume stets trocken halten (Föhnen mit kühler Luft)
- gezielte Auswahl spezieller Pflegeprodukte
  - Remmele's Propolis Balsam Spray hat sich bewährt.
  - Allpresan Podoexpert Repair Schaum-Creme zur Therapie begleitenden Hautpilzpflege täglich empfehlen.

Praxistipp

Empfehlen Sie Patienten mit Bromhidrosis:

- Autogenes Training bei emotional ausgelösten Schwitzattacken.
- Als physikalische Therapie, z. B. Fußbäder mit Zusätzen wie Aluminiumsalzen, adstringierenden Badezusätzen wie Eichenrinde, Rosskastanie und Kamille (Jentschura „Meine Base"). Badedauer mindestens 1 Stunde.

▼

- Als physikalisch-therapeutische Maßnahme die *Leitungswasser-Iontophorese*: In einem Gleichstrom-Wasserbad (15–20 mA) 3–5 Sitzungen bei einer Dauer von etwa 20 Minuten/Sitzung. Das Wasser sollte etwa 1,5–2 cm hoch stehen. Die Therapie muss individuell gehandhabt werden. Eine deutliche Einschränkung der Schweißbildung kann sich schon nach 1–2 Wochen einstellen.
- Eine basische Lebensweise (Jentschura-Methode) ist zu empfehlen.

Praxisbeispiele
Siehe ▸ **Abb. 1.36** und ▸ **Abb. 1.37.**

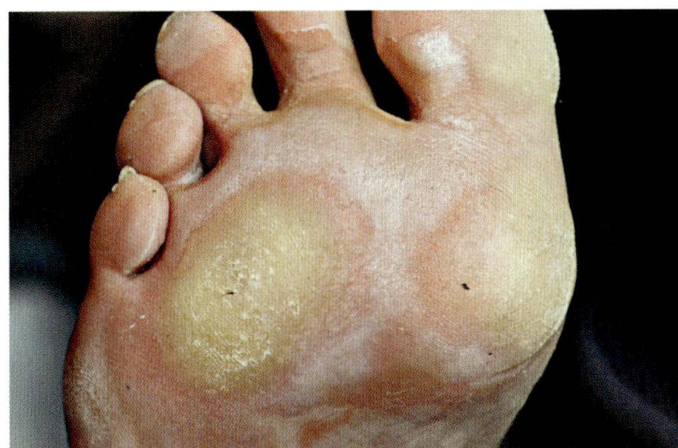

▸ **Abb. 1.36** Übel riechende Bromhidrosis einer 35-jährigen weiblichen Bedienung, die stark raucht und sehr gestresst wirkt.

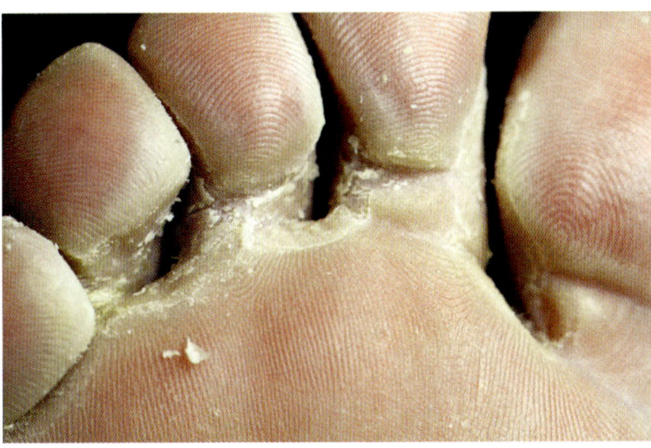

▸ **Abb. 1.37** Bromhidrosis bei Mazeration der plantaren Beugefalten aller Zehen.

Hyperhidrosis

Symptome Die Widerstandskraft der Haut ist stark herabgesetzt, daher besteht Mykosegefahr. Zudem können Blasen und Erosionen auftreten. Pathologische Schweißbildung ist ein sehr lästiges Problem, mit dem viele Patienten behaftet sind. Oft kommt es vor, dass nicht nur die Füße schwitzen, sondern auch wässriger Achselschweiß, Schwitzen im Bereich des Nackens oder der Hände beobachtet werden.

Ursachen Häufig sind Schilddrüsenfunktionsstörungen, hormonelle sowie psychische Störungen oder die Einnahme bestimmter Medikamente dafür verantwortlich.

Behandlungsmaßnahmen Eine sensible Vorgehensweise ist angesagt, da bei jedem Patienten individuelle Ursachen die Behandlungsweise vorgeben. Hier sollte der Podologe präventive Maßnahmen ergreifen, beispielsweise im Sinne einer adäquaten Hygieneberatung und gezielten Präparateempfehlung. Propolis Lösung kann auf die Hautrisse aufgetragen werden. Nicht bei Allergikern!

Ärztliche Behandlung
- medikamentöse Therapie
- operative Methoden durch Nervenblockade im Lendenwirbelsäulenbereich sind äußerst heikel; häufig Komplikationen und Spätfolgen; Indikation daher kritisch und differenziert prüfen
- physikalisch (Leitungswasser-Iontophorese)

Praxisbeispiele
Siehe ▸ **Abb. 1.38** und ▸ **Abb. 1.39.**

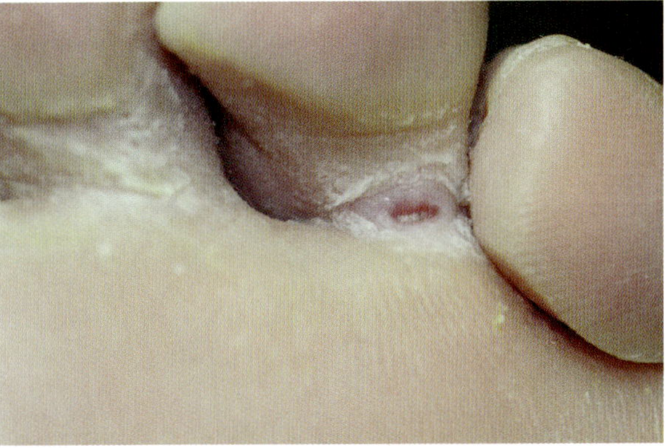

▸ **Abb. 1.38** Hyperhidrosis. Starke Mazeration in der Beugefalte der IV. Zehe links mit schmerzhaftem Clavus mollis. **Achtung!** Der entzündliche Hautdefekt könnte auch noch tiefer gehen! Sicherheitshalber zum Dermatologen schicken, keine eigene medikamentöse Therapie! Selbstüberschätzung!

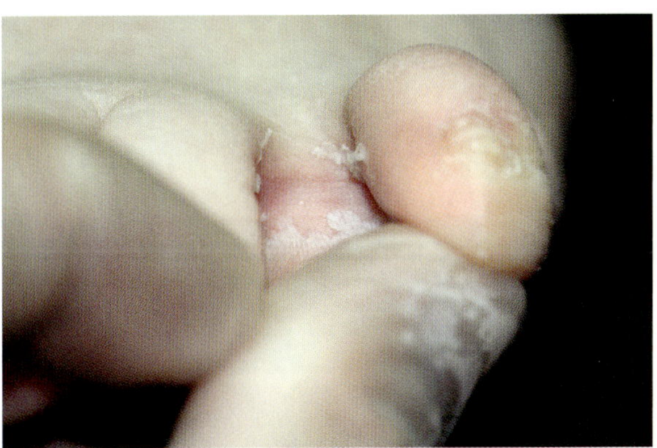

▸ **Abb. 1.39** Hyperhidrosis. Starke interdigitale Mazeration der Haut zwischen IV. und V. Zehe. Medikation: Podoexpert Repair Schaum-Creme zur therapiebegleitenden Hautpflege zur Mykoseprophylaxe.

1.1.5 Hyperkeratose

Allgemein

Hyperkeratosis (griech. = Keras, Keratos = Horn) ist eine Verdickung der Hornschicht der Haut. Sie entsteht entweder durch vermehrte Bildung von Hornzellen oder durch verminderte Abstoßung der Zellen.

Lokalisation Hyperkeratosen treten häufig an der Ferse, am mediolateralen und lateroplantaren Großzehenballen sowie an den Zehengelenken auf. Die Hautelastizität fehlt völlig, sodass die Hautoberfläche bei mechanischer Belastung einreißen kann.

Podologische Behandlung Nach der podologischen Schleif- und Hautbehandlung einer Hyperkeratose 2-mal täglich Allpresan Podoexpert Repair Schaum-Creme anwenden.

Behandlungs- und Praxisbeispiele

Siehe ▶ Abb. 1.40, ▶ Abb. 1.41, ▶ Abb. 1.42, ▶ Abb. 1.43, ▶ Abb. 1.44, ▶ Abb. 1.45, ▶ Abb. 1.46, ▶ Abb. 1.47, ▶ Abb. 1.48 und ▶ Abb. 1.49.

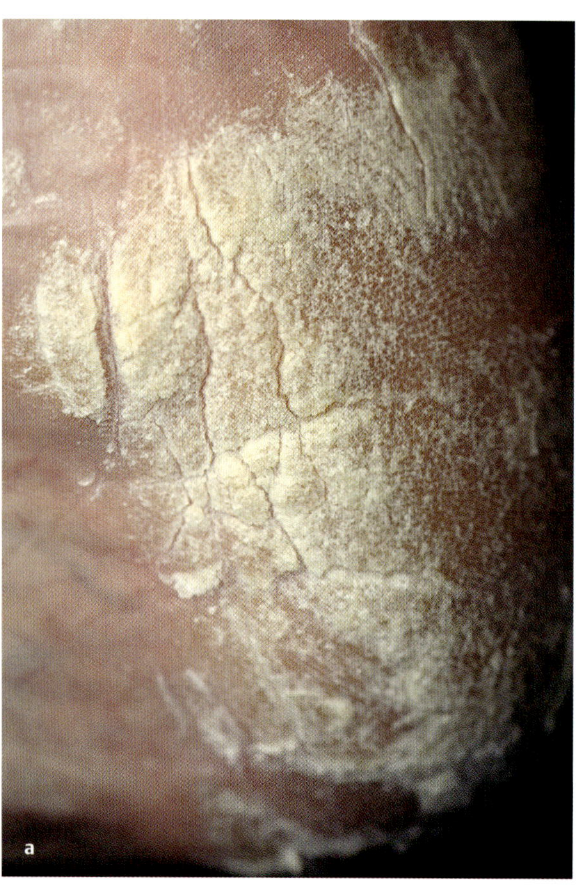

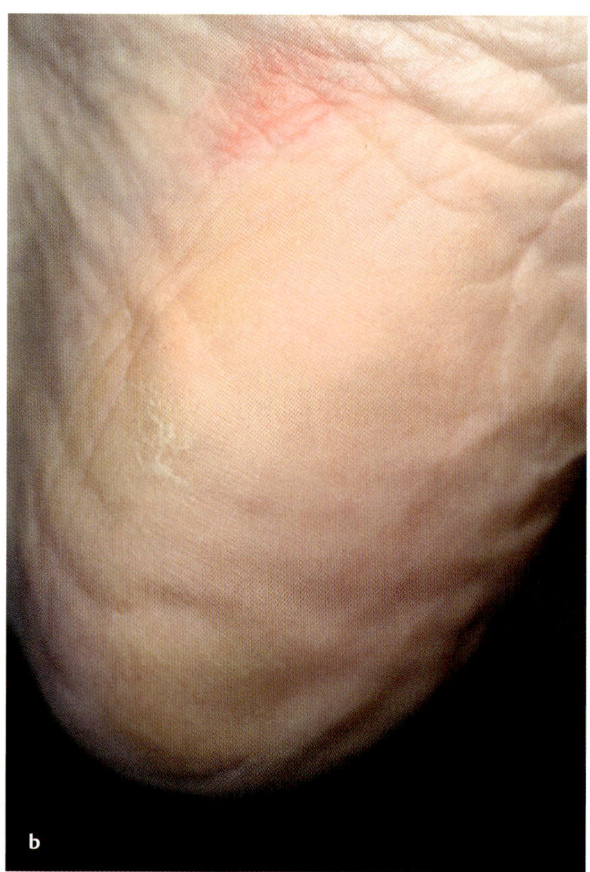

▶ **Abb. 1.40** Hyperkeratose im Bereich des medioplantaren Fersenbereichs des linken Fußes.

a Zustand vor der podologischen Behandlung. Die harte Hornhaut wird mit dem Hartmetallfräser 424GQSR 060 abgetragen und die Haut mit dem Hybrid Twister geglättet.

b Nach der podologischen Behandlung. Podoexpert Repair Schaum-Creme täglich angewendet.

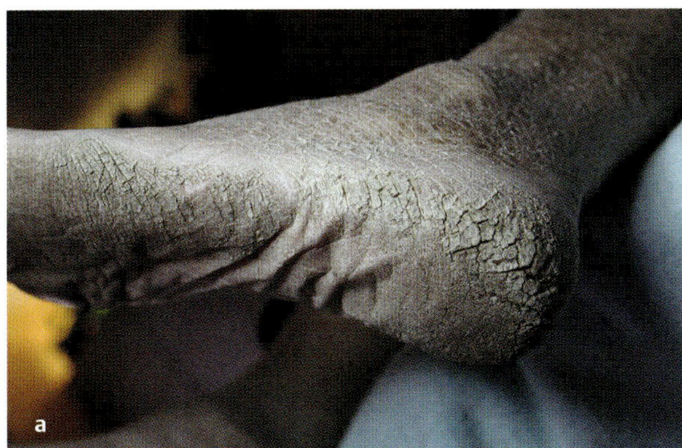

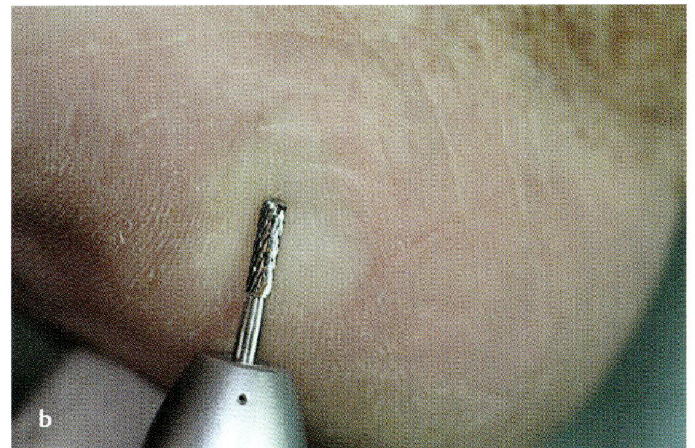

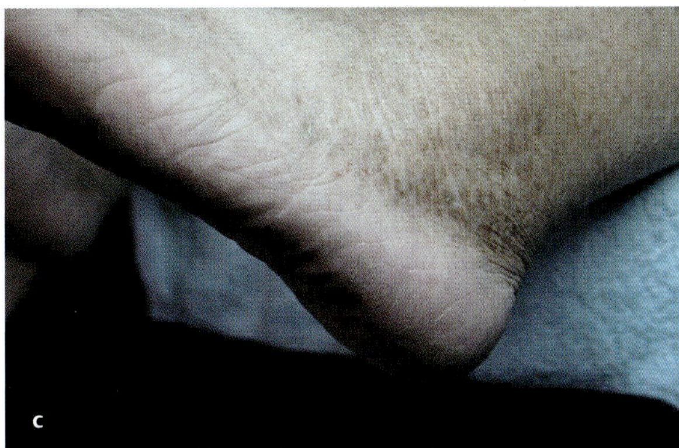

► **Abb. 1.41** Starke Hyperkeratose eines 75-jährigen Landwirts, der durch Bewegungseinschränkung keine Hautpflege durchführen kann.

a Zustand vor der podologischen Behandlung.

b Nach grober Abtragung mit Hybrid Twister werden die verbliebenen Schrunden mit einem speziellen Hartmetallfräser 424GQSR 040 und M426X 023 vorsichtig ausgefräst.

c Zustand nach Ende der feinen Schleifarbeit. Medikation: Anfangs 2-mal tägliche Hautpflege mit Podoexpert Repair Creme.

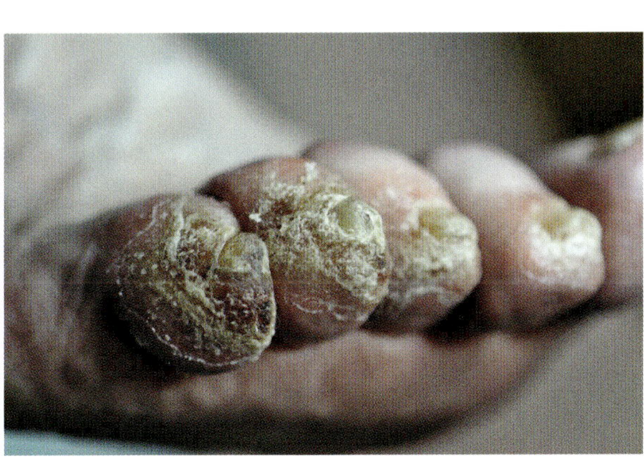

► **Abb. 1.42** Starke Hyperkeratose bei zugleich bestehendem Ekzem der Zehen; laterale Ansicht.

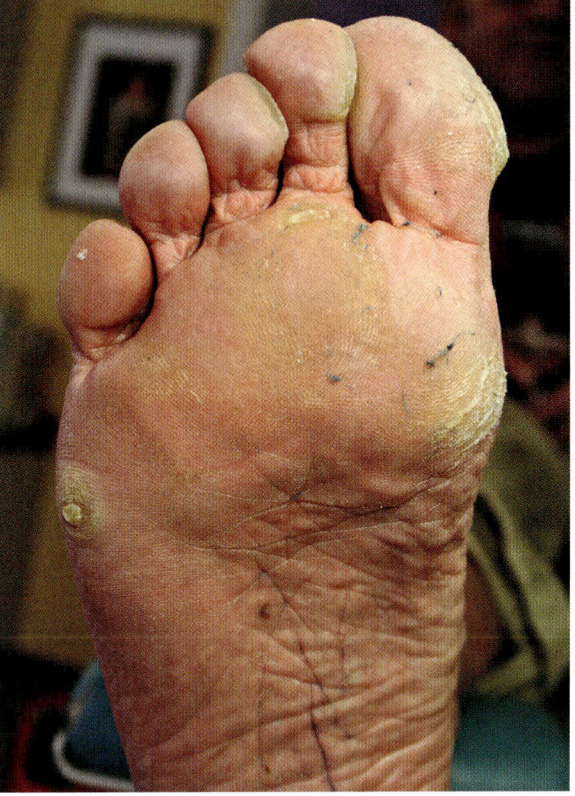

► **Abb. 1.43** Ungepflegter Fuß einer 65-jährigen Bäuerin, die barfuß in den Clogs geht. Hyperkeratose an fast allen medioplantaren Zehenseiten mit schmerzhaftem Clavus papillaris am lateroplantaren V. Mittelfußknochen.

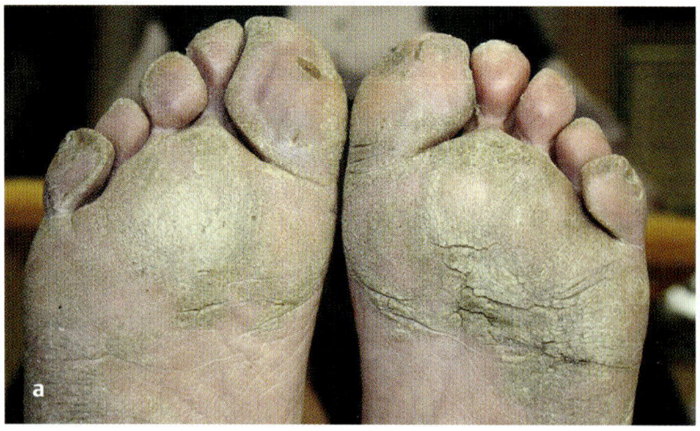

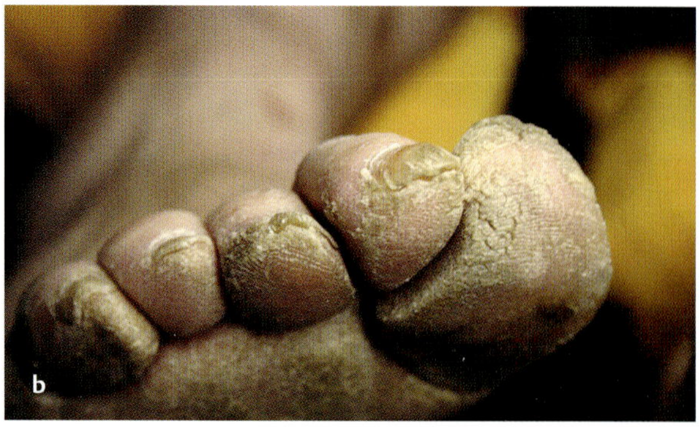

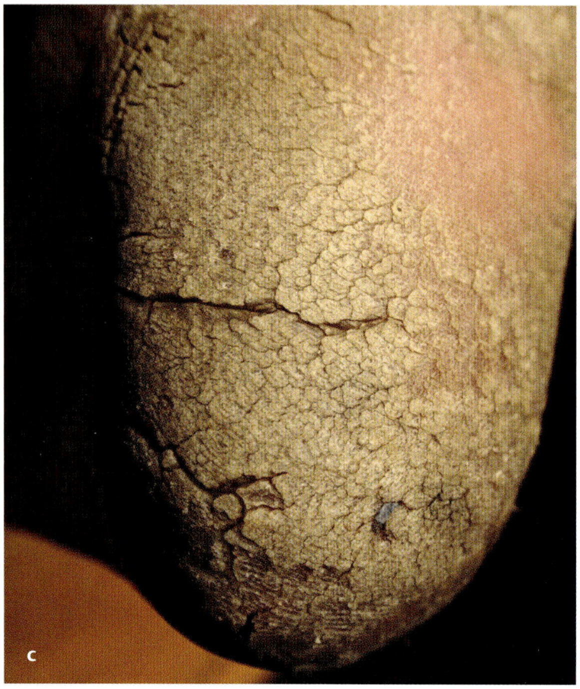

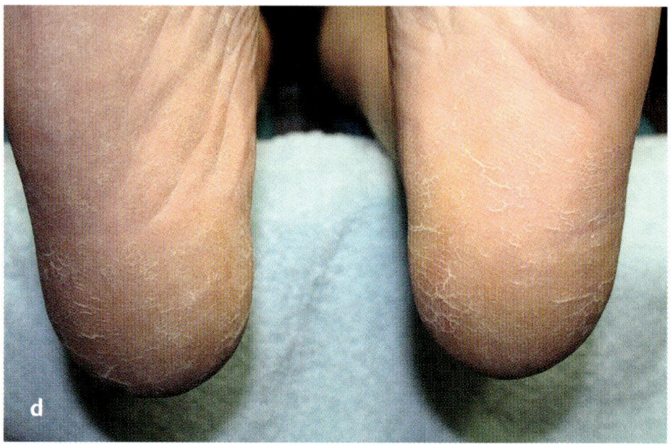

▸ **Abb. 1.44** Plantare Ansicht einer Hyperkeratose beider Füße bei einer 70-jährigen Bäuerin. Sie ist adipös, trägt im Haus wie im Stall nur Holzclogs und legt keinen Wert auf Körperpflege.

a Fußsohlen rechts und links.

b Frontale Ansicht des rechten Fußes.

c Hyperkeratose mit schmerzhaften trockenen Rhagaden beider Fersen. Hier die linke Fußsohle als Beispiel.

d Zustand 6 Wochen nach podologischer Behandlung. Häufige „Schleiftermine" in engen Zeitabständen waren erforderlich. Pflege mit Podoexpert Repair Schaum-Creme anfangs 2-mal täglich über ca. 4 Wochen, dann 1-mal täglich als Dauerpflege.

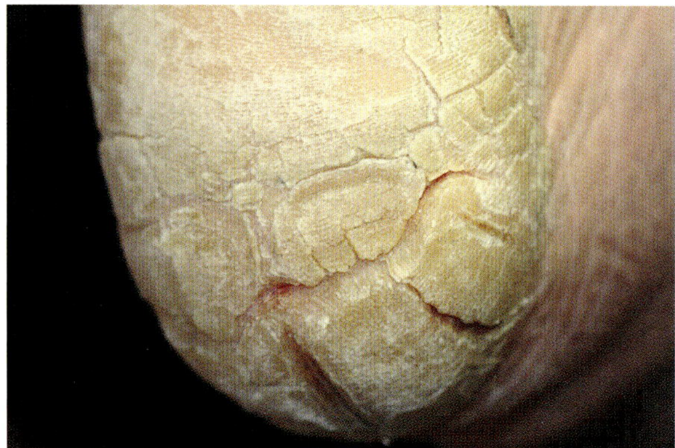

▸ **Abb. 1.45** Starke Hyperkeratose der Ferse mit beginnenden blutigen Rhagaden.

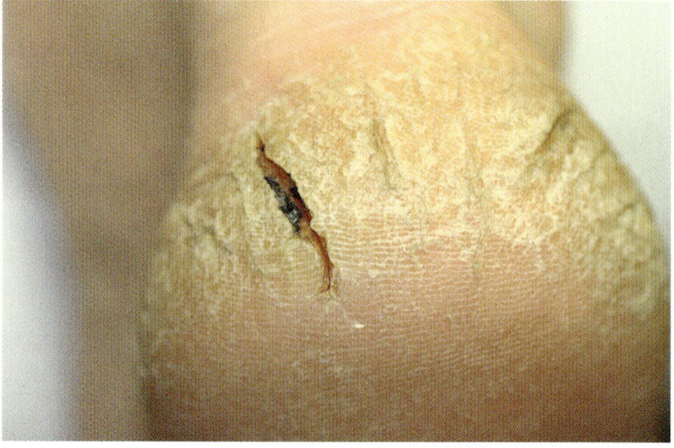

▸ **Abb. 1.46** Diese Patientin läuft Sommer wie Winter barfuß in fast „allen" Schuhen, dementsprechend sieht ihre Ferse aus. Es finden sich folgende Veränderungen: Hyperkeratosis, Schrunden und blutige, trockene Rhagade. Eine podologische Behandlung ist unbedingt anzustreben.

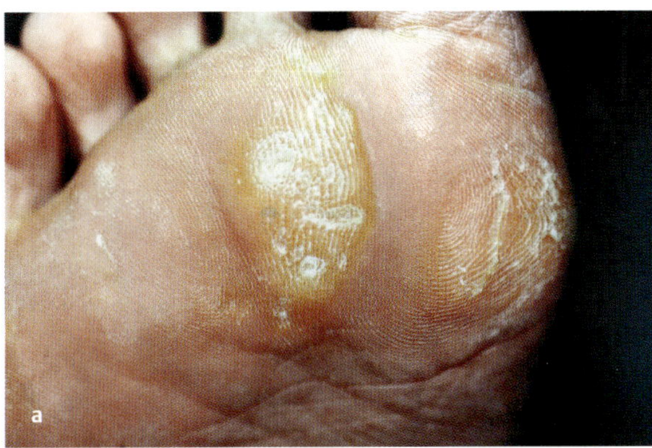
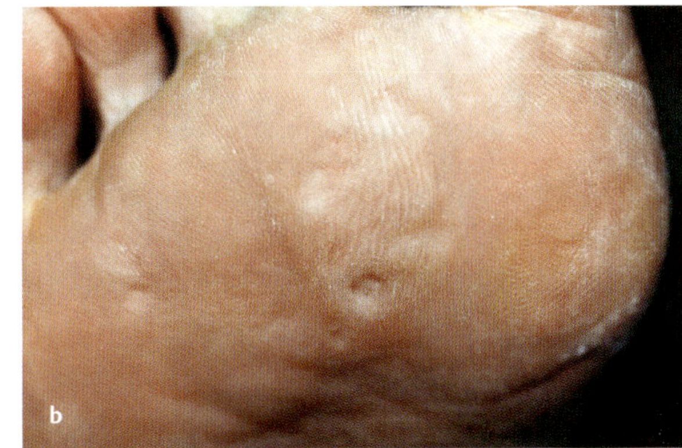

▸ **Abb. 1.47** Stark schmerzhafte, plantare Hyperkeratose mit eingelagertem Clavus durus.
a Zustand vor der podologischen Behandlung.
b Mit dem Hybrid Twister wird die harte oberste Hornschicht rationell abgetragen. Hornhautweicher (Allpresan) wird auf eine Zellette gesprüht und für ca. 10 Minuten zur schonenden Hornhauterweichung auf die Clavus-Verhornung aufgelegt. Dann wird die Hautglättung mit dem Skalpell Griff Größe 3, Klingenform 10 vorgenommen und mit dem Medihalter Klingenform 3V die Hornhautaushöhlung des Clavus durchgeführt.
Praxistipp: Podoexpert Repair Schaum-Creme empfehlen 1-mal täglich.

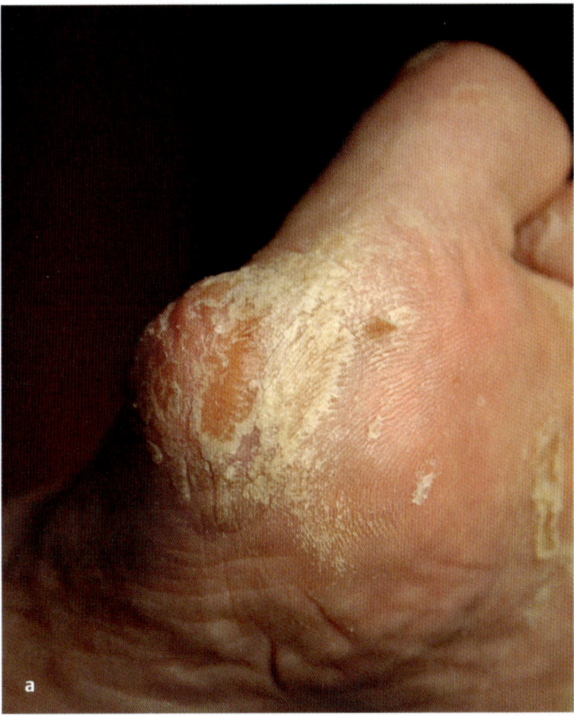
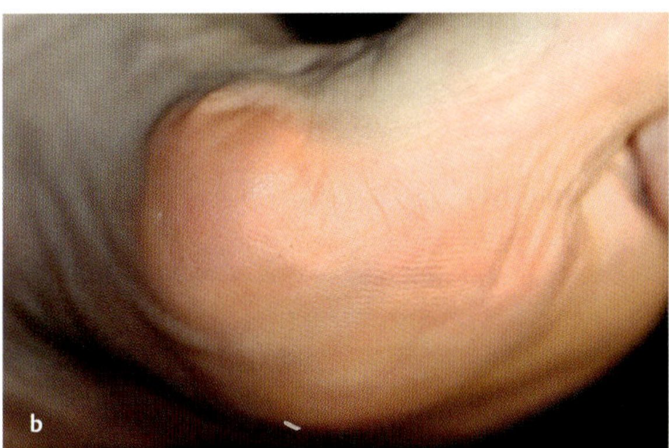

▸ **Abb. 1.48** Hyperkeratose der linken Großzehe bei Hallux-valgus-Stellung.
a Zustand vor der podologischen Behandlung.
b Nach maschineller Abtragung der harten Hornhaut mit dem Hartmetallfräser 424GQSR 060 und dem Hybrid Twister zur Glättung wurde Podoexpert Repair Schaum-Creme 2-mal täglich angewendet.

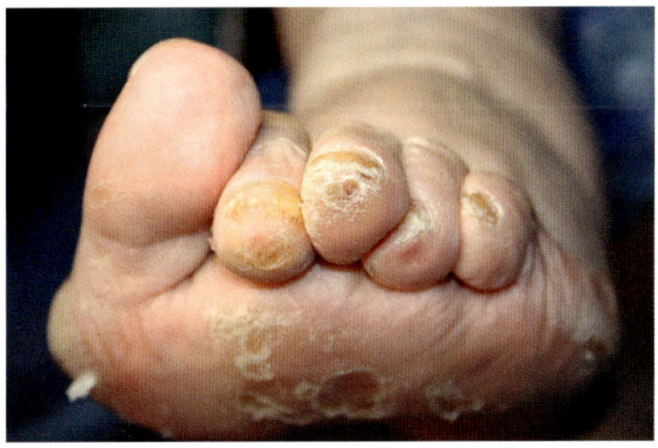

▸ **Abb. 1.49** Hyperkeratosis linker Fuß bei frontaler Ansicht mit Clavi der Apex der II., III. und IV. Zehe. Clavus dorsale V. Zehe, Hallux valgus und viele weitere pathologische Veränderungen.

1.1.6 Neurodermitis

Allgemein

Definition Es handelt sich um eine in Schüben auftretende entzündliche Hauterkrankung mit quälendem Juckreiz und sehr trockener Haut mit blutigen, schmerzhaften Rhagaden. Auch als „atopisches Ekzem" bezeichnet kommt es zu einer überschießenden Immunantwort, die als Auslöser gilt. Meistens liegt eine genetische Veranlagung vor und Eltern vererben die Neurodermitis an ihre Kinder weiter. An Neurodermitis Erkrankte haben ein erhöhtes Risiko, andere atopische Krankheiten zu bekommen, z. B. Allergien, Heuschnupfen oder Asthma.

Symptome Starker Juckreiz und psychisches Unwohlsein, andere Menschen scheuen den Kontakt bzw. die Berührung mit dem Betroffenen, der sich aus der Gesellschaft ausgegrenzt fühlt. Der Kranke schämt sich wegen seines Aussehens im Bereich von Gesicht, Ellbogen, lateralen Hüften, Knien, Händen und Füßen.

Die verschiedenen Formen der Neurodermitis (intrinsische und extrinsische Form) zu erläutern, würde den Rahmen dieser Veröffentlichung sprengen. Sie können in der einschlägigen dermatologischen Fachliteratur nachgelesen werden.

Podologische Behandlung Manuelle Instrumente:

- Splitterpinzette zum Greifen kleinster Hornhaut
- anatomisch abgerundete Pinzette zum Abzupfen lockerer, ausgetrockneter Hautfetzen
- kleine Nagelzange gerade zum Entgraden von Rhagaden
- MFF-Zange mit konkaver Biegung zum Zwicken dickerer Hornhaut (Lehrmethode F. Bittig)
- Medihalter mit Klingengrößen 3V + 8
- Skalpellgriff Nr. 3 und Klingenform 10
- Credo-Hobel normale Form

Rotierende Instrumente:

- Hybrid Twister und Dia Twister grob bis megagrob: Zur Abtragung der harten Hornschicht zwecks Zeitersparnis und rationeller Schleifarbeit.
- T-Speed Hartmetallfräser T 425Speed, T 429Speed und T 431Speed: Zum Ausreinigen und Glätten der Hautrisse und ihrer harten Ränder.
- Weitere abrasive Hartmetallfräser: Zur Konturierung mit dem Hartmetallfräser 425X 060 und zur Elastifizierung der Hornhaut mit dem Hartmetallfräser 424GQSR.
- Rationelle Nagelbearbeitung mit Hartmetallfräser M426X 023 und anschließende Feinarbeit mit dem Diamantschleifer 840 055 zum Endgraden des Nagels. Nagelfalzbearbeitung mit dem Diamantschleifer 850 023.

Behandlungsbeispiele

Siehe ▸ Abb. 1.50, ▸ Abb. 1.51 und ▸ Abb. 1.52.

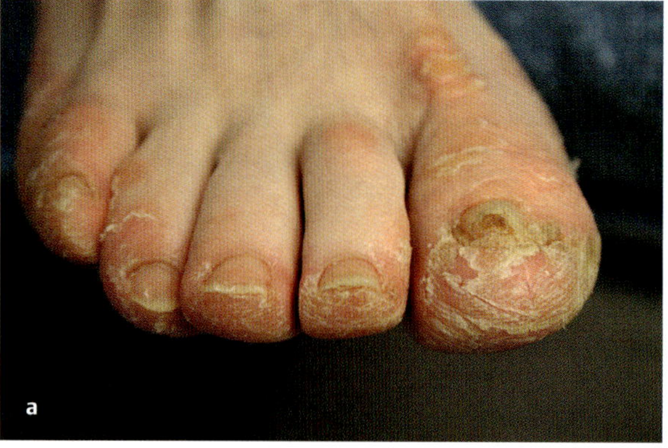

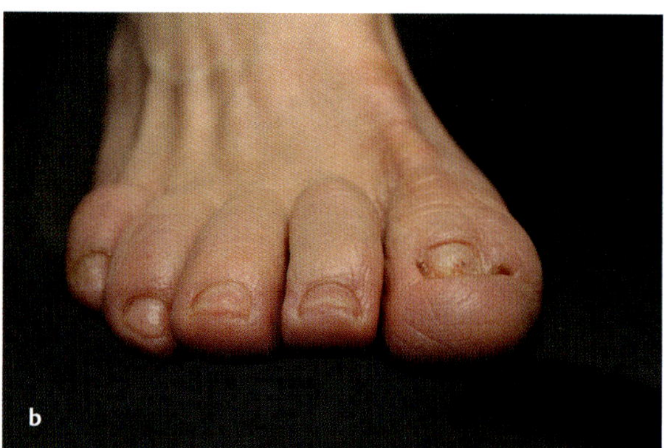

▸ **Abb. 1.50** Patientin, ca. 60 Jahre, steht unter starker psychischer Anspannung.

a Zustand vor der podologischen Behandlung: Missglückte Emmert-Plastik der Großzehe mit nachwachsendem Restnagelrudiment. Hyperkeratosis mit starkem Spannungsgefühl der Haut und Rhagadenbildung. Die schmerzhaft blutenden Rhagaden wurden mit Omnistrips adaptiert. Die Patientin wurde anfangs 2- bis 3-mal wöchentlich, dann 1-mal wöchentlich und später alle 4 Wochen zur Kontrolle einbestellt.

b Nach der podologischen Behandlung: Deutlich verbesserter Hautzustand nach ca. 6–8 Wochen bei 2-mal täglicher Hautpflege mit Podoexpert Repair Schaum-Creme.

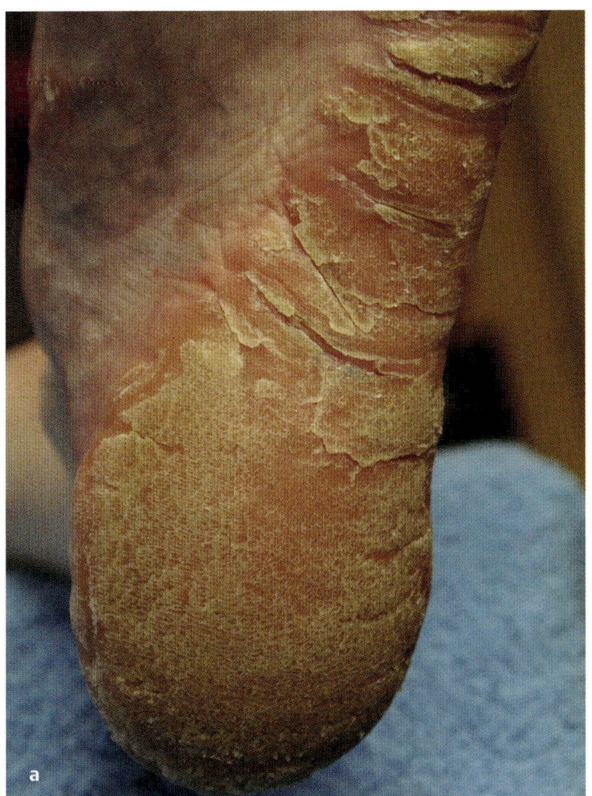

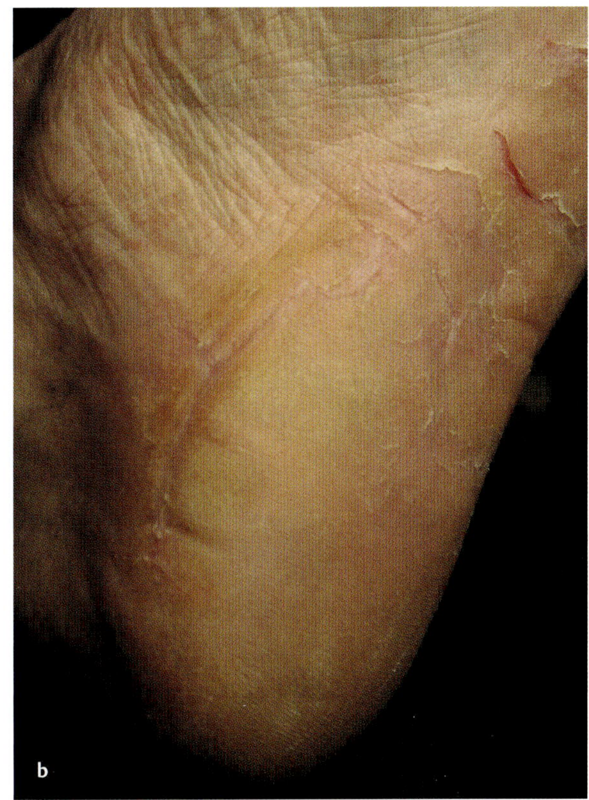

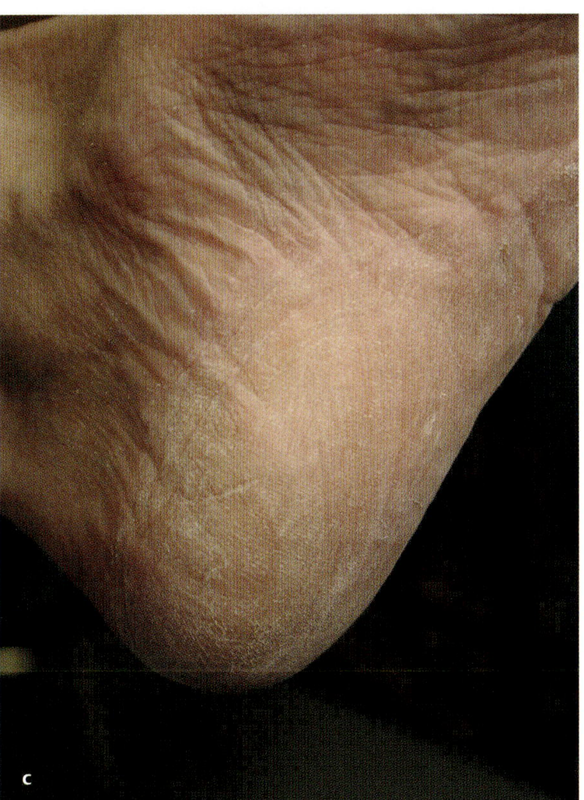

► **Abb. 1.51** Neurodermitis an der linken Ferse.

a Zustand vor Behandlungsbeginn.

b Zustand nach aufwendiger podologischer „Schleif- und Fräsbehandlung" am selben Tag und anschließender Hautpflege.

c Nach ca. 6–8 Wochen zeigt sich ein homogenes, spannungsfreies Hautbild bei 2-mal täglicher Anwendung von Podoexpert Repair Schaum-Creme.

Praxistipp: Vom Autor empfohlene rotierende Instrumente, die bei der Schleifarbeit verwendet wurden:

1. Rationelle Vorarbeit mit
   - Hartmetallfräser 425MQS 060
   - Hartmetallfräser 424GQSR 060
   - HYBRID Twister HT 6854R 100
   - KERA Fräser K424GQSR 060
2. Feinarbeit mit
   - Hartmetallfräser 424GQSR 040
   - Hartmetallfräser M426X 023

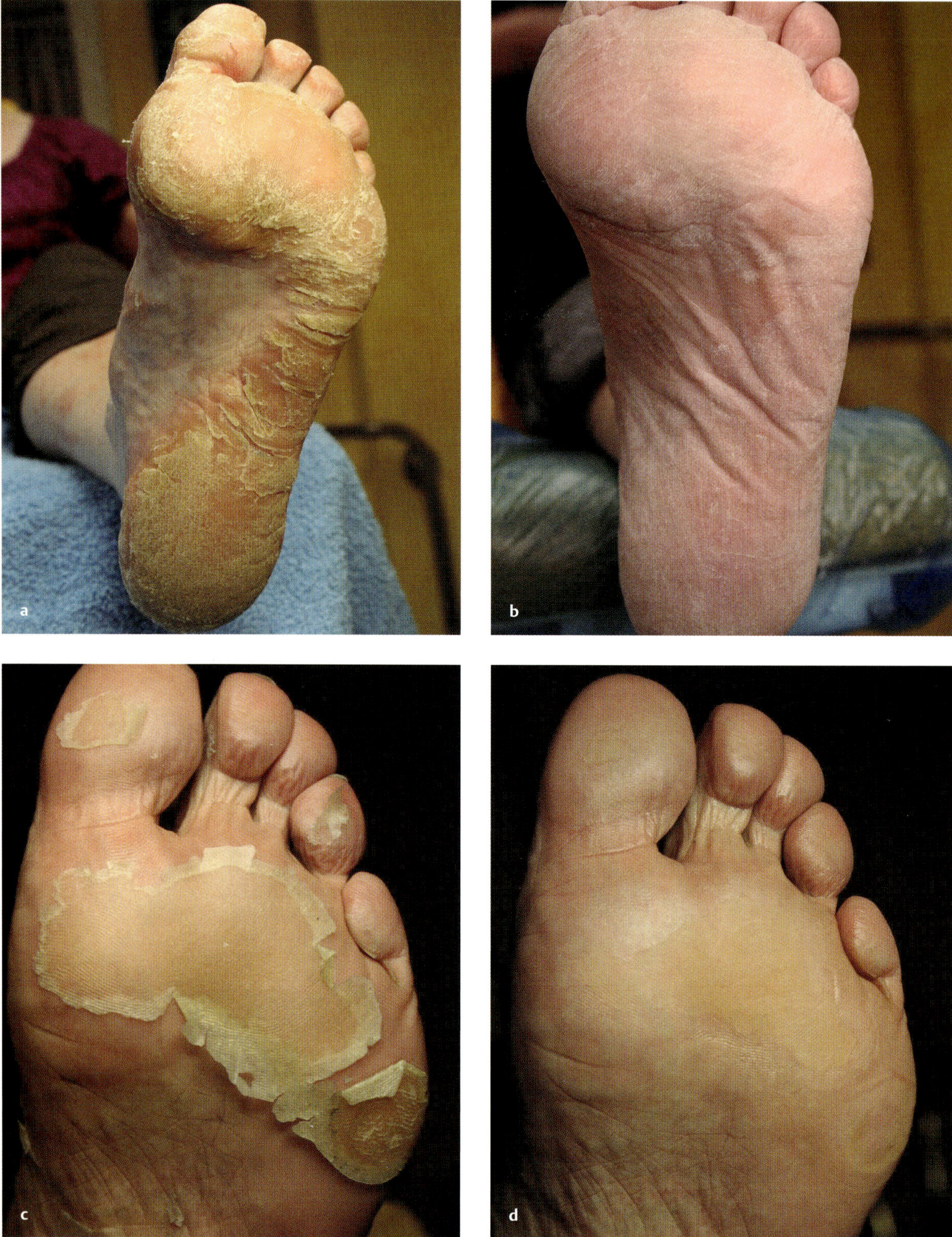

▸ **Abb. 1.52** Ausgeprägte Hyperkeratosis mit schmerzhaften Rhagaden und starkem Spannungsgefühl der Haut an der linken Fußsohle.

a Befund der Fußsohle zu Behandlungsbeginn. Es folgt eine podologische Abtragung der Verhornungen mit hautschonender Schleiftechnik nach Lehrmethode Bittig. Podoexpert Repair Schaum-Creme wird 2-mal täglich verordnet.

b Befund der Fußsohle ca. 4 Wochen nach podologischer Behandlung: Homogene und glatte Oberfläche ohne Fissuren/Rhagaden. Das Präparat wird weiterhin 2-mal täglich angewendet.

c Plötzlich lösen sich überflüssige, ausgetrocknete Hautfetzen ab. Es kommt zur „Regenerationsphase".

d Befund der Fußsohle nach ca. 8 Wochen. Deutliche Verbesserung des Hautzustands ohne schmerzhafte Rhagaden. Es ist keine Rauigkeit und kein Spannungsgefühl mehr vorhanden.

Praxistipp: Der Einsatz rotierender Instrumente, wie bei ▸ **Abb. 1.51** beschrieben, hat sich bewährt!

1.1.7 Psoriasis

Allgemein

Eine endgültige Heilung der Psoriasis (Schuppenflechte) ist nicht möglich! Histologische Untersuchungen der psoriatischen Nägel zeigen bei progredientem Verlauf des Schweregrads folgende Auffälligkeiten:

1. Hypertrophie des Nagelbetts:
   Diese kann die Ursache einer Verdickung der Nagelplatte sein.
2. Fehlende Nukleolyse (Zellkernauflösung) oder Parakeratose der Nagelplatte. Bei der Parakeratose treten kernhaltige Zellen in den obersten Epidermisschichten auf. Dadurch ist die Hornschicht schlecht ausgebildet. Dies wird durch eine fehlende Umwandlung der Stachelzellen verursacht. Dies kann bei sonst normaler Nagelplatte zum Verlust der Lunula und zu weichen oder fleckigen Arealen führen.
3. Tüpfelbildung der Nagelplatte:
   Diese Grübchen scheinen an der Stelle zu entstehen, an der der Nagel durch Gruppen parakeratotischer Zellen aufgeweicht wurde. Diese Zellgruppen fallen unter Zurücklassung einer Aushöhlung oder eines Grübchens heraus und erscheinen gelegentlich als punktförmige Erosionen.
4. Onycholyse oder kompletter Nagelverlust:
   Die Keratinozyten erreichen an der gesunden Haut innerhalb von 3–4 Wochen vom Stratum basale aus die Hautoberfläche. Sie entwickeln sich zu Hornzellen. Bei einer Psoriasis benötigen die Epidermalzellen 3–4 Tage. Eine gleichmäßige Keratinisierung kann bei dieser beschleunigten Zellmigration nicht stattfinden. Eine Nagelablösung muss nicht immer vollständig verlaufen, sondern kann auch herdförmig auftreten. **Gefahr!** Nagelinfektionen können auftreten!

Beachte

Von einer lateralen Onycholyse bis zur distalen Onycholyse, ja sogar bis zur vollständigen Nagelablösung können sich verschiedene Ausprägungsgrade bei demselben Patienten finden. Ebenso können auffällige Nagelverdickungen, verstärkte Nagelwölbungen und Sekundärinfektionen durch pathogene Pilze auftreten.

Praxisbeispiel

Siehe ▸ **Abb. 1.53** und ▸ **Abb. 1.54**.

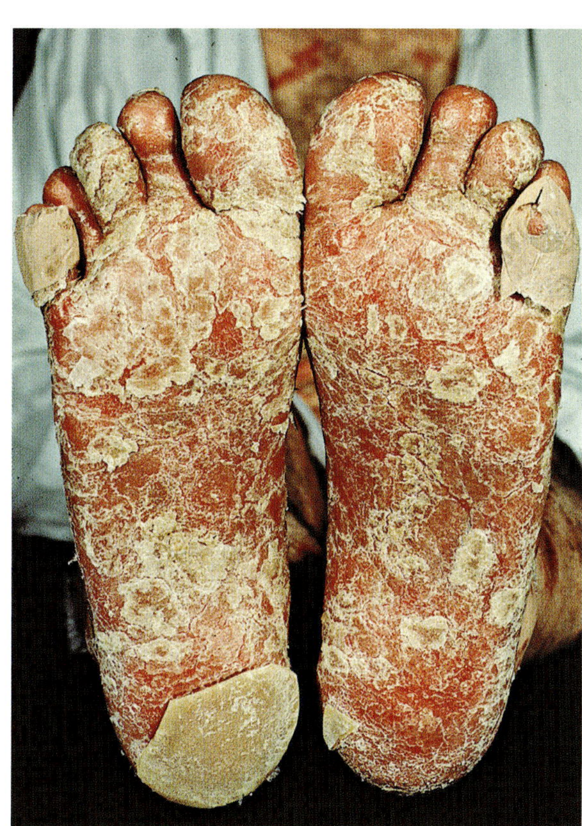

▸ **Abb. 1.53** Ausgeprägte Psoriasis beider Füße. Durch chemische, mechanische oder andere Reize steigert sich die Epidermisproliferation mit starker Schuppung.

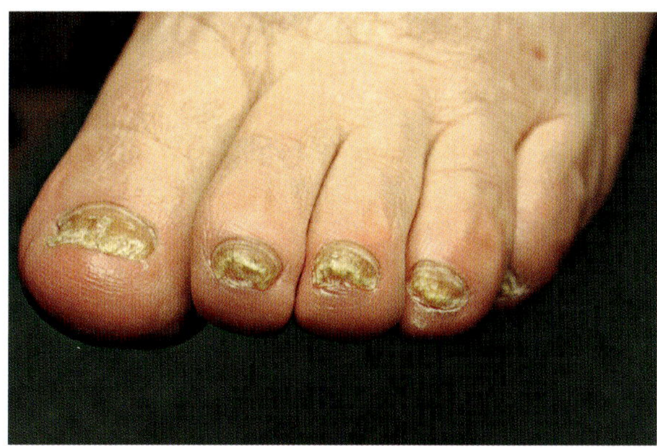

▸ **Abb. 1.54** Psoriasis aller Nägel.

1.1.8 Rhagaden/Fissuren

Allgemein

Rhagaden (Synonym **Fissuren**) können sehr schmerzhaft und nässend sein. Auch Blutungen aus der Rhagade sind möglich, da die Haut unter permanenter Spannung steht, also überdehnt wird. Das Spektrum reicht von oberflächlichen Schrunden bis zu Hautrissen, die sich in die tiefe Lederhaut ausdehnen. Schließlich ist die Haut unelastisch, hyperkeratotisch und eingerissen. Dadurch ist sie in ihrer Abwehrfunktion so stark eingeschränkt, dass Infektionen, Mykosen oder Warzenbefall die Folge sein können. In der Praxis kommen trockene sowie feuchte Rhagaden/Fissuren vor, die durch erworbene Hautdefekte, genetische Störungen oder übermäßige Hornhautbildung entstehen können.

Trockene Rhagade/Fissur

Ursachen Die Ätiologie ist vielfältig. Sie wird von äußeren Einflüssen, aber auch von Begleiterkrankungen bestimmt. Die wichtigsten Ursachen sind:

- eingeschränkte Schweißsekretion (Diabetes mit Polyneuropathie)
- verminderte Talkproduktion
- Durchblutungsstörungen
- falsche Ernährung (Übersäuerung, Verschlackung)
- Adipositas (Übergewicht)
- Ichthyosis (Fischschuppenkrankheit)
- Psoriasis (Schuppenflechte)
- Neurodermitis

Lokalisation Besonders häufig sind trockene Rhagaden/Fissuren an folgenden Lokalisationen zu finden:

- Finger und Zehen (Einrisse im Nagelfalz, Hyponychium und Epinychium)
- mediolaterale Großzehe
- im Bereich des Kalkaneus (Ferse)

Längs- und Querrisse treten oft auf.

Behandlung Es gilt Folgendes zu beachten:

- Auf keinen Fall dürfen Salizylsäurepräparate angewendet werden, da die feine, dünne Haut im Bereich des Hautrisses schneller aufgeweicht wird als die beidseits harte Kruste am Rand der Rhagade/Fissur. Es besteht die Gefahr einer offenen Wunde!
- Die trockene Rhagade/Fissur erfordert eine Trockenschleiftechnik mit externer Staubabsaugung. Dies ist die schonendste Art der Hornhautabtragung bei entsprechender Schleiftechnik (Lehrmethode Bittig). Für Profis ist dies die exakteste Methode der Feinarbeit. Selbstverständlich wird mit der Lupenlampe gearbeitet.
  Praxistipp: Podo pure + Absaugung (siehe Kap. 7.10).
- Der hyperkeratotische Hornhautwulst über dem Hautriss wird vorsichtig mit Hybrid Twistern oder speziell verzahnten Hartmetallfräsern abgetragen, bis sich die Oberfläche elastisch anfühlt.
- Nun erst verwendet man Credo-Hobel, Skalpell oder Medihalter zur weiteren Entfernung überschüssiger Hornhaut und zur Feinbearbeitung der Hautränder. Vorsicht beim Umgang mit den scharfen Instrumenten.
- Das maschinelle Ausarbeiten der tiefen Hautränder erfolgt mit speziellen Diamantschleifern bzw. Hartmetallfräsern (Schleifmethode Bittig).
- Gegebenenfalls muss der Hautriss mit Omnistrips zusammengeklebt werden.
- Keine Fußbäder vor der Behandlung anwenden! Die Grenze zwischen elastischer und harter Hornhaut ist nach dem Fußbad nur noch schwer erkennbar.
- Allpresan Podoexpert Repair Schaum-Creme und Repair Creme sind die Mittel der Wahl zur Hautpflege.
- Nicht zu viel Hornhaut abtragen. Es darf niemals ein „rosa" Hautbild erscheinen. Dies würde dem Patienten beim Gehen ein brennendes Gefühl und Schmerzen bereiten. Die Beschwerden können über mehrere Tage bestehen.

Praxistipp

Für den Patienten mit trockenen Rhagaden/Fissuren sind folgende Hinweise wertvoll:

- Zu Hause keinen rauen Bimsstein benutzen, unhygienisch.
- Keine Hornhautraspeln verwenden, unhygienisch.
- Keine Credo-Hobel oder Ähnliches verwenden, zu gefährlich.
- Hornhautfeilen mit verschiedenen Körnungen sind besser geeignet. Desinfizieren, unter fließend warmem Wasser ausbürsten und anschließend keimfrei aufbewahren.
- Nach Abheilung der Hautrisse empfehlen sich Allpresan Podoexpert Repair Schaum-Creme und Podoexpert Repair Creme zur täglichen Anwendung.

Praxistipp

Die Kombination verschiedener podologischer Arbeitstechniken ist für eine kompetente Behandlung trockener Rhagaden/Fissuren erforderlich. Stetige Fortbildungen, die den neuesten medizinischen Erkenntnissen entsprechen sollten, sind ein absolutes Muss, da die Theorie genauso wichtig ist wie die praktische Fingerfertigkeit. Eine jahrelange praktische Tätigkeit als „Fußpfleger" (ohne mehrjährige, staatlich geregelte Ausbildung) ersetzt kein aktuelles theoretisches Fachwissen und neueste podologische Arbeitstechniken.

Behandlungs- und Praxisbeispiele

Siehe ▶ Abb. 1.55, ▶ Abb. 1.56, ▶ Abb. 1.57 und ▶ Abb. 1.58.

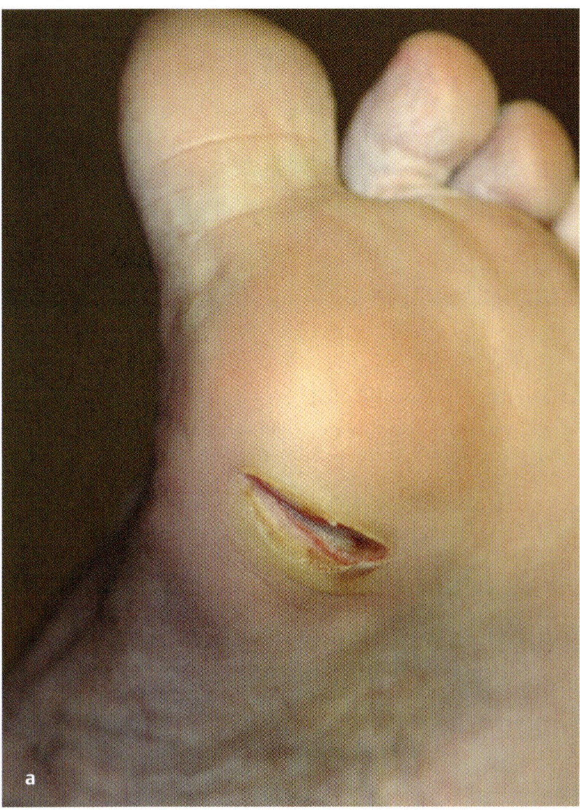

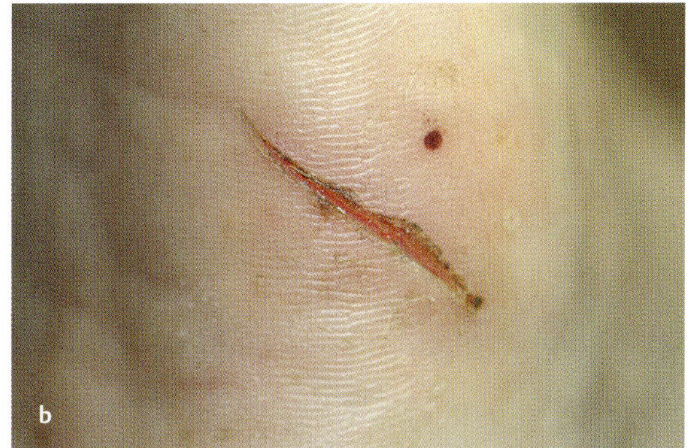

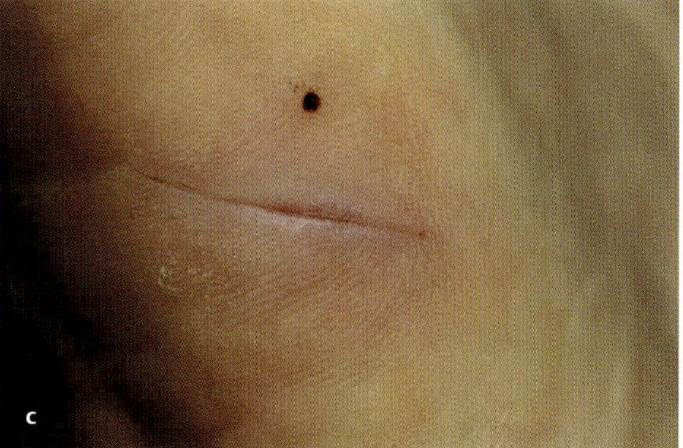

▶ **Abb. 1.55** Tief eingerissene, sehr schmerzhafte blutige Rhagade des linken plantaren Großzehenballens.

a Zustand vor der podologischen Behandlung.

b Nach Desinfektion wird Remmele's Propolis Lösung in den Riss geträufelt und der Hautspalt mit Omnistrips adaptiert. Abschließend wird die Rhagade mit Cosmopor steril für ca. 3–5 Tage abgedeckt.

c Zustand nach 5 Tagen. **Praxistipp:** Unbedingt Hautpflegepräparat für zu Hause empfehlen.

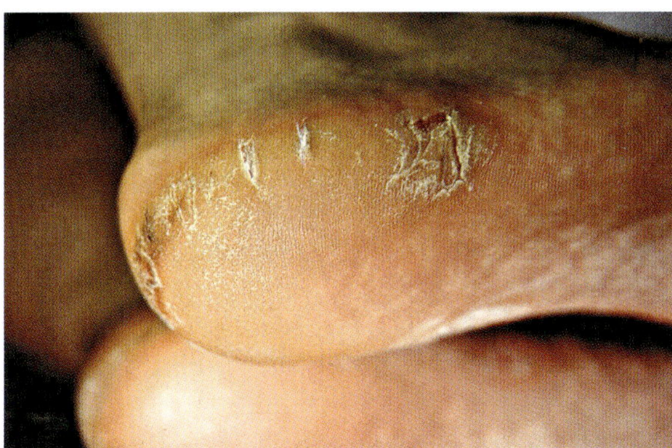

▶ **Abb. 1.56** Durch mangelnde Pflege, sportliche Überbelastung und Elastizitätsverlust der Haut entstand eine Schrunde mit blutigen Rhagaden/Fissuren im Bereich des Kalkaneus eines männlichen Patienten. Sprühdesinfektion mit Cutasept F oder Octenisept vor der Behandlung. Mit dem Hybrid Twister wird die Hyperkeratose verdünnt und die blutigen Hautrisse werden anschließend mit Remmele's Propolis Lösung benetzt und mit Wundpflaster Cosmopor steril versorgt. Beim Verbandswechsel in ca. 1–3 Tagen können die Wundränder mit Omnistrips noch einmal für mehrere Tage adaptiert werden.

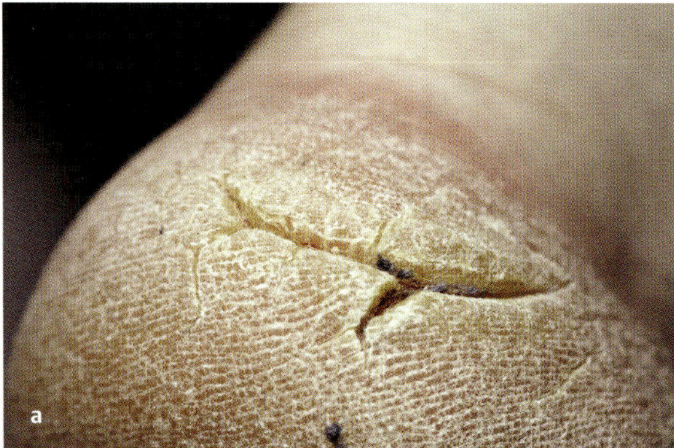

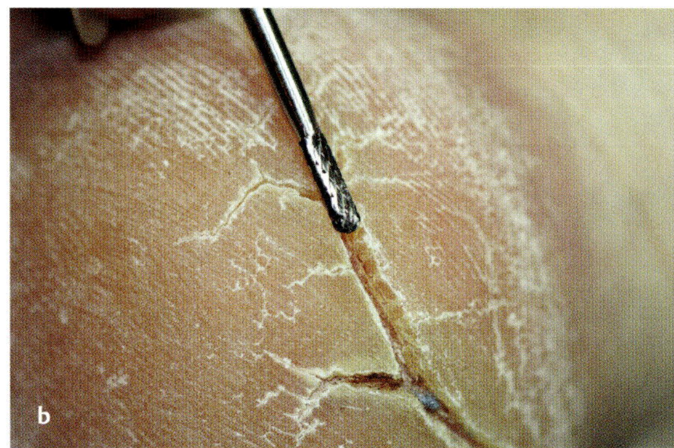

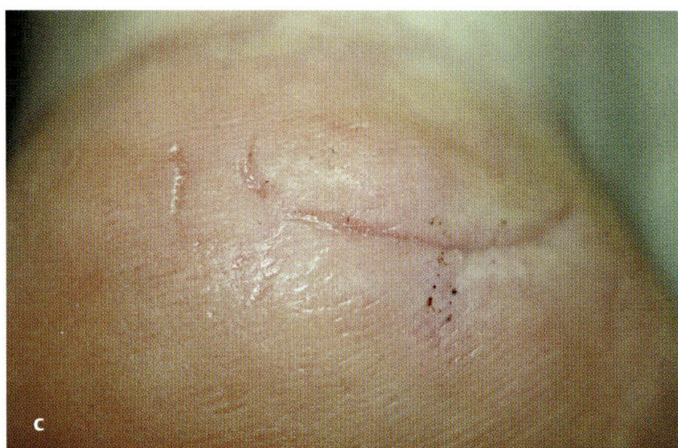

▸ **Abb. 1.57** Dorsoplantare tiefe Rhagade/Fissur der Ferse.
a Es finden sich Sockenreste im Hornhautspalt. Rationell, grobe Abtragung mit Hybrid Twistern grober Körnung.
b Sorgfältiges Ausfräsen der Hornhautränder mit dem Hartmetallfräser M426X 023 mit stetigem Richtungswechsel. Danach erfolgt die weitere Abtragung der verbliebenen Hornhaut mit einem Skalpell Klingengröße 10 und die Feinarbeit mit dem Medihalter Klingenform 3V.
c Endergebnis nach abschließender Hautpflege.
Praxistipp: Hierzu eignet sich besonders die tägliche Anwendung von Podoexpert Repair Schaum-Creme oder Repair Creme. Der Schaum zieht schnell ein und fettet nicht auf der Hand. Die Creme lässt sich dafür länger einmassieren.

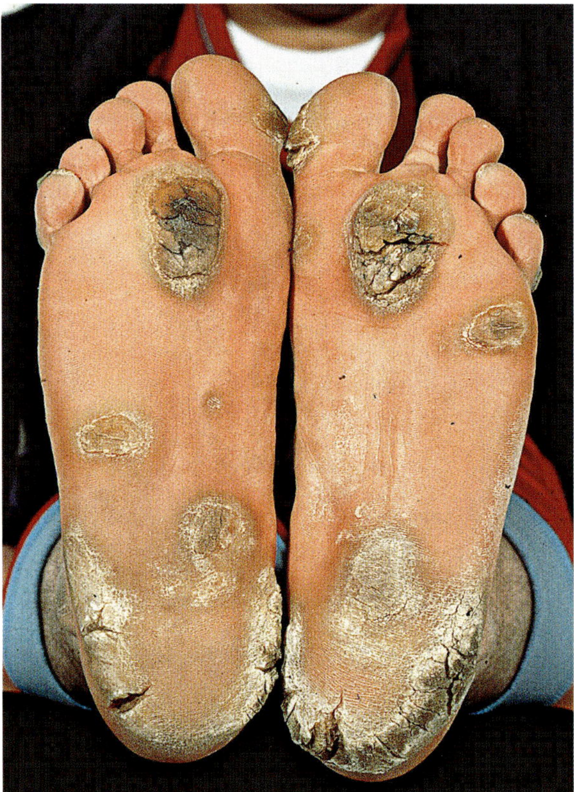

▸ **Abb. 1.58** Schmerzhafte, blutige Rhagaden/Fissuren und starke Hautverhornungen an Handtellern und Fußsohlen kennzeichnen die dominant vererbte Hauterkrankung *Keratoderma palmoplantare*. Oft ist die Bewegungsfreiheit eingeschränkt.

Feuchte Rhagade/Fissur

Ursachen Folgende Ursachen kommen infrage:

- berufsbedingtes Klima, z. B. Arbeiten im Sauna-, Schwimmbad- oder Wellnessbereich
- berufsbedingtes Schuhwerk wie
  - Gummistiefel bei Metzger, Tierpfleger und Fischzüchter
  - luftundurchlässige Sicherheitsschuhe mit Stahlkappen bei Handwerkern und Bauarbeitern
- übermäßiges Schwitzen (Hyperhidrosis pedis)

Lokalisation Feuchte Rhagaden/Fissuren sind häufig an folgenden Stellen zu finden:

- Plantarseite im Bereich der Zehengrundgelenke (transversaler Riss)
- Interdigitalräume I–IV (longitudinal verlaufender Riss)
- Risse meist im mazerierten Hautbereich

Behandlung Es gilt Folgendes zu beachten:

- Medikation oder Remmele's Propolis Lösung auftragen und mit einem Fixationspflaster Cosmopor steril an der Ferse fixieren.
- Fußhygieneberatung.
- Ursachenbeseitigung im Sinne von Trockenlegung.
- Minimieren einer Wundinfektion durch fachgerechte Behandlung mit Medizinprodukten, z. B. Prontoman.
- Erst nach sorgfältigem Ausschleifen der Hautrisse Medizinprodukte anwenden!

- Harte, hyperkeratotische Hornhaut vorsichtig mit Diamantschleifern oder Hartmetallfräsern (Schleifmethode Bittig) abtragen, dann mit Skalpell oder Medihalter weiterarbeiten.
- Niemals zu viel Hornhaut entfernen, es darf kein rosa Hautbild entstehen.
- Keine salizylsäurehaltigen, hornhauterweichenden Präparate benutzen. Die Gegenreaktion des Körpers besteht ansonsten in vermehrter Hornhautbildung und Entzündung.
- Durch Fußbad erweichte Haut erschwert das Anbringen von Druck- und Reibungsschutz auf der feuchten Haut (Verlust der Klebeeigenschaft).
- Druckentlastung aufeinander liegender Hautbereiche, die durch feucht-warmes Milieu zur Mazeration führen, mittels Reibungsschutz, Druckschutz oder Orthosen.
- Individuelle Behandlungsintervalle wählen.
- Besondere Vorsicht bei Diabetikern oder Blutern! Gegebenenfalls sind Druckschutzmaßnahmen mit 2nd Skin Spenco durchzuführen.
- Bei Schmerzen und punktuellem Druck besonders auf prominenten Knochen bzw. Gelenkstellen besteht die Gefahr einer Clavusbildung.

Praxistipp

Für den Patienten mit feuchten Rhagaden/Fissuren sind folgende Hinweise wertvoll:

- Wichtig sind Präventivmaßnahmen, um eine Verschlimmerung zu verhindern und die Heilung der Rhagade zu beschleunigen.
- Schweißhemmende, desinfizierende Sprays für den Innenschuh täglich anwenden, z. B. Propolis Balsam Spray oder Cutasept feet.
- Luftzirkulation verbessern.
- Hautfreundliche, atmungsaktive Strümpfe zum mehrmaligen Wechseln.
- Eine basische Lebensweise (Jentschura-Produkte) reduziert die Hornhautbildung.
- Basische Stümpfe zur Entsäuerung (Jentschura) über Nacht tragen.
- Beim Diabetiker mit Neuropathie beschleunigen Fettcremes den Untergang der neuropathisch geschädigten Haut. Daher absolutes Fettcremeverbot beim Diabetiker!
- Allpresan Podoexpert Repair Creme 2-mal täglich einmassieren.

Behandlungs- und Praxisbeispiele

Siehe ▸ Abb. 1.59, ▸ Abb. 1.60 und ▸ Abb. 1.61.

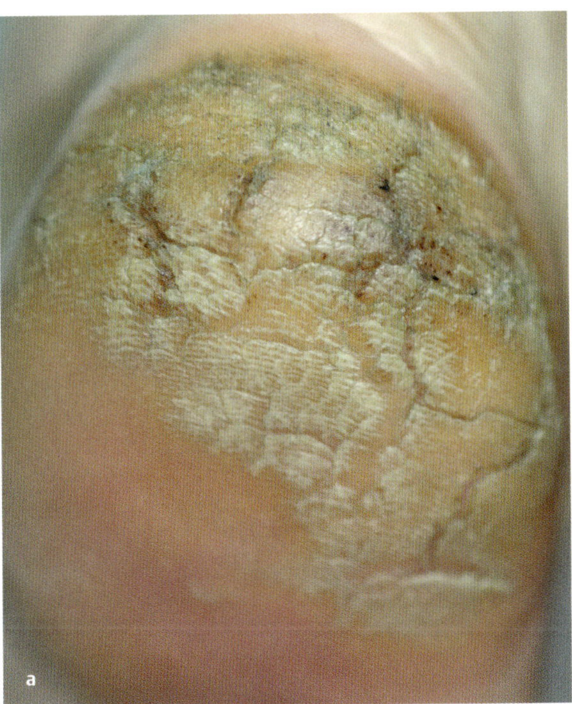

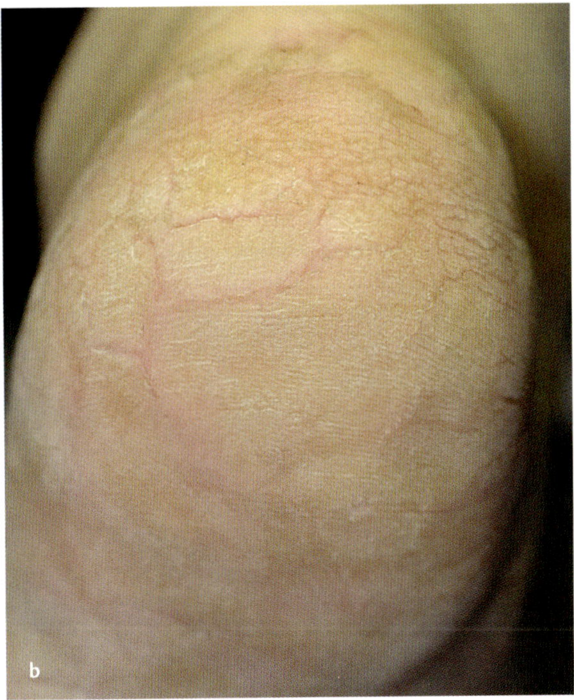

▸ **Abb. 1.59** Beidseits feucht mazerierte Fersen einer 60-jährigen Patientin.

a „Grobentfernung" der Hornhaut mit Hybrid Twister, dann Feinarbeit mit speziellen Hartmetallfräsern, z. B. 424GQSR 040 und M426X 023. Mit dem Diamantschleifer 6 850 025 können die feinen Risse besonders fein ausgeschliffen werden (Schleiftechnik nach Lehrmethode Bittig).

b Nun kann Remmele's Propolis Lösung großflächig auf die bearbeitete Hautfläche aufgetragen werden, um die Arbeit mit dem Skalpell und Medihalter Klingenform 3V zu erleichtern.

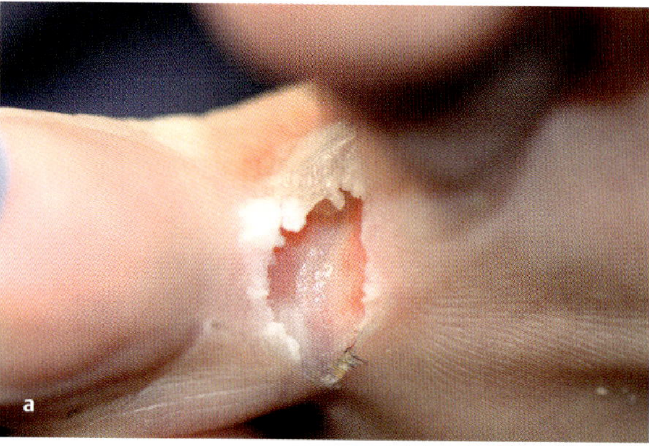
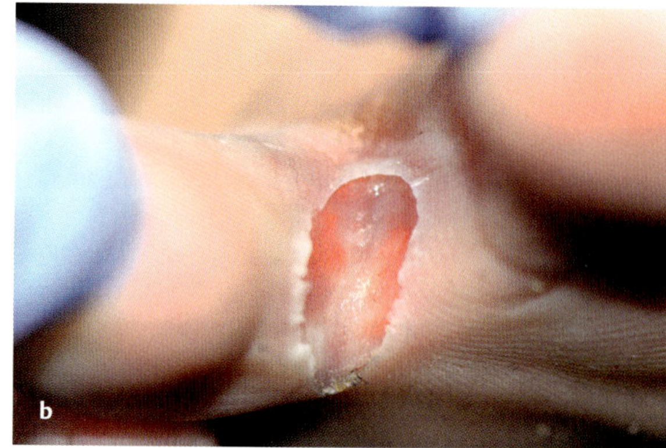

▸ **Abb. 1.60** Schmerzhafter interdigitaler Hautriss.
a Zustand vor der podologischen Behandlung.
b Nach der Entfernung überschüssiger Hautfetzen mit einer feinen Nagelzange.

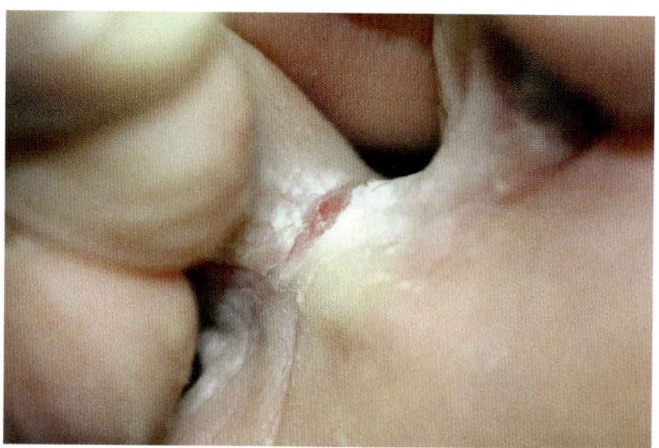

▸ **Abb. 1.61** Feuchte Rhagade in der plantaren Beugefalte der IV. Zehe.

1.1.9 Schrunden

Allgemein

Schrunden können als Vorstufe der Rhagade (griech.: rhagáda) oder Fissur (lat.: fissura) bezeichnet werden. Besonders im Fersenbereich fördern mechanische Reizungen die Schrundenbildung, die später zu tiefen, spaltförmigen Hautrissen (Rhagaden) führen kann.

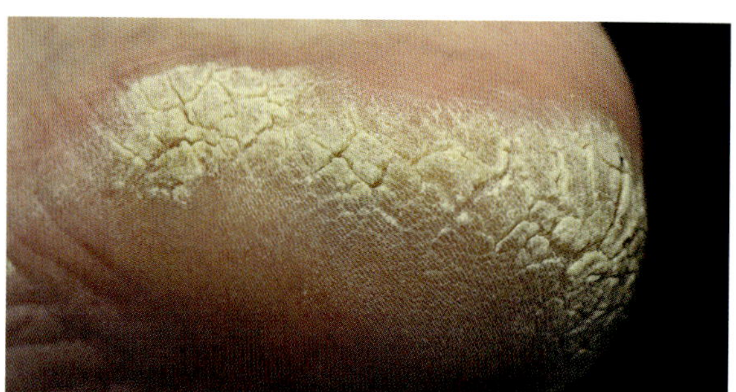

▸ **Abb. 1.62** Starke Schrunden der rechten medialen Ferse mit stark geröteter Hautumgebung. Vorsichtige Abtragung der glasigen Hornschicht mit dem Hybrid Twister HT 6 854 R, anschließend weitere Abtragung mit den Hartmetallfräsern 424GQSR 040 und M426X 023. Zum Abschluss wurde zur Glättung der Diamantschleifer 5 894 065 eingesetzt. Zur anschließenden Hautpflege wurde Allpresan Podoexpert Repair Schaum-Creme angewendet.

Behandlungs- und Praxisbeispiele

Siehe ▸ Abb. 1.62, ▸ Abb. 1.63 und ▸ Abb. 1.64.

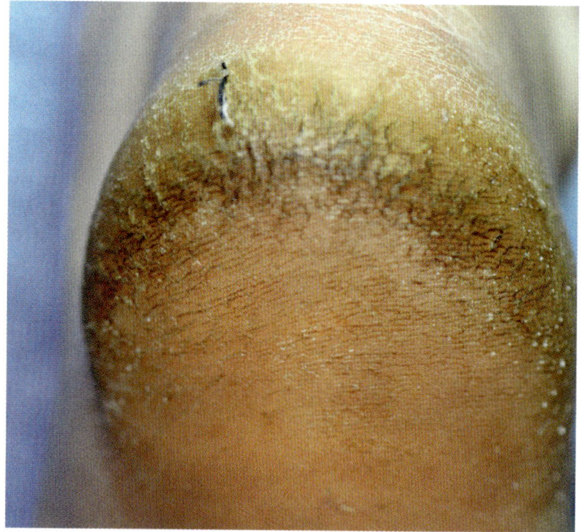

▸ **Abb. 1.63** Halbmondförmiger Schrundenrand der Ferse eines 40-jährigen Patienten durch ständiges barfuß laufen in Korksandalen (Birkenstock etc.).
Praxistipp: Die Hornhautansammlung wird mit dem groben Hybrid Twister rationell abgetragen und anschließend mit dem Skalpell Griff 3 Klingenform 10 oder dem Credo-Hobel die Glättung der Ferse vorgenommen. Medikation und Podoexpert Repair Creme oder Repair Schaum-Creme werden 2-mal täglich zu Hause angewendet.

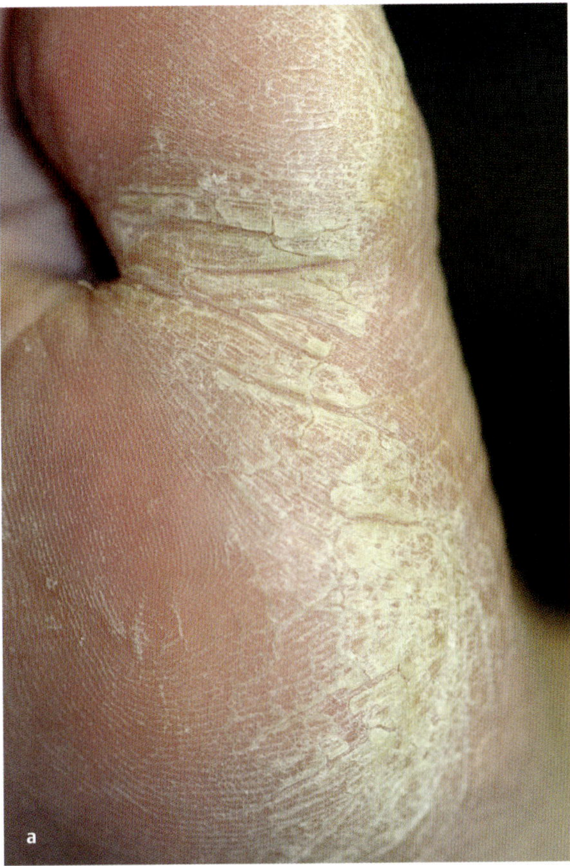

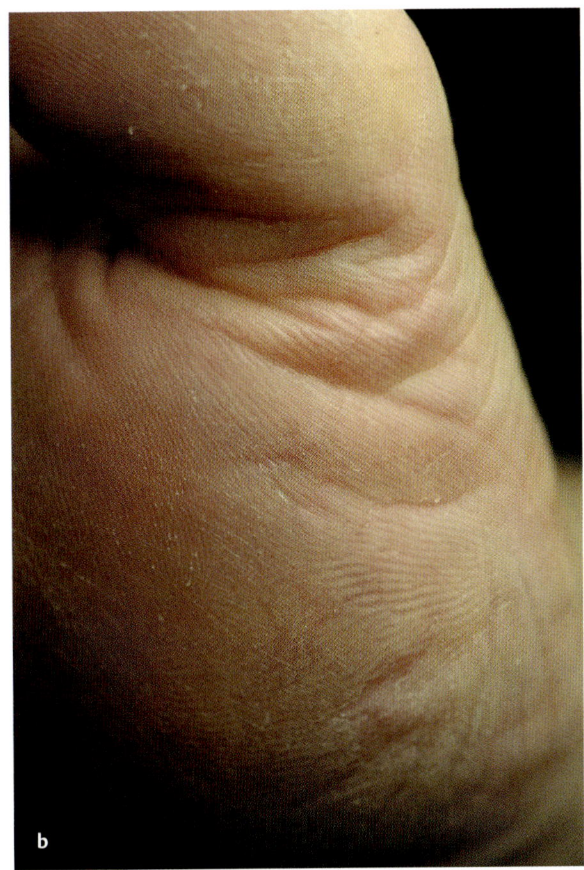

▶ **Abb. 1.64** Plantare Schrunden mit kleinen, schmerzhaften Hauteinrissen. Prontoman Spray täglich aufsprühen und leicht einreiben.
a Zustand vor der podologischen Behandlung.
b Nach der podologischen Behandlung.
Praxistipp: Nach vorsichtiger Abtragung der Hornhaut Podoexpert Repair Schaum-Creme einreiben. Zur täglichen Heimpflege empfehlen.

1.1.10 Tumoren

Beachte
Bei einem Tumorverdacht müssen die Patienten nach Aufklärung zum Dermatologen überwiesen werden, damit eine Diagnostik und operative Entfernung des Weichteiltumors erfolgen kann.

Allgemein

Als Tumor bezeichnet man allgemein jede umschriebene Schwellung von Körpergewebe. Diese kann als benigne (gutartige), semimaligne („halbbösartige") und maligne (bösartige) Form beschrieben werden. In der Podologie findet man Tumore in den Weichteilen und in den Knochen, teilweise sogar unter den Nägeln.

Hausärzte überweisen gerne Tumore im Bereich der Nagelplatte an Hautärzte weiter. Zu den häufigsten einfachen Tumoren zählen Warzen und kleine periunguale Fibrome, gefolgt von Exostosen und Schleimzysten. Karzinome des Nagelbetts sowie maligne Melanome findet man äußerst selten in der Praxis. Das maligne Melanom zeigt sich als kleines pigmentiertes Areal nach einer umschriebenen kleinen Paronychie.

Beachte
Breitet sich eine pigmentierte Veränderung hinter dem Nagel oder über die Grenze der Nagelplatte aus, sollte der Dermatologe die Veränderung sofort entfernen und einen chirurgischen Schnellschnitt durchführen. Je nach Befund kann eine Entfernung des Nagels oder des Fingergelenks resultieren.

Benigne (gutartige) Tumoren

Behandlungs- und Praxisbeispiele

Siehe ▸ Abb. 1.65, ▸ Abb. 1.66, ▸ Abb. 1.67 und ▸ Abb. 1.68.

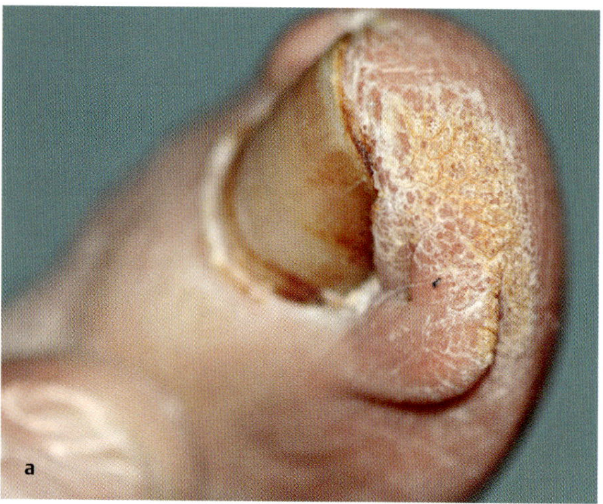

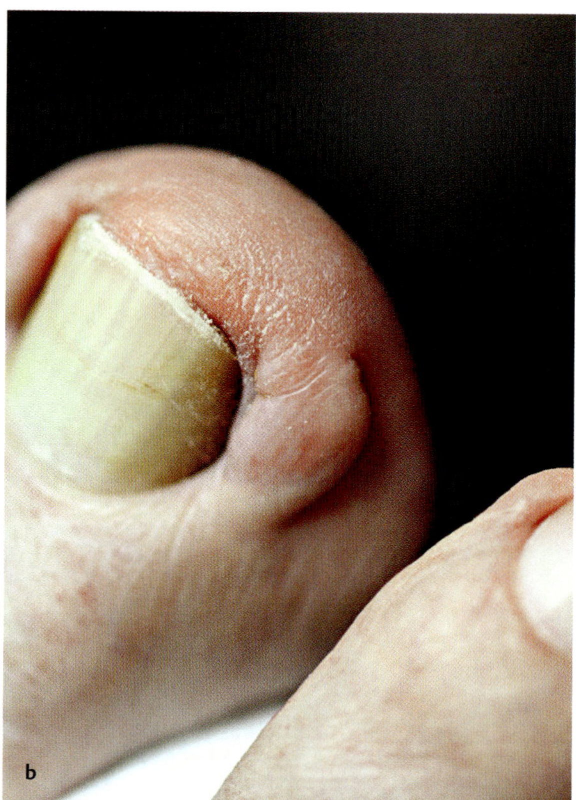

▸ **Abb. 1.65** Benigner Tumor an der Zehe.
a Weichteiltumor der lateralen Großzehe mit Unguis incarnatus und vergrößerten Hautpapillen.
b Befund nach 6-wöchiger täglicher Anwendung mit Podoexpert Repair Schaum-Creme.

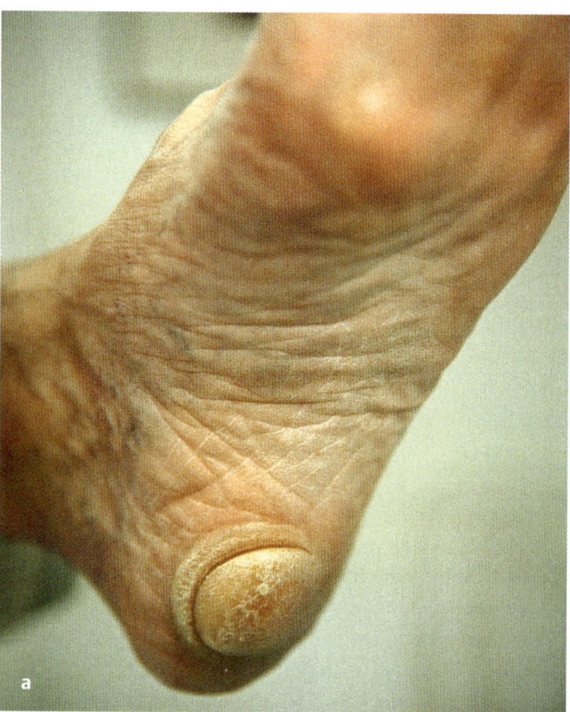

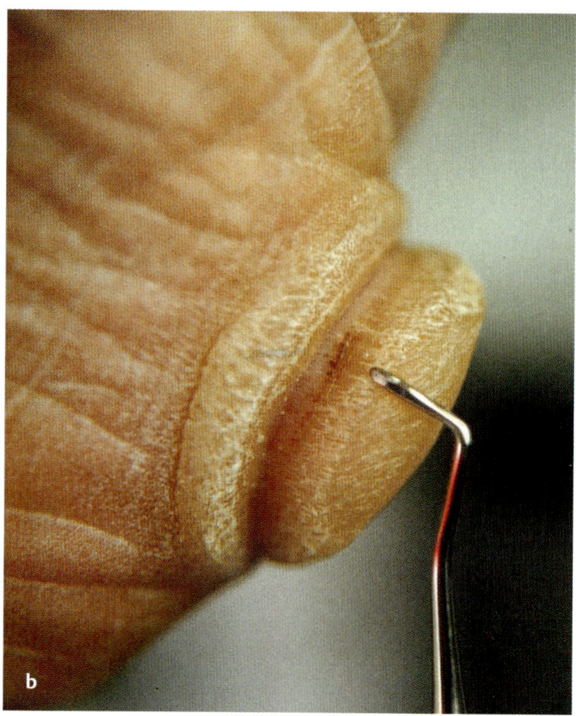

▸ **Abb. 1.66** Benigner Tumor an der Ferse.
a Kalkaneoplantarer, hyperkeratotischer, benigner (gutartiger) Weichteiltumor.
b Die harte Oberfläche wird mit dem Hybrid Twister abgetragen. Die Feinarbeit der Hornhautränder wird mit dem Diamantschleifer 5894 065 und dem Hartmetallfräser T 431Speed031 vorgenommen. Unbedingt Druckschutzverband anlegen und zum Hausarzt schicken. Später kann nur noch eine individuell angefertigte Einlagenversorgung helfen.
Medikation und Podoexpert Repair Schaum-Creme zur täglichen Anwendung empfehlen.

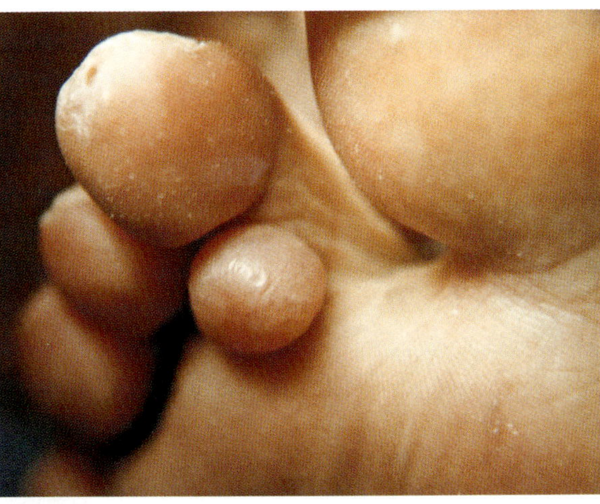

► **Abb. 1.67** Benigner (gutartiger) Weichteiltumor Apex II. Zehe rechts.

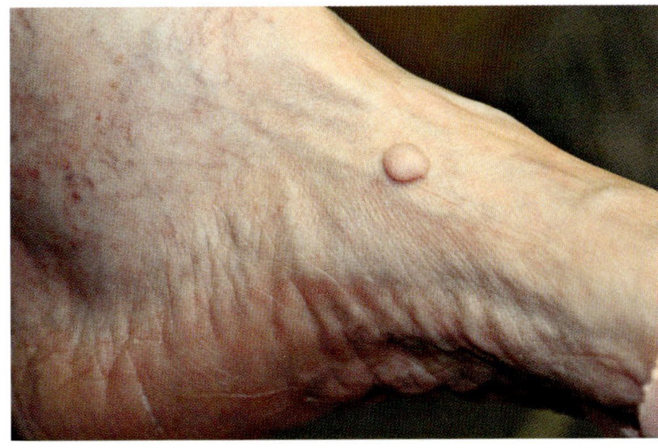

► **Abb. 1.68** Epidermaler, benigner, erbsengroßer Tumor am mediolateralen Fußrücken.
Praxistipp: Druckentlastung mit einem gelochten Foam-O-Felt 5 mm und dann nach Aufklärung des Patienten zum Dermatologen zur operativen Entfernung des Weichteiltumors überweisen.

Maligne (bösartige) Tumoren

Beachte
Bei Verdacht auf eine maligne Entartung den Patienten immer sofort zum Facharzt zur differenzialdiagnostischen Abklärung überweisen. Eine Fotodokumentation für die Patientenkartei ist ratsam.

Praxisbeispiele

Maligne Tumoren am Fuß

Siehe ► Abb. 1.69, ► Abb. 1.70 und ► Abb. 1.71.

► **Abb. 1.69** Typische unregelmäßige Pigmentierung beim malignen Melanom der Großzehe.

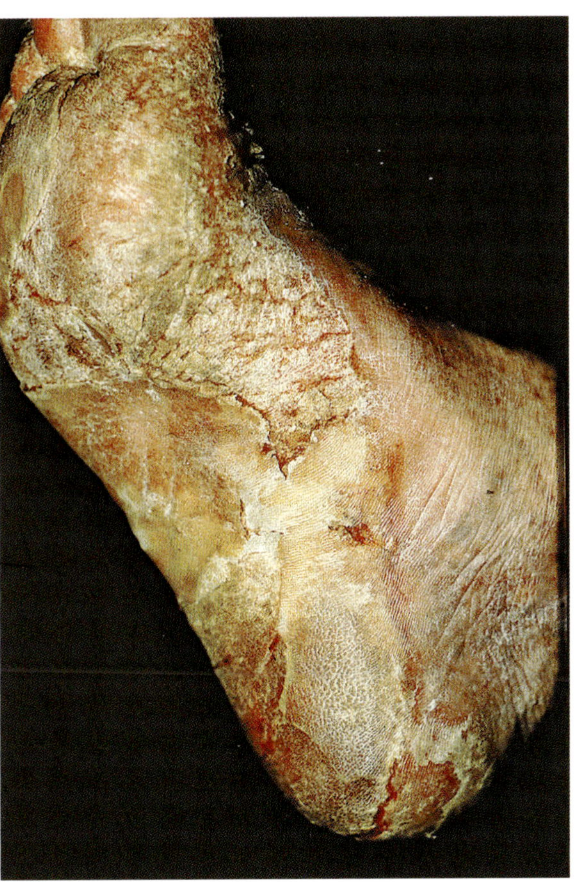

► **Abb. 1.70** Malignes Lymphom am Fuß in Form von Mycosis fungoides, eines chronisch verlaufenden kutanen T-Zell-Lymphoms. Progredienter Verlauf im fortgeschrittenen Stadium mit Befall von Lymphknoten und inneren Organen.

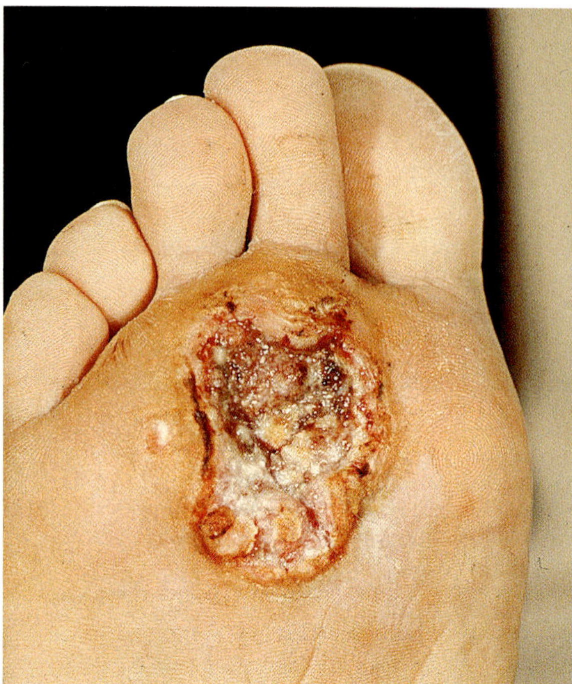

▸ **Abb. 1.71** Metatarsoplantares Stachelzellkarzinom (Spinaliom). Wunde für die Überweisung zum Dermatologen steril abdecken.

Maligne Tumoren an der Zehe

Siehe ▸ **Abb. 1.72**, ▸ **Abb. 1.73** und ▸ **Abb. 1.74**.

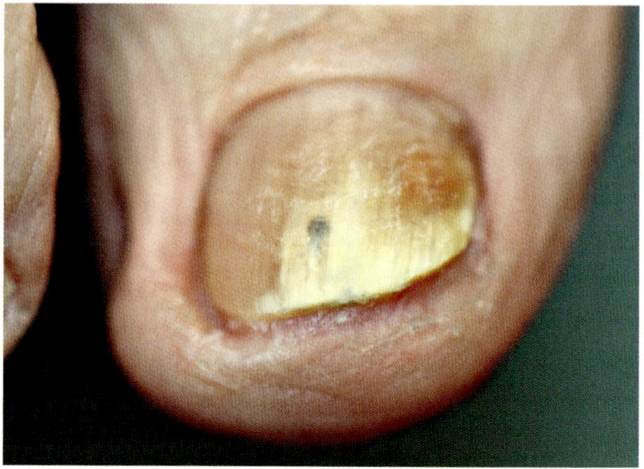

▸ **Abb. 1.72** Subunguales Melanom, das eine Teilnagelonycholyse provoziert hat.
Praxistipp: Achtung, wird leicht mit einem subungualen Hämatom oder einem neurovaskulären Clavus verwechselt.

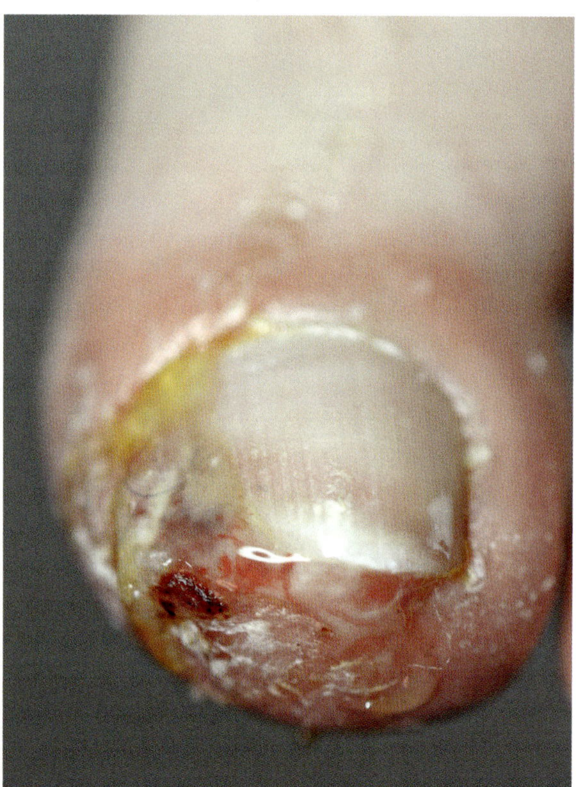

▸ **Abb. 1.73** Malignes Nagelfalz-Melanom. Der Hausarzt behandelte ursprünglich einen „eingewachsenen Nagel" mit Panaritium mithilfe von Salben und täglichen warmen Rivanol-Fußbädern.
Praxistipp: Keine Selbstüberschätzung aus Sicht des podologischen Behandlers! Sterilen Wundverband anlegen und sofort zum Dermatologen schicken.

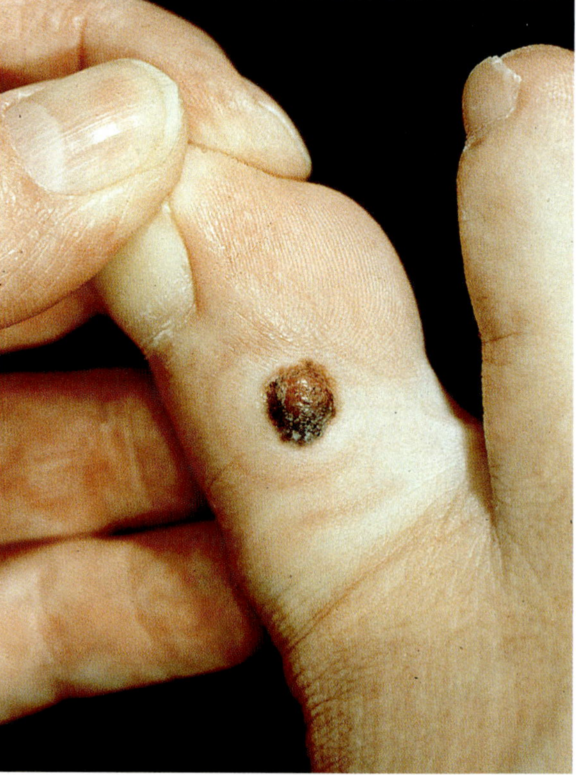

▸ **Abb. 1.74** Malignes Melanom im fortgeschrittenen Stadium. Keine Haut oder Wundpflegemaßnahmen selbstständig durchführen, sondern direkt überweisen.

1.1.11 Verruca

Allgemein

Eine Warze (lat.: Verruca) ist eine gutartige Hautwucherung, die durch das Human-Papillomavirus (HPV) induziert wird. Papillomaviren (DNS-Viren) haben die Form eines Ikosaeders (Zwanzigflächner) und einen Durchmesser von 50 nm. Sie vermehren sich nur in Wirtszellen und werden von Mensch zu Mensch übertragen. Die Inkubationszeit beträgt 4 Wochen bis zu 8 Monate.

Die Virusinfektion kann verschiedene Zellschichten befallen:

- Stachelzellschicht (*Stratum spinosum*)
- Körnerschicht (*Stratum granulosum*)
- Hornschicht (*Stratum corneum*)

Warzen können am ganzen Körper auftreten. Sie sind unschön und können die Psyche des Patienten belasten. Je nach Lokalisation sind sie zum Teil sehr schmerzhaft.

Begünstigende Faktoren

- Neigung zum Schwitzen
- Übersäuerung der Haut
- hormonelle Situation
- Grunderkrankungen der Haut, z. B. Neurodermitis
- internistische Erkrankungen
- Durchblutungsstörungen
- psychogene Faktoren

Klassifikation

Wir unterscheiden 5 verschiedene, durch Papillomaviren induzierte Warzenarten:

- **Verruca vulgaris** – HPV-Typ I, II, III und IV
  - gemeine, gewöhnliche, vulgäre Warze
- **Verruca plana juvenilis** – HPV-Typ III
  - plane, juvenile Flachwarze
  - bei Kindern und Jugendlichen an Händen und Füßen
  - psychogene Faktoren
  - Fußhygieneberatung zusammen mit den Eltern und Kindern
- **Verruca plantaris** – HPV-Typ I und IV
  - Plantarwarze
  - oberflächliche, verhärtete, dichte Hornschicht
  - optisch sind kapilläre Blutungen in Form von bräunlichen bis schwarzen Punkten oder Streifen zu finden
  - neigen zum Rezidiv
  - Fußhygieneberatung zusammen mit den Eltern und Kindern
  - der Begriff Dornwarze ist falsch, da es keinen Dorn wie bei einem Clavus gibt
- **Verruca senilis** – HBV-Typ III
  - Alterswarze
- **Condylomata acuminata** – HPV-Typ VI
  - Stielwarzen, Feigwarzen, Kondylome
  - meist im Achsel- und Genitalbereich anzutreffen

Behandlung

Achtung
Bei der Warzenbehandlung besteht Infektionsgefahr, daher unbedingt Schutzhandschuhe tragen.

Für die Warzenbehandlung sind folgende Punkte zu beachten:

- Behandlung ist langwierig, schwierig, unbefriedigend, keine Prognose möglich
- sie erfordert Geduld von Behandler und Patient
- als Viruserkrankung ist die Warze ärztliches Gebiet
- interdisziplinäre Zusammenarbeit ist gefordert
- körpereigene Immunität bestimmt den Heilungserfolg wesentlich
- hohe Rezidivrate

Problematisch ist die *operative Entfernung, z. B. mit dem Laser*, denn hierbei entsteht Narbengewebe. Kommt es zum Rückfall, durchdringt das Warzenvirus das Narbengewebe, sodass die ursprünglichen Beschwerden in verstärkter Form erneut auftreten können. Für den Podologen erschwert sich die Arbeit enorm, da dieses Mischgewebe besonders leicht blutet. Mit rotierenden Instrumenten und Medihaltertechnik sollten die harten Hautschlingen um die Warzenpunkte *schmerzfrei* entfernt werden. Dies bleibt allerdings dem speziell geschulten Podologen vorbehalten.

Praxistipp

- Remmele's Propolis Lösung kann täglich auf die Warze aufgetragen werden!
- Bei Warzen und Verhornungen im Nagelfalz Medikation.
- Unbedingt basische Bäder (Badedauer mindestens 1 Stunde) mit „Meine Base" (Jentschura) regelmäßig anwenden.
- Thuja WA Oligoplex 50 ml hat sich zum Einnehmen als flankierende Maßnahme bewährt. Diese Empfehlung gilt für jede Warzenbehandlung.

Behandlungs- und Praxisbeispiele

Behandlung mit Solco-Derman

Solco-Derman ist ein Kombinationspräparat, das Eisessig, Oxalsäure, Salpetersäure, Milchsäure und Kupfer-(II-)Nitrat enthält. Es ist zur Behandlung von gewöhnlichen, juvenilen Plantarwarzen (► **Abb. 1.75**, ► **Abb. 1.76** und ► **Abb. 1.77**) und Kondylomen geeignet.

Es empfiehlt sich folgende Vorgehensweise:

- Mithilfe eines Applikators wird die Lösung auf die Warze mehrfach aufgetragen, bis nach einigen Minuten eine Gelbfärbung entsteht.
- Nach einigen Tagen zeigt eine Braunfärbung das Eintrocknen der Warze an.
- Beim Abtrocknen die Kruste nicht entfernen.
- Etwa 2–3 Wochen nach der letzten Applikation fällt die Kruste spontan ab.

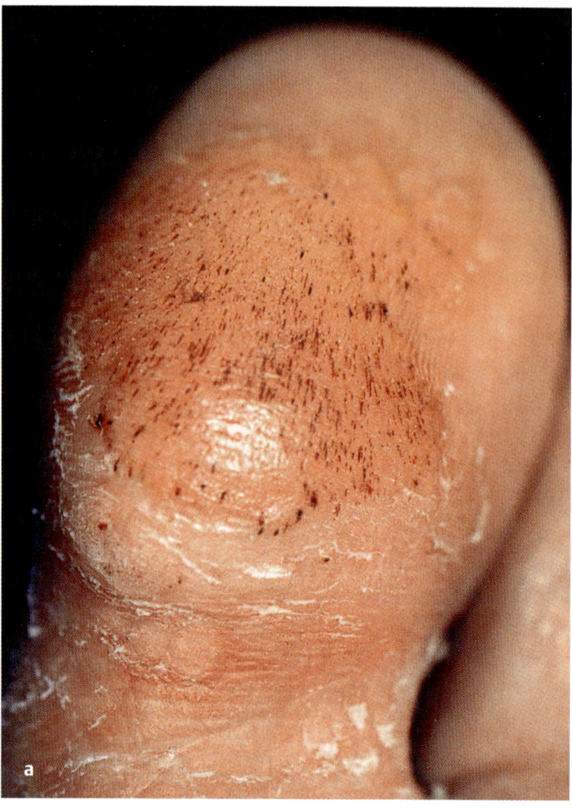

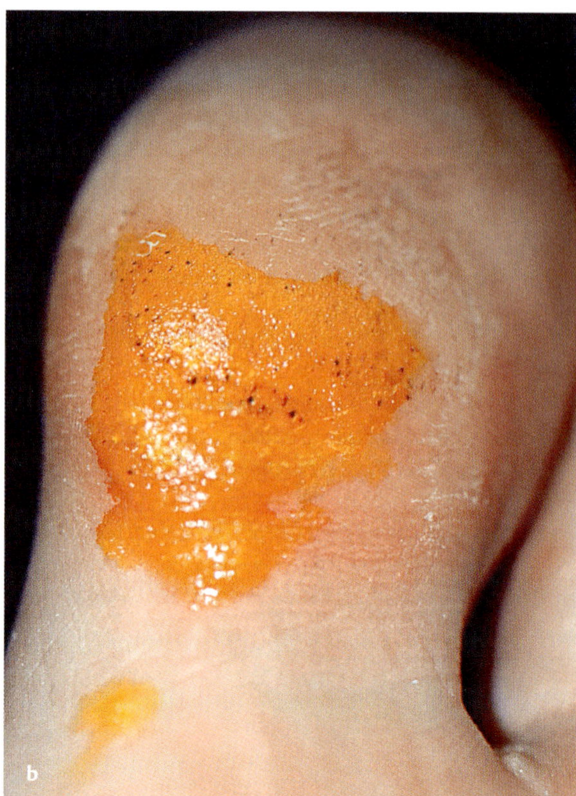

▶ **Abb. 1.75** Großflächiger Warzenbefall plantare linke Großzehe.
a Nach Entfernung der oberflächlichen Hornschicht ist das kapillär durchzogene Warzengebiet deutlich sichtbar.
b 3 Wochen später sieht man bereits eine deutliche Verbesserung.
Praxistipp: Thuja WA Oligoplex 50 ml nach Anweisung zur Unterstützung einnehmen.

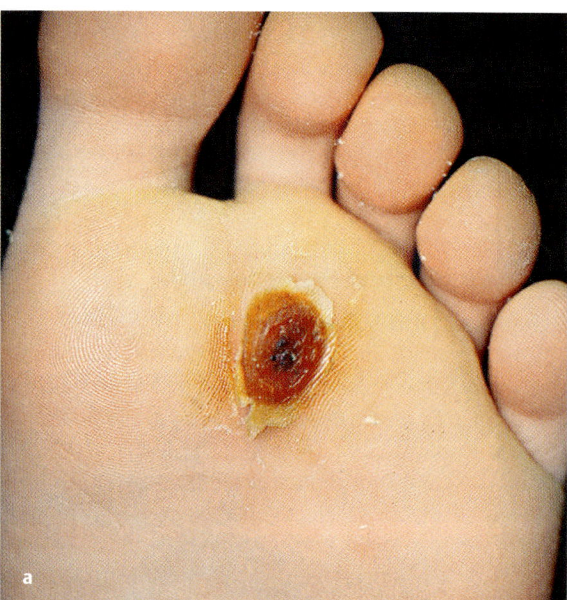

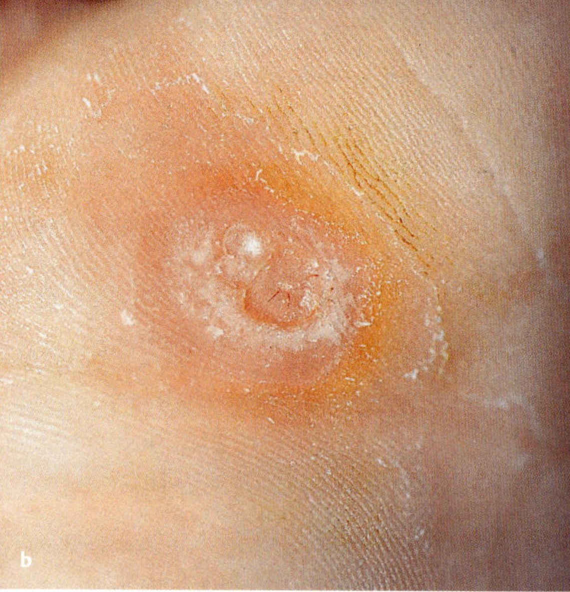

▶ **Abb. 1.76** Ein 14-jähriger Eishockeyspieler mit einer schmerzhaften Warze im plantaren Vorfußbereich.
a Der Hornhautdeckel wurde maschinell abgeschliffen und manuell mit dem Medihalter Klingenform 3V verdünnt. Dann konnte das Warzengebiet mit Solco-Derman behandelt werden. Mit dem Applikator wird die Säure aus der Ampulle auf den Warzenherd aufgetragen. Vorsicht! Unbedingt die gesunde Hautumgebung schützen!
b Zustand nach Ablösung der Warzen infiltrierten, abgetrockneten, orange-braunen Hornschicht. Nun kann die Behandlung nach Bedarf wiederholt werden. Zur Weiterbehandlung wurde eine Medikation und Remmele‘s Propolis Lösung zur täglichen Hausbehandlung empfohlen.
Praxistipp: Thuja WA Oligoplex 50 ml nach Anweisung zur begleitenden Therapie einnehmen.

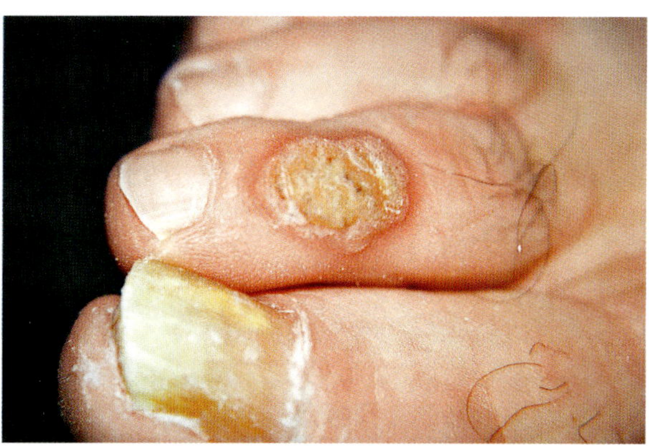

▸ **Abb. 1.77** Dorsale Warze auf der II. Zehe. Die Patientin wurde in der Praxis mit Solco-Derman nach Herstelleranweisung vorbehandelt. Sie wurde angeleitet, die Behandlung zu Hause mit den restlichen 4 Ampullen fortzuführen. Bereits nach der 3. Ampulle löste sich ein dunkler, fester Hornhautdeckel, der die Weiterbehandlung wesentlich erleichterte. Medikation und Remmele's Propolis Lösung wurde zu Hause täglich aufgetragen, um die lokale Therapie zu beschleunigen. Als Adjuvanz ist Thuja WA Oligoplex 50 ml nach Anweisung einzunehmen.

Behandlung mit der Biokry-Methode

Siehe ▸ **Abb. 1.78** und ▸ **Abb. 1.79.**

> **Achtung**
> **Diese Methode ist ausschließlich „ärztliches" Gebiet, da es hier zu Blasen und Hautschädigungen (Nekrosen) kommen kann! Der Podologe arbeitet aus Haftungsgründen stets unter Anweisung des Arztes.**

Anwendung

- Warzenvereisung durch Lachgas oder Kohlendioxid
- pistolenförmiges Instrument mit Goldsonde mit verschiedenen Aufsatzformen
- nach Hornhautentfernung Sonde 2-mal je 15–90 Sekunden auf die Warze setzen
- Schmerzempfinden des Patienten ist maßgebend für die Dauer der Vereisung
- Auftauzeit von ca. 2 Minuten einhalten, dann erst den 2. Vereisungsvorgang durchführen
- Kryoapplikation schaltet die Schmerzrezeptoren aus
- verhindert Blutungen
- zerstört virusinfizierte Hautzellen
- Blasenbildung nach der Behandlung möglich
- Abstoßung der abgestorbenen Zellen innerhalb von 14 Tagen

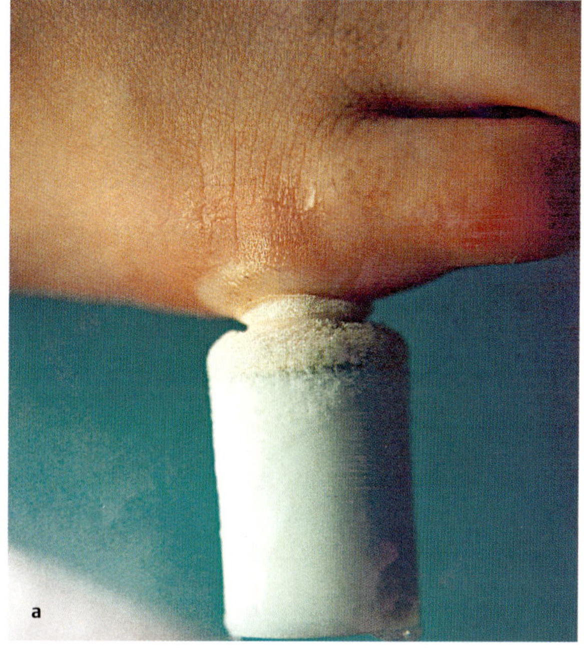

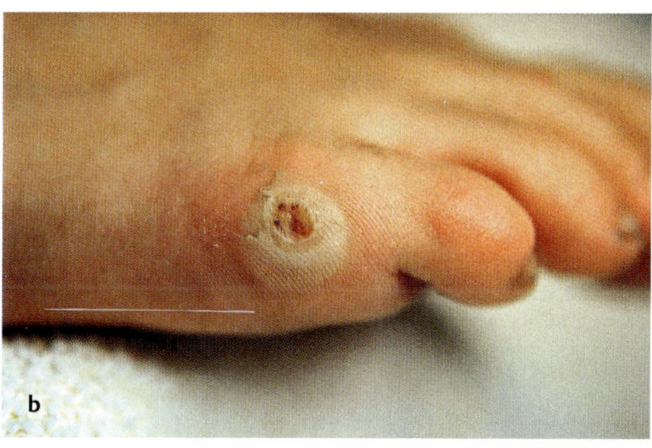

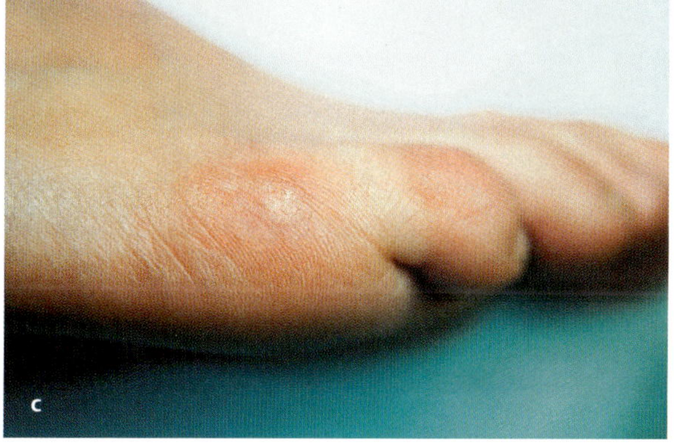

▸ **Abb. 1.78** Verruca juvenilis laterale V. Zehe.

a Mit der Goldsonde wird die Warze angefroren. Es zeigt sich eine deutliche Blasenbildung um die Warze.

b Nachdem sich die Blase abgelöst hatte, wurde ein Verband mit Medikation angelegt und als tägliche Daueranwendung empfohlen.

c Nach 4 Wochen ist die kleine Sportlerin völlig beschwerdefrei, auch ohne die vom Hausarzt vorgeschlagene Laserkanone.

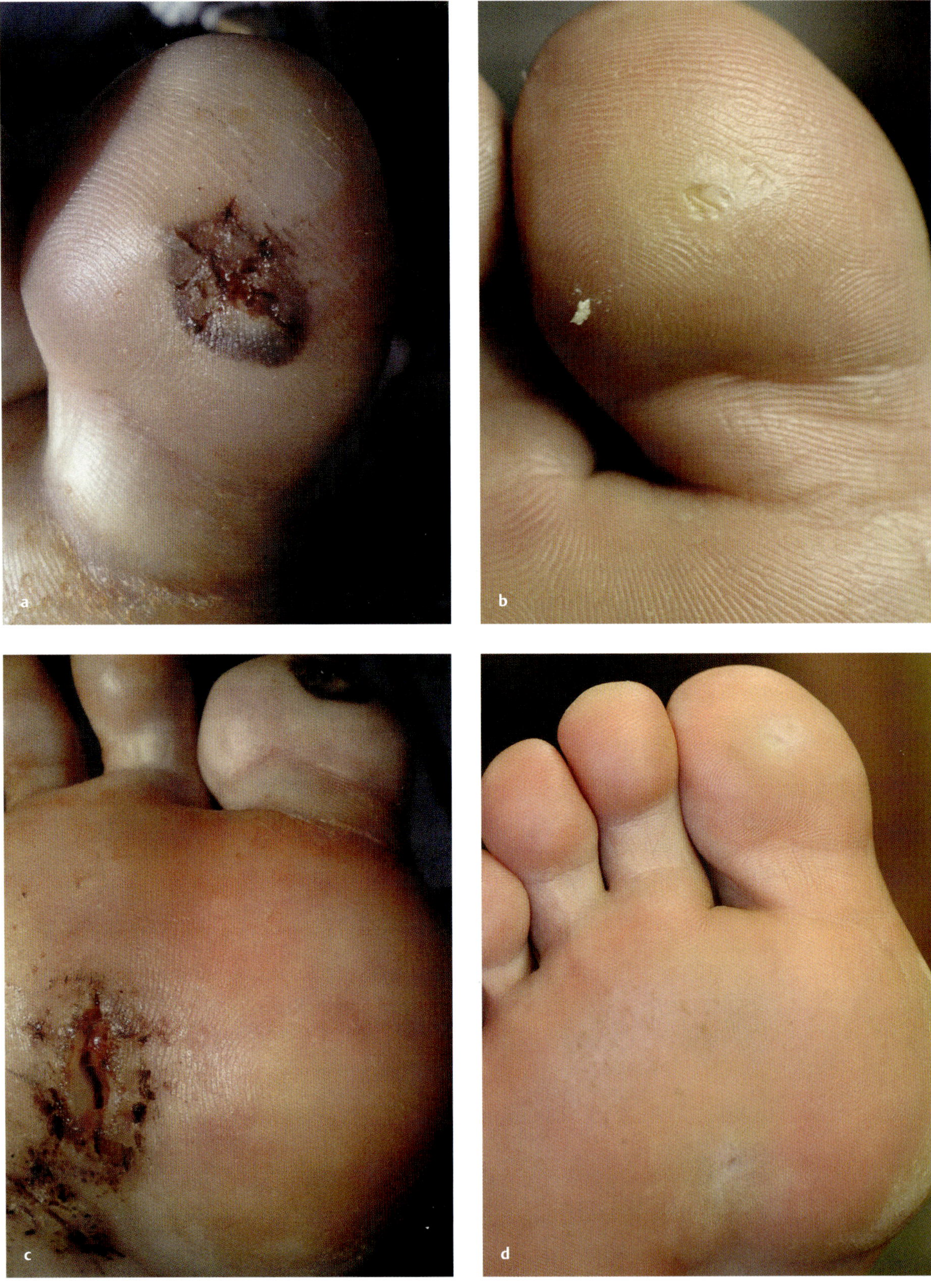

▶ **Abb. 1.79** Warzen nach chirurgischer und podologischer Behandlung einer ca. 45-jährigen Altenpflegerin aus Österreich.
a Warzenentfernung plantare Großzehe rechts mit Laser und Skalpell durch Chirurg.
b Zustand 6 Wochen nach podologischer Behandlung.
c Warzenentfernung plantarer Mittelfuß rechts mit Laser und Skalpell durch Chirurg.
d Zustand 6 Wochen nach podologischer Behandlung.

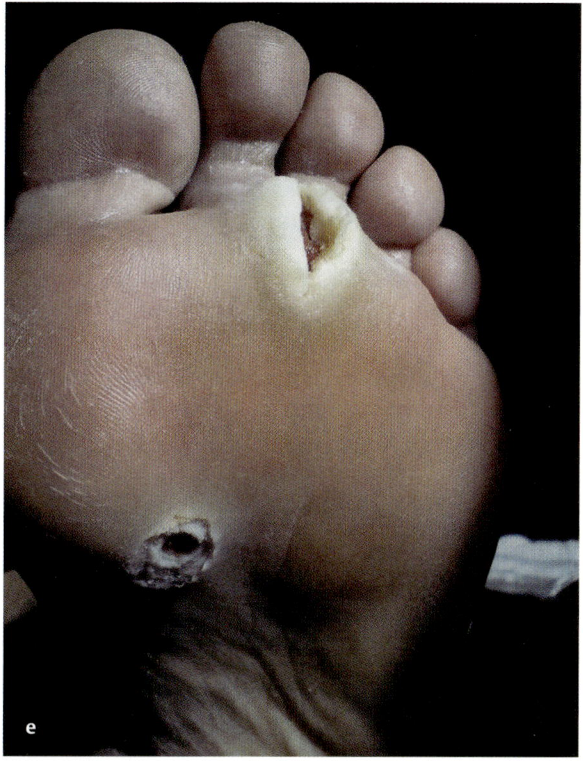

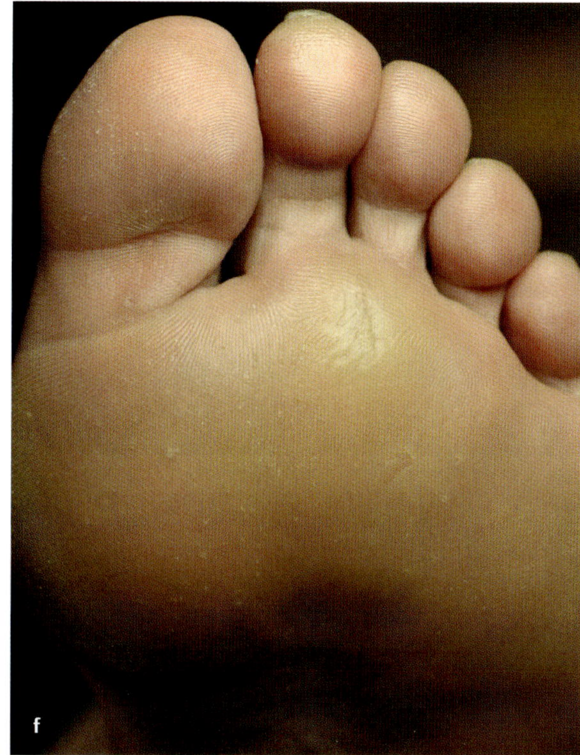

Abb. 1.79 (Fortsetzung)
e Warzenentfernung plantarer Mittelfuß links mit Laser und Skalpell.
f Zustand 6 Wochen nach podologischer Behandlung.

Praxistipp

Durch Verwendung von Prontoman Gel und druckentlastender Verbandstechniken sowie Wundversorgung mit hypoallergenem, sterilem Pflaster behandelte der Autor diesen „schmerzhaften" Befund.

Behandlung mit Okklusivverband

Okklusion bedeutet Verschluss, Verschließung. Ein solcher Verband (► **Abb. 1.80**) muss völlig luft- und wasserdichte Eigenschaften besitzen, um Wirkstoffe zu verstärken. Unter dem Verband entsteht ein epidermaler (obere Hautschicht) Feuchtigkeitsstau, in den die Inhaltsstoffe des jeweiligen Präparats eindringen, sodass es zur *Mazeration* kommt. Nachdem die Schutzbarriere der Haut durchbrochen ist, können kleine, begrenzte Hautflächen dosiert und gezielt behandelt werden.

Anwendung

- in Druckschutzmaterial Foam-O-Felt 5 mm ein kleines Loch schneiden
- auf die exponierte Gelenkfläche kleben
- Medikament einbringen
- okklusiv abdecken (Rollenpflaster, z. B. Effoplast oder Blankoplast)
- semiüberlappende, 2,5 cm breite Pflasterstreifen dichten perfekt ab
- Pflasterecken abrunden
- Fixation mit hypoallergenem Pflaster (Omnifix)

Praxistipp

- Vorsicht bei Clavus durus auf prominenten Gelenken, z. B. Großzehengrundgelenk!
- Unbedingt die gesunde Haut um den Hornkern schützen!
- Zellophanfolie eignet sich bestens für den Kalkanearbereich. Aber Vorsicht, keine zu großflächige Mazeration provozieren, da die Okklusivmaßnahme keine zusätzlichen Schmerzen verursachen darf!
- Keine zirkulären Pflasterzügel! Es besteht die Gefahr der Hauteinschnürung und Durchblutungsstörung!
- Konzentration des Präparats und der jeweilige Befund entscheiden über die Dauer der Anwendung!
- Guttaplast-Platte beispielsweise nach Herstellerhinweisen anwenden!
- Remmele's Propolis Lösung ist auch als wirkungsvoll dokumentiert und kann täglich auf die Warze aufgetragen werden.
- Häufig liegt der Salizylsäuregehalt in lipophiler Salbengrundlage bei ca. 40 %.
- Bleinitrathaltige Okklusivverbände können bei zu langer Anwendung Schmerzen und Hautschäden verursachen!
- Regelmäßig 2-mal wöchentlich durchgeführte basische Bäder (Jentschura: Badedauer mindestens 1 Stunde) ergänzen die podologische Behandlung sinnvoll.
- Thuja WA Oligoplex 50 ml unterstützend nach Anweisung einnehmen.

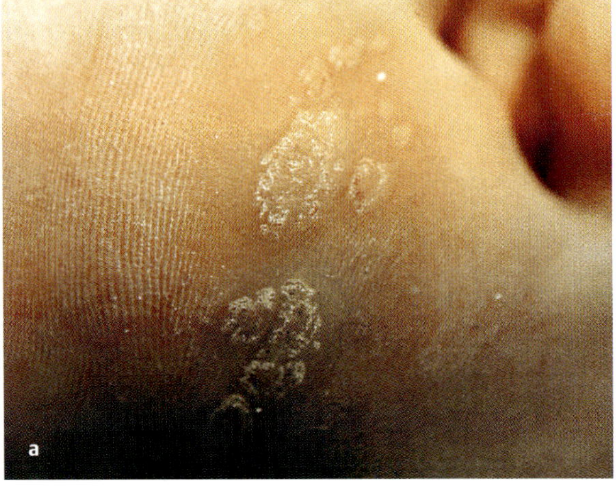

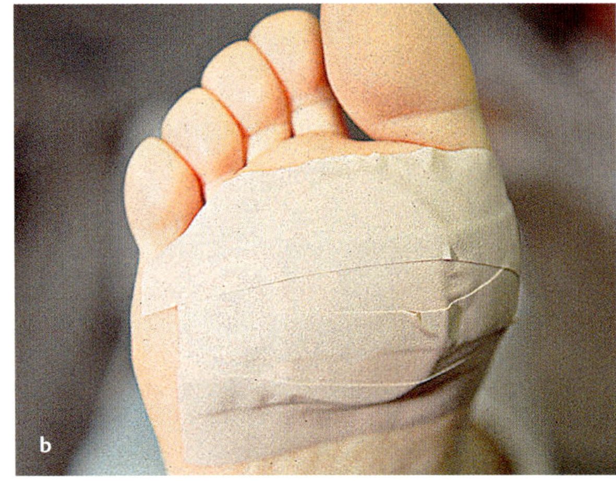

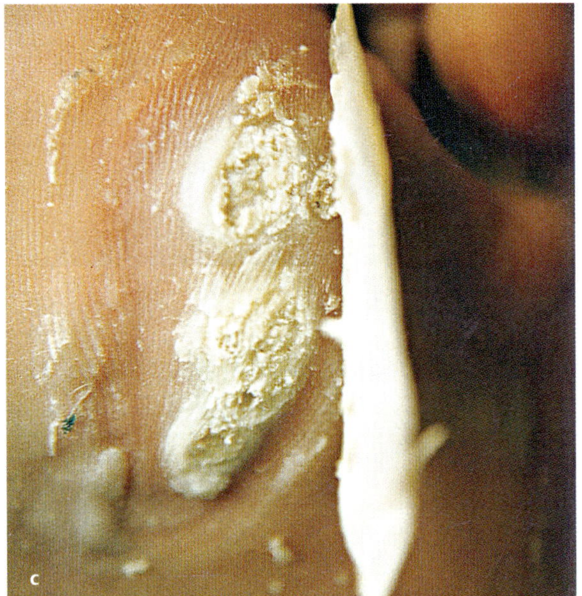

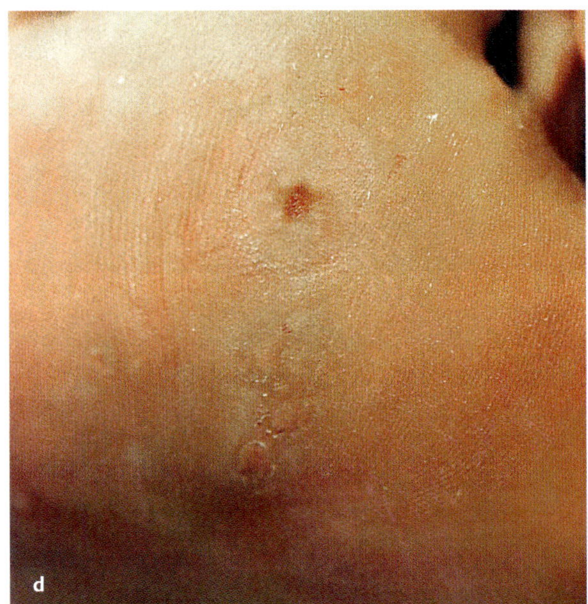

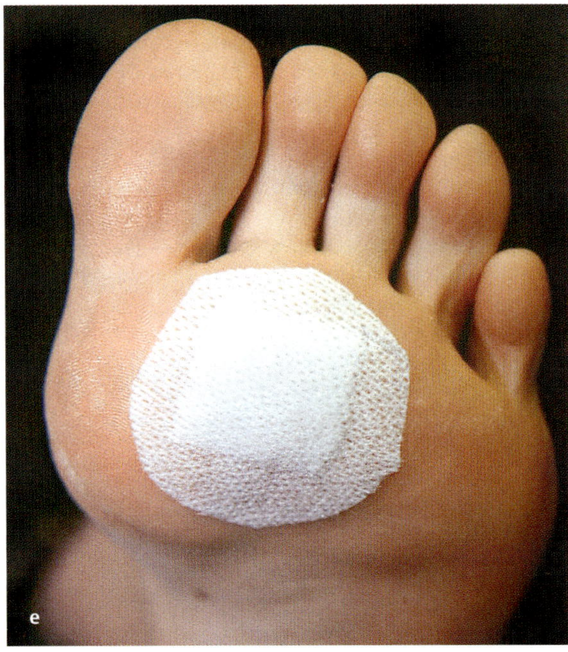

► **Abb. 1.80** Druckschmerzhafte Verrucae plantares.

a Vor der Behandlung.

b Angebrachter Okklusivverband mit Schälpaste.

c Abgelöster, dicker Hornhautdeckel mit mazeriertem Warzengebiet.

d Zustand 14 Tage nach täglicher Anwendung von Medikation im Wechsel und Thuja WA Oligplex 50 ml nach Anweisung eingenommen.

e Remmele's Propolis Lösung wird täglich aufgetragen und mit Cosmopor-Pflaster abgedeckt.

Weitere Behandlungsmethoden

Siehe ► Abb. 1.81 und ► Abb. 1.82.

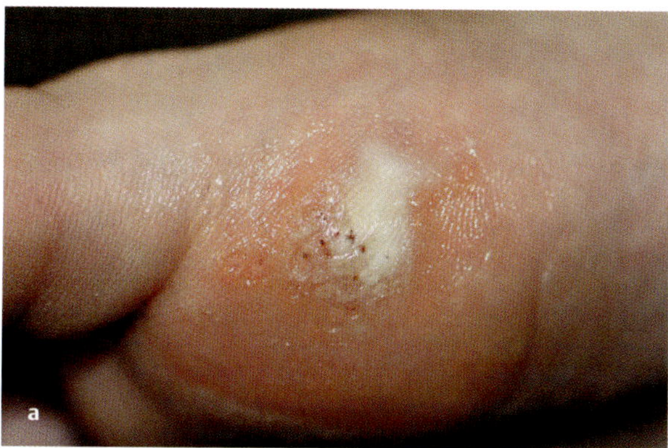

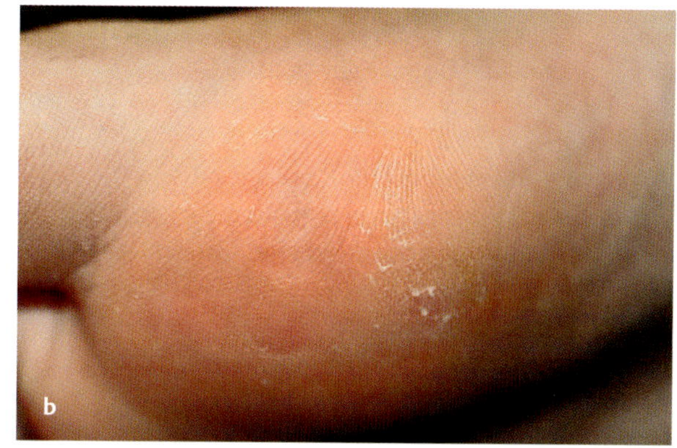

► **Abb. 1.81** Verrucae juvenilis einer 12-jährigen Schülerin.
a Vor der Behandlung.
b Zustand 6 Wochen nach täglicher Einnahme von Thuja WA Oligoplex 50 ml nach Anweisung.

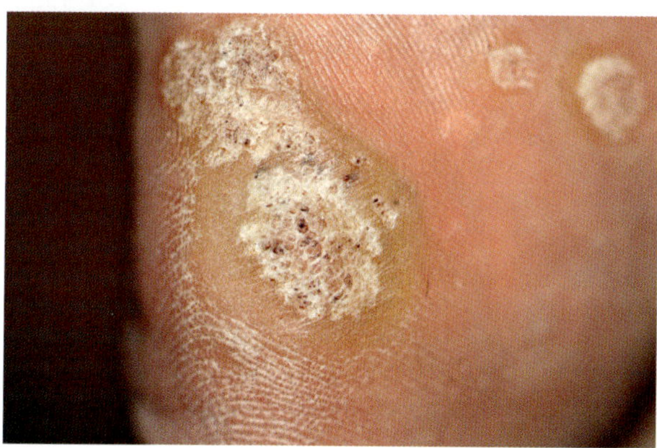

► **Abb. 1.82** Großflächige Verrucae plantares mit deutlich vergrößerten Hautpapillen und Blutgefäßen.
Praxistipp: Thuja WA Oligoplex 50 ml nach Anweisung einnehmen und 2-mal wöchentlich basische Fußbäder (Jentschura) durchführen. Badedauer mindestens 1 Stunde. Solco-Derman oder Salizylpflaster können zur Vorbehandlung eingesetzt werden.

1.2 Erkrankungen der Nägel

Ursachen Isoliert oder im Rahmen bestimmter Grunderkrankungen können Nagelveränderungen an Fingern und ebenso an Zehennägeln auftreten. Oft ist eine differenzialdiagnostische Abklärung erforderlich, um eine optimale Weiterbehandlung zu ermöglichen. Besonders die Aussage über Pilzart, Schweregrad der Erkrankung und die weitere Vorgehensweise ist für die podologische Behandlung äußerst wichtig.

Nagelveränderungen können bei Fehlbildungen, bei geistiger und körperlicher Behinderung, im Rahmen dermatologischer oder internistischer Erkrankungen oder bei Einnahme bestimmter Medikamente auftreten. Nach einer Chemotherapie zeigen sich beispielsweise oft Querrillen auf der Nagelplatte aller Nägel, die auf gleicher Höhe lokalisiert sind. Ebenso werden Infektionen sowie gut- und bösartige Tumoren im Bereich des Nagels beobachtet. Verletzungen und mechanische oder chemische Schäden können ihre Spuren am Nagel hinterlassen. Nicht zuletzt gibt es charakteristische Merkmale, die den „Altersnagel“ kennzeichnen.

Eine ausführliche Darstellung sämtlicher Nagelkrankheiten würde den Rahmen dieses Buches bei Weitem sprengen. Deshalb beschränken wir uns auf eine Auswahl von krankhaften Nagelveränderungen, mit denen der Podologe häufiger konfrontiert wird.

Symptome Nagelerkrankungen (griech.: Onychosen) erkennt man an:

- Farbveränderungen, z. B. gelblich, bräunlich, schwarz oder grünlich
- Oberflächenveränderungen, z. B. Längs- und Querrillen nach Chemotherapie oder Brüchigkeit der Nagelplatten
- Formveränderungen, z. B. Dickenwachstum und Röhrennägel

Isoliert oder im Rahmen bestimmter Grunderkrankungen können solche Auffälligkeiten an Finger- und Zehennägeln auftreten, ohne gleich eine „Krankheit“ zu sein. Eine kompetente Interpretation des Befunds ist erforderlich, um eine eventuelle differenzialdiagnostische Abklärung einzuleiten.

1.2.1 Beau-Reil-Querfurchen

Allgemein

Beau-Reil-Querfurchen (Synonym: Beausche Linien) sind tiefe, transversale Nagelquerfurchen.

Klinik

- Furchen können bis tief ins Nagelbett reichen
- eine Abtrennung der Nagelplatte ist die Folge
- die Furche wächst aber meist zum distalen Nagelrand aus

Ursachen

- innere Krankheiten, z. B. Infektionen
- psychogene Faktoren
- Operationen/Chemotherapie

Podologische Behandlung

- im Sinne einer ganzheitlichen Mitbehandlung durch den Arzt usw.
- Nagelpflegemaßnahmen
- begleitende Therapie mit Allpresan Podoexpert Nagel-Repair-Tinktur und Prontoman Spray

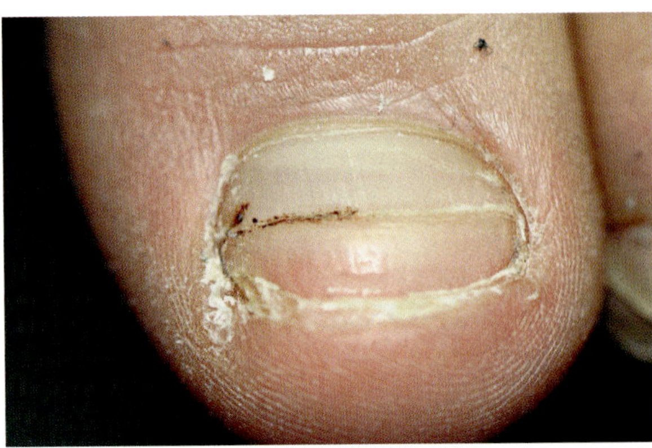

► **Abb. 1.84** Dorsale Ansicht von Beau-Reil-Querfurchen, die zu einer Onycholyse des Großzehennagels führten.

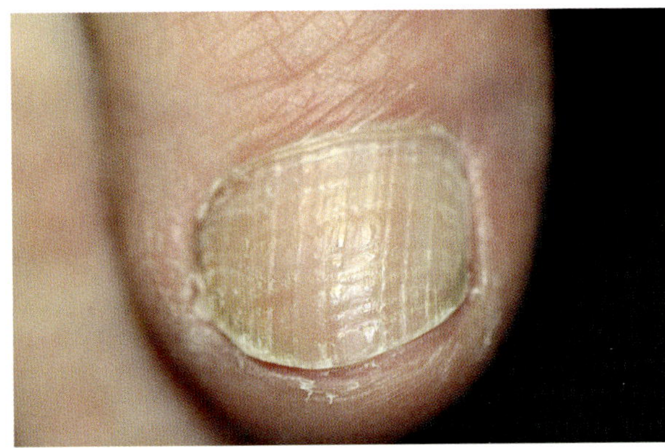

► **Abb. 1.85** Beau-Reil-Querfurchen mit longitudinal verlaufenden Striae (Schachbrettmuster nach Lehrmethode Bittig).

Praxisbeispiele

Siehe ► Abb. 1.83, ► Abb. 1.84, ► Abb. 1.85 und ► Abb. 1.86.

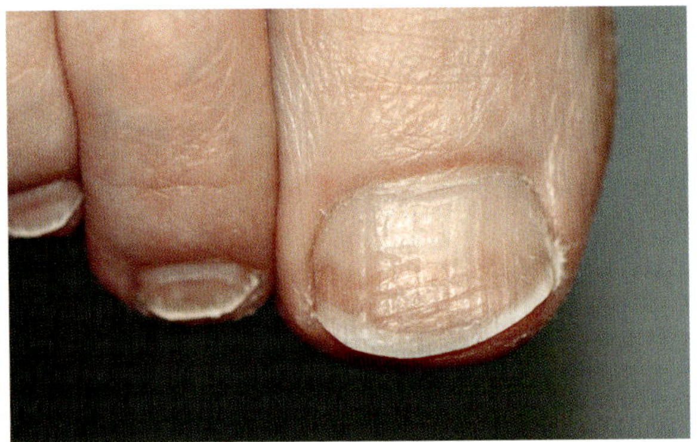

► **Abb. 1.83** Beau-Reil-Querfurchen bei einem 25-jährigen Patienten.

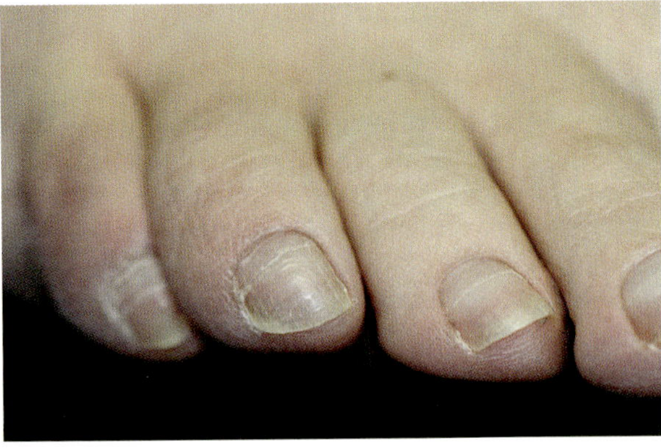

► **Abb. 1.86** Nach Brustkrebsoperation bekam die Patientin ihre erste Chemotherapie. Danach kam es zu einer Störung des Längenwachstums aller Zehennägel. Deutlich sieht man die unterbrochenen Nageloberflächen. Dieses Phänomen hat der Autor als erster Podologe beschrieben (Chemo-Nagel).

1.2.2 Exostose

Allgemein

Exostose bezeichnet einen gutartigen Knochenauswuchs.

Klinik und Ursachen

- langsam wachsend
- in jedem Lebensalter möglich, meist tritt die kartilaginäre Exostose in der 2. Lebensdekade auf
- fällt oft dadurch auf, dass sich über ihm die Haut aufwölbt und man den Knochenvorsprung tasten kann
- umgebendes Gewebe wie Muskeln oder Nerven können irritiert und schmerzhaft werden
- kann an jedem Knochen auftreten

Die Diagnose wird durch Röntgendiagnostik gestellt.

Podologische Behandlung Podologisch wird eine Druckentlastung angestrebt. Zudem sind folgende Therapien im interdisziplinären Bereich einzuleiten:

- medikamentöse Therapie
- physikalische Therapie
- operative Therapie

Praxisbeispiel

Siehe ▶ **Abb. 1.87**.

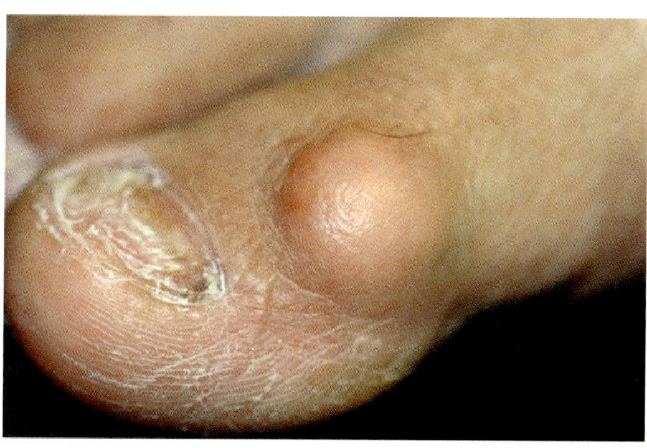

▶ **Abb. 1.87** Exostose der rechten Großzehe am dorsomedialen, distalen Interphalangealgelenk.

1.2.3 Koilonychie

Allgemein

Koilonychie bezeichnet eine Löffelnagelbildung.

Klinik

- konkave Dellung der Nagelplatte
- häufig an Füßen bei Kleinkindern (verschwindet meist wieder)

Ursachen

- Vitamin-C-Mangel
- Vitamin-B_2-Mangel
- Eisenmangel
- Anämie (zu wenig rote Blutkörperchen)
- selten traumatisch bedingt
- schlecht ausgeführte Spangentechnik mit zu großer seitlicher Kraftentwicklung
- Ernährungsstörung, wenn die Deformität über die Adoleszenz erhalten bleibt
- genetische Faktoren

Podologische Behandlung

- eventuell Nagelprothetik anwenden
- begleitende Therapie mit Allpresan Podoexpert Nagel-Repair-Tinktur und Prontoman Spray

Praxisbeispiel

Siehe ▶ **Abb. 1.88**.

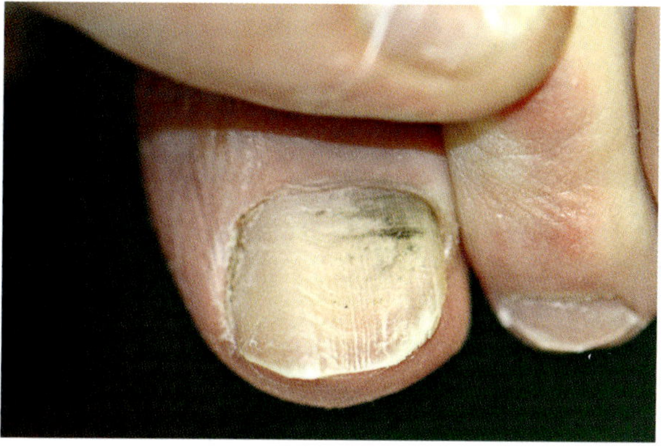

▶ **Abb. 1.88** Koilonychie mit starker Eindellung der linken Großzehe.

1.2.4 Leukonychia

Allgemein

Leukonychia bezeichnet die partielle Weißfärbung des Nagels.

Klinik

Formen

Man unterscheidet:

- **Leukonychia maculosa**
  - fleckförmige Weißfärbung der Nagelplatte
  - Ursachen: kann angeboren und auch erworben sein, z. B. durch Mikrotraumen
- **Leukonychia punctata**
  - weiße Punkte auf der Nagelplatte
  - Ursachen: unklar
- **Leukonychia striata**
  - weiße Längsstreifen auf der Nagelplatte
  - Ursachen: unklar
- **Leukonychia totalis**
  - Weißfärbung der kompletten Nagelplatte
  - **Ursachen:** in der Regel reversible Nagelschädigung als Folge von Toxinen bzw. ständigem Kontakt mit NaCl-Lösung

Podologische Behandlung

- Medikation: begleitende Therapie mit Allpresan Podo-expert Nagel-Repair-Tinktur täglich, Prontoman Spray und Remmele's Propolis Balsam Spray

Praxisbeispiele

Leukonychia maculosa

Siehe ▸ Abb. 1.89 und ▸ Abb. 1.90.

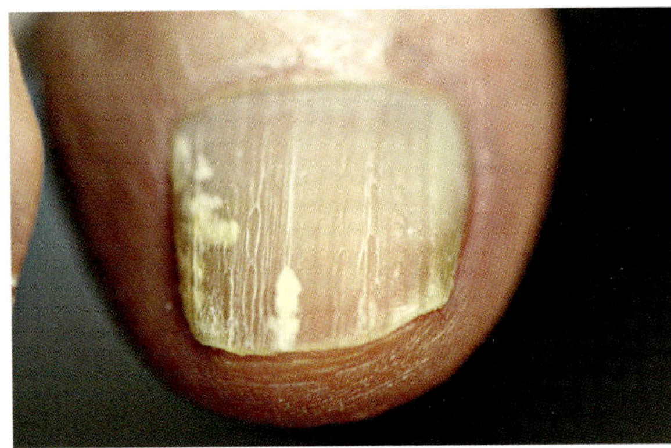

▸ **Abb. 1.89** Leukonychia maculosa mit Hohlkehlenbildung. Grünliche Verfärbung der seitlichen Nagelplatte links und rechts deutet auf eine mögliche Pilzinfektion hin.

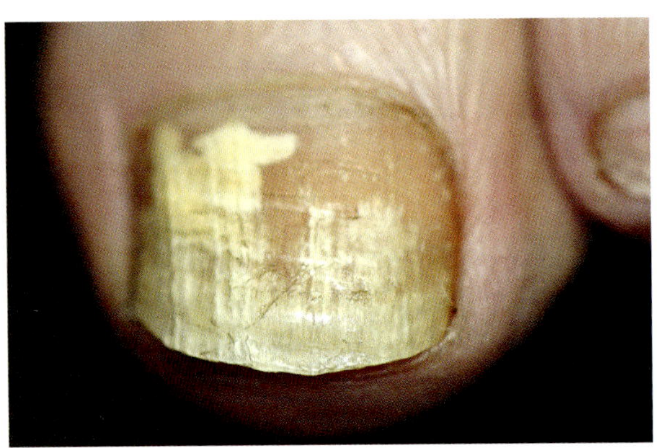

▸ **Abb. 1.90** Leukonychia maculosa mit größerem Ausmaß und distaler Onycholyse.

Leukonychia punctata

Siehe ▸ Abb. 1.91.

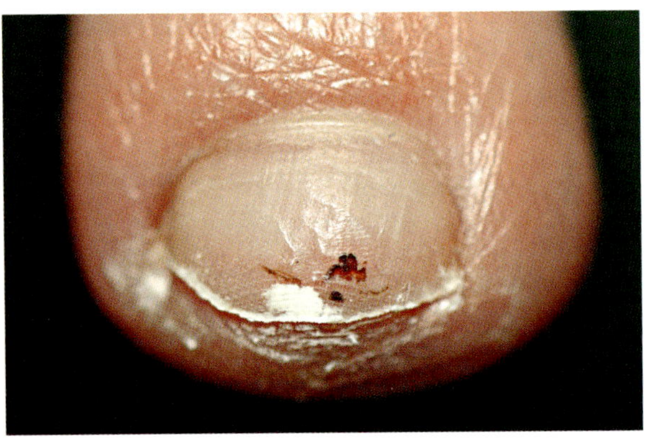

▸ **Abb. 1.91** Leukonychia punctata am distalen Zehenende mit Rest von altem Hämatom.

Leukonychia striata

Siehe ▸ Abb. 1.92 und ▸ Abb. 1.93.

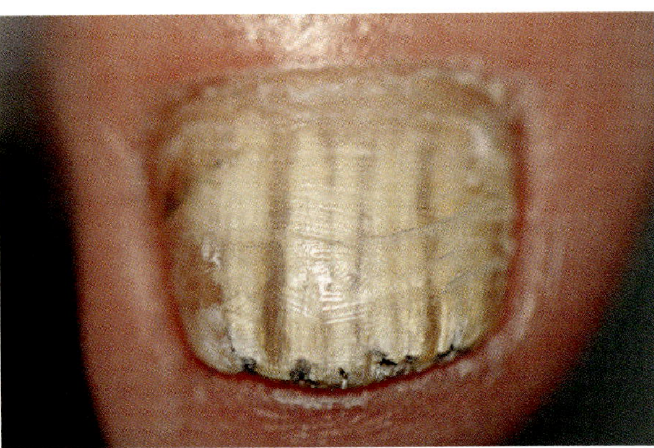

▸ **Abb. 1.92** Leukonychia striata mit longitudinalen weißen Längsstreifen und multipler transversaler Kanalbildung.

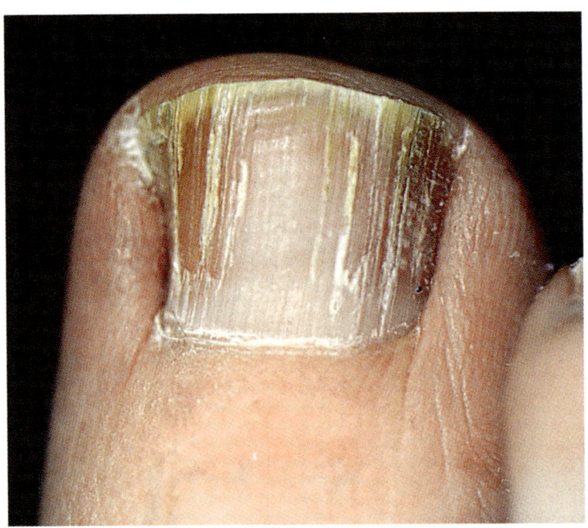

▸ **Abb. 1.93** Leukonychia striata mit Nagelfalzverhornung.

Leukonychia totalis

Siehe ▸ Abb. 1.94.

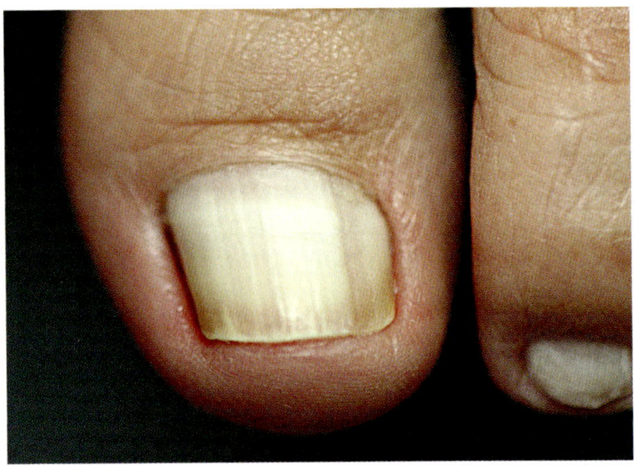

▸ **Abb. 1.94** Leukonychia totalis linke Großzehe mit Unguis incarnatus medialis.

1.2.5 Mees-Querstreifen

Allgemein

Mees-Querstreifen sind Folgen einer plötzlichen Schädigung der Matrix durch Infektionen wie Masern, Typhus oder Scharlach.

Klinik

- Mees-Querbänder verlaufen bogenförmig quer über die Nagelplatte
- sie sind lunulafarben (Nagelmond)
- bei stärkeren Nagelwachstumsstörungen bilden sich rillenförmige Varianten, die sog. Beau-Reil-Linien

Ursachen

- Vergiftung, wenn sie an allen Fingern auftritt, z. B. mit Arsen oder Schwermetallen
- Leberzirrhose
- Röntgenbestrahlung
- fieberhafte Erkrankungen
- Verletzungen

Podologische Behandlung

- wird wie ein normaler Nagel behandelt
- Medikation
- begleitende Therapie mit Allpresan Podoexpert Nagel-Repair-Tinktur und Prontoman Spray

Praxisbeispiele

Siehe ► **Abb. 1.95** und ► **Abb. 1.96.**

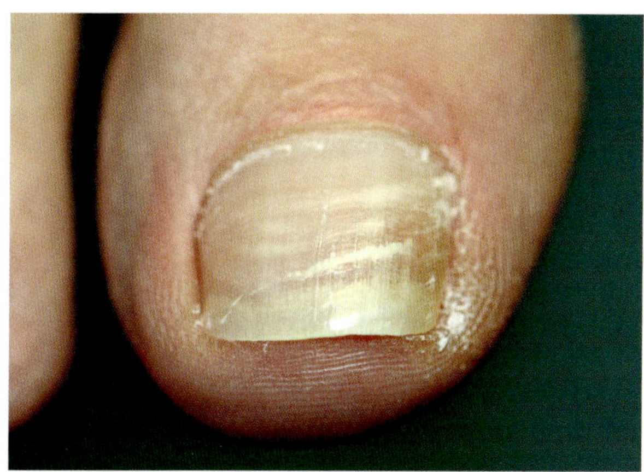

► **Abb. 1.95** Lunulafarbene, bogenförmig über die Nagelplatte verlaufende Mees-Querstreifen.

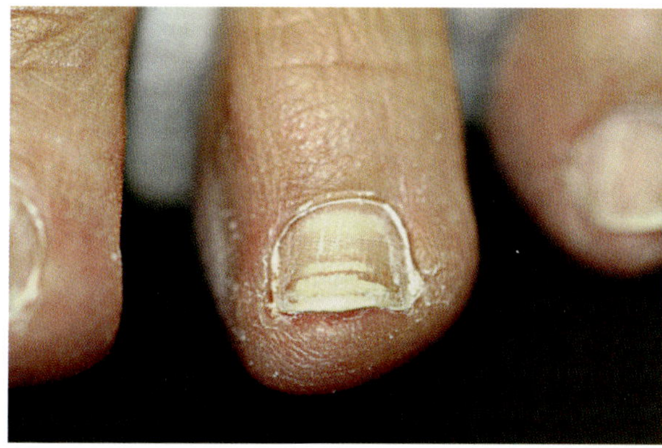

► **Abb. 1.96** Mees-Querstreifen an der III. Zehe links.

1.2.6 Onychoatrophie

Allgemein

Onychoatrophie (Altersnagel) ist ein Sammelbegriff für unspezifische Nagelveränderungen.

Klinik

- sehr langsames, zögerliches Längenwachstum des Nagels
- meist papierdünne Nagelplatte, Verschmächtigung
- auslaufende Längsstreifen am freien Nagelrand fördern die Brüchigkeit

Ursachen

- Sklerodermie (Hautverhärtung)
- seniler Altersnagel
- Stoffwechsel herabgesetzt

Podologische Behandlung

- desinfizierende Maßnahmen
- maschinelle und manuelle Nagelbearbeitung
- Medikation
- Pflegemaßnahmen empfehlen
- begleitende Therapie mit Allpresan Podoexpert Nagel-Repair-Tinktur, Prontoman Spray und Remmele's Propolis Balsam Spray

„Wer rastet, der rostet!" Eingeschränkte Mobilität (schlechte Beweglichkeit und daraus resultierend verminderte Durchblutung, nachlassende Sehkraft) des älteren Patienten fordert eine kompetente podologische Fußbehandlung und Fußberatung. Nicht selten ist es erforderlich, sich beim Patienten zu Hause sowie in Pflegeheimen mit dem Pflegepersonal unbedingt über eine gemeinsame Arbeit am Patienten abzusprechen. Jeder sollte die Kompetenz des anderen respektieren und v. a. akzeptieren, denn im Vordergrund stehen praktisch geforderte Maßnahmen.

Praxistipp

Bei Fußpflegehausbesuchen sind besonders Fachkompetenz und Hygienemaßnahmen auf aktuellem Niveau gefordert. Unbedingt (wenn möglich) den Patienten zur Mitarbeit motivieren. Lassen Sie den Hausstaubsauger mit Rohrverlängerung am Arbeitsplatz positionieren. Der Patient legt das Rohr am Bein entlang mit der Saugöffnung in die Nähe Ihres Handstücks. Durch diese starke externe Absaugunterstützung wird wesentlich mehr Schleifstaub abgesaugt als mit dem transportablen Fußpflegegerät, sei es Nass- oder Trockentechnik! Unbedingt eingeschweißte, sterile Instrumente für jeden einzelnen Patienten verwenden. Dies beweist Ihre fachliche Kompetenz gegenüber dem Patienten und entspricht dem hygienischen Standard.

Praxisbeispiel

Siehe ▶ Abb. 1.97.

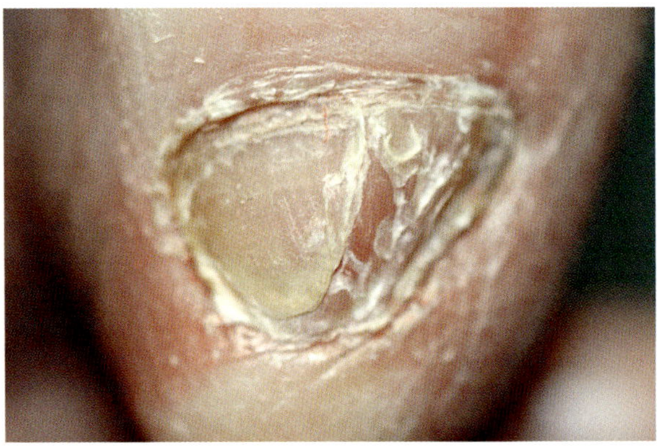

▶ **Abb. 1.97** Onychoatrophie der Nagelplatte ohne bekannte Ursache. Die brüchigen, losen Nagelteile werden vorsichtig mit dem Hartmetallfräser M426X 023 entfernt. Mit dem Diamantschleifer 6850 025 wird die Oberfläche geglättet.

Altersnägel bei Demenzkranken

Leider kommen solche Fälle immer noch viel zu häufig vor (▶ Abb. 1.98 und ▶ Abb. 1.99). Demenzpatienten allein zu Hause sind mindestens genauso gefährdet wie Patienten in Pflegeheimen, wo das Personal die tägliche „Fußinspektion" versäumt und die Verwandtschaft sich dafür nicht für zuständig hält.

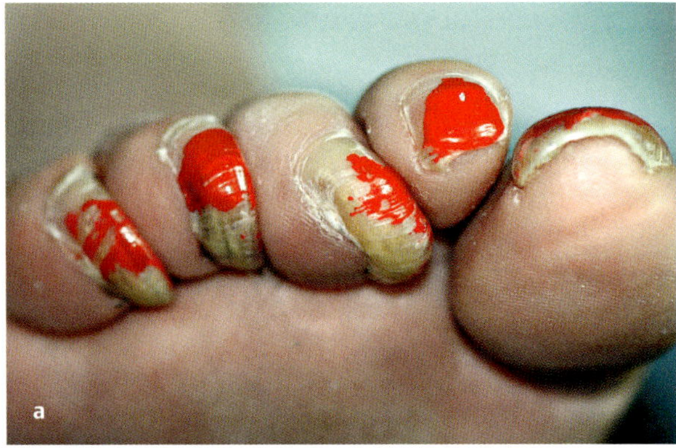

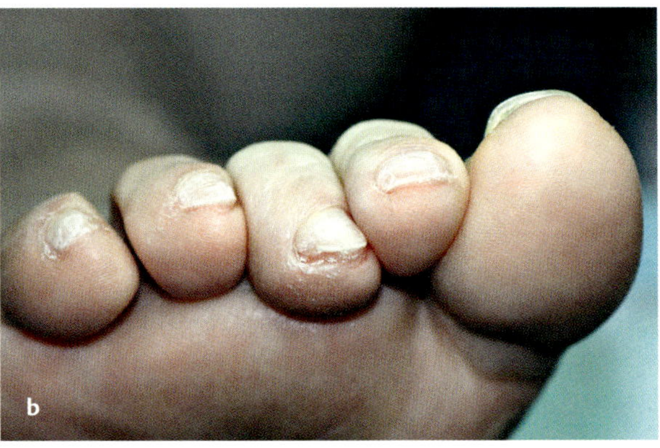

▶ **Abb. 1.98** Papageienschnabelnägel bei einer ca. 60-jährigen Patientin mit Demenz.

a Vor der podologischen Behandlung alle Nägel mit Cutasept F oder Octenisept großzügig einsprühen. Dann die Nägel vorsichtig mit einer feinen Nagelzange kürzen und mit dem Diamantschleifer 840 055 die distalen Nagelenden entgraden. Abschließende Desinfektion der Nägel durchführen.
Praxistipp: Das Pflegepersonal bitten, Prontoman Spray täglich anzuwenden.

b Zustand nach der podologischen Behandlung.

Praxistipp

- Niemals „blind" mit kräftigen Nagelzangen (Kopfschneider, Zangen mit Federübersetzung etc.) quer zur Nagelplatte drauflos zwicken, denn zu schnell ist ein eingeschlossenes Blutgefäß verletzt!
- Den Nagel jeweils mit der feinen Nagelzange nach der „Zwicktechnik" (Lehrmethode Bittig) kuppenbündig kürzen.
- Nagelkanten leicht spatenförmig abrunden.
- Die harte Haut im Bereich der Nagelplatte wird mit Hornhautweicher (Allpresan) für die podologische Behandlung vorbereitet.
- Mit dem Inkarnator wird die Feinarbeit der Nagelumgebung durchgeführt.
- Beim Einsatz von scharfen oder spitzen Instrumenten unbedingt vorher abklären, ob der Patient Bluter oder Diabetiker ist.

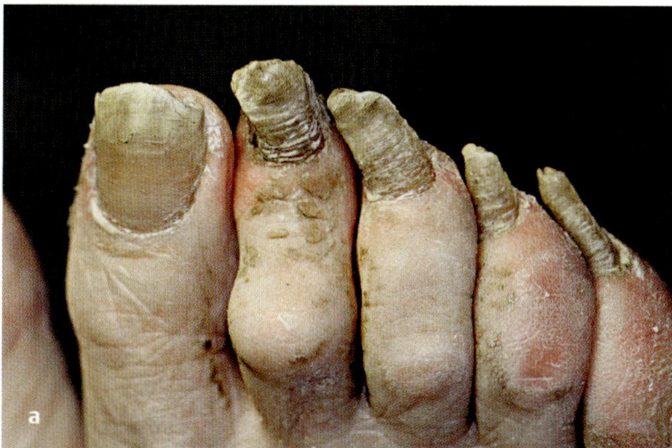

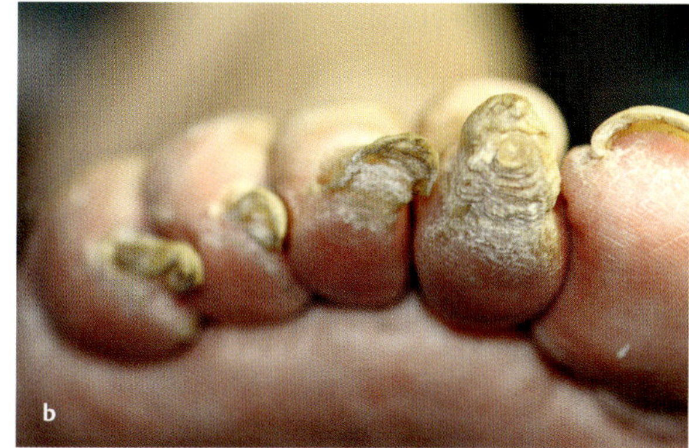

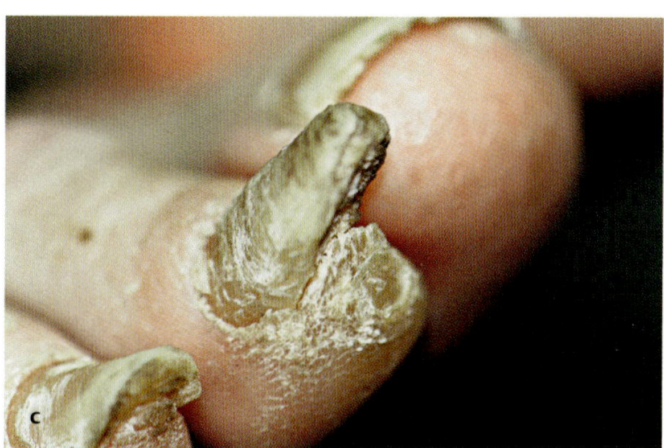

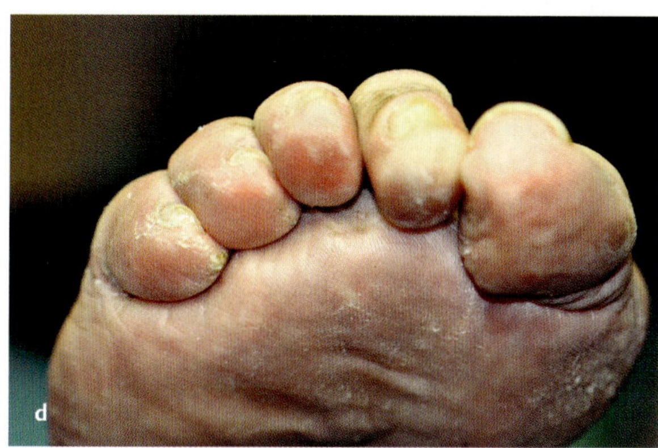

► **Abb. 1.99** Onychogryposis bzw. Unguis in turriculo, sog. Turmnagel (S. 91), mit Hyperkeratose einer demenzkranken 65-jährigen Patientin.
a Dorsale Ansicht.
b Frontale Ansicht.
c Der Unguis in turriculo der II. Zehe in Großaufnahme. Hier passt kein Schuh mehr!
d Mit dem Hartmetallfräser 424GQSR 040 wurden die Nägel grob abgetragen und mit dem Hartmetallfräser M426X 023 in Form gebracht. Medikation und Podoexpert Repair Schaum-Creme zur therapiebegleitenden Haut- und Nagelpilzprophylaxe.

1.2.7 Onychoauxis

Allgemein

Onychoauxis bezeichnet eine Nagelplattenverdickung ohne wesentliche Formveränderung.

Klinik

- der gesamte Nagel/die Nagelplatte ist stark verdickt
- keine zusätzliche Verkrümmung des Nagels
- es besteht keine laterale Seitabweichung des Nagels

Ursachen

- Durchblutungsstörung des Nagels
- normale Alterungsprozesse

Podologische Behandlung

- Nagelplatte verdünnen mit Hartmetallfräser M426X 023
- Nagelecken im Falz mit Inkarnatortechnik begradigen
- Medikation und Allpresan Podoexpert Nagel-Repair-Tinktur sowie Prontoman Spray

Praxisbeispiel

Siehe ► Abb. 1.100.

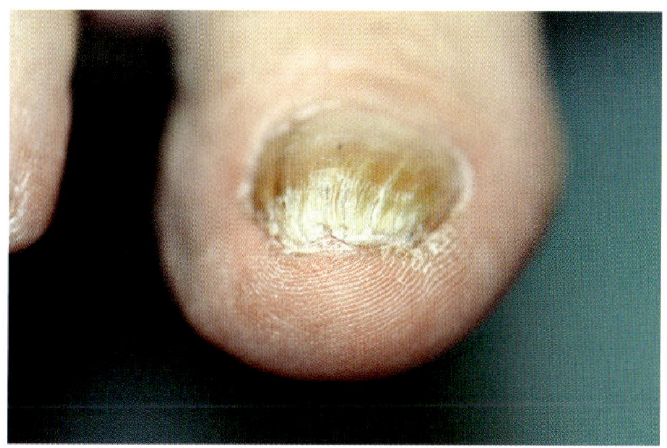

► **Abb. 1.100** Gelb verdickte Nagelplatte ohne wesentliche Formveränderung, jedoch zeigt sich zum distalen Nagelende hin eine feine Aufsplitterung bzw. Verdünnung der Nagelplatte. Dies ist keine Onychomykose!

1.2.8 Onychogryposis

Allgemein

Als Onychogryposis bezeichnet man eine krallenhaft verdickte Nagelplatte (griech.: „grypos" = gekrümmt).

Klinik

- Klauen-, Krallen- oder Papageiennagel
- meist Großzehe betroffen
- häufig in Verbindung mit Hammer- und Reiterzehen
- Nagelplatte meist ohne Haftung zum Nagelbett
- Nagelplatte wächst schräg zur Zehenachse
- transversal verlaufende Wülste durchziehen die verdickte Nagelplatte
- Epithelgewebe (abgestorben) und Hornmassen (*Hyperkeratose*) haften unter der Nagelplatte
- verlangsamtes Nagelwachstum begünstigt eine zusätzliche *Onychomykose*
- ohne Mykosebefall der Nagelplatte wirkt sie transparent bis schmutzig gelb
- meist bei älteren Patienten

Ursachen

- schlechte Beweglichkeit bedingt eine unsachgemäße Nagelbehandlung
- frontale Verformungskräfte im Schuh verändern die Nagelform in alle Richtungen
- psychogene Faktoren wie Scham und Angst schieben den Besuch beim Podologen immer weiter hinaus, bis der Schuh zu klein oder der Nagel zu dick oder zu lang wird
- arterielle Durchblutungsstörungen bei transversal verlaufenden Wülsten und verlangsamtem Nagelwachstum
- Onycholysis bei Hyperkeratose

Podologische Behandlung

- den weit über die distale Zehenkuppe wachsenden Nagel mit Spezialfräsern in seiner Längsachse verdünnen
- eine kleine, transversale Rille als neues „Nagelende" in die Nagelplatte fräsen
- mit einer feinen Nagelzange (Lehrmethode Bittig) den Restnagel abzwicken, dies ist die schonendste und ungefährlichste Arbeitsweise, um eingeschlossene Blutgefäße zu schützen
- Feinbearbeitung der Nagelenden mit Inkarnator- und Schleiftechnik nach Lehrmethode Bittig
- Medikation
- Allpresan Podoexpert Nagel-Repair-Tinktur und Prontoman Spray täglich aufsprühen

Praxistipp

Keine Kopfschneider oder Zangen mit Gelenkverstärkungen (auch als „Geflügelzangen" bekannt) verwenden! Solche teuren Brachialwerkzeuge gehören in den „Werkzeugkasten", nicht in die sensible Hand eines Podologen. Unnötig hoher Druck (in Newton gemessen) beim Abzwicken des verdickten Nagels erzeugt ein „Quetschphänomen" und fügt dem Patienten arge Schmerzen zu. Solche Methoden sollten nicht in Produktkatalogen mit folgendem Slogan angepriesen werden: „Diese Zangen sind für besonders kräftige Nägel bestens geeignet!" Diese Methode ist überholt, gefährlich, schmerzhaft und in höchstem Maße „unprofessionell"!

Behandlungs- und Praxisbeispiele

Siehe ▸ Abb. 1.101, ▸ Abb. 1.102, ▸ Abb. 1.103, ▸ Abb. 1.104, ▸ Abb. 1.105, ▸ Abb. 1.106 und ▸ Abb. 1.107.

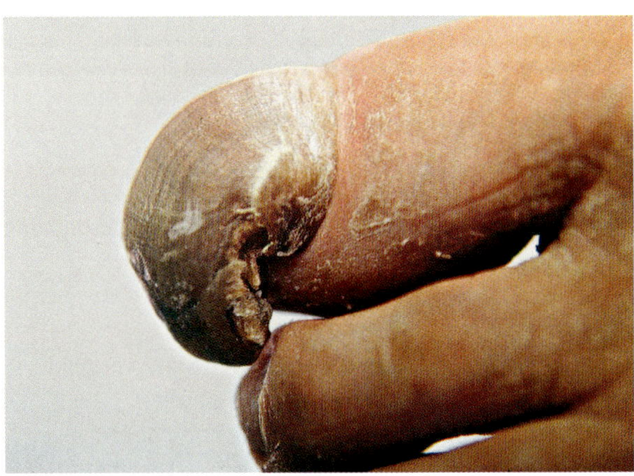

▸ **Abb. 1.101** Onychogryposis bei älterer Patientin, typischer Papageienschnabel.
Praxistipp: Die Nagelplatte mit dem Hartmetallfräser 425MQS 060 grob verdünnen. Mit Hartmetallfräser 424GQSR 040 und M426X023 die Feinarbeit durchführen. Die transversale Rille kann nun mit dem Diamantschleifer 6850 025 geschliffen werden. Distales Entgraden mit Diamantschleifer 840 055 oder 840KR 055.

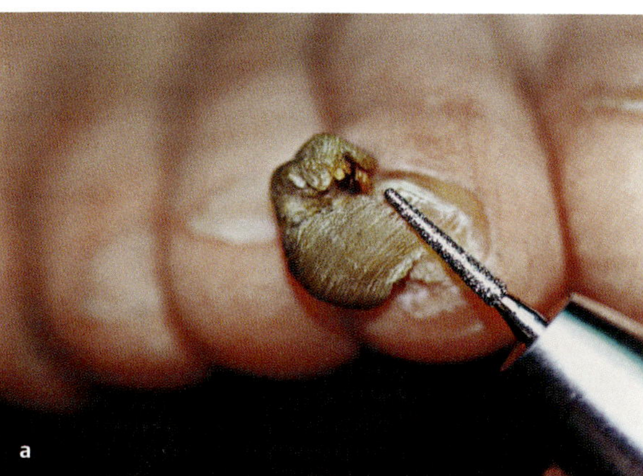

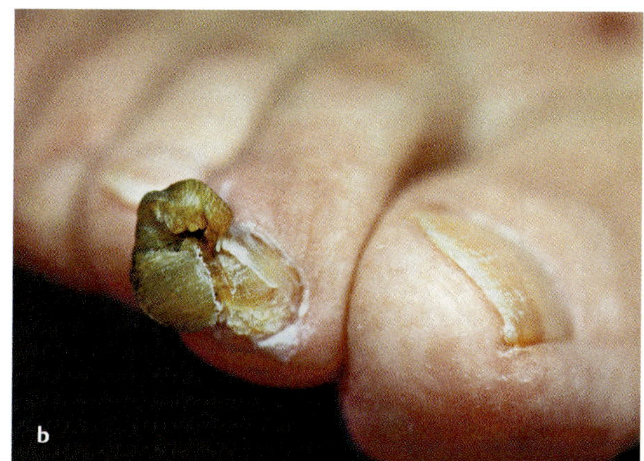

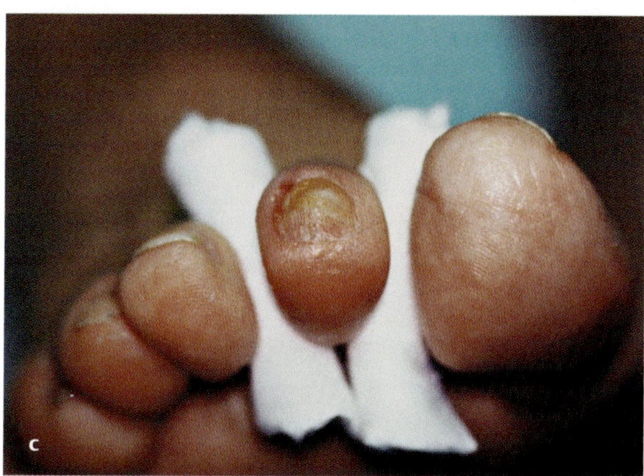

▸ **Abb. 1.102** Völlig rotiertes Nagelkonglomerat der II. Zehe.

a Mit einem Diamantschleifer grober Körnung 6850 025 wird eine transversal verlaufende Rille in die Nagelplatte geschliffen.

b Perfekt abgetrennte Nagelverdickung, die nun mit einer Splitterpinzette schmerzlos abgenommen werden kann.

c Nach der Feinarbeit mit dem Hartmetallfräser 1SXM 018 wird mit Cutasept F desinfiziert. Ein schützender Zehenkuppenverband mit 2nd Skin (Spenco) nach Lehrmethode Bittig ist Pflicht und wird als Abschluss der Behandlung angelegt.

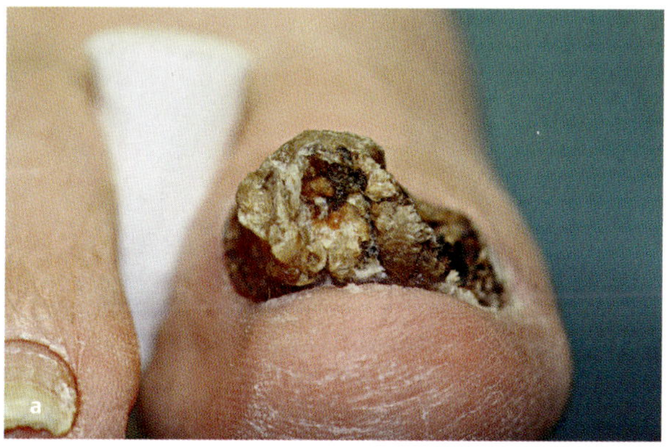

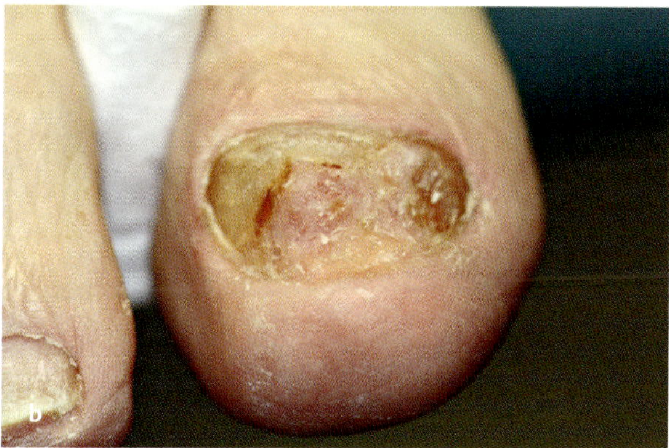

▸ **Abb. 1.103** Frontalansicht einer Onychogryposis der Großzehe.

a Die Nagelverwachsung wird mit dem Hartmetallfräser 425MQS 060 oder 424GQSR 060 rationell abgetragen und die feine weitere Nagelbehandlung mit Hartmetallfräser M426X 023 und Diamantschleifer 850 023 durchgeführt.

b Zustand nach podologischer Behandlung.

Praxistipp: Medikation mit Podoexpert Nagel-Repair-Tinktur oder Prontoman Spray täglich aufsprühen.

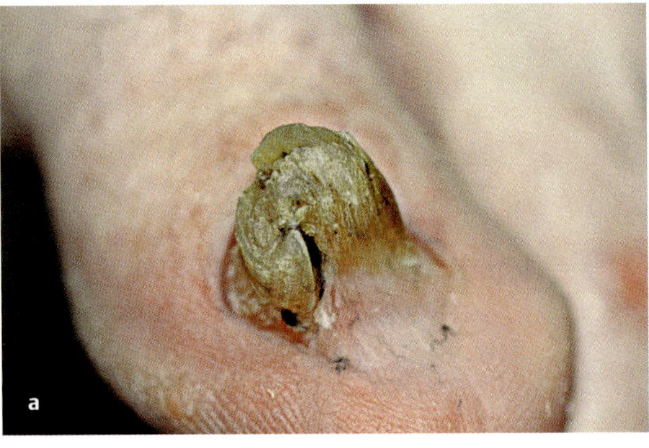

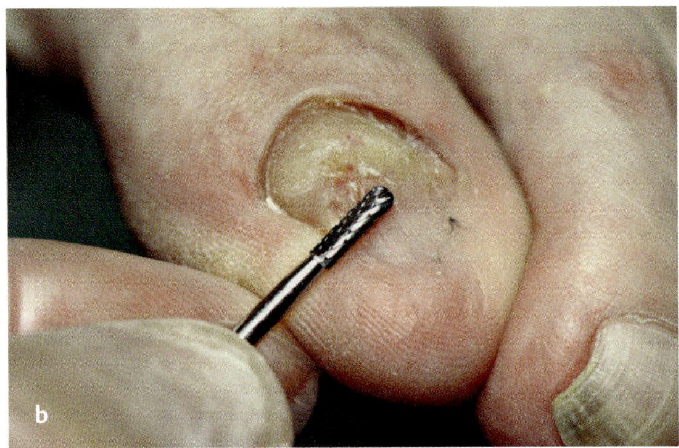

▶ **Abb. 1.104** Nach dorsal abkippende Onychogryposis der Großzehe.
a Zustand vor der podologischen Behandlung.
b Mit dem Hartmetallfräser M426X 023 wurde rationell die Nagelplatte abgetragen. Anschließend Sprühdesinfektion mit Cutasept F. Ergebnis nach perfekter Schleiftechnik. Medikation mit Prontoman Spray und täglich Podoexpert Repair Nagel-Tinktur für zu Hause.

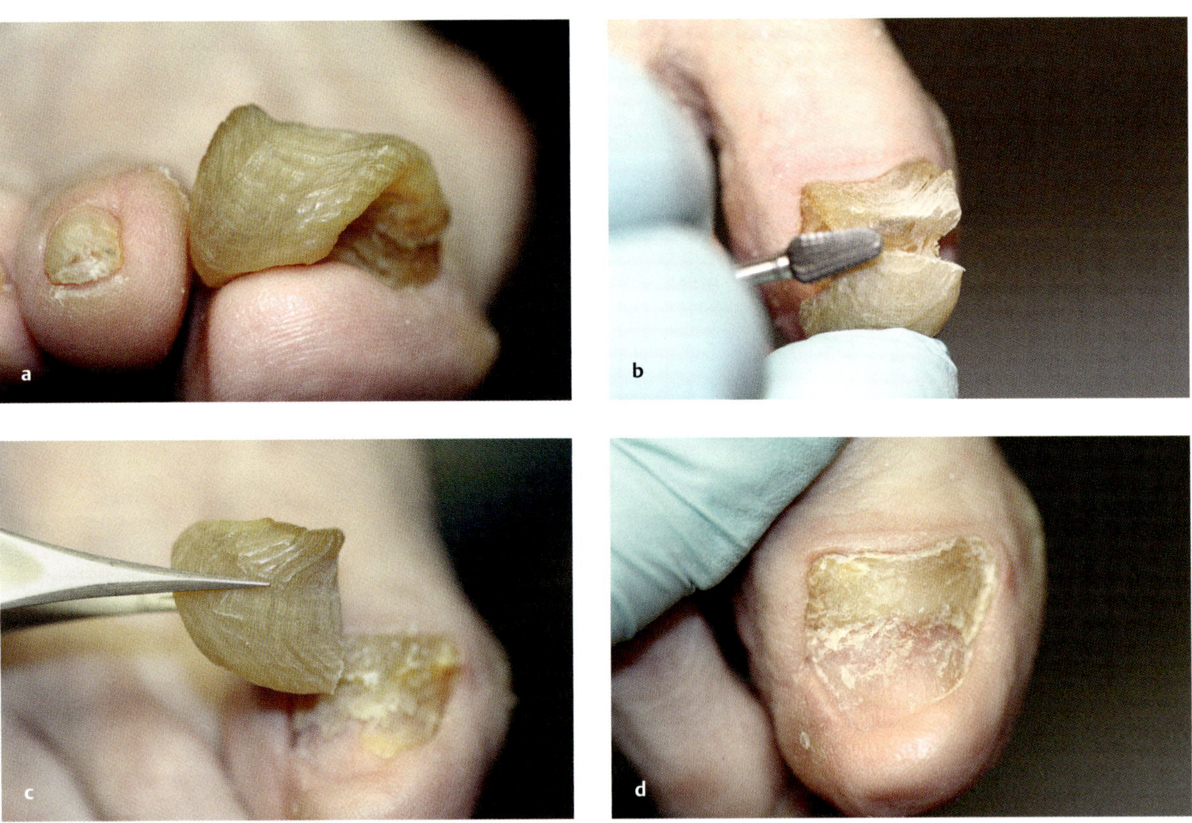

▶ **Abb. 1.105** Papageiennagel.
a Hypertrophiertes Nagelgebilde der rechten Großzehe wächst raumverdrängend zur II. Zehe hin. Über viele Monate haben sich „Jahresringe bzw. Rillen“ gebildet, die das abschnittweise Wachstum kennzeichnen.
b Mit dem Hartmetallfräser 424GQSR 060 und 424GQSR 040 wurde proximal eine Rille in die Nagelverdickung gefräst. Die Feinarbeit wurde mit M426X 023 durchgeführt.
c Mit der Splitterpinzette konnte der „Schnabel“ leicht entfernt werden. **Achtung!** Keine Nagelzangen mit Übersetzung zum Abzwicken des Nagels verwenden! Dies ist eine zu rabiate Methode und nicht eines Podologen würdig.
d Zustand nach der podologischen Nagelentfernung. Medikation und täglich Podoexpert Nagel-Repair-Tinktur aufsprühen.

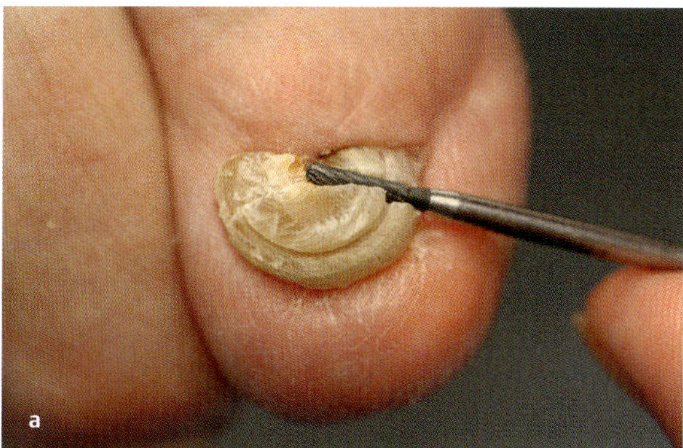

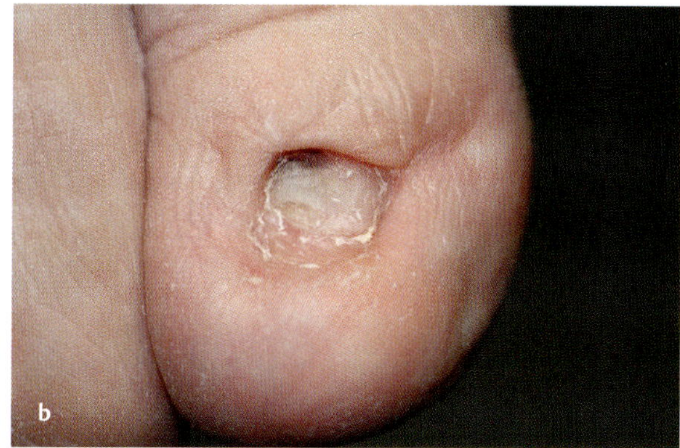

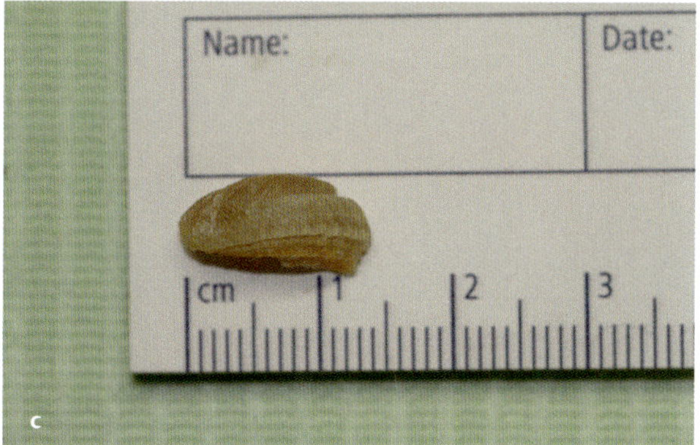

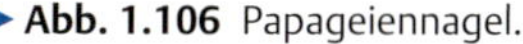

► **Abb. 1.106** Papageiennagel.
a Mit dem Hartmetallfräser M426X 023 wird eine Rille gefräst und der „Schnabel" entnommen.
b Zustand nach völliger Entfernung der „pathologischen" Verhornung, die man nur schwer als Nagelplatte bezeichnen konnte.
c Entfernte „Nagelplatte" im Foto dokumentiert.

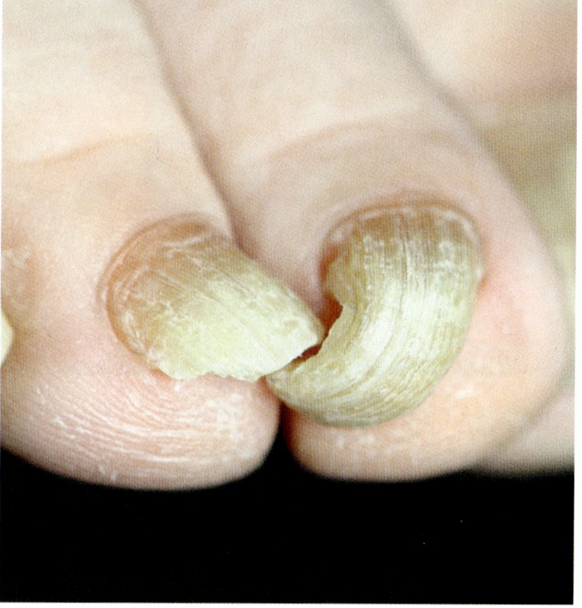

► **Abb. 1.107** Papageiennagel der II. Zehe, die sich nach lateral neigt.

1.2.9 Onycholyse

Allgemein

Onycholyse bezeichnet eine Nagelablösung.

Klinik Onycholyse ist eine teilweise Lösung der Nagelplatte, die bis zur vollständigen Nagelablösung führen kann. Sie kommt häufig vor und entwickelt sich vom freien, distalen Nagelrand her. Typisch ist eine halbmondförmige Nagelablösung vom distalen Rand her (Onycholysis semilunaris). Die **Onychomadose** ist die vollständige Ablösung der Nagelplatte.

Ursachen

- Onycholyse
  - Allgemeinerkrankungen
  - Überlastung der Nagelplatte durch Sicherheitsschuhe im Beruf oder Kletterschuhe beim Sport
  - Wechsel zwischen Feuchtigkeit und Austrocknung führt zu Nagelbettveränderungen; nach Verhornungsstörungen folgt die distale Onycholyse
  - Mykose
  - bakterielle Infektionen
  - Psoriasis
  - Traumen
  - Tumore
- Onychomadose
  - Folge von Akuterkrankungen, z. B. Infektionen wie Sepsis, Influenza, Scharlach, Lungenentzündung, eitrige Nagelbettentzündungen
  - nach heftigen Traumen beim Sport, im Beruf durch Anstoßen oder Drauffallen von schweren Gegenständen oder Draufsteigen von Personen auf die Zehe
  - bergabwärts Wandern

Podologische Behandlung

- desinfizierende Maßnahmen
- vorsichtige Entfernung der losen Nagelanteile durch schonende Schleiftechnik bei der Teilnagelonycholyse
- vorsichtige Entfernung der abgelösten Nagelplatte, evtl. Blutstillung
- begleitende Therapie mit Allpresan Podoexpert Nagel-Repair-Tinktur, Prontoman Spray und Remmele's Propolis Balsam Spray

Behandlungs- und Praxisbeispiele

Onycholysis semilunaris

Siehe ▶ Abb. 1.108 und ▶ Abb. 1.109.

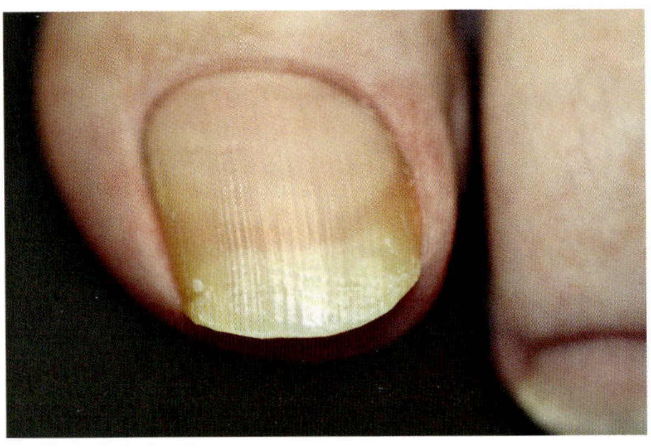

▶ **Abb. 1.108** Onycholysis semilunaris der distalen linken Großzehe.

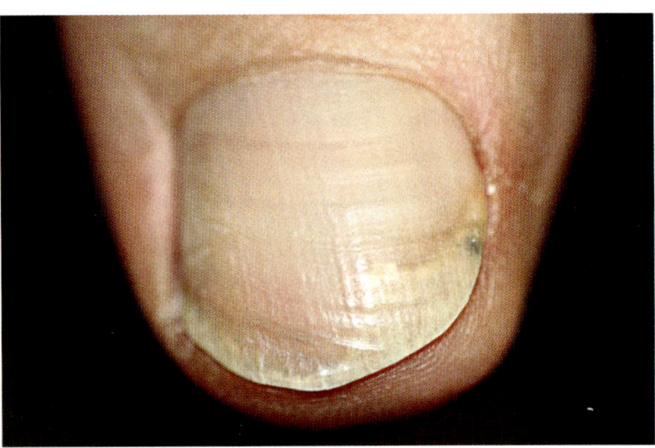

▶ **Abb. 1.109** Onycholysis semilunaris mit Beau-Reil-Querfurchen und punktförmige Onychomykose subungual der lateralen Nagelplatte.

Onychomadose

Siehe ▶ Abb. 1.110 und ▶ Abb. 1.111.

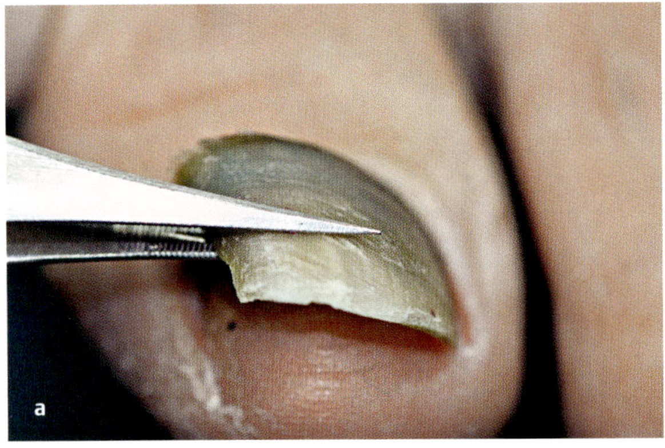

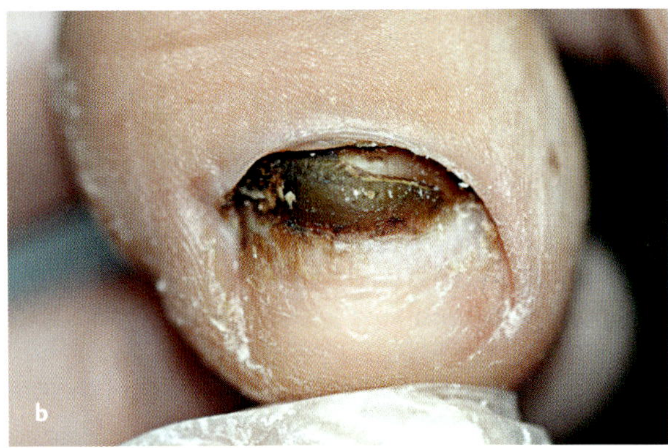

▶ **Abb. 1.110** Onychomadose.

a Vor Behandlungsbeginn wird die gesamte Zehe mit Cutasept F oder Octenisept eingesprüht. Entfernung der gesamten traumatisierten Nagelplatte mit der Splitterpinzette nach Feilchenfeld.

b Alte Hämatomreste im Bereich des Lunulums wurden mit dem Hartmetallfräser M426 X 023 abgetragen. Mit dem Diamantschleifer 850 023 mittlerer Körnung wurde die Feinarbeit durchgeführt. Anschließend mit Prontoman Spray den Zehenbereich einsprühen, kurz einwirken lassen und mit dem feinen Tamponadehäkchen (Spezialinstrument Lehrmethode Bittig) die Oberfläche vorsichtig reinigen. **Praxistipp:** Medikation und Podoexpert Nagel Repair-Tinktur. Eventuell Nagelprothetik (NVP) nach Eckle.

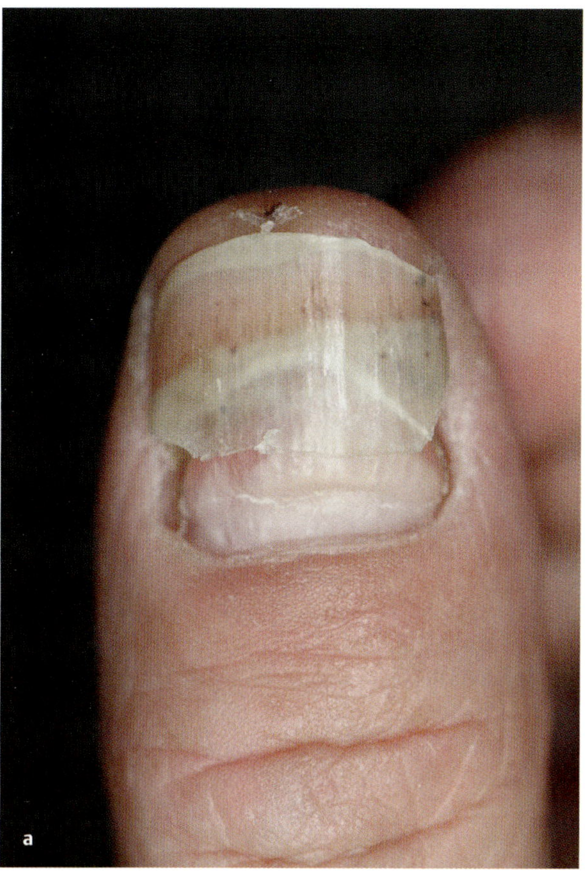

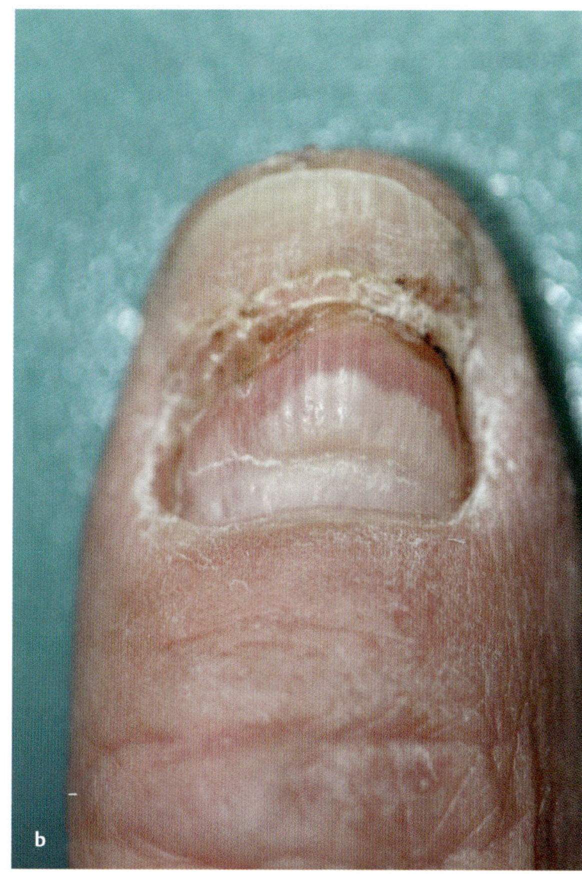

► **Abb. 1.111** Onychomadose durch Chemotherapie.
a Zustand nach Chemotherapie. Langsam löst sich die gesamte Nagelplatte ab.
b Zustand nach Nagelablösung. Medikation: Podoexpert Nagel Repair-Tinktur oder Prontoman Spray täglich aufsprühen.

1.2.10 Onychomykosen

Allgemein

Onychomykose bezeichnet den Pilzbefall eines oder mehrerer Nägel.

Beachte

Der Erreger muss vor der Therapie nachgewiesen werden. Erst nach der ärztlichen Diagnostik steht eindeutig fest, ob es sich um eine Onychomykose handelt und welche Erreger vorliegen. Ein Psoriasisnagel oder ein Holznagel (Onychodystrophie) können ein ähnliches klinisches Bild zeigen wie eine Onychomykose.

Klinik

- nach der Infektion entsteht eine Verhornung (subunguale Keratose) unter dem Nagel, die den Nagel teilweise abhebt (Teilonycholyse)
- typische gelbliche Verfärbung des Nagels
- Nagel wird dicker und brüchiger
- manchmal zeigen sich weiße oder braune Längsstreifen im Verlauf der Nagelplatte

Formen

Man unterscheidet:

- distale subunguale Onychomykose (DSO)
  Besteht bereits eine Pilzinfektion der Haut im Zehenbereich, kann sich der Pilz über das Hyponychium bis hin zur Nagelmatrix kontinuierlich ausbreiten. Etwa 80–85 % der Nagelmykosen entstehen auf diese Weise.
- proximale subunguale Onychomykose (PSO):
  Diese Form ist selten. Die Infektion geht vom proximalen Nagelwall aus, wo der Pilz das Nagelhäutchen befallen hat und sich über das Eponychium zur Nagelmatrix vorarbeitet. In oder unter die Nagelplatte eingedrungen, wächst der Mykoseherd nach distal oder er breitet sich flächig aus.
- superfiziale subunguale Onychomykose (SSO; Leukonychia trichophytica):
  Ist die Nageloberfläche vorgeschädigt, gelangen Trichophyten hindurch und zerstören die Nagelplatte.

Nagelpilzerkrankungen sind altersabhängig: Während Jugendliche nur selten betroffen sind, leiden etwa 40–50 % der über 65-Jährigen an einer Onychomykose. Männer sind häufiger betroffen als Frauen.

Ursachen

- Dermatophyten (ähnlich wie bei Dermatomykosen)
- Hefe- und Schimmelpilze
- arterielle Durchblutungsstörungen
- lymphatische und venöse Abflussstörungen
- Deformitäten des Fußes und der Zehen
- Diabetes mellitus
- traumatisch geschädigte Nägel
- ungeeignetes Schuhwerk und Strümpfe
- feucht-warmes Milieu
- übertriebene Hygiene
- Übersäuerung (Pilze werden nach Jentschura als „Säure- und Giftfresser" bezeichnet)

Podologische Behandlung

Praxistipp
Vor dem Abschleifen des Nagels eine oder mehrere Nagelproben entnehmen und dem Podo-Analyseservice schicken, um eine exakte Diagnose und Empfehlungen zur Weiterbehandlung zu bekommen! Medikation und täglich Podoexpert Nagel-Repair-Tinktur aufsprühen.

- Ursachenerkennung, Beratung und Prophylaxe
- Fußinspektion
- Früherkennung
- interdisziplinäre Zusammenarbeit mit dem Arzt
- hygienische Entfernung der infizierten Nagelstellen
- am besten eine externe Absauganlage benutzen; Infektionsgefahr durch Schleifstaub!
- lokale Therapie
- begleitende Therapie mit Allpresan Podoexpert Nagel-Repair-Tinktur, Prontoman Protect Spray sowie Remmele's Propolis Balsam Spray

Praxistipp
Vor dem Ausfräsen der mykotischen Nagelteile kann bei sensiblen Patienten Emla-Salbe (anästhesierend) aufgetragen werden und der Nagel mit Wattepads aus dem Kühlfach bedeckt werden. Die Pads werden 1 Tag vorher in destilliertem Wasser getränkt, ausgedrückt und in einem Tiefkühlbeutelchen im Gefrierfach gefrostet. Nach ca. 5–10 Minuten Pads erneuern, dann stellt sich eine „leicht betäubte Zehe" zur Behandlung zur Verfügung. Jetzt kann der Podologe bis zur Blutungsgrenze vorsichtig fräsen! Medikation mit Prontoman Spray und täglich zu Hause Podoexpert Nagel-Repair-Tinktur aufsprühen.

Ärztliche Therapie Die systemische Behandlung durch orale Breitbandantimykotika, die über den Blutweg an den Infektionsort gelangen, belastet leider die medikamentöse, orale, systemische Therapie der inneren Organe und ist nicht für jeden Patienten anwendbar. Der Arzt verordnet Lösungen, Salben, Tropfen oder Lacke zur lokalen Therapie. Bei Lackanwendung sollte der Arzt dem Patienten Handschuhe und ein Sprühdesinfektionsmittel empfehlen. Keine unnötigen Nagelextraktionen mehr!

Beachte
„Le microbe, c'est rien, le milieu, c'est tout!" – „Der Erreger ist nichts, das Milieu ist alles!" Dieser Satz von Antoine Béchamp besagt, dass wir den Pilz von innen durch basenbildende Ernährung und von außen mit basischer Körperpflege behandeln müssen. Damit entziehen wir dem Pilz das saure Milieu als Lebensbedingung. Ideal sind Basenprodukte von Jentschura.

Schutzmaßnahmen vor der Behandlung mit mykotischem Schleifstaub (► Abb. 1.112)

- Handschuhe (Vinyl besser als Latex)
- Mundschutz (mehrlagig, hypoallergen mit Nasenbügel)
- Augen- bzw. Gesichtsschutz
- Schutz der Haare vor umherfliegendem Schleifstaub
- Einmalpapierkittel tragen, besonders bei infizierten Nägeln, Haut und zum MRSA-Schutz
- externe starke Punktabsaugung ist die sicherste Absaugmöglichkeit und ist bei jedem Trocken- bzw. Nasstechnikgerät zur Unterstützung der Schleifarbeit aus gesundheitlichen Gründen absolut notwendig!

Praxistipp
In der heutigen Zeit sind Schutzmaßnahmen unbedingt erforderlich: Eine externe Punktabsaugung ist eine erforderliche Investition zum Arbeitsschutz und der eigenen Gesundheit. Besonders Asthmatiker profitieren von dieser segensreichen Absaugmöglichkeit!
Es ist unverständlich, dass an vielen Schulen leichtfertig mit der Gesundheit der Schüler bzw. Patienten umgegangen wird. Alveolengängiger Schleifstaub ist nach wie vor ein Thema. Die Berufskrankheit der „Mykoselunge", ähnlich der Staublunge (Bergbau, Bleistaub beim Schriftsetzerberuf usw.), wird im Laufe unhygienischen Arbeitens jeden von uns in seinem späteren Berufsleben ereilen können. Die Hersteller der Fußpflegemotoren und -geräte sehen diese persönlichen Anmerkungen des Autors sicherlich aus „wirtschaftlichen" Gründen eher als Panikmache, jedoch wurden in meinem Institut wissenschaftliche Messungen von der Berufsgenossenschaft durchgeführt. Gerne berät der Autor bei der Anschaffung einer solchen Absaugung für Ihre Praxis.
Praxistipp: Podo pure + (siehe Kap. 7.10).

Einige Worte zu der leider immer noch praktizierten *Nagelextraktion*. Die Rezidivraten sind beträchtlich und die meist unbefriedigenden Ergebnisse zeigen, dass die Extraktion nicht der Weisheit letzter Schluss sein kann. Die Nachteile liegen auf der Hand:

- Die Wachstumsgeschwindigkeit des neuen Nagels wird deutlich reduziert.
- Optische Veränderungen der Nagelplatte durch Vernarbung des Nagelbetts sind keine Seltenheit, z. B. seitliche Verkrümmung des Nagels und Verdickung.
- Auch Wundheilungsstörungen sind häufig.

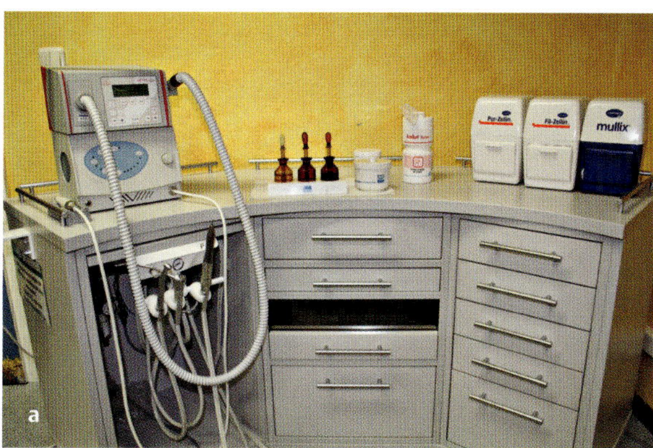

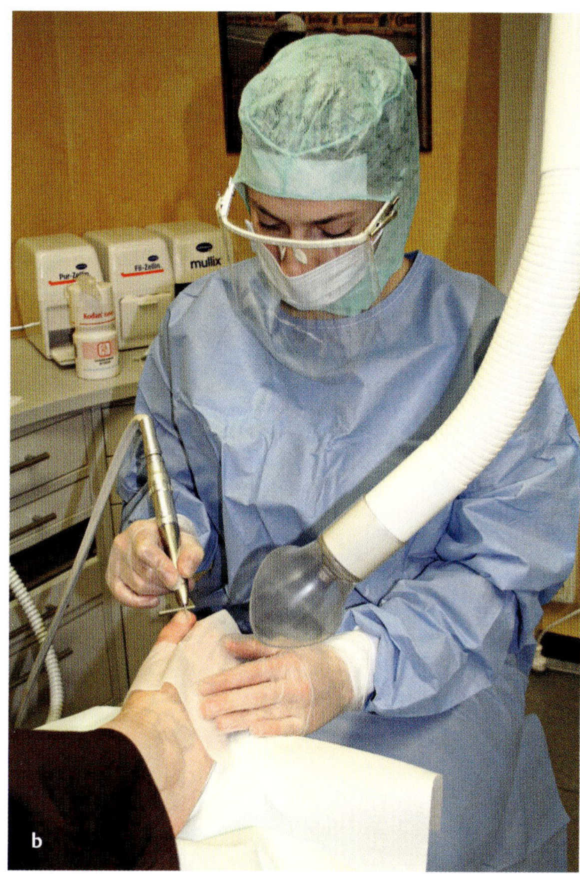

▸ **Abb. 1.112** Podologischer Arbeitsplatz.

a Ergonomischer, vom Autor konzipierter Arbeitsplatz mit Turbine, Mikromotor sowie Trockentechnikgeräte nach modernstem Stand zur professionellen Durchführung podologischer Arbeitstechniken.

b Alle Schutzmaßnahmen auf einen Blick, die besonders bei Patienten mit MRSA-Befund, Pilzerkrankungen der Nägel, verdickten Nägeln und starker Hyperkeratosis unbedingt erforderlich sind. Zum persönlichen Schutz gehören: 1. OP-Haube zum Schutz der Haare. 2. Mundschutz. 3. Augen- bzw. Gesichtsschutz. 4. Handschuhe. 5. Einmal-OP-Kittel. Hygienische Einmalpapierauflage für die Füße des Patienten, eingeschlitztes Kodan-Tuch (Lehrmethode Bittig) zum Schutz der Zehenumgebung beim Schleifvorgang, z. B. bei Onychomykosen. Perfekte Punktabsaugung schützt den Behandler bei der Nass- wie Trockentechnik am effektivsten vor umherfliegendem feinen Schleifstaub.

Behandlungs- und Praxisbeispiele

Siehe ▸ **Abb. 1.113**, ▸ **Abb. 1.114**, ▸ **Abb. 1.115**, ▸ **Abb. 1.116** und ▸ **Abb. 1.117**.

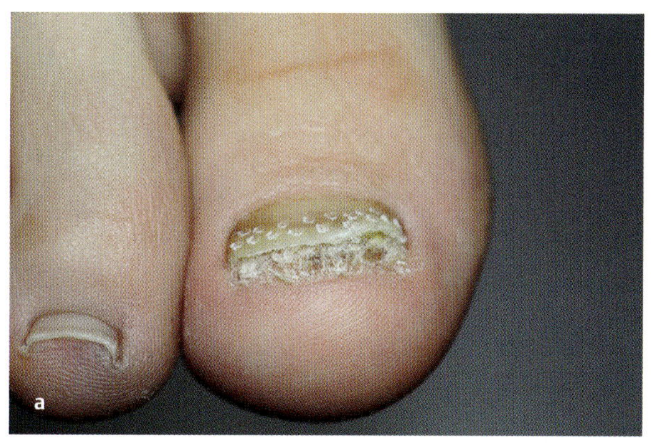

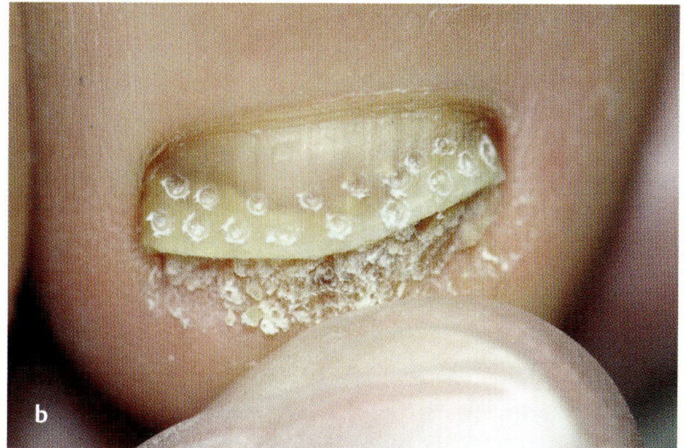

▸ **Abb. 1.113** Lasertherapie bei Onychomykose.

a In Zusammenarbeit mit dem Dermatologen wurde die Nagelplatte mit dem Laser superfizial „durchlöchert“ und dann anschließend mit dem Hartmetallfräser 1SXM 012 geglättet. Somit kommen die Medikamente besser und schneller an ihren Wirkungsort.

b Großaufnahme der Nagelplatte. Als Nagelpilz begleitende Therapie ist die tägliche Applikation von Podoexpert Nagel-Repair-Tinktur empfehlenswert.

- Die *chemische Entfernung* eines Nagels sollte durch einen Okklusivverband beim Fußpfleger fachgerecht durchgeführt werden, denn er ist in der Regel darauf eingerichtet.

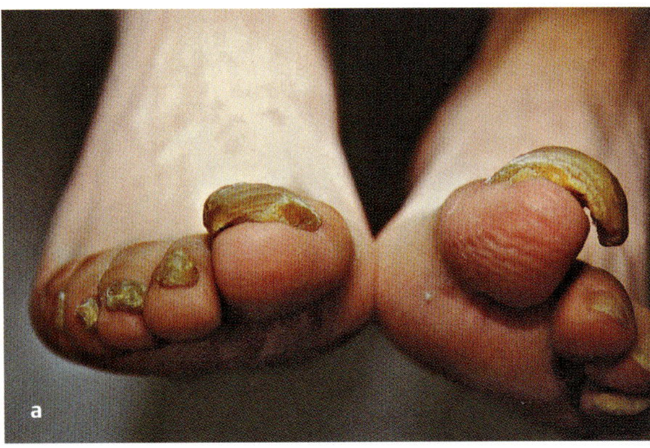

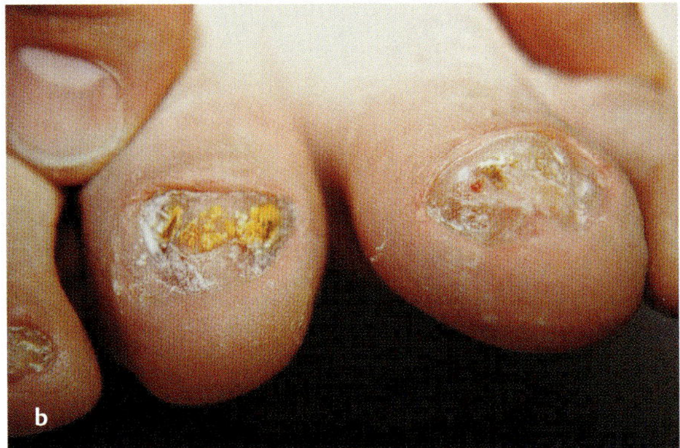

▸ **Abb. 1.114** Ausgeprägte Onychogryposis und Onychomykose.

a Folgende Hartmetallfräser eignen sich besonders zur groben Abtragung der verdickten Nagelplatten: 425MQS 060, 424GQSR 060. Zur weiteren Feinarbeit wird der Hartmetallfräser 424GQSR 040 oder M426X 023 eingesetzt. Hier eignet sich eine externe Punktabsauganlage, um den mykotischen Schleifstaub hygienisch zu entfernen. Mit dem Diamantschleifer 850 023 werden die Nagelfalze ausgearbeitet.

b Ein Kodan-Tuch einschlitzen, über die jeweilige Großzehe ziehen und somit die Hautumgebung vor Schleifstaub schützen. Man sieht eine deutliche Mykoseverfärbung. Unbedingt Sprühdesinfektion mit Cutasept F oder Octenisept nach dem Schleifvorgang.

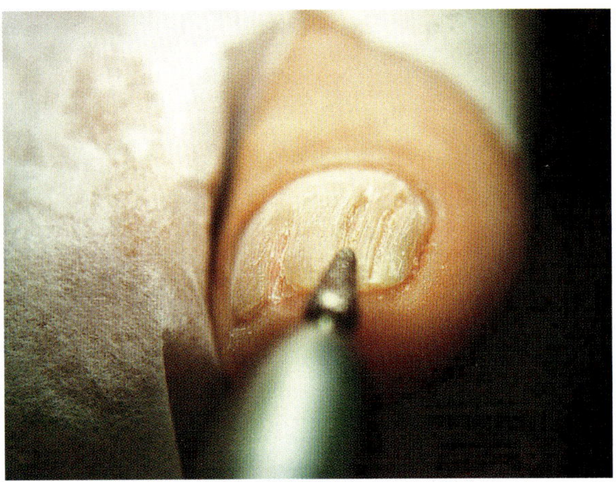

▸ **Abb. 1.115** Distale, subunguale Onychomykose. Kodan-Tuch einschlitzen und über den Großzeh ziehen, um die Umgebung zu schützen. Mykosestreifen in der Nagelplatte vorsichtig mit dem Diamantschleifer 5893 050 oder Hartmetallfräser M426X 023 ausschleifen. Externe Punktabsaugung einsetzen! Anschließend mit Cutasept F oder Octenisept desinfizieren.

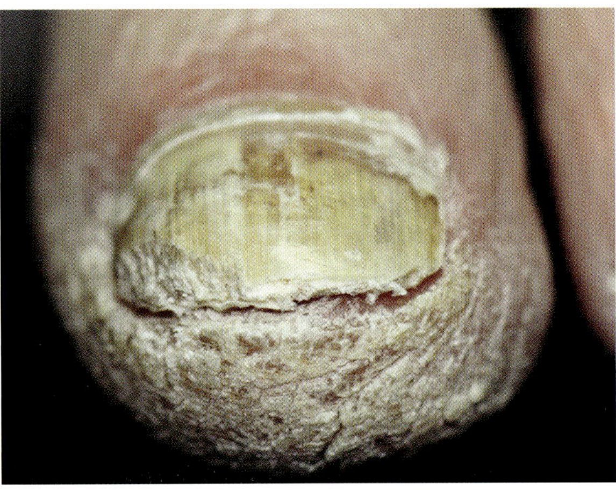

▸ **Abb. 1.117** Trichophyton-mentagrophes-Infektion der linken Großzehe mit periungualer Hyperkeratose.

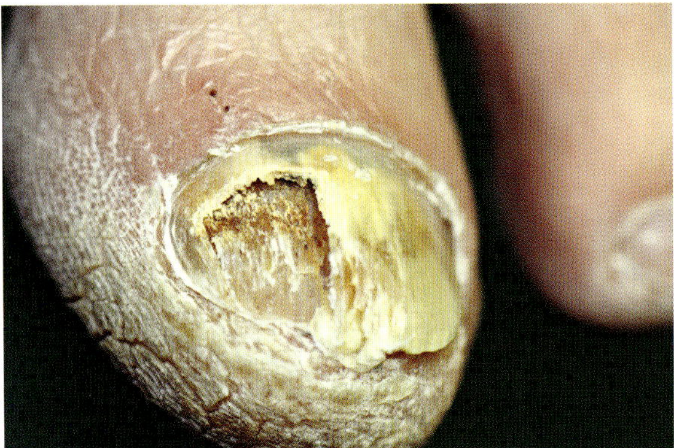

▸ **Abb. 1.116** Massiv ausgeprägte Onychomykose mit Neurodermitis und starker Hyperkeratose der linken Großzehe.

1.2.11 Onychophosis

Allgemein

Onychophosis ist eine großflächige, glasige Verhornung des Nagelfalzes. Es handelt sich in erster Linie um eine Hauterkrankung.

Klinik

- kann den gesamten Nagelbereich betreffen
- Nagelwall kann sich extrem verhärten, später sogar schmerzen
- Clavi können sich zusätzlich bilden
- oft klagt der Patient schon kurz nach der Behandlung erneut über zunehmende Beschwerden

Ursachen

- ständige Hautirritation durch Keratolytika, z. B. Salizylsäure, Harnstoff
- unsachgemäße Arbeitstechniken im Nagelfalzbereich, z. B. durch Verletzungen beim Sondieren, Reizungen durch Restnagelrudimente bzw. Nagelecken
- Laugen, da sie die Schutzbarriere der Epidermis zerstören
- Infektionen
- feucht-warmes Milieu durch Zehenüberlagerung bzw. Schuhwerk (Sportschuhe usw.)
- evtl. Viruserkrankung

Podologische Behandlung

- kurze Behandlungsintervalle
- lange Therapiezeit
- keratolytische Behandlung, dann Fulgurisation
- Allpresan Podoexpert Hornhautweicher
- Prontoman Spray

> **Praxistipp**
> Bei einer Onychophosis ...
> - Tamponade anwenden, z. B. mit Unguentacid-Salbe (Vitamin A, E und Linolsäuretriglyzerid),
> - sind auch quarternäre Ammoniumverbindungen (z. B. Evazol-Creme) möglich,
> - unbedingt Patientencompliance anregen.

Praxis- und Behandlungsbeispiele

Siehe ► **Abb. 1.118** und ► **Abb. 1.119**.

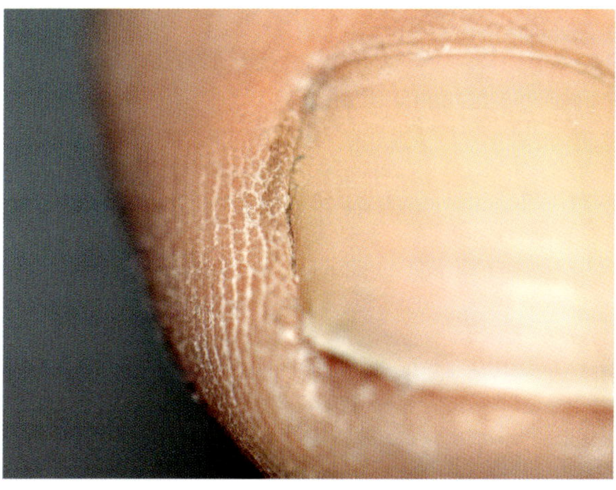

► **Abb. 1.118** Die großflächig glasig wuchernde Verhornung des medialen Nagelfalzes wird mit dem Diamantschleifer 6850 025 vorsichtig abgetragen. Medikation und Podoexpert Nagel-Repair-Tinktur und Hornhautweicher zur begleitenden Pflege.

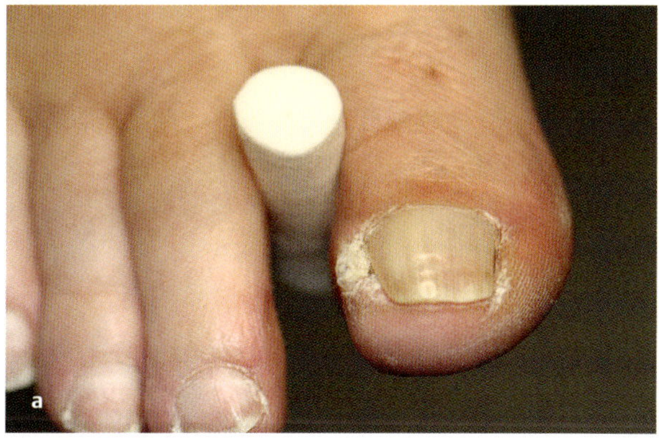

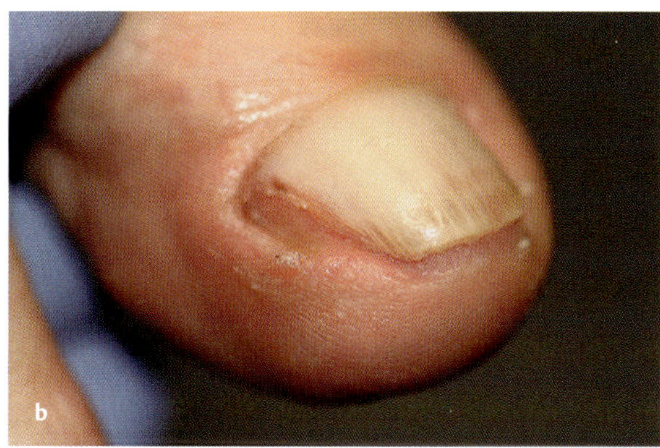

► **Abb. 1.119** Onychophosis.

a Die 80-jährige Patientin klagt über stark stechenden Schmerz im lateralen Nagelfalz der rechten Großzehe. Zuerst wurde die Hornhautoberfläche mit den Hartmetallfräsern 424GQSR 040 und M426X 023 vorsichtig abgetragen. Mit den Diamantschleifern 6850 025 und 850 023 wurde der Falzbereich und die Nagelumgebung geglättet. Medikation mit Prontoman Spray und Podoexpert Nagel-Repair-Tinktur als Abschluss der Falzbehandlung. Mit einem Stück Foam-O-Felt 5 mm wird ein Abstandhalter für ca. 2 Tage proximal der behandelten Nagelstelle angeklebt, um eine Reizung der Nachbarzehen zu vermeiden. Wiedervorstellung in ca. 2–3 Tagen.

b Zustand nach podologischer Behandlung. Medikation und täglich Podoexpert Nagel-Repair-Tinktur aufsprühen.

1.2.12 Onychorrhexis/Unguis bifidus

Allgemein

Onychorrhexis (griechische Bezeichnung) wird lateinisch auch Unguis bifidus genannt. Ein Zustand, bei dem kaum eine Verbesserung möglich ist.

Klinik Es handelt sich um longitudinale, in Längsrichtung der Nagelplatte verlaufende Spalten.

Ursachen

- traumatische Matrixschädigung
- Schädigung der Nagelplatte durch Ätzunfall im Beruf
- chirurgische Extraktion des Nagels
- Röntgenstrahlenüberdosis
- Vitamin-B-Mangel
- Hyperurikämie

Podologische Behandlung

- Nagelplatte glätten mit Diamantschleifer 840 055
- Feinbearbeitung mit Diamantschleifer 850 023 oder Hartmetallfräser M426X 016 zum Ausfräsen des Nagelrisses
- durch Acryl-Teilnagelaufguss den Nagelriss glätten
- Nagelhärter mit Wirksubstanzen zur Dauerbehandlung benutzen (Fa. Herome)
- Medikation mit Prontoman Spray und täglich Allpresan Podoexpert Nagel-Repair-Tinktur aufsprühen

Praxis- und Behandlungsbeispiele

Siehe ▶ Abb. 1.120, ▶ Abb. 1.121 und ▶ Abb. 1.122.

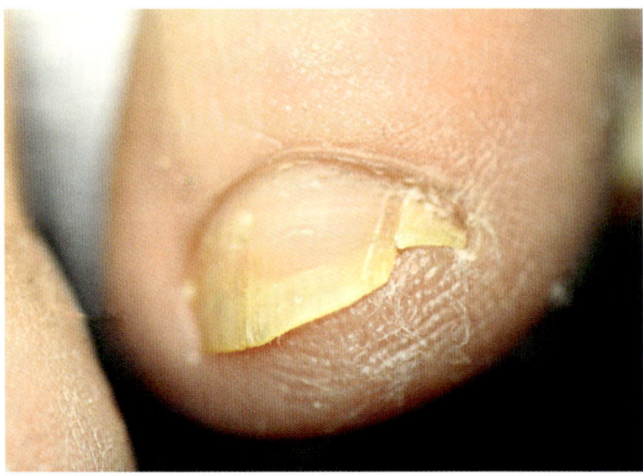

▶ **Abb. 1.120** Unguis bifidus (lat.) oder Onychorrhexis (griech.) bedeutet eine Längsspaltung des Nagels, in diesem Falle bis hin zur verletzten Matrix der IV. Zehe.

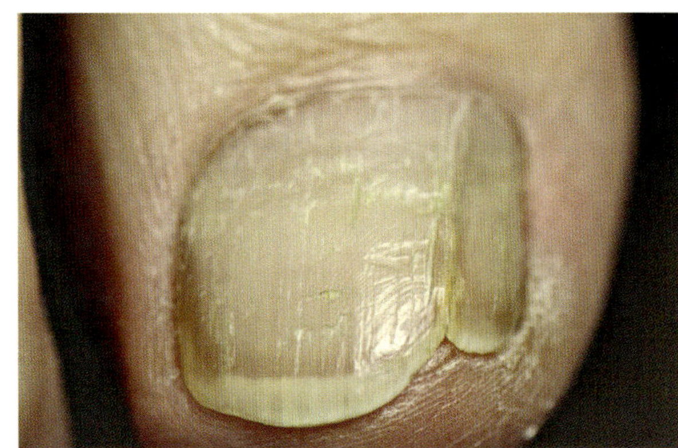

▶ **Abb. 1.121** Onychorrhexis rechte Großzehe mit Hohlkehlenbildung, Beau-Reil-Querfurchen, beginnender Spaltnagel und Onychoschisis.

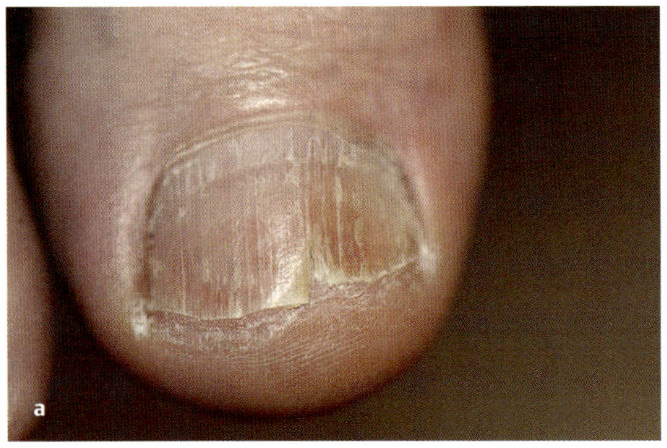

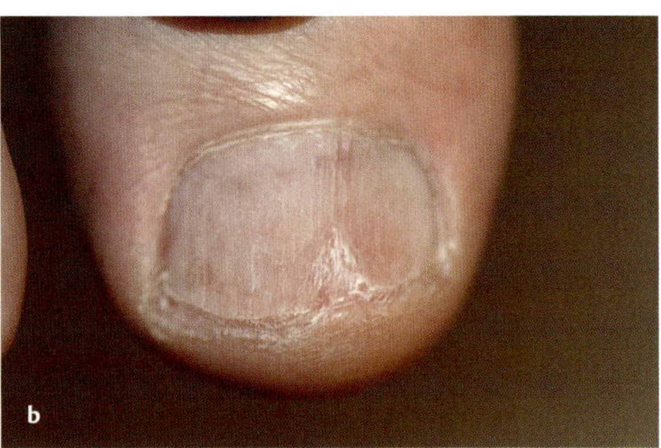

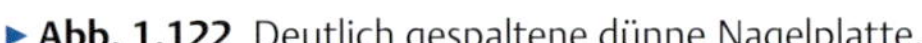

▶ **Abb. 1.122** Deutlich gespaltene dünne Nagelplatte.
a Zustand vor der podologischen Behandlung.
b Zustand nach Glättung der Nagelplatte und Ausschleifen der Nagelrisse mit dem grob gekörnten Diamantschleifer 6850 025.

1.2.13 Onychoschisis

Allgemein

Onychoschisis ist eine Veränderung der Nagelschicht, die meist die Fingernägel betrifft, seltener die Fußnägel.

Klinik Es kommt zu einem von distal ausgehenden, lamellenartigen Abblättern der dorsalen Nagelschicht.

Ursachen

- Tenside (seifenähnliche Stoffe) in Geschirrspülmitteln oder Laugen (Handschuhe tragen); die Hornschicht quillt durch die fettlösende, erweichende Wirkung der Tenside auf
- Mineralstoffmangel
- Stoffwechselstörungen

Podologische Behandlung

- Nagelplatte glätten mit Diamantschleifer 850 055
- Feinarbeit mit Diamantschleifer 850 023
- Nagelränder unbedingt sorgfältig mit der Inkarnatortechnik nach Lehrmethode Bittig schmerzfrei entgraden
- Allpresan Podoexpert Nagel-Repair-Tinktur und Nagelhärter (Fa. Herome) empfehlen

Praxistipp
Als orale Mitbehandlung kann zusätzlich Kieselsäure, Joghurt, Heilerde oder Sülze eingenommen werden. Dadurch kann sich die Onychoschisis stoppen lassen.

Praxisbeispiele

Siehe ▸ Abb. 1.123 und ▸ Abb. 1.124.

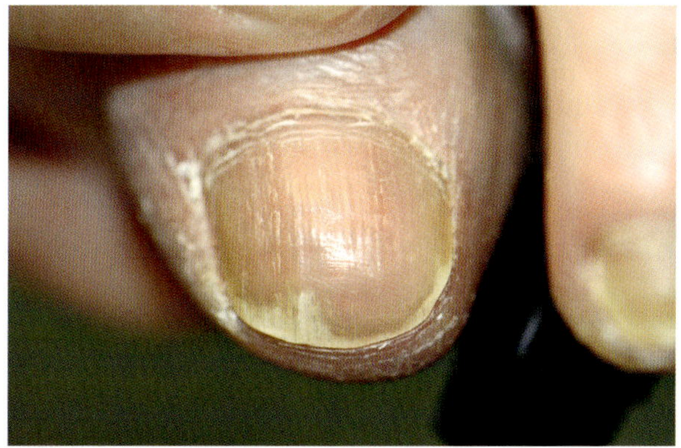

▸ **Abb. 1.123** Onychoschisis mit psoriatischen Längsstreifen und Pterygium.

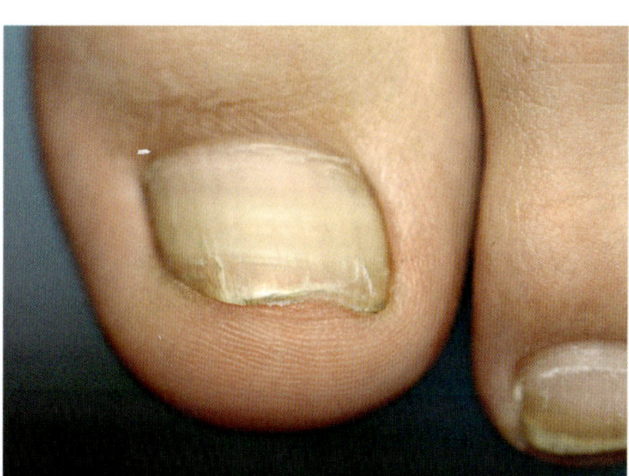

▸ **Abb. 1.124** Typisches lamellenartiges Abblättern der distalen, dorsalen Nagelplatte mit konvolutem Wachstum.

1.2.14 Pachyonychie

Allgemein

Pachyonychie ist eine Entwicklungsstörung des Nagelbetts.

Klinik

- hypertrophierte Papillenleisten
- dazwischen liegt feste Hornmasse
- dünne, glatte Nagelplatte
- transversal verdickte Krümmung des Nagels
- nach distal konisch zulaufend
- meist Kleinzehen betroffen

Ursachen

- Verletzungen wie Stoß und Druck
- Traumen, die auch lange zurückliegen können
- Erfrierungen

Podologische Behandlung

- Kompromisslösung
- Nagelplatte muss durch Hartmetallfräser M426X 023, M426X 016 verdünnt werden
- Nagelplatte mit Diamantschleifer 6850 025, 850 023 in eine „optimale“ Form bringen
- begleitende Therapie mit Allpresan Podoexpert Nagel-Repair-Tinktur und Prontoman Spray

Praxisbeispiele

Siehe ▸ Abb. 1.125 und ▸ Abb. 1.126.

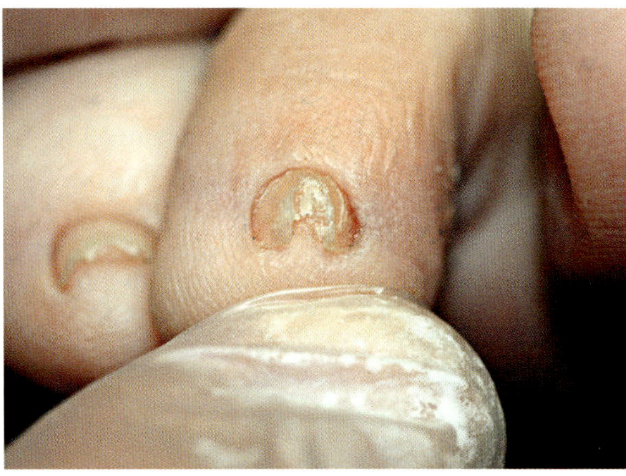

▸ **Abb. 1.125** Kongenitale Verhornungsstörung der Finger und der Zehen seit Geburt.

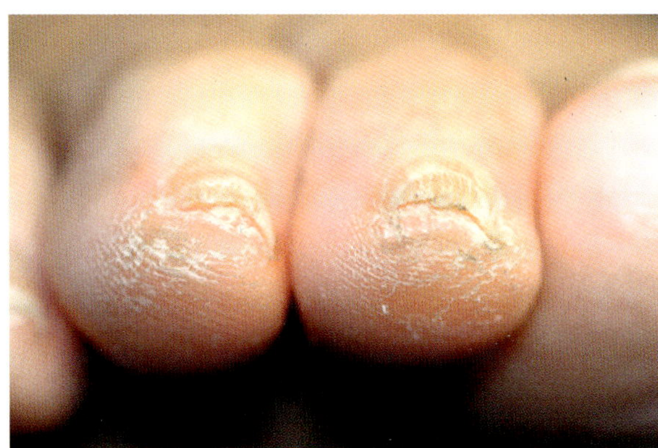

▸ **Abb. 1.126** Nagelwachstumsstörung der II. und III. Zehe im Sinne einer Pachyonychie.

1.2.15 Paronychie oder Panaritium

Allgemein

Paronychie (griech.) bzw. Panaritium (lat.) bezeichnet einen Nagelumlauf.

Klinik

- zu Beginn zeigt sich eine oberflächliche Entzündung des Nagelfalzes
- bei Verschlimmerung ist auch der Nagelwall betroffen
- Mitbeteiligung von Mikroorganismen wie Candida albicans, Mikroben, Bakterien und Myzeten
- Körper wehrt sich, bekämpft die „Eindringlinge" und es entsteht Eiter
- Eiter kann nicht abfließen
- Patient empfindet „klopfende, pulsierende Schmerzen"

Ursachen

- Verletzungen von Haut oder Nagel bei unsachgemäßer „Fußpflege"
- Druckbelastung oder Stoßverletzung
- falsches Schuhwerk (zu klein, zu eng, luft- und wasserundurchlässig, feucht-warmes Milieu)
- Schädigung von Nagelbett und *Kutikula* (Nagelhäutchen)
- Granulationsgewebe, das nicht adäquat behandelt wurde
- unzureichende Blutzuckereinstellung bei Diabetes mellitus

Podologische Behandlung

- desinfizierende Maßnahmen vor Behandlungsbeginn mit Cutasept F
- Eröffnen der „Eiterblase", erst dann lässt das schmerzende Druckgefühl nach
- hygienische Entsorgung des eitrigen Inhalts und der infizierten Hautreste
- bei subungualem Eiterherd muss ein Teil der Onycholyse und Nagelhaut mitentfernt werden
- Jodoform Gaze hat sich als Tamponade sehr bewährt
- Ozontherapie 2- bis 3-mal wöchentlich, jede Sitzung ca. 30 min
- Hochfrequenzstab

! Beachte

Bei einer Paronychie keine „warmen" Fußbäder vornehmen, weil sie die Entzündung verschlimmern können. Es gilt, unbedingt die Ursache zu identifizieren und prophylaktische Maßnahmen einzuleiten. Wenn erforderlich, eine antibiotische Medikation durch den Arzt verordnen lassen.

Behandlungs- und Praxisbeispiele

Siehe ▸ Abb. 1.127, ▸ Abb. 1.128 und ▸ Abb. 1.129.

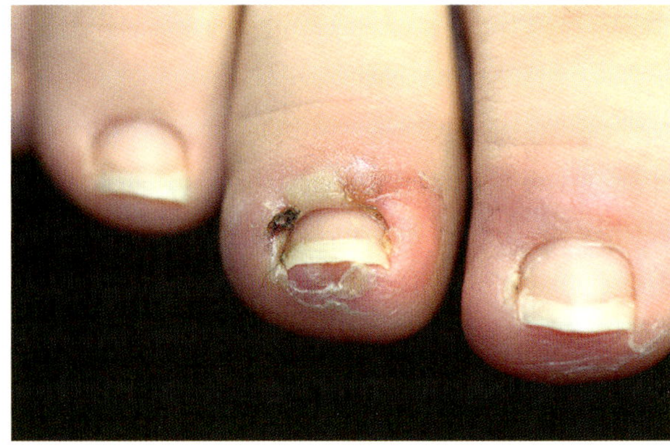

▸ **Abb. 1.127** Ausgeprägte Paronychie der III. Zehe rechter Fuß. Das Akutstadium ist vorbei und man sieht deutlich einen Abheilungsprozess der Haut. Vorsicht, erst muss die Nagelplatte von den seitlich scharfen Nagelrudimenten begradigt werden. Hier eignet sich besonders die Inkarnatortechnik nach Bittig.

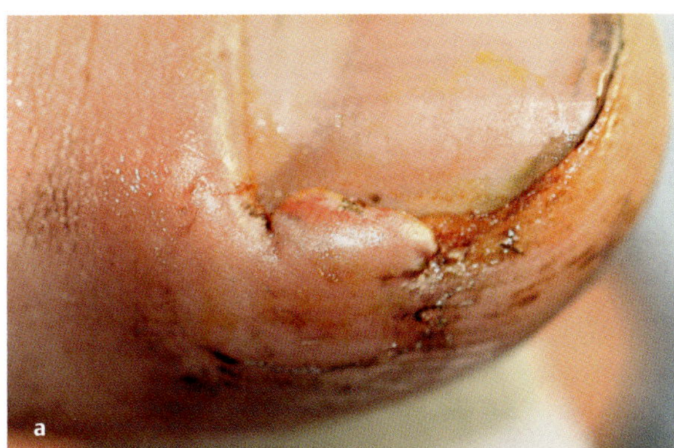

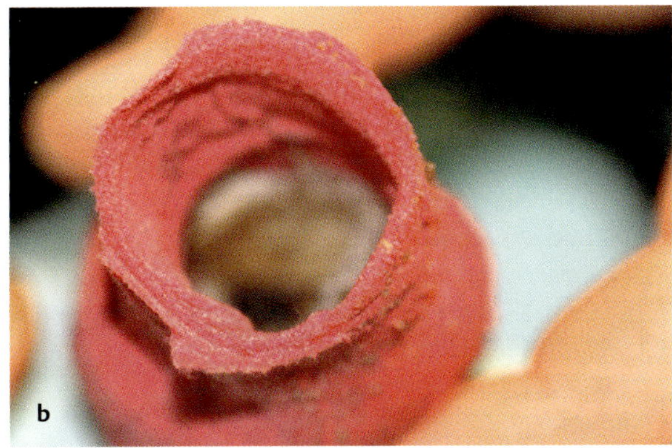

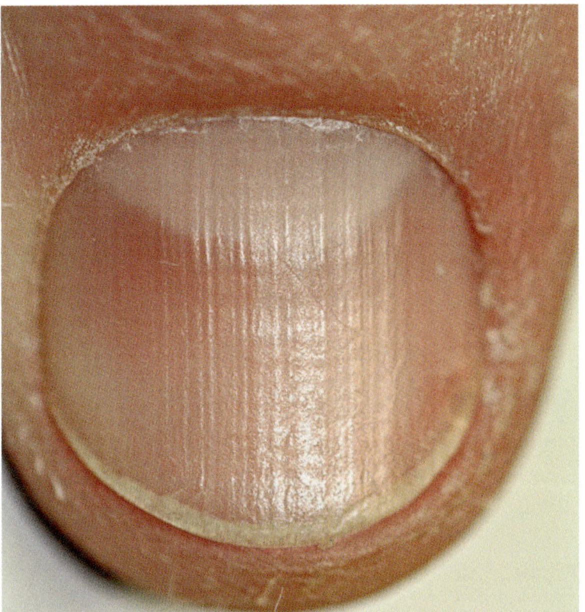

▶ **Abb. 1.128** Junger Koch mit Panaritium des Daumens und Hypergranulationsgewebe – IV. Stadium nach der Lehrmethode Bittig.

a Vor Behandlungsbeginn mit Sprühdesinfektion Cutasept F oder Octenisept den Nagelbereich einsprühen.

b Von ihm selbst angelegter Verband wirkte „luftdicht" und sollte die „Wunde" während der Arbeit schützen. Man sieht deutliche Schmutzreste. Starke Geruchsbildung.

c Zustand 4 Wochen nach Beginn unserer podologischen Behandlung. Medikation mit Prontoman Spray und Podoexpert Nagel-Repair-Tinktur für zu Hause.

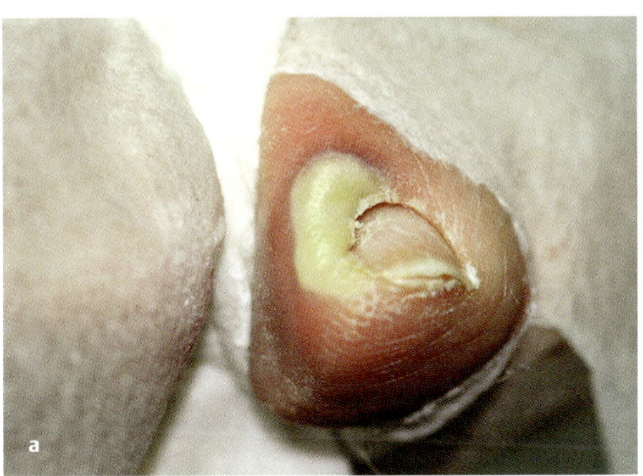

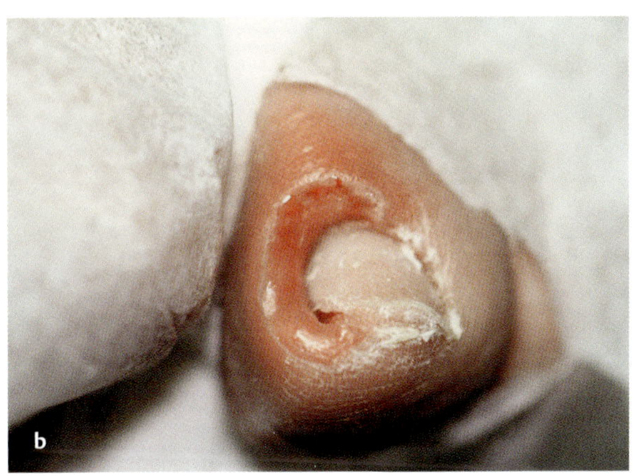

▶ **Abb. 1.129** Akute Paronychie mit starken Schmerzen, Rötung und Eiteransammlung am medialen Nagelwall – III. Stadium nach Lehrmethode Bittig.

a Zustand vor der podologischen Behandlung.

b Eingewachsenes Restnagelrudiment wurde mit der Inkarnatortechnik entfernt und die Eiterblase dadurch geöffnet. Die Nagelumgebung wird gereinigt und mit Cutasept F Sprühdesinfektion eingesprüht.
Praxistipp: Antibiotische Wundversorgung und luftdurchlässiger Verband mit Snögg Bind bei anfangs täglicher Wiedervorstellung zur Wundkontrolle. Medikation 2-mal täglich.

1.2.16 Psoriasis

Allgemein

Dazu siehe auch Kap. 1.1.7 im Kapitel Erkrankungen der Haut.

Klinik und Ursachen

- Schuppenflechte
- subunguale Hyperkeratosen
- psoriatischer, gelblicher Ölfleck der Nagelplatte (meist zentral gelegene Onycholyse)
- Tüpfelnägel
- dorsale Nagelschicht ist schuppig, unregelmäßig verdickt und kann sich auch völlig ablösen

Podologische Behandlung

- Zum rationellen Abtragen der verdickten Nagelplatten eignen sich besonders die Hartmetallfräser 424GQSR 040, M426X 023 und Diamantschleifer 6850 025.
- Somit bleibt man nicht in den Strümpfen hängen und beschädigt die teuren Stücke.
- Besserung des Nagelbefunds und fast gleichzeitig symptomatische Abheilung der Psoriasis.
- Medikation.

Behandlungsbeispiel

Siehe ▸ **Abb. 1.130** und ▸ **Abb. 1.131**.

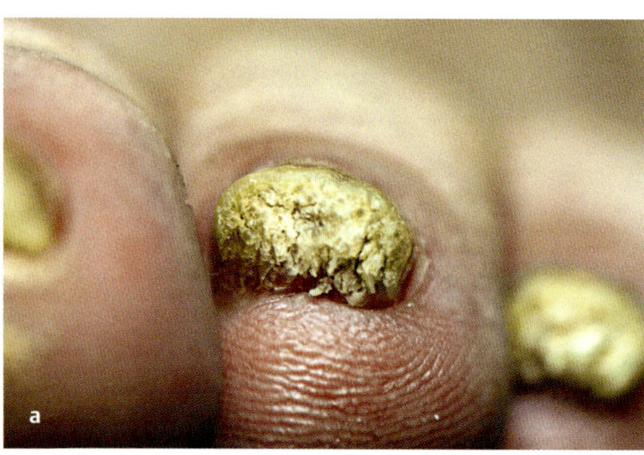

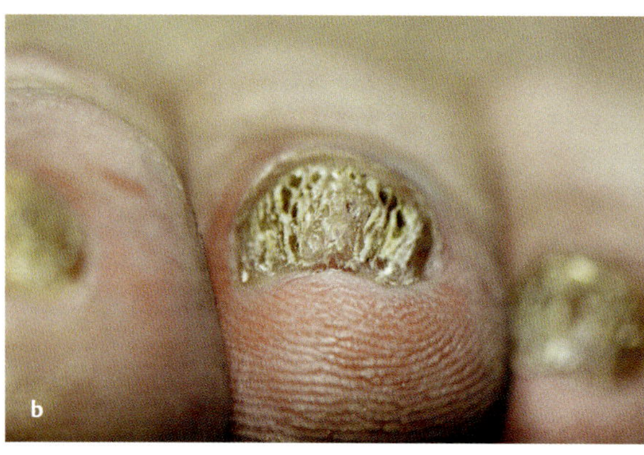

▸ **Abb. 1.130** Psoriatische Nagelverdickungen (ähnlich einer Onychogryposis) aller Nägel.
a Vor der podologischen Behandlung.
b Nach der Behandlung sind deutliche lamellenartige Verhornungen zu sehen, die Blutgefäße einschließen.

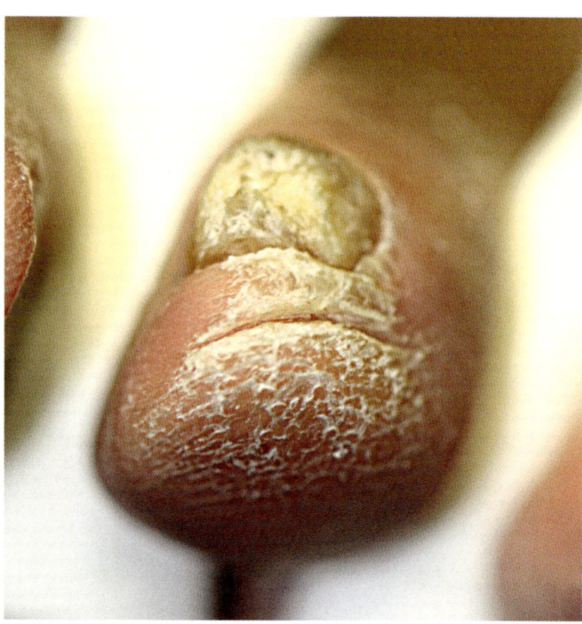

▸ **Abb. 1.131** Psoriatische II. Zehe mit Nagelverdickung und Hyperkeratose der Apex mit quertransversal verlaufender Rhagade/Fissur.

1.2.17 Pterygium

Allgemein

Pterygium bezeichnet das Vorwachsen der Nageloberhaut (Kutikula) bis zum freien distalen Rand der Nagelplatte.

Klinik In den meisten Fällen sind die V. Zehe und der Großzehennagel betroffen.

Ursachen

- die Hauterkrankung Lichen ruber planus
- kleine penetrierende Verletzungen
- Erkrankungen am proximalen Ende des Nagelbetts, die tief genug reichen, um die Matrix in einem umschriebenen Bereich zu schädigen
- Falschbehandlung durch ständiges Überschleifen des Nagelhäutchens bzw. Zurückschieben mit Instrumenten wie Tamponadehäkchen, Rosenholzstäbchen

Pterygium inversus

Pterygium inversus ist das Synonym für Sohlenhornhypertrophie, also ein überschießendes Wachstum des Hyponychiums unter dem distalen freien Nagelrand.

Ursache Familiär bedingt.

Podologische Behandlung

- starke Wucherungen mit Hartmetallfräser M426X 023 abtragen
- Oberfläche von Nagel und Haut mit Diamantschleifer 850 023 aus dem Universal-Schleifset nach Bittig glätten
- Medikation mit Prontoman Spray

Behandlungs- und Praxisbeispiele

Siehe ► Abb. 1.132, ► Abb. 1.133 und ► Abb. 1.134.

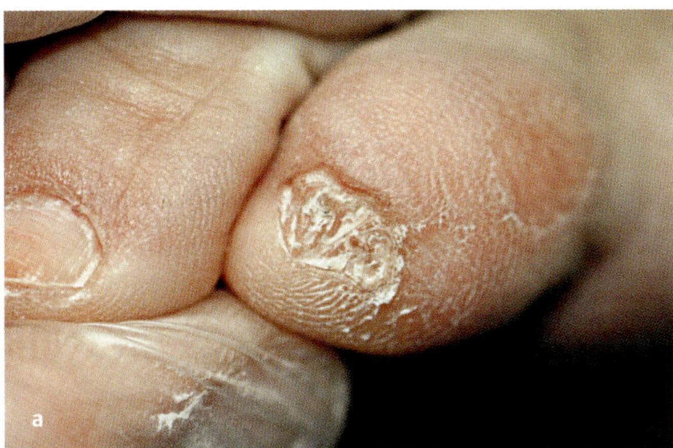

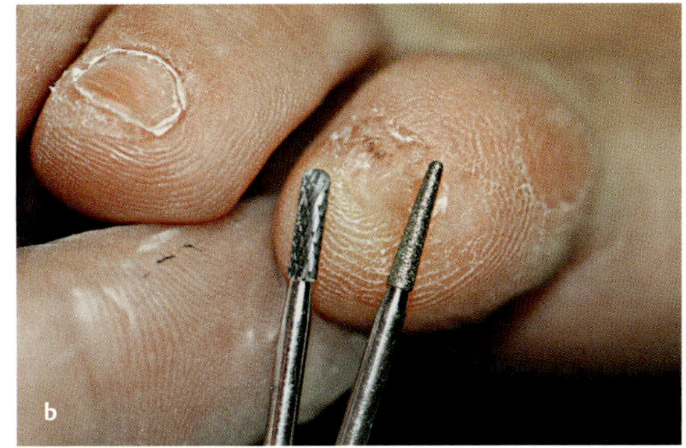

► **Abb. 1.132** Pterygium mit Verhornung der gesamten Nagelplatte mit lateraler Tendenz zum Clavus durus.
a Zustand vor der podologischen Behandlung.
b Durch traditionelle Schleiftechnik mit Hartmetallfräser M426X 023 und Diamantschleifer 850 023 wird die Verhornung abgetragen und abschließend ein 2nd Skin Spenco Verband für 3–5 Tage angelegt.

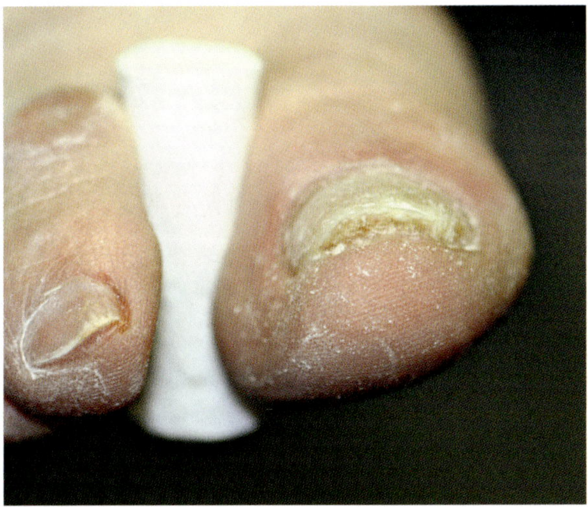

► **Abb. 1.133** Pterygium inversus. Unter dem freien Nagelrand hypertrophierte Haut. Die Nagelplatte wird mit dem Diamantschleifer 840 055 verdünnt und die Nagelumgebung mit dem Diamantschleifer 6850 025 geglättet. Besonders gut geeignet für den medialen und lateralen distalen Nagelrand. Dann kommt die Inkarnatortechnik als Abschluss der Feinarbeit zum Einsatz.
Praxistipp: Zur täglichen Anwendung kann Allpresan Nagelpflege-Öl und Prontoman Spray empfohlen werden.

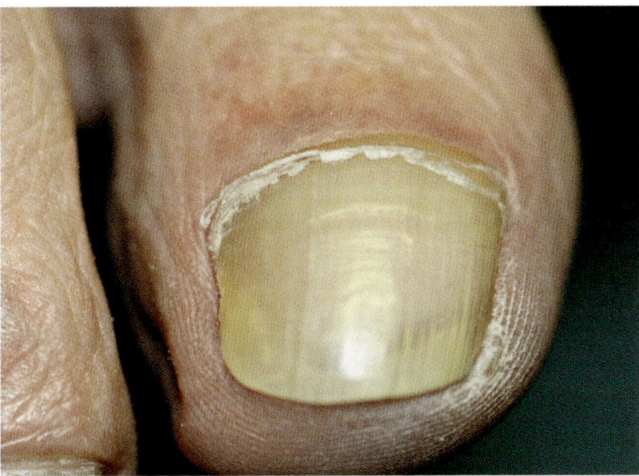

► **Abb. 1.134** Pterygium der rechten Großzehe mit periungualer Keratose und falscher Nagelbehandlung am lateralen Nagelrand, was zu einer Onychophosis (S. 69) führte.
Praxistipp: Zur täglichen Anwendung kann Allpresan Nagelpflege-Öl und Prontoman Spray empfohlen werden.

1.2.18 Sklerodermie

Allgemein

Bei der Sklerodermie handelt es sich um eine Erkrankung des Bindegewebes.

Klinik und Ursachen Sie zählt als entzündlich-rheumatisches Formenbild zur Gruppe der Kollagenosen. Durch vermehrte Kollagenbildung und Ablagerung im Bindegewebe sklerosiert dieses, wird hart, verliert seine Elastizität und somit seine Funktionsfähigkeit.

Podologische Behandlung Nagelhärter (Herome) oder Allpresan Podoexpert Nagel-Repair-Tinktur können die Nagelplatte stärken.

Beachte
Bei einer Sklerodermie sollten keine unnötigen Schleifaktionen auf der Nagelplatte ausgeübt werden.

Praxisbeispiel

Siehe ► **Abb. 1.135**.

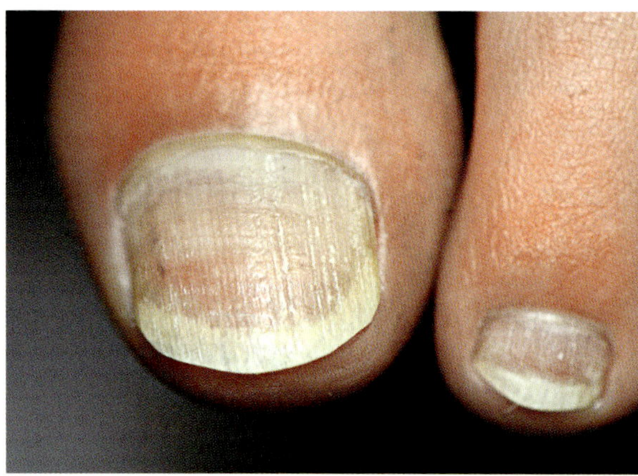

► **Abb. 1.135** Sklerodermie mit Niereninsuffizienz. Unspezifische longitudinale Leisten und Furchen sind deutlich sichtbar. Ebenso Verlust der Lunula und zu lange Nägel.

1.2.19 Subunguale Exostose

Allgemein

Die subunguale Exostose ist ein gutartiger Knochenauswuchs unter der Nagelplatte.

Klinik und Ursachen

- siehe Kap. 1.2.2 Exostose
- meist einhergehend mit subungualer Clavusbildung und Teilnagelonycholyse
- manchmal subunguales Granulationsgewebe

Podologische Behandlung Je nach Befund und praktischem Können des Behandlers können rotierende und manuelle Instrumente zur Nagelentfernung eingesetzt werden.

Beachte
Vor der podologischen Behandlung einer subungualen Exostose muss eine maligne Entartung durch den Arzt ausgeschlossen sein!

Praxistipp
Vor jeder Behandlung einer subungualen Exostose großzügig die Nagelumgebung mit Cutasept F oder Octenisept einsprühen und desinfizieren. Nach der Nagelentnahme muss ein luftdurchlässiger Verband mit Jodoform Gaze für ca. 1–3 Tage angelegt werden, dann den Patienten wieder zur Kontrolle einbestellen. Hier hat sich die Snögg Bind als Wundschnellverband sehr bewährt.

Behandlungs- und Praxisbeispiele

Siehe ► **Abb. 1.136**, ► **Abb. 1.137**, ► **Abb. 1.138** und ► **Abb. 1.139**.

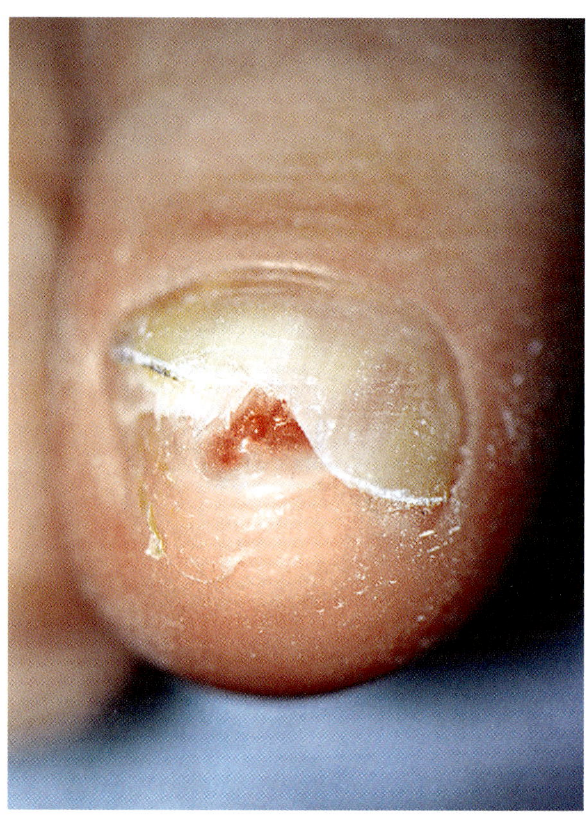

► **Abb. 1.136** Komplette „Trias" aus subungualer Exostose, Clavus und Granulationsgewebe.

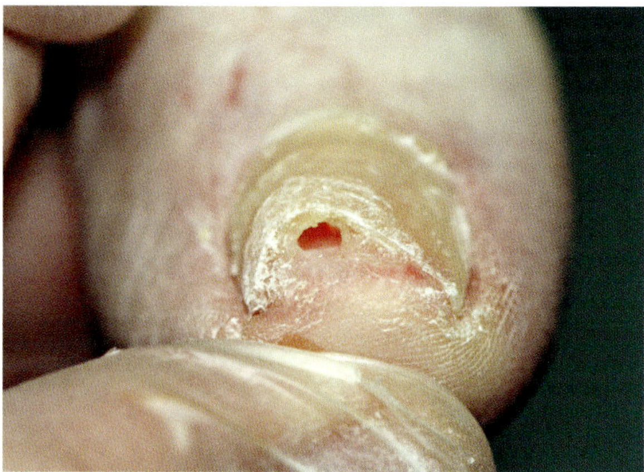

► **Abb. 1.137** Osteochondrom der Großzehe. Der Nagel wurde kuppenbündig gekürzt und die periungualen Verhornungen abgetragen. Ein seröses Exsudat aus einer „Kaverne" unter der Nagelplatte kam zum Vorschein und provozierte eine Onycholyse.

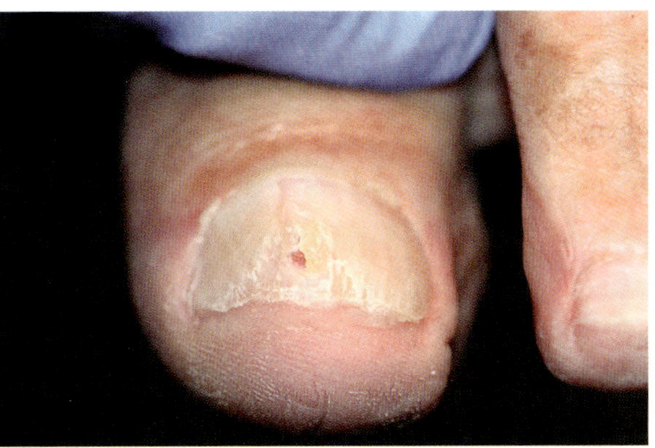

▸ **Abb. 1.138** Männlicher Patient klagt über stechende Schmerzen der Großzehe, besonders beim Fußballspielen. Nach Nagelabtragung zeigt sich eine durch Röntgenaufnahme gesicherte subunguale Exostose. Medikation mit Prontoman Spray oder Podoexpert Nagel-Repair-Tinktur für zu Hause.

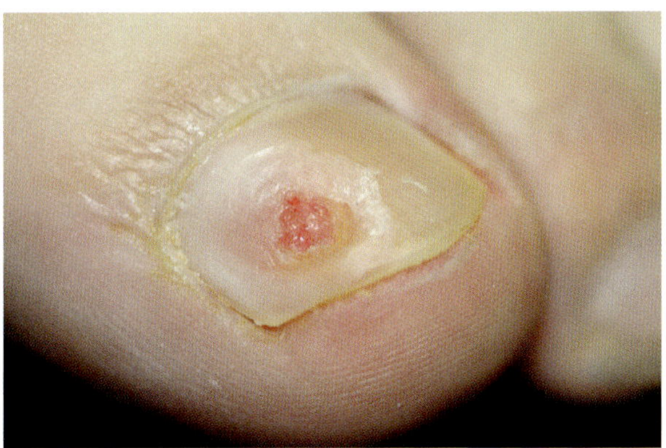

▸ **Abb. 1.139** Nach Nagelabtragung sieht man deutlich einen Clavus in Verbindung mit röntgenologisch abgeklärter subungualer Exostose.

1.2.20 Subunguales Granulationsgewebe

Allgemein

Subunguales Granulationsgewebe bezeichnet überwucherndes Gewebe unter der Nagelplatte.

Klinik

- gefäßreiches, faserarmes, schwammig aussehendes Gewebe
- rosa bis tief rotes Aussehen

Ursachen Traumatisch bedingt, z. B. durch Stoß-, Druck- oder Schnittverletzungen.

Podologische Behandlung siehe Kap. 1.2.27 Unguis incarnatus

Behandlungs- und Praxisbeispiele

Siehe ▸ Abb. 1.140 und ▸ Abb. 1.141.

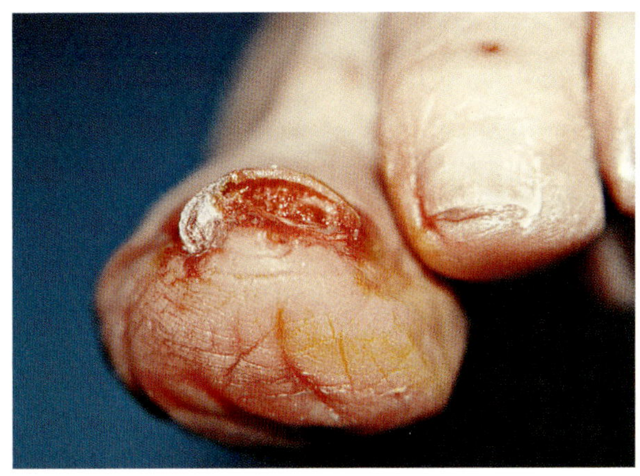

▸ **Abb. 1.140** Distale Onycholyse bei infiziertem, subungualem Hypergranulationsgewebe.
Praxistipp: Medikation mit Prontoman Spray täglich für zu Hause.

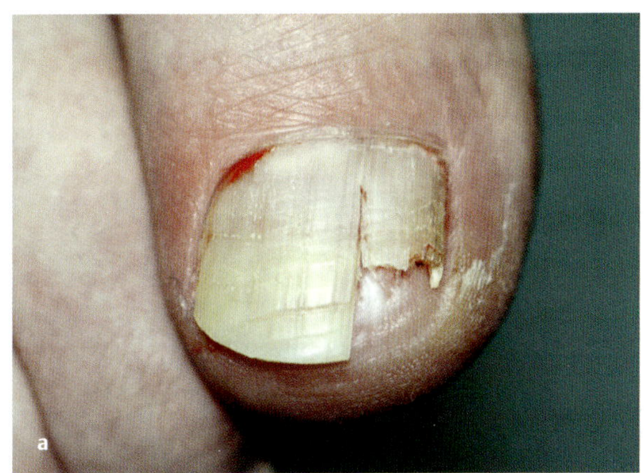

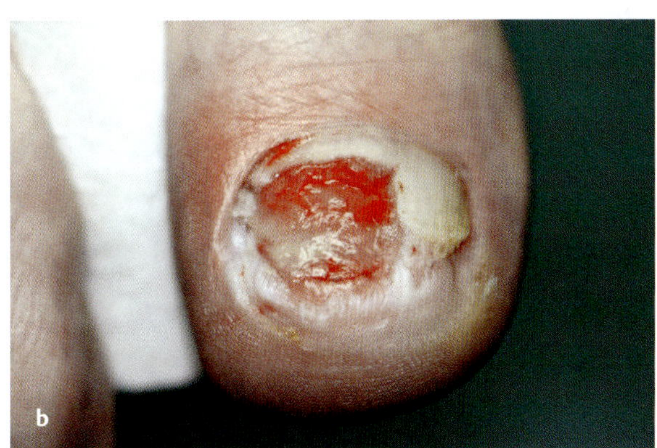

▸ **Abb. 1.141** Starke Distorsion der Großzehe mit traumatisch bedingter Teilnagelonycholyse.

a Zustand vor der podologischen Behandlung.

b Nach Sprühdesinfektion mit Cutasept F wird eine vorsichtige Wundsanierung durchgeführt. Nun wird der Defekt in seinem Ausmaß mit frischem Granulationsgewebe deutlich sichtbar. Nach nochmaliger Desinfektion und Reinigung der Wunde mit Ringer-Lösung wurde eine Medikation aufgetragen und ein Wundverband angelegt.
Praxistipp: Patient unbedingt zur täglichen Wundkontrolle einbestellen!

1.2.21 Subunguales Hämatom

Allgemein

Das subunguale Hämatom ist ein Bluterguss unter der Nagelplatte.

Klinik

- dunkle bis schwarze Verfärbung durch Blut unter der Nagelplatte
- geht nach traumatischer Entstehung mit akuten Schmerzen einher

Ursachen Entsteht durch Verletzung bzw. Stauchung.

Podologische Behandlung

- akutes Hämatom kann bei subungualer Ausdehnung mit Bohrloch kompetent entlastet und steril verbunden werden
- altes Hämatom schmerzt nicht mehr und kann nicht mehr angebohrt werden

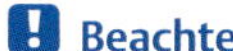

Beachte
Ein Hämatom wächst nach distal mit dem Nagel heraus. Ein malignes Melanom verändert seine Position hingegen nicht!

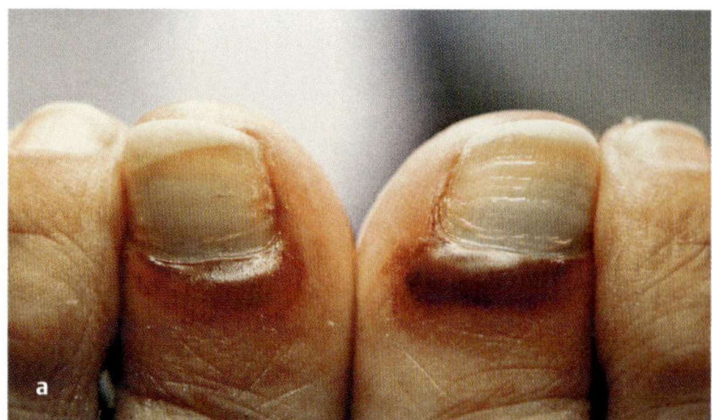

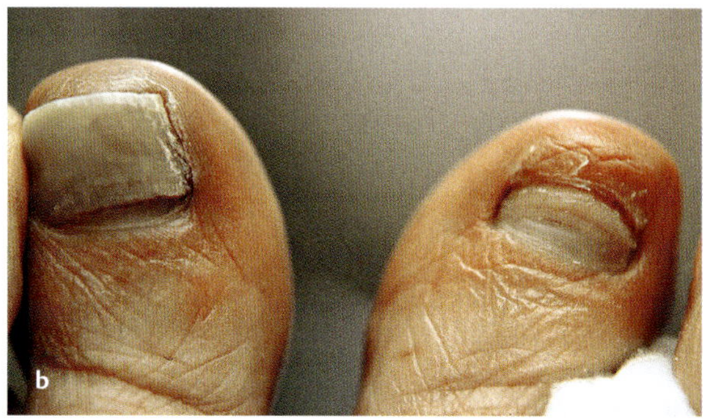

▸ **Abb. 1.143** Typisches Stauchungstrauma beider Großzehen durch zu lange Zehennägel nach einer Bergtour.
a Zustand vor der podologischen Behandlung.
b Nach ungefähr 1 Woche kommt es zur Onycholyse beider Nagelplatten.
Praxistipp: Medikation bei beginnender Onycholyse mit Prontoman Spray oder Podoexpert Nagel-Repair-Tinktur. Danach kann evtl. eine Nagelprothetik empfohlen werden.

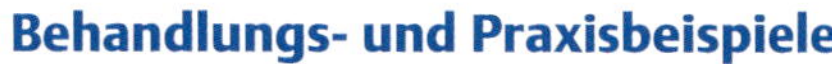

Behandlungs- und Praxisbeispiele

Siehe ▸ Abb. 1.142, ▸ Abb. 1.143 und ▸ Abb. 1.144.

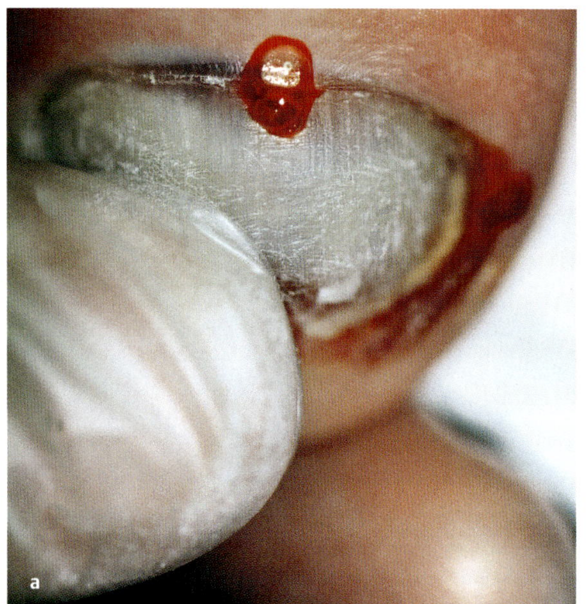

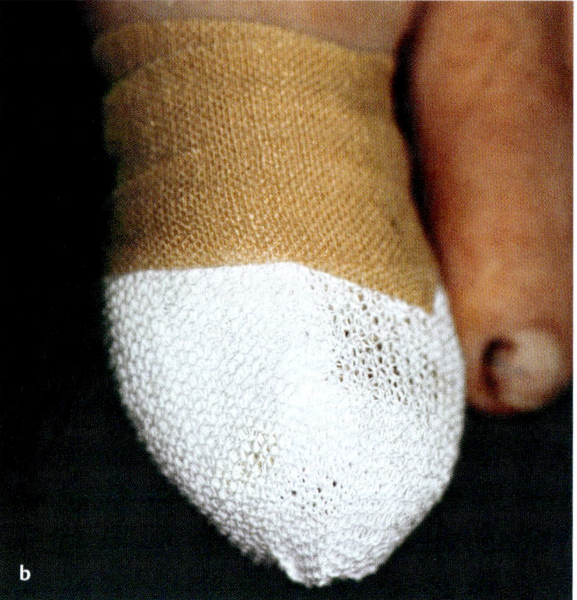

▸ **Abb. 1.142** Akutes subunguales Hämatom nach Bergtour, das nach dem „federnden Nageltest“ sofort durch das Bohrloch eröffnet wurde.
a Der Patient spürte sofortige Druck- und Schmerzentlastung.
b Nach der Desinfektion mit Cutasept F oder Octenisept wurde ein steriler Tubegaze-Schlauchverband mit dem Applikator angelegt. Wiedervorstellung nach 1–3 Tagen, je nach Beschwerden.

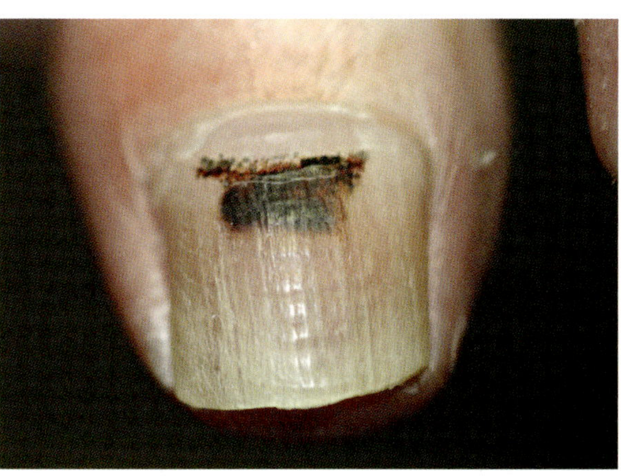

► **Abb. 1.144** Stauchungstrauma durch Bergsteigen und anschließendes Abwärtsgehen. Hämatom wächst nach distal heraus und provoziert eine Nagelerneuerung über viele Monate.
Achtung! Hier handelt es sich nicht um ein malignes Melanom! Dieses bleibt an derselben Stelle und verändert sich in Größe oder Ausmaß. Gegebenenfalls können Schmerzen auftreten.

1.2.22 Subunguale Hyperkeratose

Allgemein

Bei der subungualen Hyperkeratose verhornt das Nagelbett in Form lamellenartiger Schuppung sehr stark mit fester, begrenzter Verhornungszone.

Klinik

- geht meist mit Nagelablösung (Onycholyse) einher
- Stratum corneum ersetzt die Nagelzellen, um das Nagelbett vor dem Eindringen von Mikroorganismen zu schützen

Ursachen

- gestörte Durchblutung der Extremitäten
- Nagelerkrankungen (z. B. Onychogryposis, Onychomykose)
- *Psoriasis* (Schuppenflechte)
- Ekzeme

Podologische Behandlung

- Nagel- sowie Hornhautabtragung mit Hartmetallfräser 425MQS 060, 424GQSR 060, 424GQSR 040
- Hartmetallfräser M426X 023 zur Nagelverdünnung
- Feinarbeit mit dem Diamantschleifer 6850 025
- durch rationelle Schleiftechnik wird die Behandlungsdauer enorm verkürzt mit dem ECO-Set
- prophylaktische Kontrolltermine
- Medikation

Behandlungs- und Praxisbeispiele

Siehe ► Abb. 1.145, ► Abb. 1.146, ► Abb. 1.147 und ► Abb. 1.148.

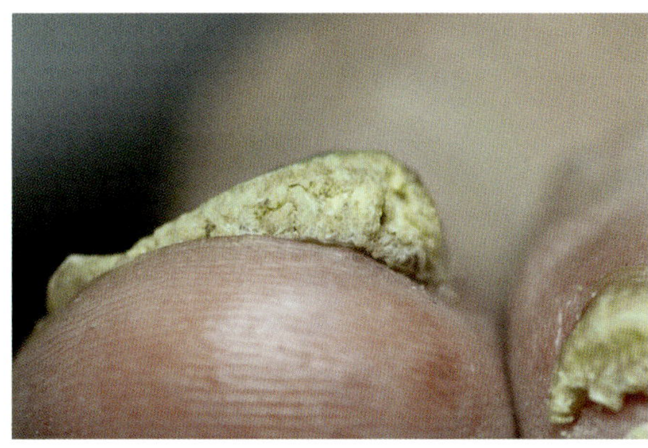

► **Abb. 1.145** Subunguale Hyperkeratose mit unilateraler Aufrichtung.

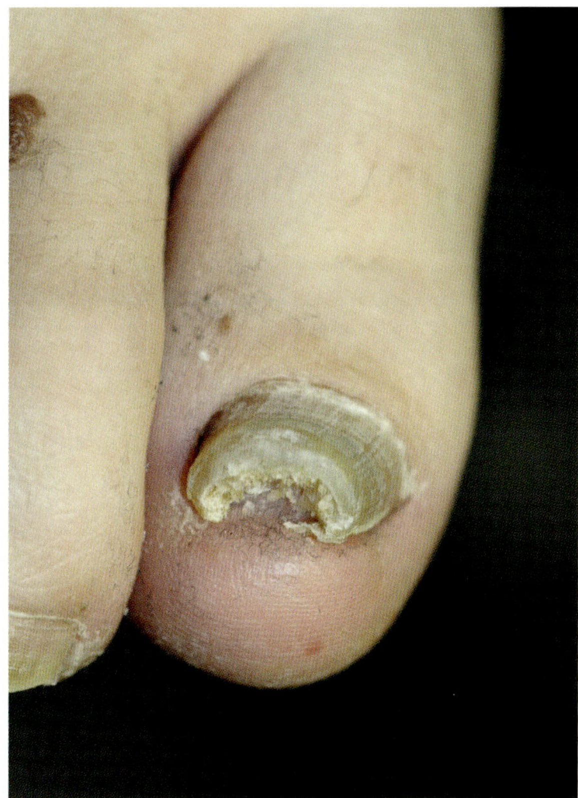

► **Abb. 1.146** Deutlich ausgeprägte subunguale Hyperkeratose.

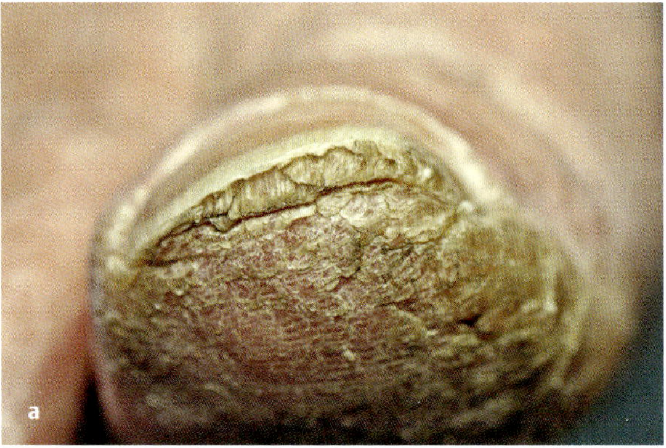

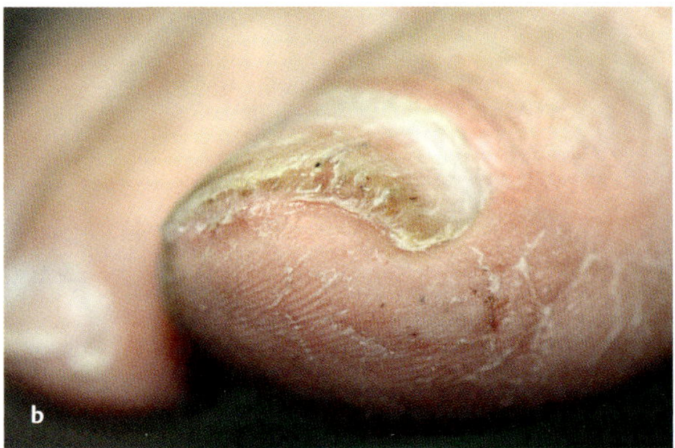

▶ **Abb. 1.147** Massive subunguale sowie periunguale Keratose im Großzehenbereich.
a Frontalansicht.
b Ergebnis nach perfekter Schleiftechnik mit dem ECO-Set.
Praxistipp: Podoexpert Repair Schaum-Creme zur täglichen Anwendung empfehlen oder Propolis Lösung in die Hautrisse auftragen.

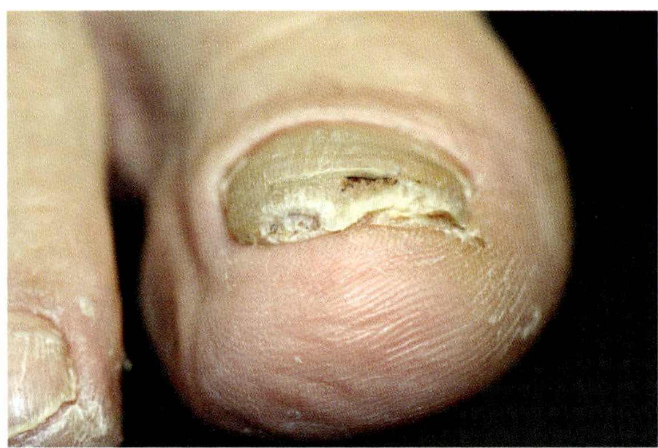

▶ **Abb. 1.148** Subunguale Hyperkeratose mit Beau-Reil-Querfurchen, Ausläufer eines alten Hämatoms und mediolaterale Keratose.

1.2.23 Subungualer Clavus

Allgemein

Ein subungualer Clavus ist ein Hühnerauge unter der Nagelplatte.

Klinik

- kann überall unter dem Nagelbett entstehen
- glasig bis dunkel gefärbt
- rundlich bis ovale Form
- starker Druckschmerz, der ganze Zeh schmerzt
- selbst ein Hämatom kann unter der Nagelplatte auftreten

Bei der Entstehung kann sich eine Teilnagelonycholyse entwickeln.

Ursachen

- Reibung und Druck
- zu viel oder zu hohe Acrylmasse auf der Nagelplatte bei Versiegelung der Drahtenden nach Orthonyxiebehandlung

Podologische Behandlung

- vorsichtiges maschinelles Verdünnen der Nagelplatte über dem Clavus
- gezieltes Abfräsen der Nagelmasse, bis der Clavus sichtbar ist
- Schältechnik mit dem Medihalter Klingenform 3V
- Kühlung, Druckentlastung mit 2nd Skin Spenco Verband
- Propolis Lösung zur Hornhauterweichung

Behandlungs- und Praxisbeispiele

Siehe ▶ Abb. 1.149 und ▶ Abb. 1.150.

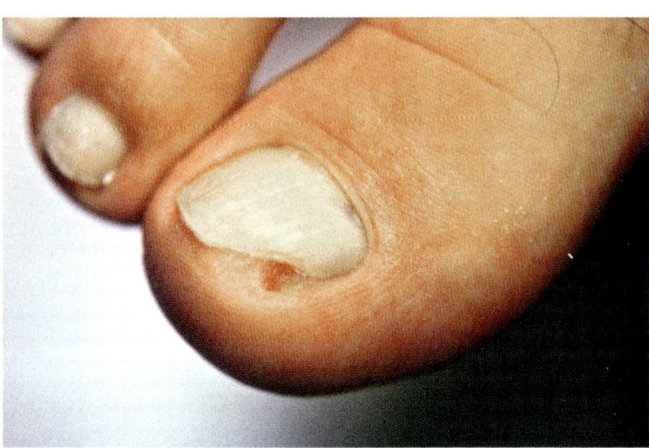

▶ **Abb. 1.149** Subungualer Clavus nach Teilentfernung der Nagelplatte.
Praxistipp: Hier empfiehlt sich Prontoman Gel oder Propolis Lösung aufzutragen und zum Abschluss ein 2nd Skin Spenco Verband.

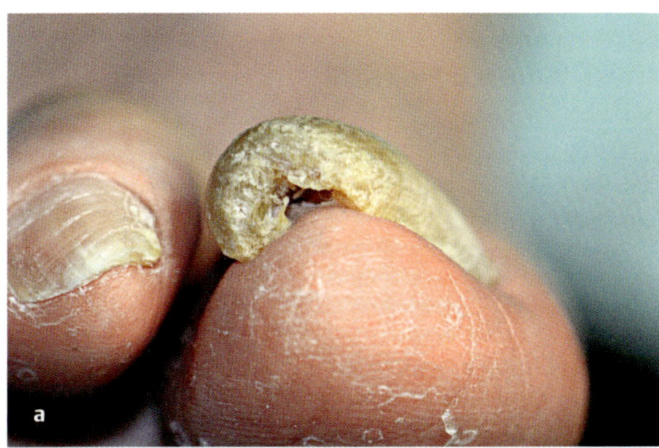

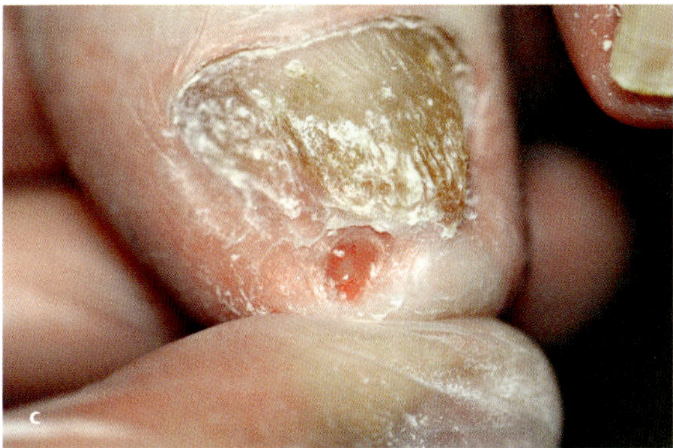

► **Abb. 1.150** Vom Hausarzt an uns überwiesener Patient mit der Diagnose: eingewachsener Großzehennagel mit starken Schmerzen seit Monaten. Podologischer Befund: Symbiose zwischen Unguis incarnatus bzw. Unguis convolutus und Onychogryposis mit subungualer Hyperkeratose.

a Zustand vor der podologischen Behandlung.

b Mit dem Hartmetallfräser 425MQS 060 wird die gesamte Nagelplatte grob verdünnt. Dann wird mit dem Hartmetallfräser M426X 023 eine transversale/horizontale Kerbe in die verdünnte Nagelplatte gefräst.

c Danach wird mit der Splitterpinzette das distale Nagelstück abgenommen und die Clavus-Umgebung geglättet. Zum Vorschein kommt ein Clavus subungualis et Clavus mollis mit deutlichen Kompressionsschäden und Entzündungsanzeichen. **Praxistipp:** Nach entsprechender Medikation wird ein luftdurchlässiger Verband mit Snögg Bind angelegt. Diese Arbeitstechnik ist für den Patienten schmerzfrei und ersetzt die „Brachial-Nagelzange“ mit Federübersetzung! (Laut Werbung ideal zum Abzwicken dicker Nägel geeignet.) Es entstehen zu hohe mechanische Kräfte (Quetschen der Nagelplatte), die dem Patienten Schmerzen bereiten können.

1.2.24 Trachyonychie

Allgemein

Bei der Trachyonychie, dem sog. Sandpapiernagel, ist die Nageloberfläche rau und verfärbt.

Klinik

- raue Nageloberfläche
- graue Verfärbung der Nagelplatte mit Verlust der Transparenz
- Nagel wird brüchig und splittert am freien Rand

Podologische Behandlung

- Nagelplatte mit dem Hartmetallfräser 424GQSR 040 grob abtragen
- mit Hartmetallfräser M426X 023 fein ausfräsen
- Nagelränder mit Diamantschleifer 850 023 glätten
- Medikation mit Prontoman Spray und täglich Allpresan Podoexpert Nagel-Repair-Tinktur aufsprühen

Praxisbeispiel

Siehe ► **Abb. 1.151**.

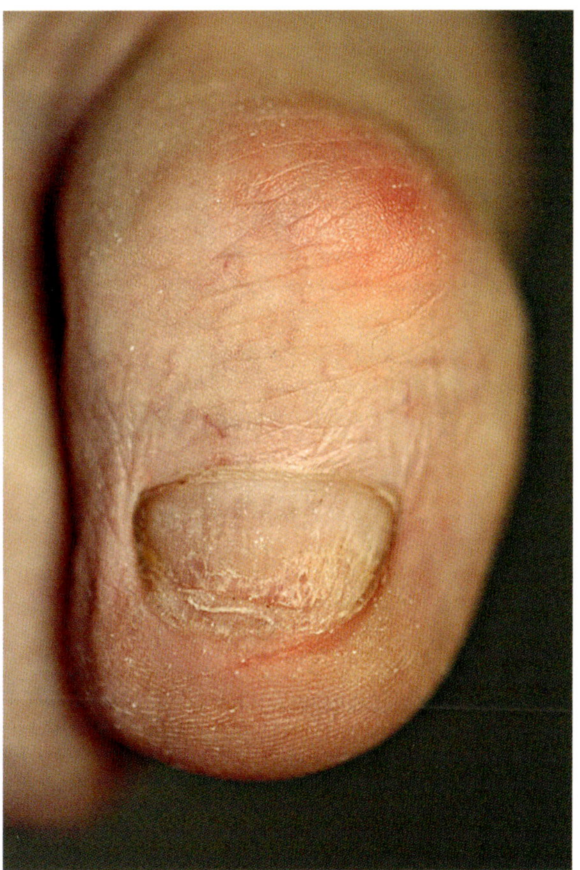

► **Abb. 1.151** Sandpapiernagel mit rauer, schuppiger Nageloberfläche.
Praxistipp: Tägliche Anwendung von Allpresan Nagelpflege-Öl.

1.2.25 Unguis convolutus

Allgemein

Unguis convolutus bezeichnet eine transversale, konvexe Nagelkrümmung.

Klinik

- schmerzhafte, verhornte seitliche Nagelränder
- oft gibt der Patient punktuell stechende Schmerzen an
- manche Patienten haben keine Beschwerden

Formen

Man unterscheidet 3 morphologische Formveränderungen:

1. seitliche Randfaltung
   - bilaterale, nach plantar abdriftende Nagelplatte auf der gesamten Länge von distal nach proximal (► Abb. 1.153, ► Abb. 1.154)
2. Tütenform
   - progredient einrollender Krümmungsverlauf der Nagelplatte von proximal nach distal (► Abb. 1.155, ► Abb. 1.156, ► Abb. 1.157, ► Abb. 1.158)
   - Form ähnlich wie eine umgestülpte, der Länge nach halbierte Schultüte
3. Ziegelform
   - unilaterale, nach plantar abdriftende Nagelplatte auf der gesamten Länge von distal nach proximal (► Abb. 1.159)

Ursachen

- falsche fußpflegerische Arbeitsweise
- genetisch bedingte Formveränderungen
- zu enges, modisches Schuhwerk erzeugt starke Druckspitzen seitlich auf die distale Nagelplatte
- Stoffwechselstörungen nach Operationen
- Faktoren wie psychische Traumata

Podologische Behandlung

- vorsichtiges, kuppenbündiges Kürzen des freien distalen Nagelbereichs mit einer feinen Nagelzange
- seitlich subungual eingewachsene Nagelsubstanz wird sanft mit der Inkarnatortechnik nach Lehrmethode Bittig entfernt
- die distale Nagelbreite *muss* erhalten bleiben
- jeglichen subungualen Freiraum im medialen, lateralen und distalen Bereich der Nagelplatte mit einer Tamponade unterstützen
- Nagel und Tamponade mit Podoexpert Repair Nagel-Tinktur einsprühen
- gegebenenfalls Orthonyxiebehandlung durchführen

Wissenswert

Provokationstest für den Einsatz von Nagelzangen nach Lehrmethode Bittig

Berühren Sie mit der Nagelzange die Fläche ihrer Fingerkuppe (► Abb. 1.152). Nun üben Sie mit der Zangenspitze Druck gegen den Finger aus. Wenn es unangenehm „sticht", darf diese Zange nicht benutzt werden, da die Arbeitsrichtung an der Nagelplatte von distal nach proximal ein hohes Verletzungsrisiko im Falz birgt. Besonders gefährdet sind natürlich Diabetiker, bei denen man den Einsatz solcher Zangen schon als Körperverletzung bzw. Falschbehandlung bezeichnen muss.

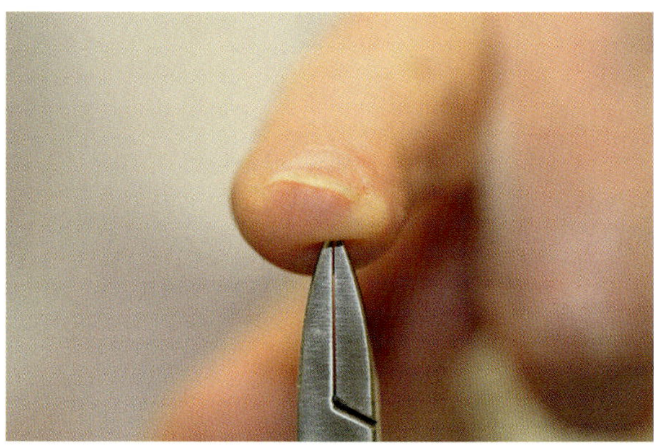

► **Abb. 1.152** Provokationstest für den Einsatz von Nagelzangen.

Folgende Punkte gilt es zu beachten:

- Eine sich nach distal verengende Nagelröhre niemals mit der Nagelzange transversal abzwicken! Meistens verläuft ein Blutgefäß bis in das Nagelende und wird durch falsche „Zwicktechnik" des Behandlers verletzt, sodass es blutet.
- Fissurenfräser, Rosenfräser mit Längs- und Querhub sind für die Arbeit im Nagelfalz ungeeignet, da sie nicht nur am Nagelrand Schaden verursachen, sondern auch die Haut mechanisch verletzen. So können sich Entzündungen im Nagelfalz nach der podologischen Behandlung entwickeln. Der Patient spürt einen deutlichen Druckschmerz.
- Der entstandene „Freiraum" wird vom Patienten zunächst als Entlastung empfunden. Es beginnt jedoch ein Teufelskreis, denn mit der Zeit kommt es zu einer Verengung des distalen Nagelbereichs durch stete, kontinuierliche, neue Hornhautauffüllung. Es entsteht eine sog. „kosmetische Form", ähnlich wie bei Fingernägeln, jedoch unerwünscht im podologischen Sinne.
- Der Unguis convolutus gilt als häufigste Ursache für den Unguis incarnatus.
- Eine Fußberatung im Sinne einer Änderung der Schuhmode sowie regelmäßige podologische Nagelbehandlungen können zu einer dauernden Lösung beitragen.

Behandlungs- und Praxisbeispiele

Seitliche Randfaltung

Siehe ▸ Abb. 1.153 und ▸ Abb. 1.154.

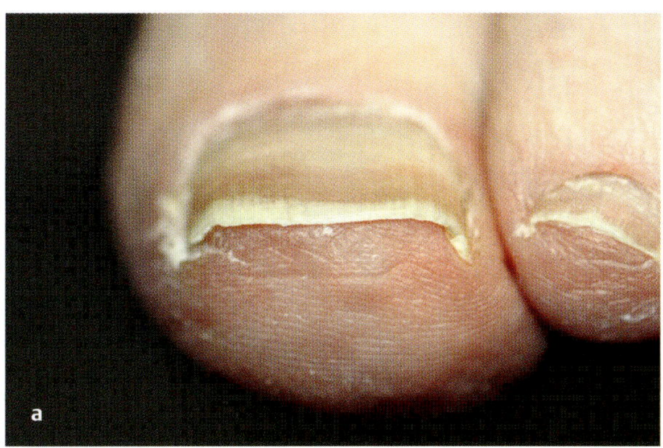

▸ **Abb. 1.153** Seitliche bilaterale Randfaltung des Großzehennagels.
a Zustand vor der podologischen Behandlung.
b Zustand nach der Nagelbearbeitung.

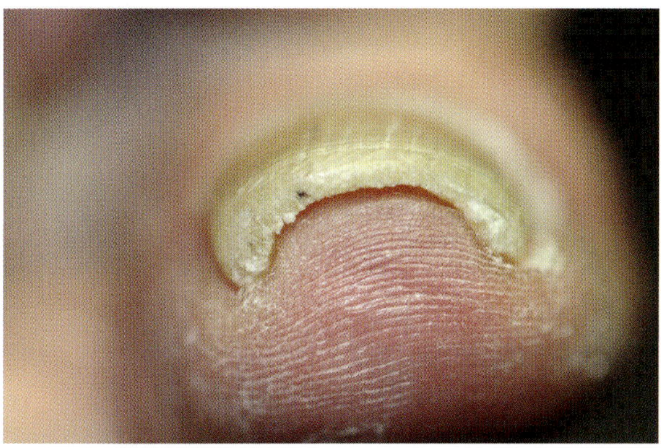

▸ **Abb. 1.154** Besonders kräftige seitliche Randfaltung des Großzehennagels.
Praxistipp: Indikation zur Orthonyxiebehandlung.

Tütenform

Siehe ▸ Abb. 1.155, ▸ Abb. 1.156, ▸ Abb. 1.157 und ▸ Abb. 1.158.

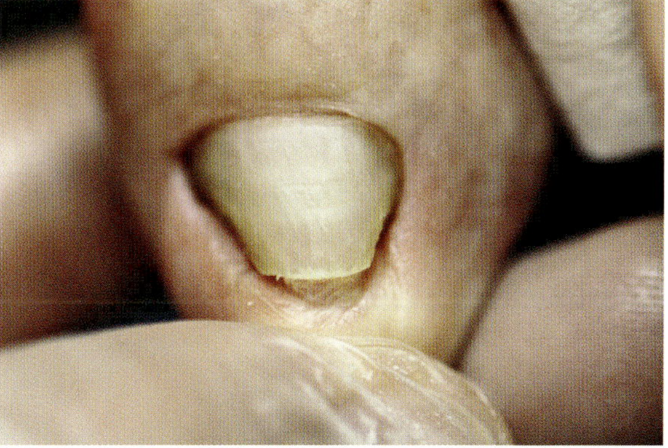

▸ **Abb. 1.155** Tütenform: Nach distal sich verjüngende Nagelplatte durch über Jahre hinweg falsche Nagelzwicktechnik der medizinischen Fußpflegerin.
Praxistipp: Unbedingt Orthonyxiebehandlung beginnen.

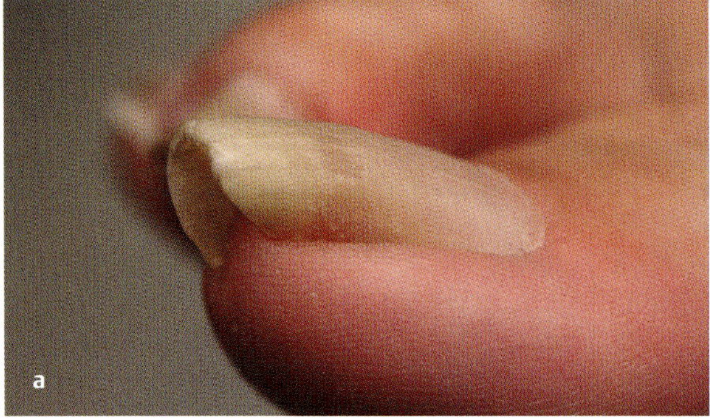

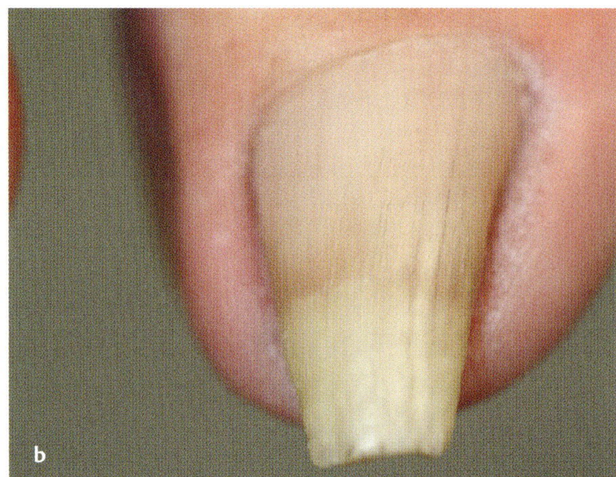

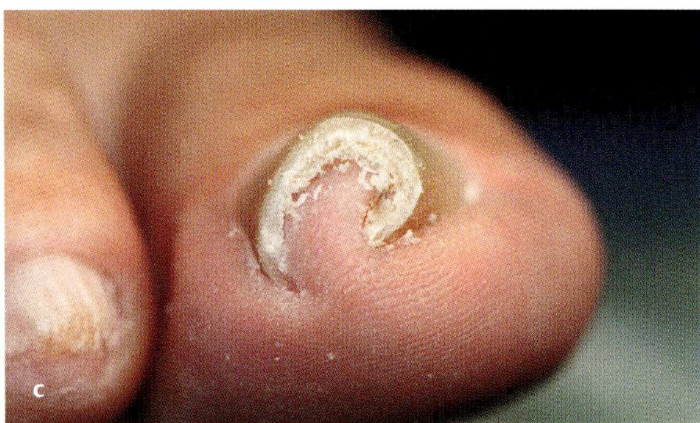

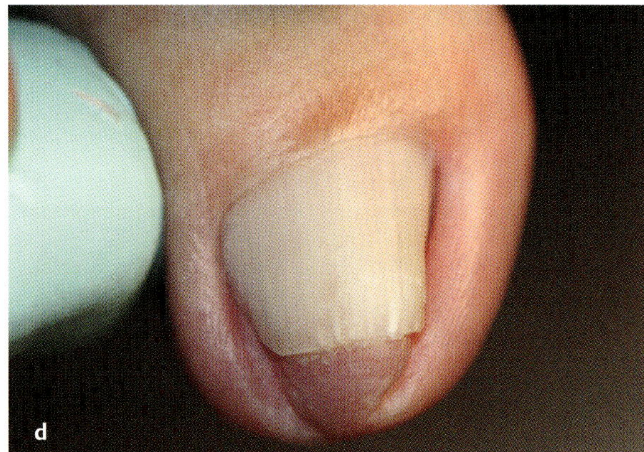

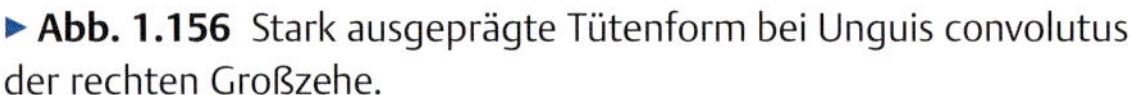

▸ **Abb. 1.156** Stark ausgeprägte Tütenform bei Unguis convolutus der rechten Großzehe.

a Laterale Ansicht.
b Dosale Ansicht.
c Frontalansicht der gekürzten Nagelplatte.
d Zustand nach der Nagelbehandlung und der Begradigung der seitlichen Nagelränder.

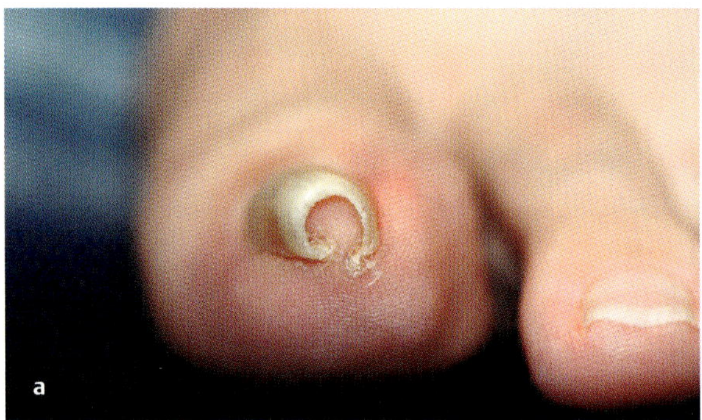

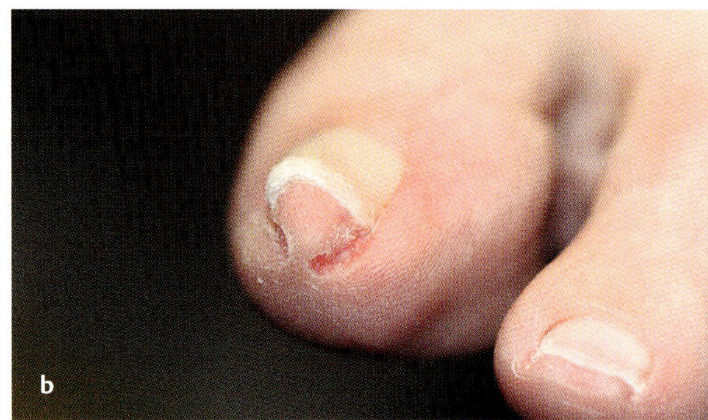

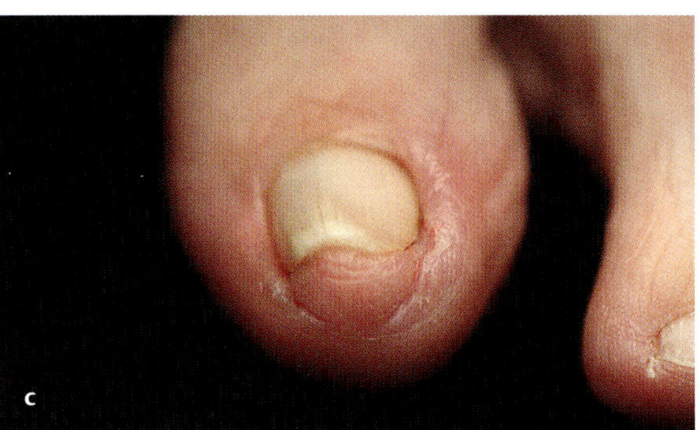

▸ **Abb. 1.157** Unguis convolutus der linken Großzehe.

a Zustand vor der podologischen Behandlung.
b Zustand nach podologischer Nagelbehandlung mit feiner Nagelzange und Inkarnatortechnik nach Bittig.
c Befund nach 10 Tagen. Tägliche Pflege mit Podoexpert Nagel-Repair-Tinktur.

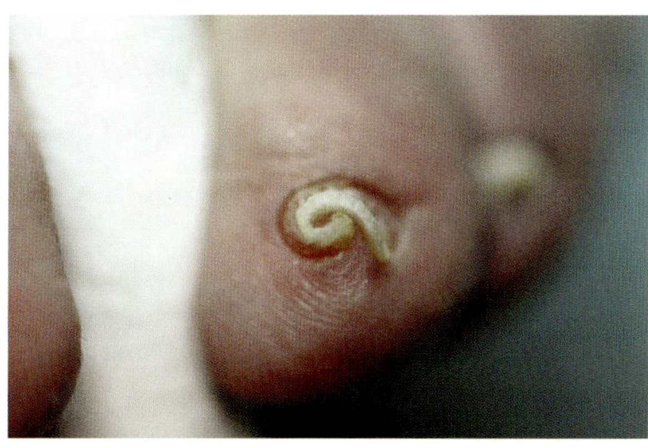

► **Abb. 1.158** Tütenform: Extreme unilaterale Röhrenbildung des IV. Zehennagels links.
Praxistipp: Mit der feinen Nagelzange wird vorsichtig die jeweils laterale und mediale nach distal überstehende Nagelplatte in kleinen Schritten abgezwickt. Die Feinarbeit wird mit der Inkarnatortechnik durchgeführt.

Ziegelform

Siehe ► **Abb. 1.159**.

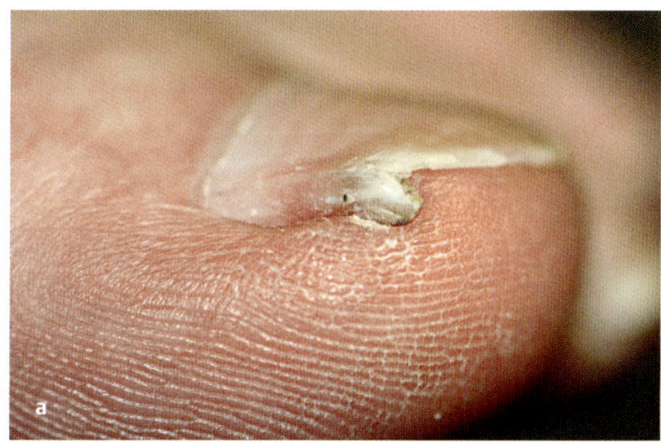

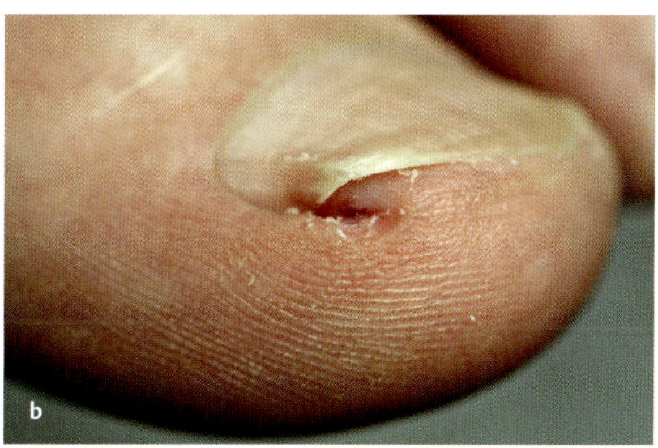

► **Abb. 1.159** Ziegelform: Medial abgeklappte Nagelplatte der linken Großzehe. Schmerzhaft eingewachsener, spitzer Nagelrand.
a Zustand vor der podologischen Behandlung.
b Der Nagelrand wird schmerzlos mit der Inkarnatortechnik entfernt und mit Prontoman Gel ein Pflaster fixiert.

1.2.26 Unguis hippocraticus

Allgemein

Beim Unguis hippocraticus (Uhrglasnagel) handelt es sich um einen in der Längs- bzw. Querrichtung übermäßig gewölbten Finger- oder Zehennagel.

Klinik und Ursachen Häufig ist diese Nagelform klinisches Zeichen einer Erkrankung der Lunge oder des Herzens.

Podologische Behandlung

- distale Nagelplatte vorsichtig mit einer feinen Nagelzange in kleinen Arbeitsschritten kürzen
- die Inkarnatortechnik kann hier auch professionell angewendet werden

Praxisbeispiel

Siehe ► **Abb. 1.160** und ► **Abb. 1.161**.

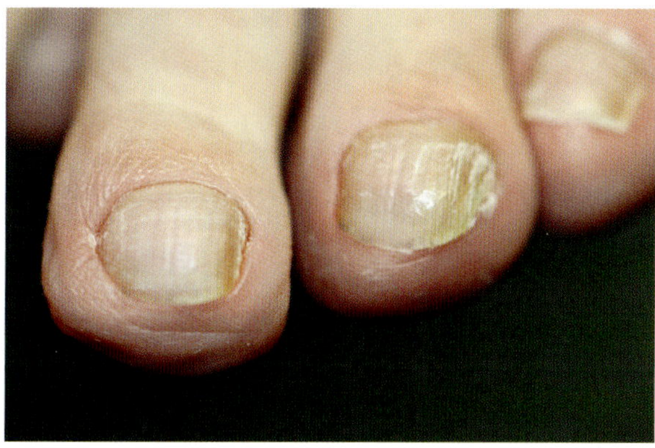

► **Abb. 1.160** Vermehrte Nagelkrümmung in seitlicher und länglicher Richtung durch Sauerstoffmangel, ausgelöst durch Herz- bzw. Lungenerkrankungen.

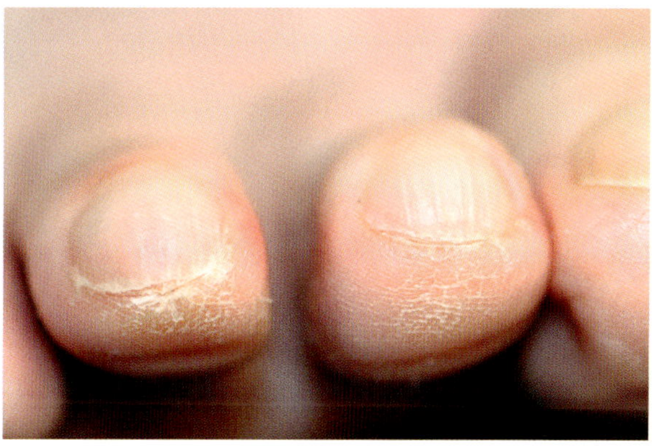

► **Abb. 1.161** Hier sieht man ebenfalls die Tendenz der Nagelplatte, sich nach allen Seiten auszudehnen.

1.2.27 Unguis incarnatus

Allgemein

Als Unguis incarnatus (lat.) bzw. Onychogryptose (griech.) wird ein schmerzhaft eingewachsener Zehennagel bezeichnet.

Ursachen

- Nageldysplasien bei Wachstumsstörungen (Rollnägel, Uhrglasnägel, Zangennägel, Psoriasis)
- Fehler bei der Nagelbehandlung durch den Patienten selbst (iatrogen verursacht), die medizinische Fußpflege oder den Hausarzt, z. B. falsches Entfernen der Nagelecken
- genetisch bedingte Disposition
- zu kleine Strampelhose als Kleinkind (Zehen werden nach hinten oben gezogen und minderdurchblutet, woraus eine Nageldeformität entstehen kann)
- ungeeignetes Schuhwerk (zu eng, zu spitz, zu hohe Absätze, Schuhe mit zu wenig Halt, luftundurchlässige Schuhe)
- übermäßig lange Zehe
- Fußfehlformen wie Pes valgus
- Digitus superductus (überkreuzte Zehenstellung)

Vier Stadien nach der Lehrmethode Fritz Bittig

I. Stadium

- spatenförmige Nagelform mit medio- und lateroplantarer Zackenbildung
- Unguis convolutus, Unguis inflexus
- keine Schmerzen und ohne Entzündungsanzeichen

II. Stadium

- Nagelformen siehe Stadium I
- mit Schmerzen, jedoch ohne Entzündungsanzeichen

III. Stadium

- Nagelformen siehe Stadium I
- mit Entzündungsanzeichen sowie Schmerzen, Rötung, Hitze, Schwellung, Bewegungseinschränkung
- evtl. eitrige Paronychie

IV. Stadium

- siehe Stadium III und zusätzlich wucherndes, nässendes Granulationsgewebe
- meist extreme Geruchsbildung (auch durch mangelnde Hygiene)
- Zur Zerstörung der sehr leicht blutenden Hypergranulation verwendet man Lösungen sauer reagierender Salze, starke Säuren mit niedriger Konzentration oder Albothyl (Policresulen, Präparat aus der Frauenheilkunde). Getränkte Watte Touchet auf das leicht blutende Granulationsgewebe auflegen und einwirken lassen. Ohne Schorf und Krustenbildung findet eine Verätzung statt, ohne dass sich ein trockner „Deckel" bildet.
- Hochfrequenz-Fulguration
- austrocknende Externas, die keine zerstörende Wirkung auf umliegende Gewebe haben
- luftdurchlässige Verbände sind selbstverständlich, z. B. Snögg Wundschnellverband

Podologische Behandlung Die podologische Behandlung hängt vom Stadium des Unguis incarnatus ab:

- I. Stadium
  - Inkarnatortechnik, evtl. feine Nagelzange
  - Tamponadetherapie usw.
- II. Stadium
  - siehe Stadium I
  - Orthonyxiespange indiziert
- III. Stadium
  - desinfizierende Maßnahmen mit Cutasept F Spray oder Octenisept
  - Entfernung des Eiterherds
  - Entfernung des Restnagelrudiments mit Inkarnatortechnik
  - Tamponadetechnik bei Bedarf
  - Orthonyxiespange, z. B. 3TO-Spange
  - antibiotische, lokale Therapie
- IV. Stadium
  - desinfizierende Maßnahmen mit Cutasept F Spray oder Octenisept
  - Entfernung des Restnagelrudiments mit Inkarnatortechnik
  - Prontoman Spray zur antiseptischen Wundreinigung
  - Nagelfalztamponade mit Kaustika (Albothyl)
  - Orthonyxiespange, z. B. 3TO-Spange
  - individuelle Wiederbestellung (zu Beginn täglich, wenn möglich)
  - bei resistenten Fällen ist als letzte Möglichkeit eine Operation angezeigt

Praxistipp

Bei Patienten mit einem Unguis incarnatus sind folgende Tipps wichtig:

- Keine Nagelecken schräg herauszwicken.
- In Stadium I sowie Stadium II bei ersten Schmerzanzeichen unbedingt den spezialisierten Podologen aufsuchen. Erste Anzeichen sind z. B.: Bettdecke schmerzt, stechender Schmerz im Nagelfalz oder in der Nagelecke. Meist reicht die Inkarnatortechnik aus, um eine Verschlimmerung oder beginnende Entzündung zu verhindern.
- Interdisziplinäre Zusammenarbeit von Arzt und Podologen im Sinne der optimal konservativen Patientenversorgung sind selbstverständlich.
- Ärztliche Behandlungsmethoden können dem Patienten erspart werden, wenn er sich bereits im II. Stadium (Lehrmethode Bittig) beim Podologen vorstellt und die Ursache behoben wird. Mit einer feinen Nagelzange oder der Inkarnatortechnik wird das Nagelstück sanft entfernt, das die Reizung und den Schmerz verursacht. Der Patient ist auf Anhieb schmerzfrei!
- Fräser mit grob verzahnter Oberfläche nicht zur Nagelbearbeitung im Falz verwenden! Hohes Verletzungsrisiko!

▼

- Die Rezidivrate bei „nicht exakt“ durchgeführter Operationsmethode ist immer noch viel zu hoch! Nachwachsende Nagelrudimente, die weiterhin Beschwerden verursachen, sind die Folge einer „nicht ernst genommenen, schmerzenden Zehe“ (Bagatellsache).
- Es gibt allerdings resistente Fälle, bei denen trotz Spangentherapie nur eine Operation mit gründlicher Ausräumung der Matrix die endgültige Lösung ist.
- Der Arzt kann zudem Antibiotika (Lösungen, Salben, Puder) verordnen.

Ergänzende Behandlungen Diese können je nach Bedarf individuell flankierend angewendet werden:

- Restnagelrudimente mit der Inkarnatortechnik entfernen
- den medial entzündeten Falz unbedingt vor weiterem Druck der Nachbarzehe schützen (Druckentlastung muss auch über Nacht wirken), z. B. durch Zwischenzehenpolster aus Schaumstoff mit rationeller Verbandstechnik oder mit Foam-O-Felt 5 mm fixieren
- Bäderanwendung mit Zusätzen (z. B. Kaliumpermanganat)
- Emmert-Plastik (Keilexzision)
- Phenolisierung
- Nagelextraktion

Behandlungs- und Praxisbeispiele

Sonderfall: genetisch bedingtes Einwachsen

Siehe ▸ Abb. 1.162.

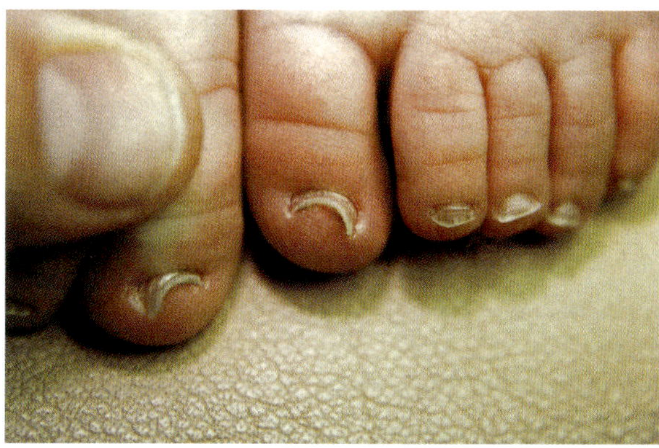

▸ **Abb. 1.162** Genetisch bedingte Disposition. Kleinkind mit Unguis incarnatus, evtl. Klebespange anbringen, keine engen Söckchen und zu kleine Strampler; Nagelränder sanft tamponieren.

Stadium I

Siehe ▸ Abb. 1.163.

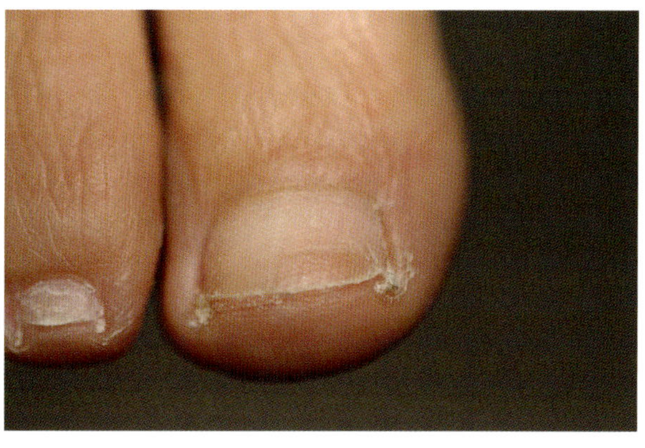

▸ **Abb. 1.163** Zustand nach Entfernung der seitlichen Nagelspitzen mit der Inkarnatortechnik. Diese Patientin klagte „nicht“ über Schmerzen und empfand das Nagelwachstum bisher als normal.

Stadium II

Siehe ▸ Abb. 1.164.

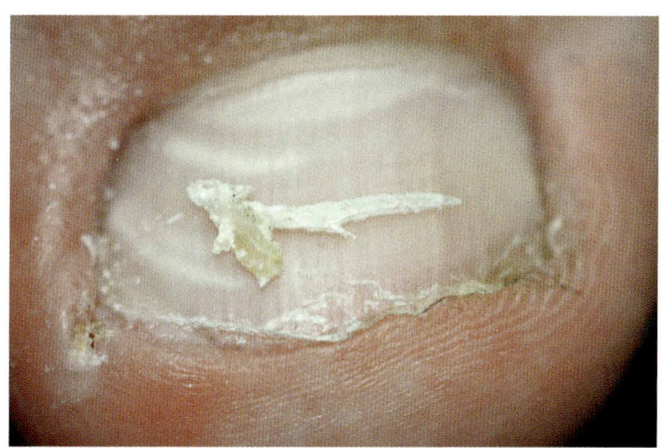

▸ **Abb. 1.164** Unguis incarnatus der rechten Großzehe II. Stadium mit starken Schmerzen im laterodistalen Nagelende. Der „Übeltäter“ wurde mit der Inkarnatortechnik entfernt und der „stechende Schmerz“ war auf Anhieb weg. Eine 3TO-Orthonyxiespange wäre sinnvoll.

Stadium III

Siehe ▸ Abb. 1.165 und ▸ Abb. 1.166.

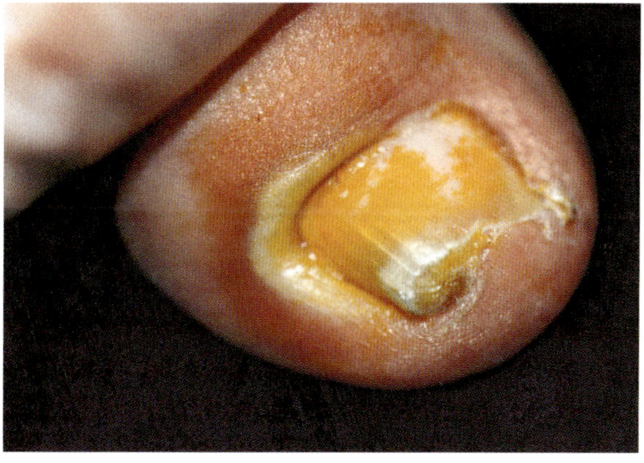

▸ **Abb. 1.165** Eitrige Paronychie, III. Stadium.

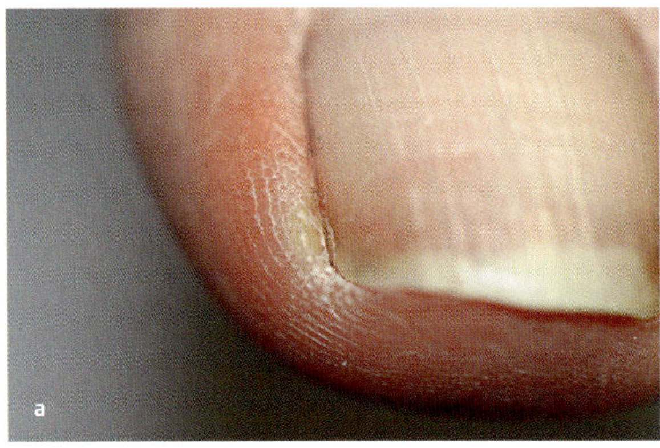
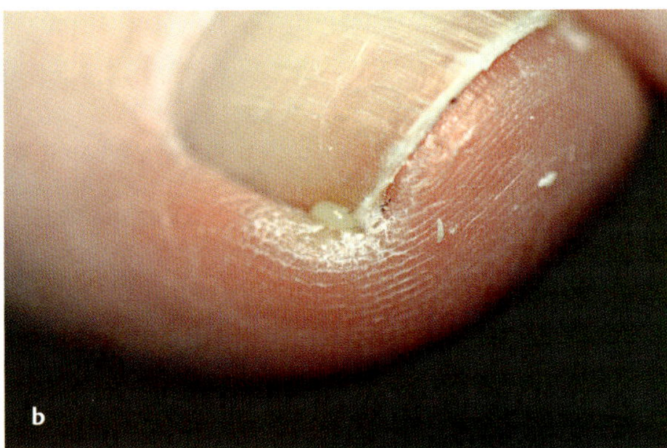

▶ **Abb. 1.166** Eitrige Paronychie, III. Stadium.
a Vor der Behandlung großflächige Desinfektion mit Cutasept F Spray oder Octenisept. Entfernung des Restnagelrudiments mit der Inkarnatortechnik.
b Anschließend wird der Eiter mit der Haut entfernt und ein antibiotischer Salbenverband mit Snögg Bind angelegt. Nach 1–2 Tagen Wiedervorstellung zur Kontrolle und Verbandswechsel.
Praxistipp: Prontoman Gel bzw. Prontoman Spray 2-mal täglich.

Stadium IV

Siehe ▶ **Abb. 1.167**, ▶ **Abb. 1.168** und ▶ **Abb. 1.169**.

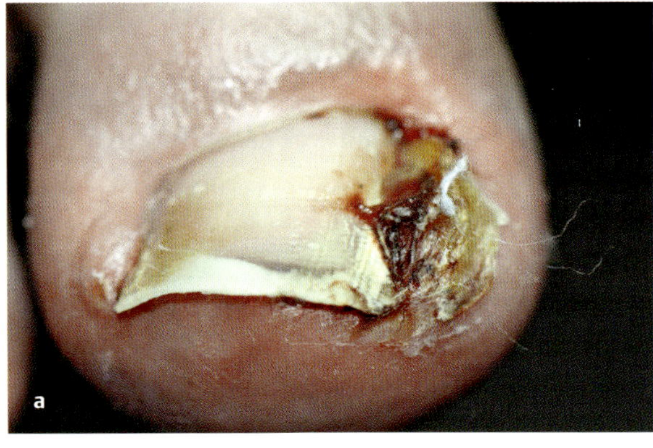
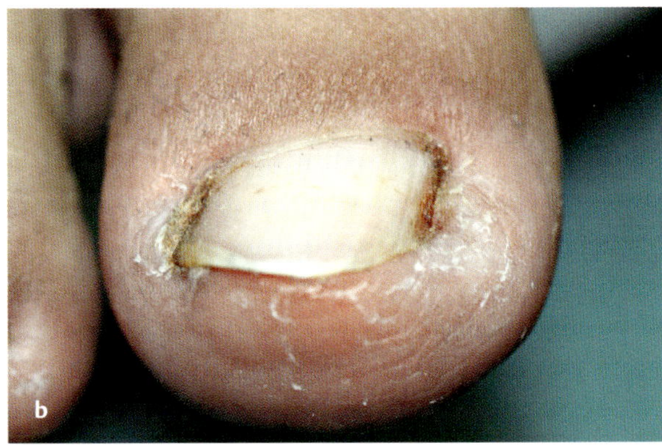

▶ **Abb. 1.167** Unilateraler Unguis incarnatus durch unsachgemäßes „Hantieren mit falschen, unsterilen Instrumenten". Deutlich sieht man Wattereste, mit denen der Patient den Zeh versorgen wollte.
a Sprühdesinfektion mit Cutasept F oder Octenisept. Anschließend Entfernung des Restnagelrudiments mit der Inkarnatortechnik. Medikation für zu Hause Prontoman Spray oder Gel 2-mal täglich.
b Zustand 14 Tage nach Behandlungsbeginn. Abschließend empfiehlt sich eine Orthonyxiebehandlung nach 3TO-Methode.
Praxistipp: Unbedingt Restnagelrudimente mit der Inkarnatortechnik entfernen, um die Abheilung zu ermöglichen. Bäder und Salben sind keine Lösung auf Dauer, ohne die Ursache behoben zu haben. Druckentlastung der Nagelränder dringend erforderlich. Hygieneberatung durchführen.

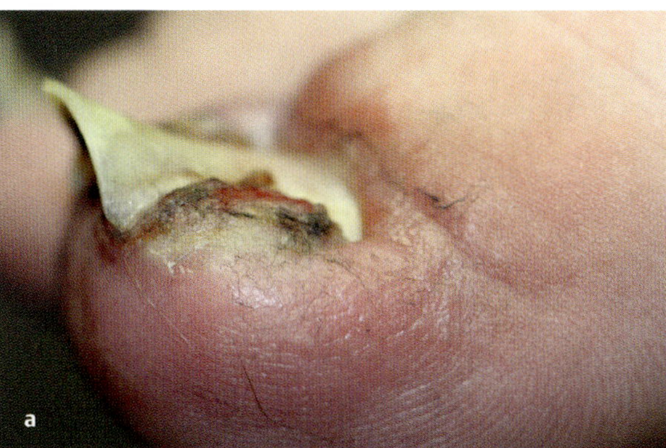

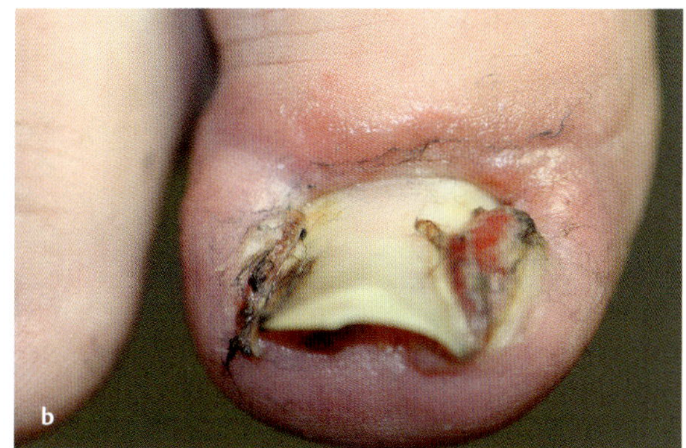

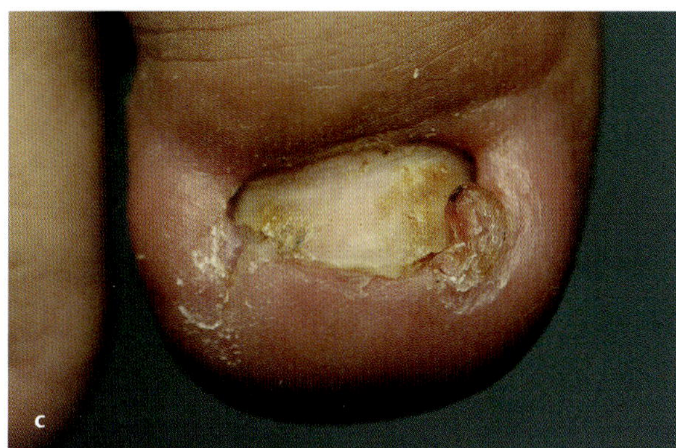

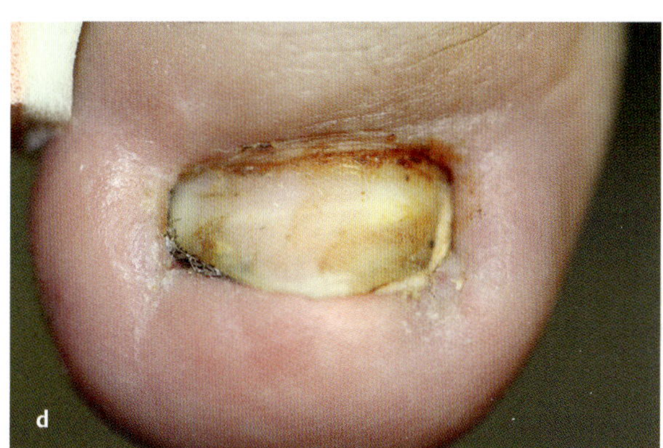

► **Abb. 1.168** Unguis incarnatus.

a Laterale Ansicht der Großzehe eines 14-jährigen adipösen (Gewicht: 142 kg) Patienten, der Probleme hat, die persönliche Körperhygiene durchzuführen. Bis zu den Füßen reicht die Beweglichkeit leider nicht mehr und somit wachsen auch die Nägel unkontrolliert ein.

b Frontalansicht der schmerzhaft eingewachsenen Großzehe.

c Zustand 5 Tage nach Beginn der podologischen Behandlung bei „täglicher Wiederbestellung"! Kaustika und Tamponadewechsel waren selbstverständlich.

d Zustand 14 Tage nach Beginn der podologischen Behandlung ohne Orthonyxiebehandlung. Diese konnte aus Kostengründen nicht angewandt werden, da die Eltern des Patienten Hartz-IV-Empfänger sind und in geschiedenen Verhältnissen leben – zuungunsten des jungen Patienten.

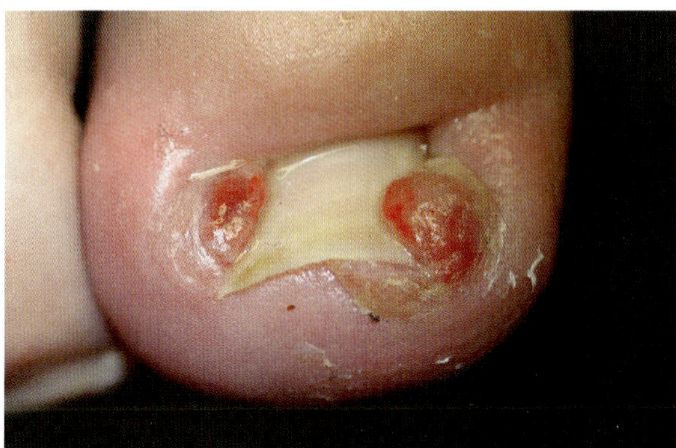

► **Abb. 1.169** Ein 12-jähriger Junge mit klassischem Unguis incarnatus Stadium IV mit Hypergranulation. Verursacht durch falsche Nagelbehandlung und tägliche Fußbäder über „Wochen"!
Praxistipp: Unbedingt die scharfen Nagelränder mit dem Inkarnator entfernen. Druckentlastung der Nagelränder, um eine Abheilung zu gewährleisten. Sanfte Tamponadetherapie bei der Behandlung mit Kaustika, um die Hypergranulation mit Albothyl 2–3-mal wöchentlich abzutragen.

1.2.28 Unguis inflexus

Allgemein

Unguis inflexus ist eine longitudinale Krümmung des Nagels.

Klinik

- am distalen Zehenende krümmt sich der Nagel nach plantar
- leichte, manchmal störende Keratosen an der Apex der Zehe unter der Nagelplatte bei zu langem, nach unten gekrümmtem Nagel

Ursachen

- Nagel wächst verzögert (zu kurz abgezwickt usw.)
- Deformationskräfte wirken auf die Nagelplatte
- durch *Sklerodermie* (pathologisch bedingt verkürztes Endglied)

Podologische Behandlung

- Nagelplatte vorsichtig mit feiner Nagelzange kürzen
- vorsichtiges Entfernen der Hyperkeratosen
- den distalen Nagelrand mit Diamantschleifer 840 055 abflachen

Behandlungsbeispiele

Siehe ► **Abb. 1.170**.

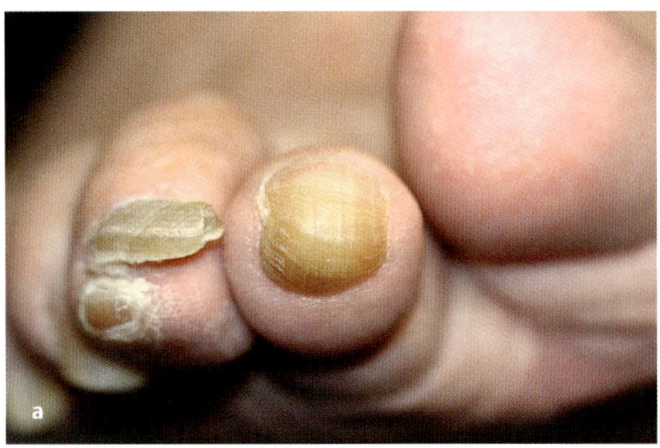

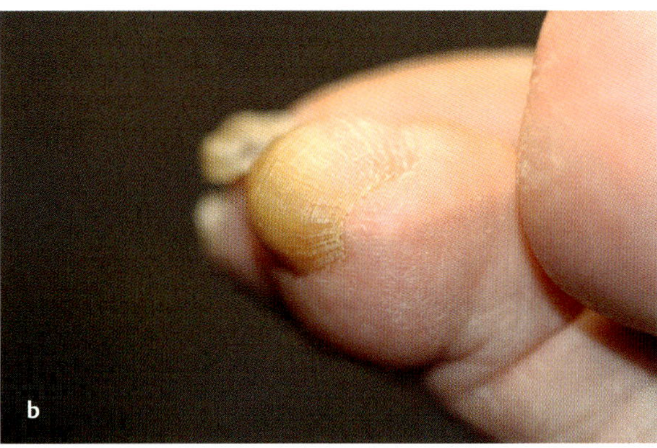

► **Abb. 1.170** Plantar gekrümmter Nagel.
a Frontalansicht.
b Laterale Ansicht.

1.2.29 Unguis in turriculo

Allgemein

Unguis in turriculo (Turmnagel) ist ein in der Längsachse vermehrt gekrümmter Nagel, der auch oft als „Einhorn" bezeichnet wird.

Klinik

- röhrenförmige Verformung der Nagelplatte
- seitlicher Nagelrand ist ins Nagelbett eingegraben

Ursachen

- Unfall, Stauchungstrauma
- fehlende bzw. mangelnde eigene Körperhygiene bei Demenz und Immobilisation
- genetisch bedingt

Podologische Behandlung

- grobe Abtragung der Nagelmasse mit den Hartmetallfräsern 424GQSR 040 und M426X 023
- Oberflächenglättung der Haut mit dem Diamantschleifer 6854 R 035
- Medikation mit Prontoman Spray

Behandlungsbeispiel

Siehe ▶ Abb. 1.171.

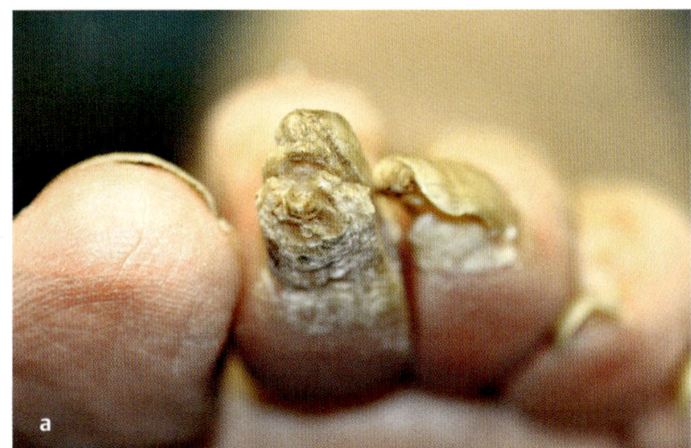

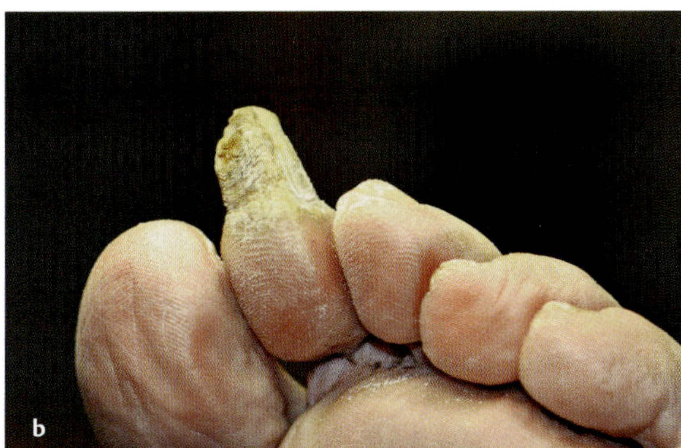

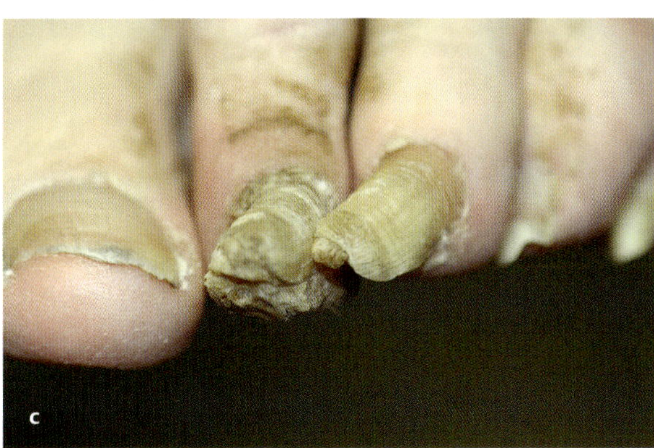

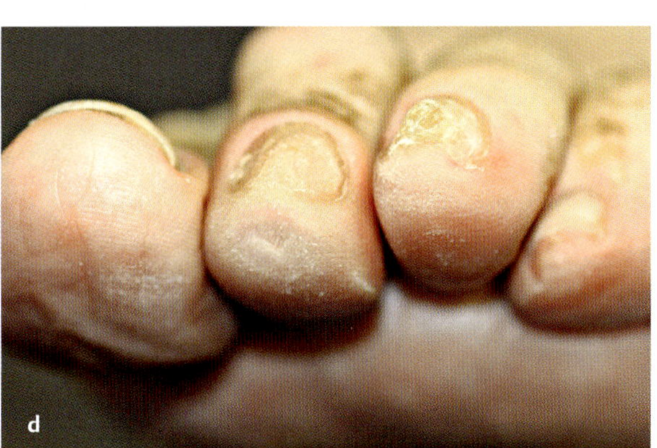

▶ **Abb. 1.171** Einhornartige, generalisiert verdickte Nageldeformation der II. Zehe links, die auch als Turmnagel bezeichnet wird. Das Wachstum der II. und III. Zehe machten das Tragen eines geschlossenen Schuhes unmöglich. Die Patientin kam in Sandalen in unsere Praxis. Leichte Demenz besteht ebenfalls.

a Frontalansicht vor der Behandlung.

b Plantare Ansicht aller Zehen mit schmerzhafter Mazeration der Beugefalten.
Praxistipp: Medikation mit Prontoman Spray täglich für zu Hause und Hygieneberatung.

c Befund aus dorsaler Ansicht mit deutlich sichtbarer Verschmutzung durch unsachgemäße Körperhygiene.

d Nach Sprühdesinfektion mit Cutasept F wird die hypertrophierte Nagelmasse mit dem Hartmetallfräser 424GQSR 040 schmerzfrei abgetragen und mit dem Hartmetallfräser M426X 023 fein bearbeitet. Mit der Bittig-Schleiftechnik wird ein nahezu perfektes optisches Bild erreicht.
Praxistipp: Prontoman Spray und Podoexpert Nagel-Repair-Tinktur zur täglichen Anwendung empfehlen.

1.2.30 Unguis retroflexus

Allgemein

Unguis retroflexus ist das Gegenstück zu Unguis inflexus.

Klinik Es handelt sich um eine distal beginnende, nach dorsal gebogene Nagelplatte.

Ursachen

- zu kleine Strümpfe (Strampler als Säugling)
- zu kurze Schuhe

Podologische Behandlung

- Nagelverdickung vorsichtig mit dem Hartmetallfräser 424GQSR 040 abtragen
- „Nagelumgebung" mit dem Diamantschleifer 850 023 glätten
- mit Inkarnatortechnik die Feinarbeit der Falze vornehmen
- Medikation mit Prontoman Spray und Allpresan Podoexpert Nagel-Repair-Tinktur zur täglichen Anwendung empfehlen

Behandlungsbeispiel

Siehe ▸ Abb. 1.172.

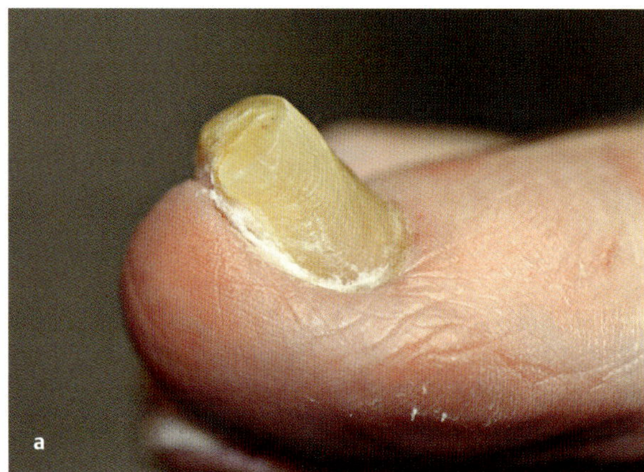

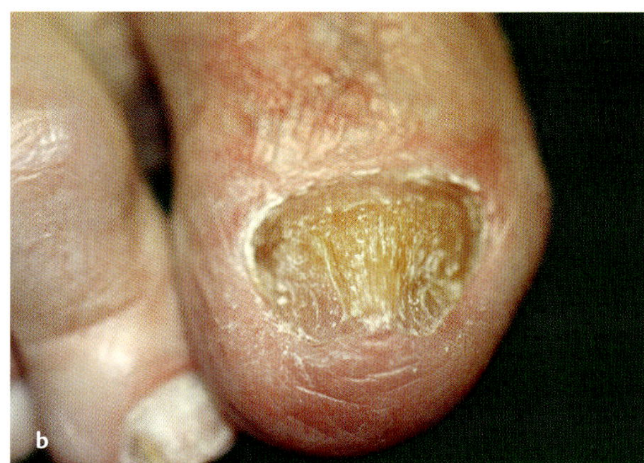

▸ **Abb. 1.172** Unguis retroflexus mit röhrenartig türmchenförmigem Nagelwachstum.
a Zustand vor der podologischen Behandlung.
b Zustand nach podologischer Nagelbehandlung.

2 Innere Medizin

2.1 Diabetisches Fußsyndrom (DFS)

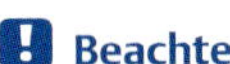 **Beachte**

Beim diabetischen Fußsyndrom handelt sich um eine schwere Erkrankung mit schlechter Prognose.

Kein medizinischer Fußpfleger oder Podologe ist nach seiner „Ausbildung" autorisiert, Diabetiker mit „offenen Füßen" bzw. Wundheilungsstörungen zu behandeln. Erforderlich ist die Qualifizierung zum Podologen DDG (Deutsche Diabetes Gesellschaft), „Wundmanager, Wundtherapeuten" mit Zertifizierung usw.

Das diabetische Fußsyndrom umfasst Krankheitsbilder mit verschiedenen Ursachen, deren Mechanismen bei einer Verletzung am Fuß zu Störungen der Wundheilung bis hin zur Amputation führen können.

Beachte

Durch einen chronisch erhöhten Blutzuckerspiegel wird der Vitamin-C-Transport (gleicher Transportweg) blockiert. Viele Diabetiker befinden sich daher im subskorbutischen Zustand. Vitamin C ist aber für eine erfolgreiche Kollagensynthese essenziell.

Formen Je nach Ursache können 3 Formen des diabetisches Fußsyndroms differenziert werden:

- durch Polyneuropathie (PNP) (Kap. 2.1.1): ca. 40 %
- durch periphere, arterielle Verschlusskrankheit (pAVK) (Kap. 2.1.2): ca. 30 %
- als Mischform aus beiden: ca. 30 %

Ursachen

- über Jahre andauernde Stoffwechselstörung kann eine Polyneuropathie zur Folge haben
- die *Ischämie* (arterielle Minderdurchblutung) verstärkt das Amputationsrisiko

2.1.1 Polyneuropathie (PNP)

Allgemein

Bei der Polyneuropathie unterscheiden wir nach Schwere der Nervenschädigung:

- sensorische Neuropathie
- motorische Neuropathie
- autonome Neuropathie

Diagnostik

- Anamnese
  - Diabeteseinstellung mangelhaft
  - Dauer der Erkrankung
  - Alkoholabusus
  - Diuretika
- Inspektion der Füße
  - Sichtbefund
    - Verfärbungen (Rötung), Ödeme, Schwielen, Clavi
    - Fußdeformitäten, z. B. Hallux valgus, Digitus malleus, Charcot-Fuß
  - Tastbefund
    - Bewegungseinschränkung der Gelenke, Haut (warm, trocken)
- Schmerzcharakteristik
  - Ameisenlaufen, Kribbeln, stechender Schmerz, Schmerzlosigkeit bei Wunden und Verletzungen, nachts strumpfförmig
- Achillessehnenreflex (ASR) vermindert bis aufgehoben
- Patellarsehnenreflex (PSR) vermindert bis aufgehoben
- Fußpulse tastbar
- *Hautdefekte*
  - an druckbelasteten Prädilektionsstellen, Malum perforans
- Untersuchungsmethoden
  - Vibrationsempfinden (Stimmgabeltest)
  - Temperaturempfinden (Tip-Term)
  - Berührungsempfinden (10 g Semmes-Weinstein-Monofilament)

Beachte

Prädilektionsstellen für neuropathische Ulzera sind:

- **Fußsohle**
- **Ferse**
- **I. und V. Metatarsalköpfchen**
- **Interdigitalräume**
- **Zehenspitzen**

Sensorische Neuropathie

Klinik

- unangenehme Empfindungsstörungen, z. B. Kribbeln, Ameisenlaufen, stechende Schmerzen in Ruhe und nachts
- herabgesetzte Wahrnehmung verschiedener Reize, z. B. Berührung, Vibration, Temperatur, Druck, Wundschmerz; hohes Verletzungsrisiko
- von den Zehen bis zum Unterschenkel aufsteigender Verlauf
- mangelnde Patientencompliance

Motorische Neuropathie/sensomotorische Neuropathie

Klinik

- sensomotorische Polyneuropathie, weil die Nervenschädigung am Fußmuskel sensible Schäden hervorruft
- Destabilisierung des Fußes durch Verkrümmung kleiner Fußmuskeln
- Beugekontrakturstellung der Mittel- und Endgelenke der Zehen
- Hallux valgus in einigen Fällen
- Druckverhalten der Fußsohle verändert sich, daher reagiert der Körper mit gesteigerter Hornhautbildung an den druckexponierten Stellen
- *Clavi* und *Callus* (Hornhautschwiele) entstehen
- Entwicklung von Blasen unter der Hornhaut mit Einblutungen bis hin zur Geschwürbildung (*Ulcera malum perforans*)

Autonome Polyneuropathie

Klinik

- ganzer Körper kann betroffen sein
- trockene, schuppende Haut durch verminderte Schweißdrüsenfunktion
- Druck- und Scherkräfte können nicht mehr kompensiert werden und es entstehen *Rhagaden/Fissuren*
- Fußsohlen sowie Handinnenflächen weisen keine Talgdrüsen auf

Weitere Folgen

- Vasodilatation (Erweiterung) der arteriellen Gefäße
- *Shunt* = arteriovenöse Kurzschlussverbindung wird hergestellt, um die Durchblutung des Fußes zu verbessern und den Sauerstofftransport zu erhöhen
- Demineralisierung der Knochen
- Beweglichkeitseinschränkung der Zehengelenke ist zu erkennen; dieses Phänomen wird *Cheioarthropathie* genannt:
  - Hyperthermie und Rötung des Fußes sind die Folge
  - Ödeme des Fußrückens sind zu erkennen
  - Haut ist trocken und schuppig

Praxistipp

- Bei Polyneuropathie keine Hühneraugenpflaster verwenden.
- Verätzungsgefahr durch Salizylsäure! Pflaster können verrutschen und gesunde Haut verätzen.
- Anwender mit Bewegungseinschränkung können die Pflaster kaum exakt platzieren!
- Apotheken „sollten“ unbedingt auf die „Gefahr“ hinweisen und die Mitarbeiter entsprechend schulen, um gefährdete Patienten besser informieren zu können.
- Durch solch ein Hühneraugenpflaster kann bereits ein Ulkus entstehen.
- Auch Podologen sollten sich der Gefahr bewusst sein und eine Anwendung des Pflasters in der eigenen Praxis unterlassen!

Praxisbeispiele

Siehe ► Abb. 2.1, ► Abb. 2.2, ► Abb. 2.3 und ► Abb. 2.4.

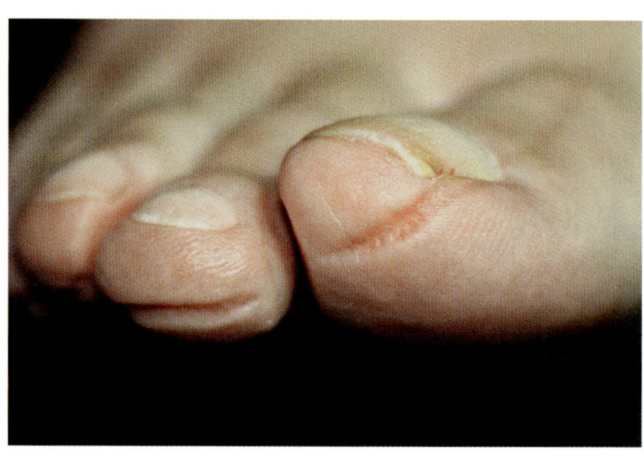

► **Abb. 2.1** Deutliche Einschnürungen der I. und II. Zehe durch zu enge Kompressionsstrümpfe. Die Patientin leidet im Rahmen einer Polyneuropathie unter Empfindungsstörungen.

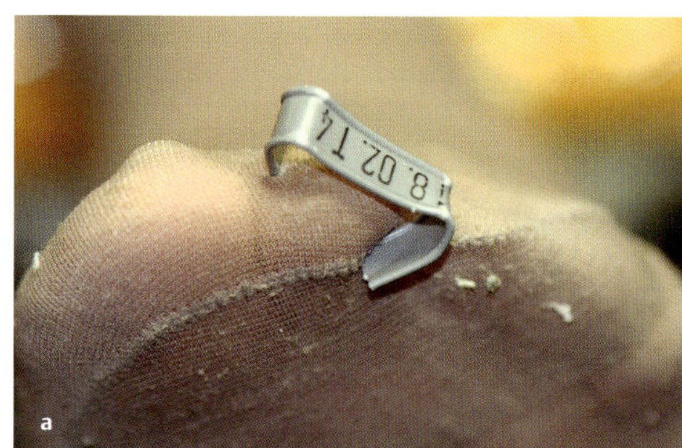

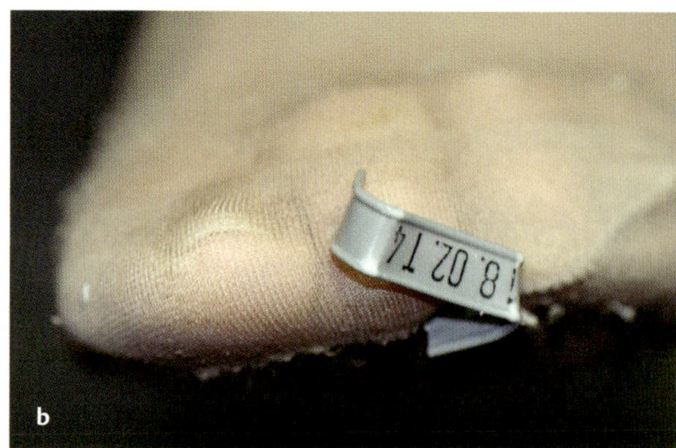

► **Abb. 2.2** Empfindungsstörungen einer Patientin mit Polyneuropathie.
a Ein Tütenverschluss mit beidseitiger Drahtführung zum Umbiegen hat sich in die II. Zehe gebohrt. Die Patientin hat nichts gespürt.
b Frontale Ansicht des „Fremdkörpers“.

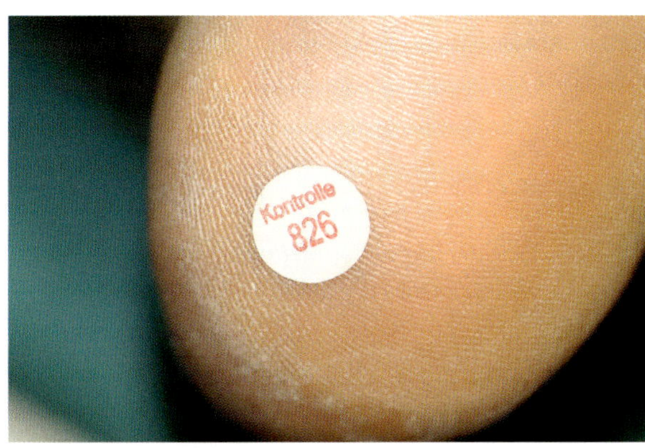

▸ **Abb. 2.3** Patientin läuft mit Kunststoff-Klebeplakette auf der Fersenunterseite, ohne es zu bemerken. Sie nimmt auch sonst die Hautpflege ihres Fußes nicht sehr ernst und führt auch keine Inspektion der Fußsohlen durch.

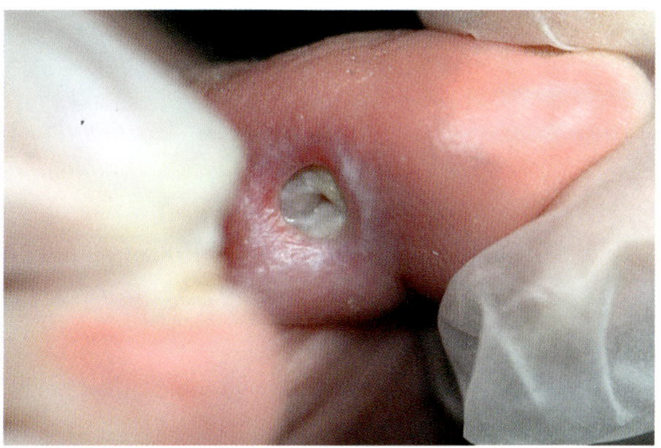

▸ **Abb. 2.4** Clavus interdigitalis entwickelte sich zum tiefen Ulkus Wagner-Stadium 3 bis zur Gelenkkapsel, zu Sehnen oder Knochen. Diese Clavusentzündung entstand durch Empfindungsstörung bei Diabetes mellitus und Polyneuropathie. Unbedingt interdigitale Druckentlastung anbringen und zum Diabetologen überweisen. **Achtung:** Diese Zehe ist in höchster Gefahr! Unbedingt Amputation vermeiden und sofort zum versierten/erfahrenen Diabetologen schicken, dann kann die Zehe unter Umständen gerettet werden.

2.1.2 Periphere, arterielle Verschlusskrankheit (pAVK)

Allgemein

Klinik

- *Arteriosklerose* bewirkt eine verminderte, unterbrochene Durchblutung (Ischämie) durch Verschluss bzw. Verengung der Arterie
- kommt häufiger bei Diabetikern vor als bei Nichtdiabetikern
- Erkrankung meist bei jüngeren Patienten
- schneller, progredienter Verlauf
- Verlust der Fußpulse (A. tibialis posterior, A. dorsalis pedis)

Achtung

Mediasklerose oder Mönckeberg-Sklerose nennt man die röhrenförmige Gefäßverkalkung im Unterschenkelbereich. Die Doppler-Druckmessung im Bereich der Malleolengabel zeigt hohe Druckwerte, weil der arterielle Blutstrom sich durch einen starren Kanal pressen muss, der die indirekte arterielle Blutdruckmessung ernsthaft behindert. Ohne operative Intervention ist keine primäre Wundheilung möglich! Das Infektions- und Amputationsrisiko ist erhöht!

Fontaine-Stadien bei pAVK

Man unterscheidet:

- Stadium I
  - keine Beschwerden
- Stadium II
  - Schmerzen bei Belastung
  - Claudicatio intermittens = Schaufensterkrankheit
  - Stadium IIa: Gehstrecke > 100 m
  - Stadium IIb: Gehstrecke < 100 m
- Stadium III
  - Schmerzen in horizontaler Ruhigstellung durch muskuläre Minderdurchblutung
  - bei Absenken der Extremität lassen die Schmerzen oft nach
- Stadium IV
  - Nekrosen, Gangrän durch gestörte Gewebetrophik

Diagnostik

- Anamnese
  - Insulinresistenz, Hyperlipoproteinämie (Fettstoffwechselstörung), koronare Herzkrankheit (KHK), Nikotin, Bluthochdruck
- Inspektion der Füße
  - Sichtbefund
    - Hautfarbe: blass-bläulich, pergamentartig
    - Tastbefund: kühl, trocken, Fußform (schlank, atrophisch)
- Achillessehnenreflex (ASR) unauffällig
- Patellarsehnenreflex (PSR) unauffällig
- Fußpulse schwach bis nicht tastbar
- Hautdefekte
  - Nekrose
  - Gangrän fast immer von den Zehen ausgehend
- Untersuchungsmethoden
  - pathologisch verminderter arterieller Doppler-Druck (Zehen-Malleolen-Bereich)
  - transkutaner Sauerstoffpartialdruck < 60 mmHg

2.1.3 Mischform: Polyneuropathie bei gleichzeitiger peripherer arterieller Verschlusskrankheit

Symptome

- Leitsymptome wie Belastungs- und Ruheschmerz fehlen
- rechtzeitige, frühe Diagnostik wird erschwert
- Fontaine-Stadien nicht verwertbar
- Patient kommt meist erst mit Nekrosen im Stadium IV zur Behandlung
- Durchblutungssituation bestimmt die weitere Vorgehensweise bei erhöhtem Amputationsrisiko

2.1.4 Hinweise zur Behandlung des diabetischen Fußsyndroms

Um den diabetischen Fuß optimal zu behandeln, ist die Zusammenarbeit von Ärzten verschiedener Fachrichtungen (Internist, Dermatologe, Neurologe, Orthopäde und evtl. Chirurg) notwendig. Darüber hinaus kommt dem Podologen, Orthopädie-Schuhtechniker und dem Physiotherapeuten eine große Bedeutung zu, denn alle können dazu beitragen, dass Operationen und Amputationen möglichst vermieden werden.

Praxistipp

Jeder medizinische Fußpfleger/Podologe sollte sich in Spezialfortbildungen mit der Behandlung des diabetischen Fußes vertraut machen und eine professionelle Wundpflege und Verbandstechnik sowie eine umfassende Beratung des Diabetikers anbieten können. Selbst die Stumpfpflege nach (Teil-)Amputationen sollte zum Leistungsspektrum einer Fachpraxis gehören.

Wundzustand

- Infektionen so früh wie möglich erkennen und behandeln
- durch schlechte Zuckereinstellung wird das körpereigene Immunsystem geschwächt
- trotz massiver Keimansammlung können die klassischen Entzündungsanzeichen fehlen
- Gewebeprobe und Wundabstrich zum Labor
- spürt man beim Sondieren in der Wundtiefe knöcherne Strukturen, ist mit einer Osteomyelitis zu rechnen
- Klassifikation diabetischer Fußläsionen (Kap. 2.1.6)

Wundmanagement Der Autor verweist auf die Ausbildung zum Wundberater und zertifizierten Wundtherapeuten sowie auf die DDG-Qualifikation. Die Absolventen verfügen über eine besondere Qualifikation, arbeiten in einer diabetischen Fußambulanz unter Anweisung des Arztes. Perfektes Wundmanagement bedingt die Zusammenarbeit zwischen Diabetologen, Podologen und Wundfachberater! Hier hat sich im Laufe der Jahre sehr viel getan, angefangen von der Wundkunde bis hin zur Materialkunde und Arbeitstechnik.

Basistherapie

- Druckentlastung
- Wundsanierung
- Wunddébridement
- phasengerechte Wundversorgung
- Infektsanierung
- Behandlung der arteriellen Gefäßerkrankung
- feuchte Wundversorgung (lokal angewendet)

Flankierende, die Basistherapie unterstützende Maßnahmen

- Blutzuckerspiegel optimal einstellen, um Spätfolgen zu minimieren
- Patienten-Diabetes-Schulung
- Nagel- und Fußpilz lokal und systemisch konsequent behandeln
- Hautpflege
- keine Fettsalben (beschleunigen den Untergang der neuropathisch geschädigten Haut), da die Fettsalben die Hautporen verschließen und dadurch die Austrocknung der Haut sowie die Überwärmung des Fußes fördern

Operative Maßnahmen

- im Rahmen der lokalen Infektsanierung
- Gefäßchirurgie
- ist eine Revaskularisierung nicht mehr möglich, muss eine Amputation durchgeführt werden
- Operation als Prophylaxe zur Erstellung eines belastungsfähigen Stumpfes
- Fußfehlstellungen wie Reiter-/Hammerzehen (Digitus malleus) und Hallux valgus sind zu beseitigen, um das Risiko der Ulkusbildung (Druckgeschwür) zu reduzieren

Fünf Eckpfeiler der Prophylaxe

1. sorgfältige, tägliche Inspektion (Sicht-/Tastbefund) von Füßen und Schuhen (Fremdkörper werden nicht bemerkt)
2. Diabetesschulung für Patienten, Angehörige und im Gesundheitsdienst tätige Personen
3. Hochrisikopatienten mit sämtlichen Risikofaktoren identifizieren
4. geeignetes Schuhwerk mit Polsterung, diabetesadaptierter Weichbettung, bei Fußdeformitäten steife Rolle
5. sonstige pathologische Veränderungen der Füße und ihre Behandlung durch Podologen und Wundtherapeuten
   - Hautpflege
   - Diagnostik und Therapie von Fußnagelpilz
   - ärztliche Versorgung aller Bagatellverletzungen an den Füßen

Praxistipp

Geben Sie Ihren Patienten folgende Tipps:

- Täglich Sicht- und Tastbefund der Füße durchführen, bei Bedarf mit einem Spiegel die Fußsohle inspizieren. Zwischenzehenräume kontrollieren, Rötungen, Schwellungen, Druckstellen, Hautrisse usw. erkennen und sofort zum Podologen gehen.
- Keine scharfen Instrumente wie Rasierklingen oder Hornhauthobel verwenden.
- Keine Scheren oder Nagelknipser benutzen, weil die „Cutstelle" nicht optisch exakt bestimmbar ist. Verletzungsgefahr!
- Kein „Heim-Fußpflege-Gerät" benutzen. Verletzungs- und Infektionsgefahr!
- Keine Fettsalben bei neuropathisch geschädigter Haut verwenden.
- Dekontaminierende, pflegende Pflegeschäume verwenden.
- Keine Nagelhäutchen zurückschieben, da sonst Mikroorganismen unter die Nagelplatte eindringen können. Mykosegefahr!
- Bei geringsten Anzeichen einer Entzündung oder Pilzinfektion sofort den Arzt oder Podologen aufsuchen.
- Bei kalten Füßen keine Heizdecken oder Wärmflaschen anwenden. Verbrennungsgefahr!
- Vorsicht im Urlaub! Besonders im Sommerurlaub am Strand oder in der Wüste besteht die Gefahr, sich beim Barfußlaufen durch zu heißen Sand Verbrennungen zuzuziehen.
- Sonnenschutzcreme mit hohem Lichtschutzfaktor für die Haut im Sommer benutzen, beim Tragen von Badelatschen, Sandalen usw.
- Jeden 2. Tag ist ein ca. 5-minütiges Fußbad bei 30–35 °C möglich. Kontrolle mit dem Badethermometer. Milde, rückfettende Badezusätze sind erlaubt.
- Weiche Waschlappen verwenden, weiche Handtücher zum Trockentupfen der Füße verwenden.
- Keine Bürstungen der Haut vornehmen, z. B. Wurzelbürste.
- Föhnen zum Trocknen der Zehenzwischenräume nur mit kühler Luft erlaubt!
- Tägliche Fußgymnastik bzw. Bewegung.
- Strümpfe/Socken aus Baumwolle. Vorsicht bei „Trachtlern"! Feste, graue, lange Strümpfe gehen bis knapp in die Kniekehle und können die Durchblutung abschnüren. Ebenso bei zu engen Söckchen mit „scharfen, bindfadenähnlichen" Abschlüssen.
- Neue Schuhe von innen abtasten nach Nähten und Druckstellen.
- Schuhe nachmittags kaufen, da die Füße tagsüber anschwellen.
- Badeschuhe im Schwimmbad und in der Sauna tragen.
- Im Individualfall müssen Maßschuhe angefertigt werden.
- Unbedingt basisches Körperbewusstsein anstreben.

Praxistipp

Besonders für Diabetiker geeignet sind die neuen, besonders leichten Kera Fräser der Firma Busch. Durch ihr geringes Gewicht spürt der Behandler bei der Fräsarbeit die Gewebeunterschiede viel besser. Somit wird das Verletzungsrisiko erfolgreich vermindert.

2.1.5 Behandlungsbeispiele

Siehe ▸ Abb. 2.5, ▸ Abb. 2.6 und ▸ Abb. 2.7.

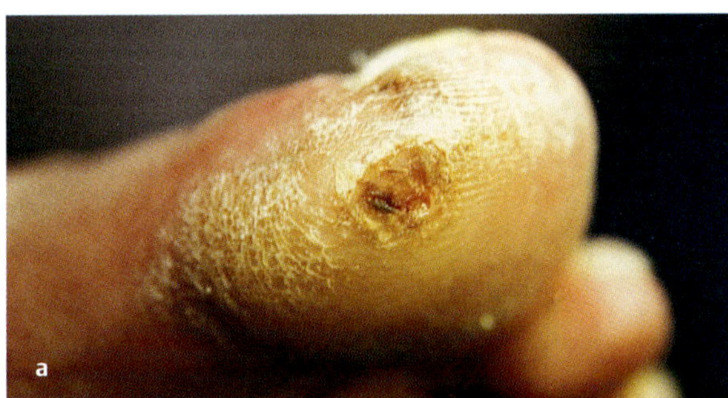

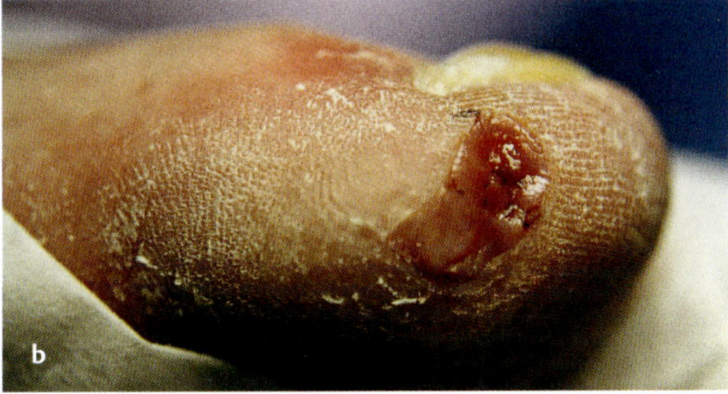

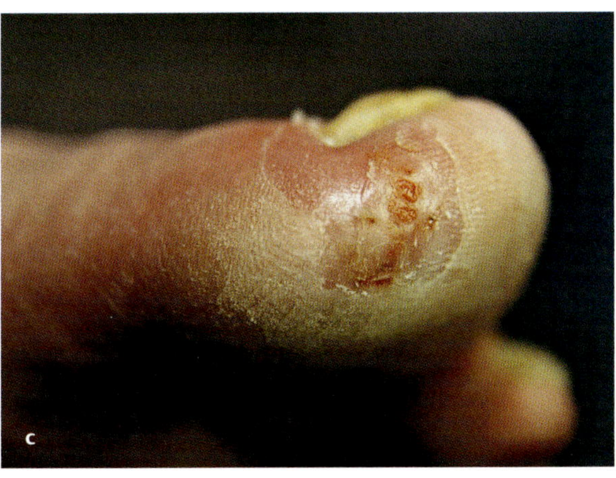

▸ **Abb. 2.5** Hyperkeratose der linken Großzehe bei permanenter Druckstelle.

a Zustand vor der podologischen Behandlung. **Cave:** Es könnte sich darunter bereits eine Läsion im Wagner-Stadium 1 oder 2 befinden!

b Nach Absprache mit dem Diabetologen wurde der Hornhautdeckel mit Hartmetallfräsern 424GQSR 060 und 424GQSR 040 entfernt und mit der Medihalterklinge 3V die Wunde dargestellt. Nun kann ein Wundpräparat in Gel oder Salbenform aufgetragen und mit einem Cosmopor-Wundpflaster steril abgedeckt werden. Tägliche Verbands- und Wundkontrolle wird empfohlen. **Praxistipp:** Ein geschlitztes Kodan-Tuch wurde während der Schleifarbeiten über der Zehe angebracht, um die Umgebung vor Schleifstaub zu schützen.

c Ergebnis einer erfolgreichen Wundbehandlung. Nachdem keine Wunde mehr vorliegt, kann auch Podoexpert Repair Schaum-Creme und Remmele's Propolis Lösung angewendet werden.

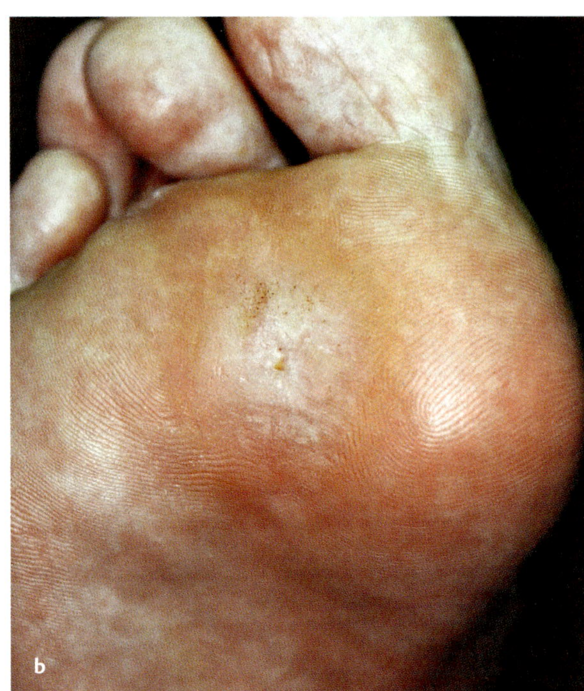

▸ **Abb. 2.6** Starke, medioplantare Druckbeschwerden bei Malum perforans im Wagner-Stadium 1.

a Nach vorsichtiger Abtragung der Verhornung mit Hybrid Twister HT 6 854 R erfolgte die Medikation mit Prontoman Gel und wurde mit Cosmopor steril abgedeckt.

b Befund nach ca. 2 Monaten podologischer Behandlung bei kontrolliertem Verbandswechsel.
Praxistipp: Als Dauerpflege kann Podoexpert Repair Schaum-Creme täglich angewendet werden. Remmele‘s Propolis Balsam eignet sich ebenfalls zur Hautpflege. Unbedingt auf allergische Reaktionen achten.

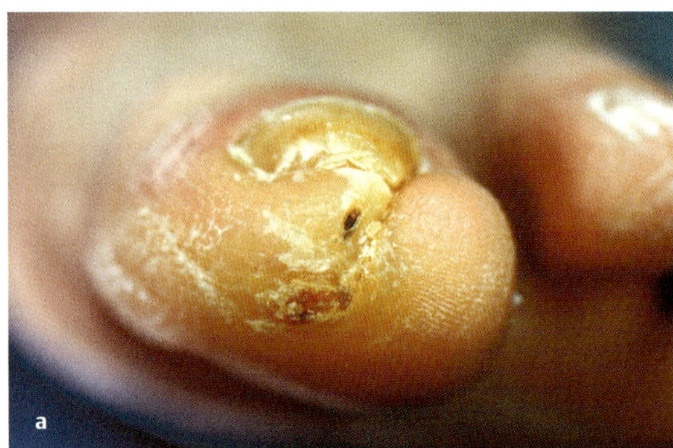

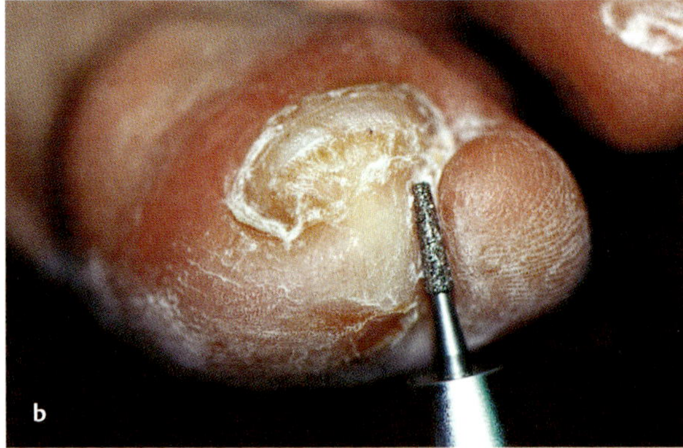

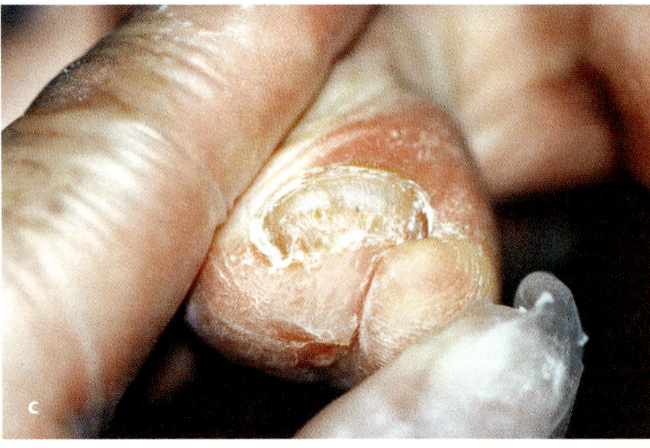

▸ **Abb. 2.7** Großzehe links mit starker Hyperkeratose nach altem Trauma.

a Abtragung der Hornhaut mit den Hartmetallfräsern 424GQSR 060, 424GQSR 040 und M426X 023.

b Anschließend Feinarbeit mit pappelförmigem Diamantschleifer 850 023 aus dem Universal-Schleifset Bittig.

c Nun kann man den ehemals stark verhornten Hautspalt wieder leicht zusammendrücken. Prontoman Gel zur weiteren Heimbehandlung.

Nach Amputationen

Siehe ▸ Abb. 2.8, ▸ Abb. 2.9 und ▸ Abb. 2.10.

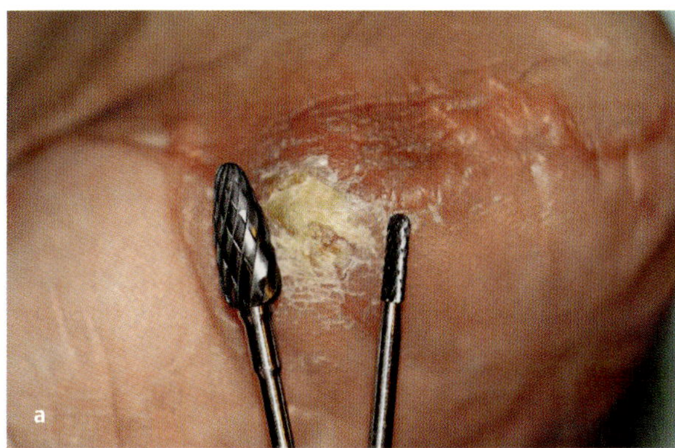

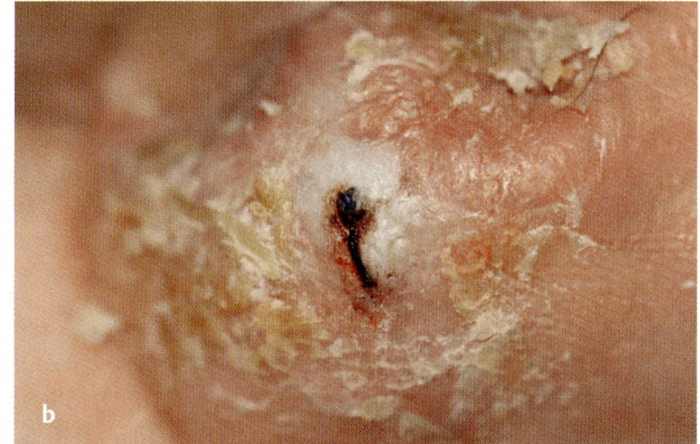

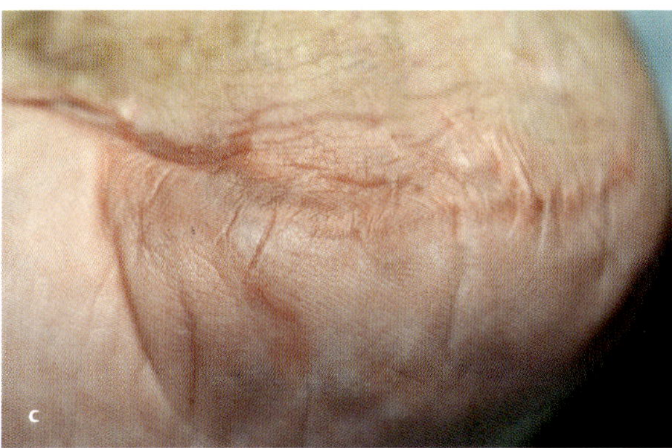

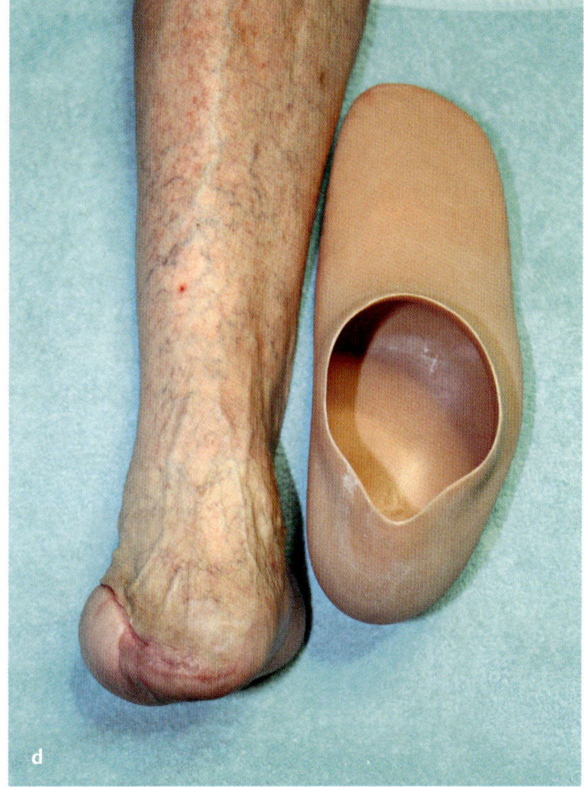

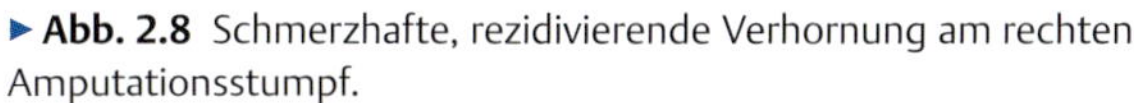

▸ **Abb. 2.8** Schmerzhafte, rezidivierende Verhornung am rechten Amputationsstumpf.

a Mit den Hartmetallfräsern 425GX 060 und M426X 023 wird die Hornhaut abgetragen.

b Deutlich sieht man einen Faden, den der Hausarzt beim Fädenziehen übersehen hat.
Praxistipp: Täglich Prontoman Spray anwenden.

c Positives Endergebnis nach abschließender Hautbehandlung.

d Der abgeheilte Stumpf kann wieder schmerzfrei in die Prothese schlüpfen.
Praxistipp: Zur weiteren Haut- und Stumpfpflege wird Podoexpert Repair Schaum-Creme mit Pilzschutz empfohlen.

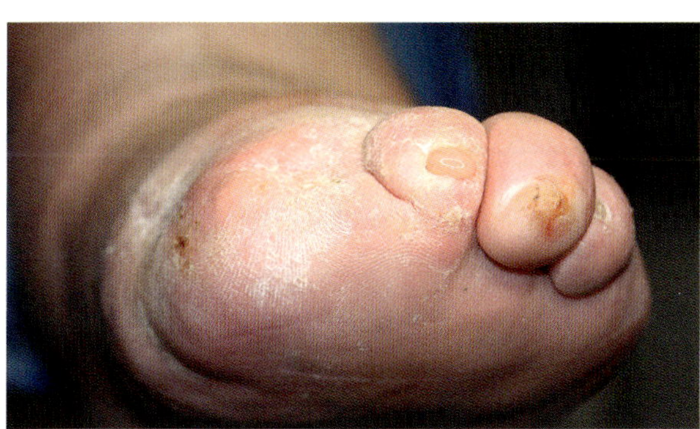

▸ **Abb. 2.9** Zustand nach Exartikulation der I. und V. Zehe. Durch starke mechanische Belastung der distalen Zehenbereiche hat sich an der Apex der III. Zehe ein Clavus neurovascularis gebildet und an der Zehenkuppe der II. Zehe fehlt die Nagelplatte. Dafür entleert sich eitriges Exsudat.
Achtung! Auch hier sofortige Zusammenarbeit mit dem Diabetologen einleiten! Gefahr einer weiteren, mitunter überflüssigen weiteren Amputation.

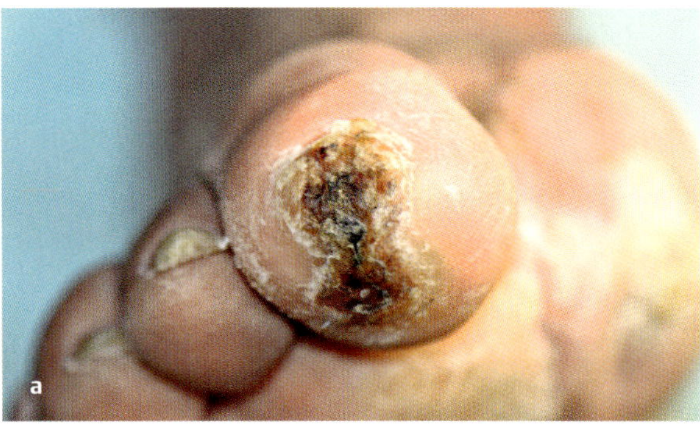

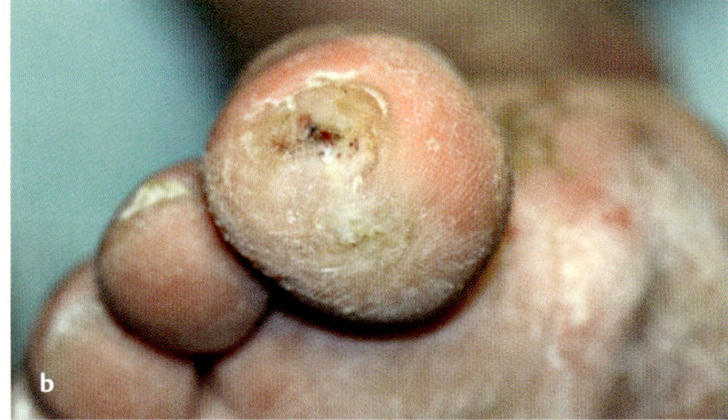

► **Abb. 2.10** Starke Druckbelastung der II. Zehe nach Amputation der Großzehe führte zu einem Clavus neurofibrosus.
a Zustand vor der podologischen Behandlung bei Exartikulation der I. Zehe bei Diabetes mellitus.
b Mit dem Hartmetallfräser 424GQSR 040 wurde die Verhornung an der Apex abgetragen. Die Zehenkuppe wurde mit Propolis Lösung bestrichen, dann wurde ein 2nd Skin Spenco Verband angelegt.

Bei Malum perforans

Siehe ► **Abb. 2.11**, ► **Abb. 2.12**, ► **Abb. 2.13**, ► **Abb. 2.14**, ► **Abb. 2.15**, ► **Abb. 2.16** und ► **Abb. 2.17**.

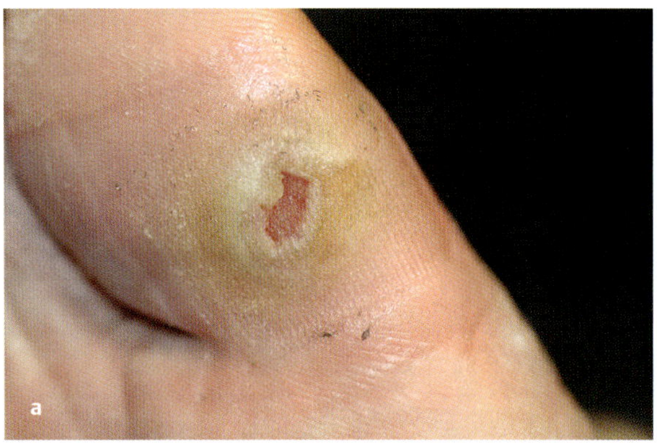

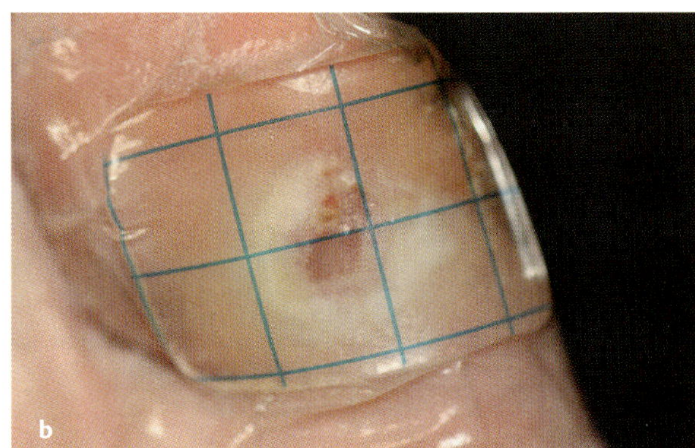

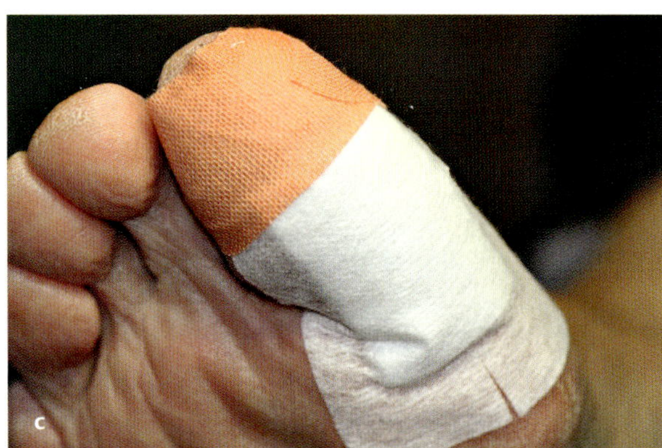

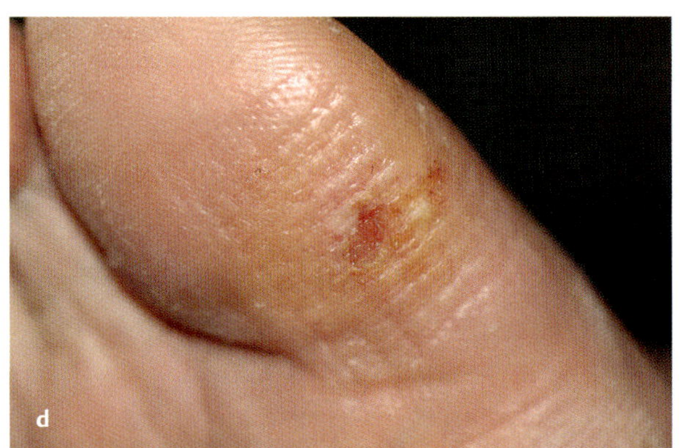

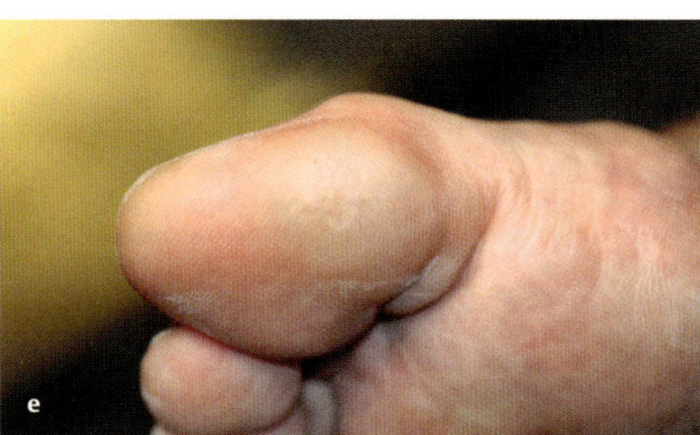

► **Abb. 2.11** Malum perforans plantar an der rechten Großzehe mit infizierter Wunde im Wagner-Stadium 1.
a Die mazerierte Haut wurde vorsichtig entfernt.
b Angelegtes Hydrosorb comfort zur Wundkontrolle.
c Angelegter Verband mit Cosmopor steril.
d Silberhaltige Wundauflage Atrauman Ag kam zwischenzeitlich auch zum Einsatz. Nach 12 Tagen zeigt sich eine deutliche Verbesserung.
e Zustand nach 3 Wochen mit anfangs „täglicher Wundbehandlung“.

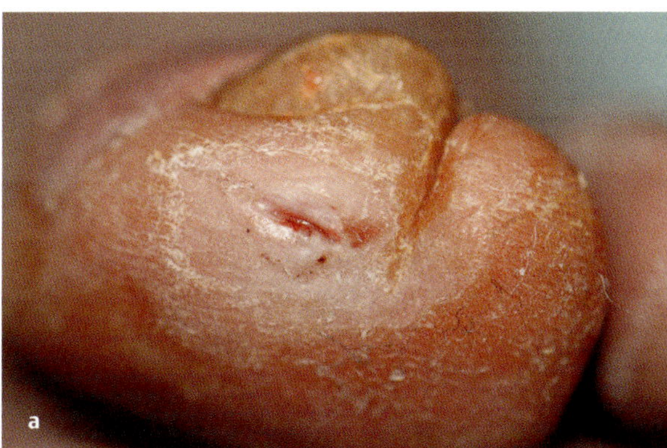

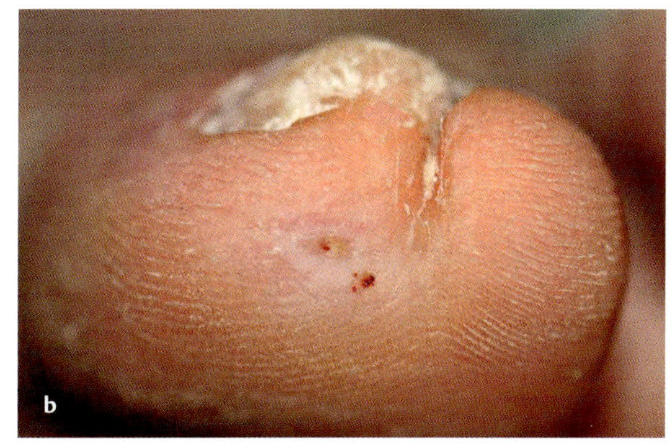

► **Abb. 2.12** Malum perforans an dem Apex der linken Großzehe. Der Patient wurde vom Hausarzt geschickt.

a Zustand nach Entfernung der Verhornung mit Hartmetallfräsern 424GQSR 040 und M426X 023 sowie anschließend mit T-Speed 431 031 zur Hautglättung. Feinarbeit mit dem Skalpell und der Hohlmeißelklinge 3V. Prontoman Gel oder Propolis Lösung auftragen und mit Cosmopor steril abdecken.

b Zustand nach 8 Tagen.

Praxistipp: Unbedingt mit dem behandelnden Diabetologen Kontakt aufnehmen. Nur der „Profi" erkennt die trotz optischer Verbesserung des Wundzustands noch bestehende kleine Hautöffnung, die Kontakt in tiefere Schichten haben kann. Dekontaminierende Maßnahmen sind erforderlich.

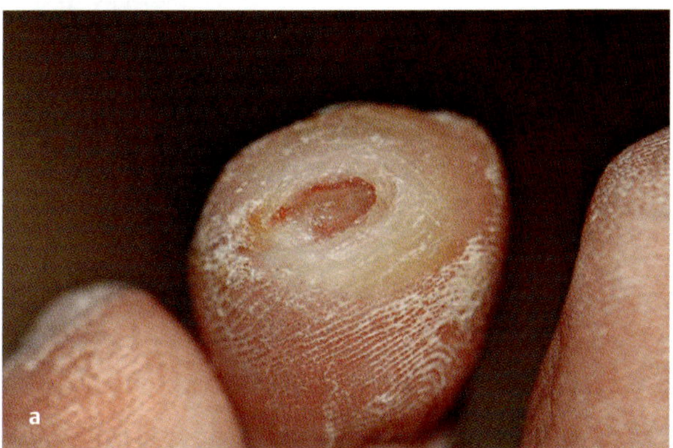

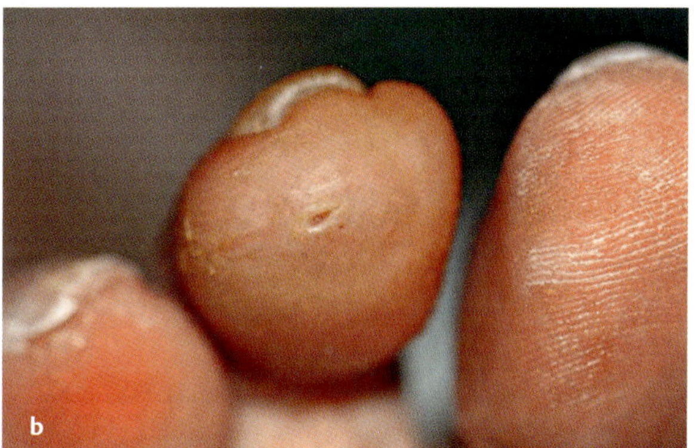

► **Abb. 2.13** Wunddefekt Apex II. Zehe rechts.

a Zustand nach Entfernung des Hornhautdeckels.

b Zustand nach 3 Wochen.

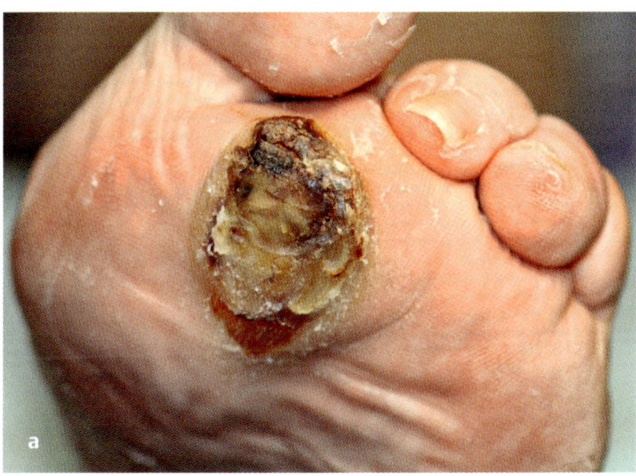

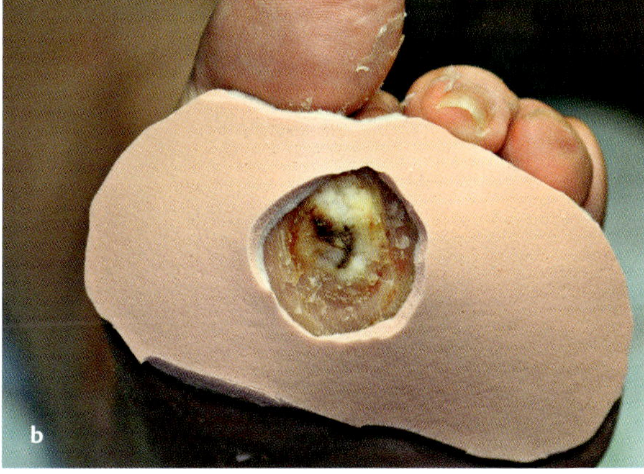

► **Abb. 2.14** Amputation der II. Zehe und hypertrophe Granulation Basis ossis metatarsale II.

a Plantaransicht des linken Fußes.

b Nach vorsichtiger Hornhautabtragung zeigt sich ein übel riechendes, mazeriertes Malum perforans. Zweifellos reicht es gangränös in die Tiefe bis zum Gelenk. Als Druckentlastung wurde ein Foam-O-Felt 5 mm Polster mit Loch angebracht. In die Öffnung kann z. B. Prontoman Gel eingebracht werden.

Praxistipp: Desinfektion, Druckentlastung und sterile Abdeckung. Umgehend Kontakt mit dem Diabetologen aufnehmen und den Patienten vorstellen.

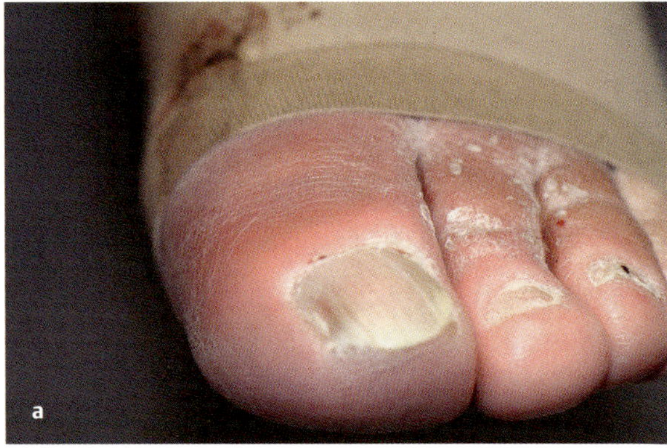

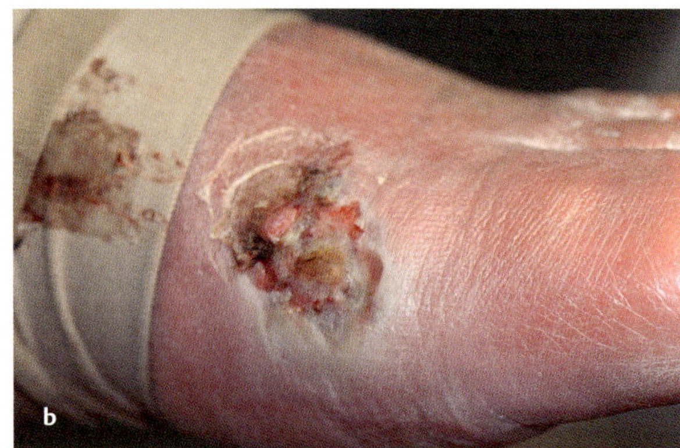

▸ **Abb. 2.15** Ein 80-jähriger adipöser Diabetiker.

a Die Rötung im Großzehenbereich und der blutige Stützstrumpf ließen Schlimmes darunter vermuten.

b Nach Hochschieben des Strumpfes zeigte sich eine oberflächliche Ulzeration nach Wagner-Stadium 1.
Praxistipp: Nach der Wundversorgung wird sofort mit dem behandelnden Hausarzt telefoniert und der Patient am gleichen Tag dorthin geschickt. Akutversorgung mit Prontoman Gel!

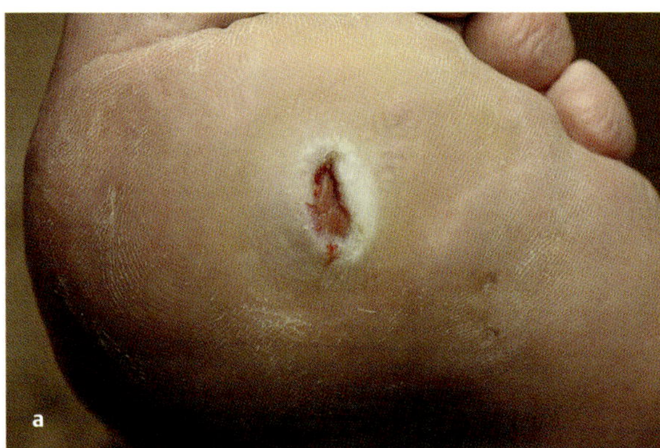

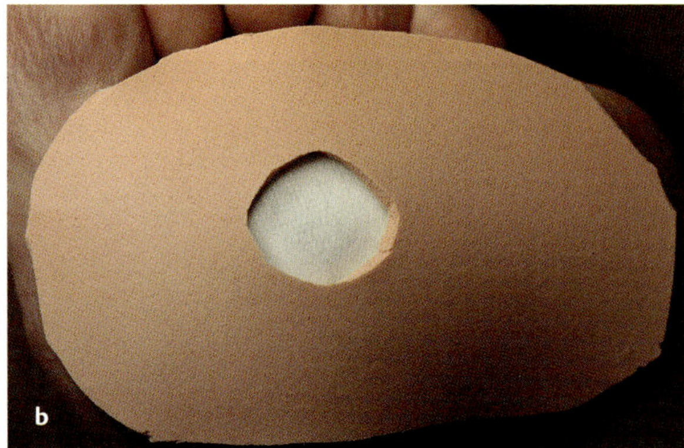

▸ **Abb. 2.16** Ulzeration der linken Fußsohle, die sich im Wagner-Stadium 1 befindet, aber auch Wagner-Stadium 2 sein könnte. Mit steriler Sonde durch den Podologen kann diese Vermutung bestätigt werden.

a Zustand vor der podologischen Behandlung.

b Nach Medikation mit Prontoman Gel wird die Wunde mit Cosmopor steril und gelochtem Foam-O-Felt 5 mm abgedeckt und der Patient dem Diabetologen zur sofortigen Weiterbehandlung überwiesen.

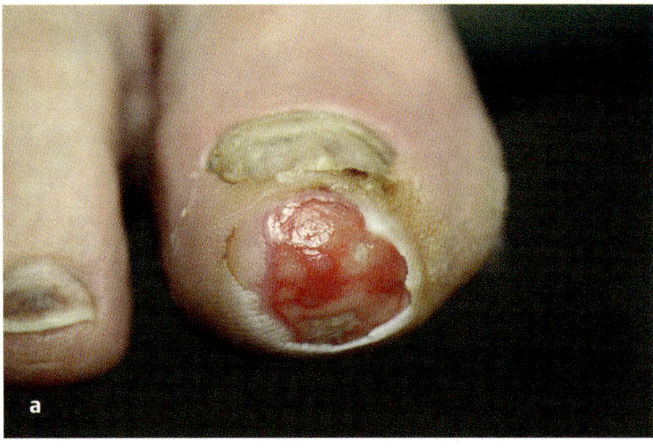

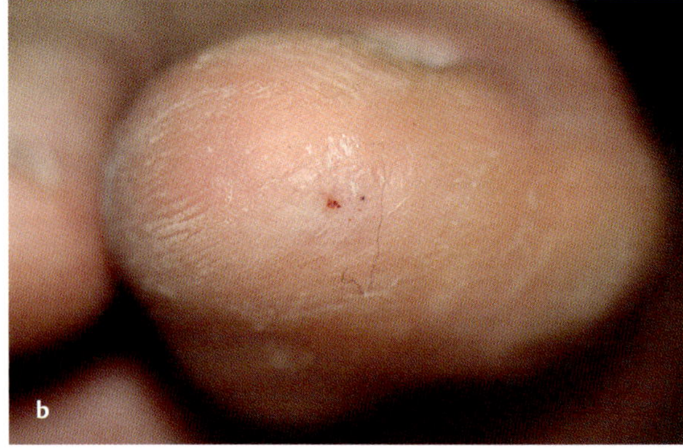

▸ **Abb. 2.17** Oberflächliche Ulzeration Wagner-Stadium 1 an der Apex der rechten Großzehe bei einem 65-jährigen Diabetiker.

a Zustand vor der podologischen Behandlung.

b Zehenkuppenverbände mit Snögg Bind und Prontoman Gel wurden in 2–3-tägigen Abständen gewechselt. Die Wunde ist nach ca. 14 Tagen abgeheilt.

2.1.6 Klassifikation diabetischer Fußläsionen

Eine international anerkannte einheitliche Klassifikation der verschiedenen Fußläsionen des diabetischen Fußsyndroms fehlt bisher. Es gibt 2 Klassifikationen, die kurz vorgestellt werden.

Klassifikation nach Wagner

Hierbei werden die Fußläsionen in 6 Schweregrade (0–5) unterteilt (► **Abb. 2.18**):

- 0 = keine Läsion, ggf. Fußdeformation oder Hyperkeratosen
- 1 = oberflächliche Ulzeration
- 2 = tiefes Ulkus bis zur Gelenkkapsel, zu Sehnen oder Knochen
- 3 = tiefes Ulkus mit Abszedierung, Osteomyelitis, Infektion der Gelenkkapsel
- 4 = begrenzte Nekrose im Vorfuß- oder Fersenbereich
- 5 = großflächige Nekrose des gesamten Fußes

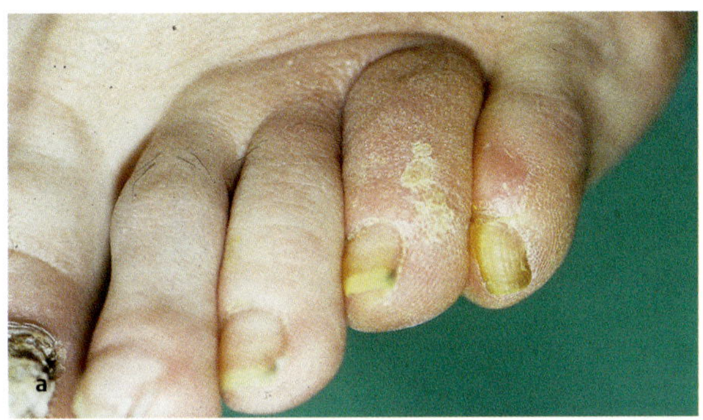

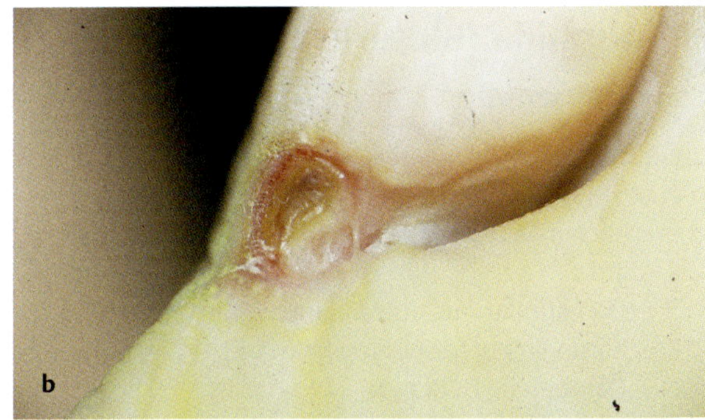

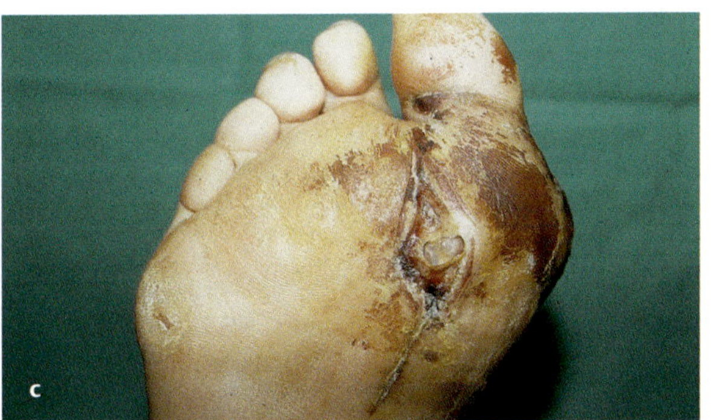

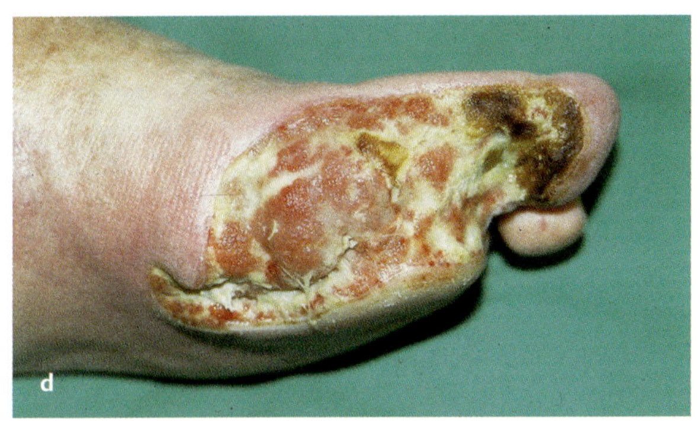

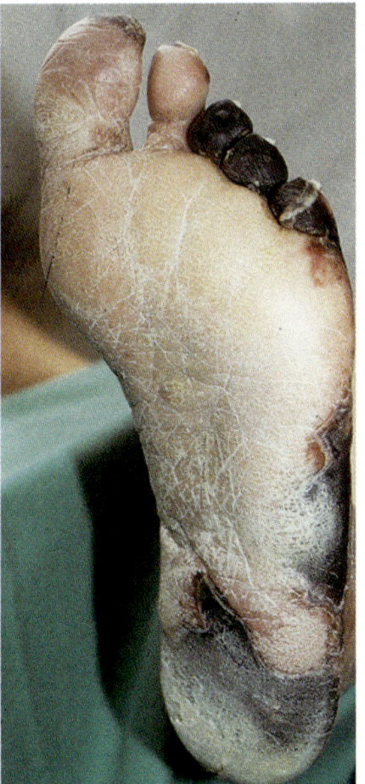

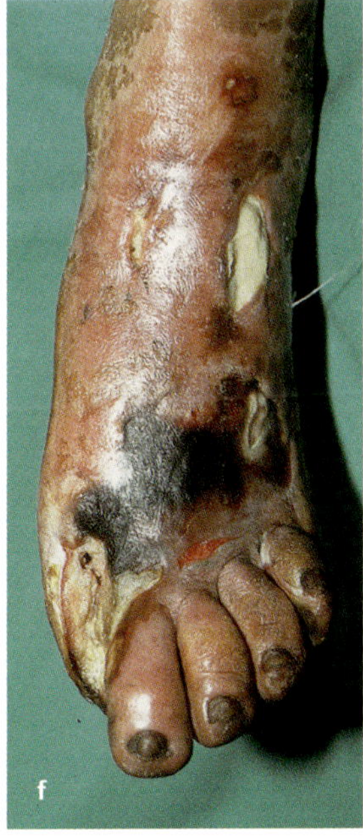

► **Abb. 2.18** Wagner-Stadien 0–5.
a Wagner-Stadium 0.
b Wagner-Stadium 1.
c Wagner-Stadium 2.
d Wagner-Stadium 3.
e Wagner-Stadium 4.
f Wagner-Stadium 5.

Klassifikation nach Armstrong

Nach Armstrong liegt eine Klassifikation in Grad A bis D vor. In der 1996 vorgestellten Einteilung des „University of Texas Diabetic Wound Classification System“ lassen sich die für Therapie und Heilungsverlauf wichtigen Faktoren – Infektion und Ischämie – den verschiedenen Schweregraden variabel zuordnen (► **Tab. 2.1**).

▸ Tab. 2.1 Klassifikation nach Armstrong.

Klassifikation	Grad 0	Grad I	Grad II	Grad III
A	vollständig epithelialisierte prä- oder postulzeröse Läsion	oberflächliche Wunde ohne Sehnen- oder Kapselbeteiligung	Wunde mit Sehnen- oder Kapselbeteiligung	Wunde mit Knochen- oder Gelenkbeteiligung
B	A mit Infektion	A mit Infektion	A mit Infektion	A mit Infektion
C	A mit Ischämie	A mit Ischämie	A mit Ischämie	A mit Ischämie
D	A mit Infektion und Ischämie	A mit Infektion und Ischämie	A mit Infektion und Ischämie	A mit Infektion und Ischämie

Achtung

Die Anwendung folgender Substanzen ist beim diabetischen Fußsyndrom mit Angiopathie sowie Neuropathie verboten:

- **Silbernitrat**
- **Milchsäure**
- **Alaun**
- **Eisen-III-Chlorid**

Wissenswert

- Albothyl enthält eine schwache Säure, die Zelleiweiß verändert (denaturiert). Dies kann die Heilungstendenz verzögern.
- Beim Diabetiker dürfen keine koagulierenden Hämostyptika angewendet werden, die körpereigene Zellen zerstören.
- Tabotamp besitzt keine Wirkung mehr in Verbindung mit Thrombin.
- Clauden-Gaze/-Tupfer aktivieren auf enzymatischem Weg die Gerinnungsfaktoren. Clauden ist bei Jodüberempfindlichkeit verboten (wegen Bestandteil Clioquinol).

2.2 Hämophilie (Bluterkrankheit)

2.2.1 Allgemein

Unterschieden werden:

- echte Bluter
  - erblicher Defekt
  - Klinik:
    - Hämophilie A: ungenügende Bildung von antihämophilem Globulin (Faktor VIII)
    - Hämophilie B: Mangel an Faktor IX
- künstliche Bluter
  - durch Einnahme, z. B. von Aspirin (bei Kopfschmerzen)
  - durch vorherige Operation, z. B. Herzoperation und Medikation von Marcumar zur Blutverdünnung

Verhaltensmaßnahmen

- Vermeiden von Traumen wie Prellungen, Zerrungen oder Quetschungen.
- Besondere Vorsicht beim Umgang mit scharfen Instrumenten im Haushalt sowie bei der Fußpflege.
- Ärztliche Vorbehandlung bei Zahnextraktionen bzw. schwierigen podologischen Arbeiten an den Füßen oder Nägeln.
- Hämostyptika als Mittel zur Blutstillung.

Podologische Maßnahmen

- vor der Behandlung gründliche Anamnese (Bluter, Diabetiker?)
- scharfe Instrumente vermeiden
- Arbeitstechnik dem Befund anpassen (Nass- oder Trockentechnik?)
- immer auf eine „Blutung" vorbereitet sein

2.2.2 Praxisbeispiele

Siehe ▶ Abb. 2.19 und ▶ Abb. 2.20.

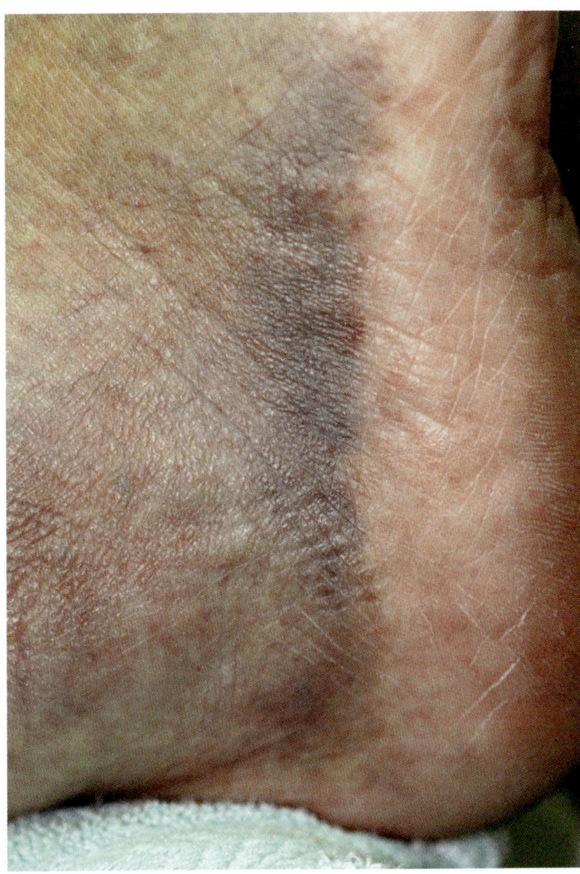

▶ **Abb. 2.19** Zu langes Tragen von Slippern bescherte diesem Patienten ein gewaltiges Hämatom perikalkanear bei Lymphabflussstörungen.

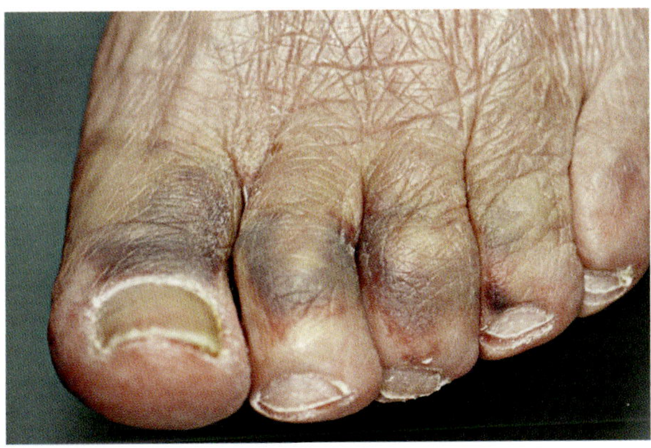

▶ **Abb. 2.20** Stauchungstrauma der Zehen beim Bergwandern. Der Patient hat wohl die Kräfte unterschätzt, die beim Abwärtsgehen auf die Füße wirken können.

2.3 Hyperurikämie/Gicht

2.3.1 Allgemein

Bei der Gicht handelt sich um eine erbliche Stoffwechselstörung, die zu einer *Harnsäureerhöhung* im Blut (Hyperurikämie) führt.

Klinik

- Ablagerung von Harnsäurekristallen (Urate) im Gewebe
- Steinbildung im Urin
- 80 % der Harnsäurekristalle lagern sich im Großzehengrundgelenk (Podagra, monoarthritischer Schmerz) ab und ca. 7 % am Daumen und angrenzenden Knochen
- *Tophi* sind harmlose Ablagerungen in der Ohrmuschel
- *Gichtniere* kann durch Insuffizienz zum Tode führen
- Nierenkoliken durch Uratsteine

Fördernde Faktoren

- üppige, proteinreiche Ernährung (Festessen) und Alkoholabusus
- Unterkühlung
- Überanstrengung/Stress
- Operation

Therapie

- medikamentöse Therapie durch Kolchizin (*Colcemid*), Phenylbutazone (*Butazolitin* u. a.), Indometazin (Amuno) und Prednisolon
- betroffenes Gelenk hochlagern
- einpacken in „kühle“ Watte
- Druck der Bettdecke vermeiden

2.3.2 Behandlungs- und Praxisbeispiele

Siehe ▶ Abb. 2.21 und ▶ Abb. 2.22.

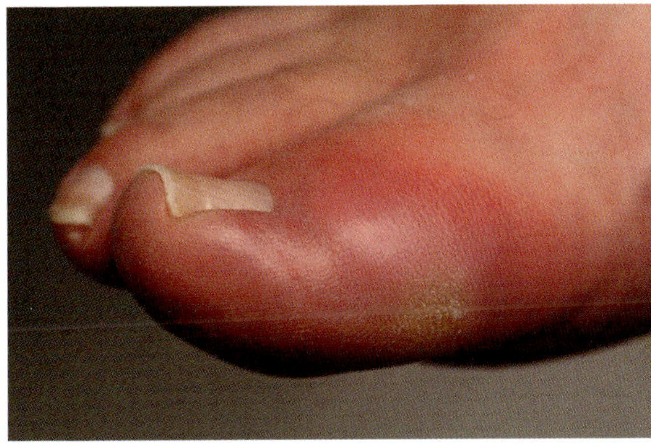

▶ **Abb. 2.21** Monoarthritis/Podagra der rechten Großzehe mit Rötung, Schmerzen und Bewegungseinschränkung.

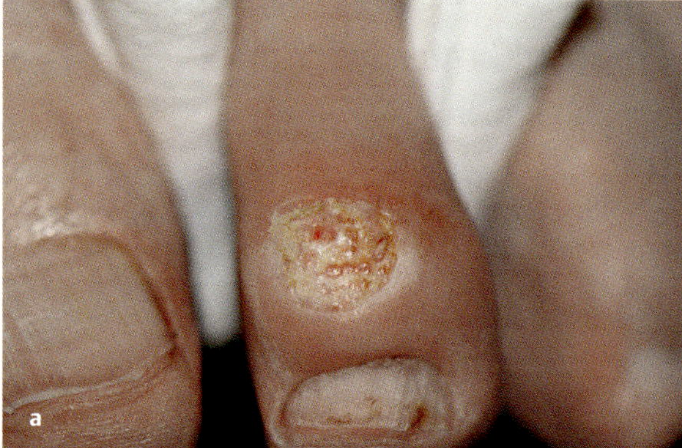
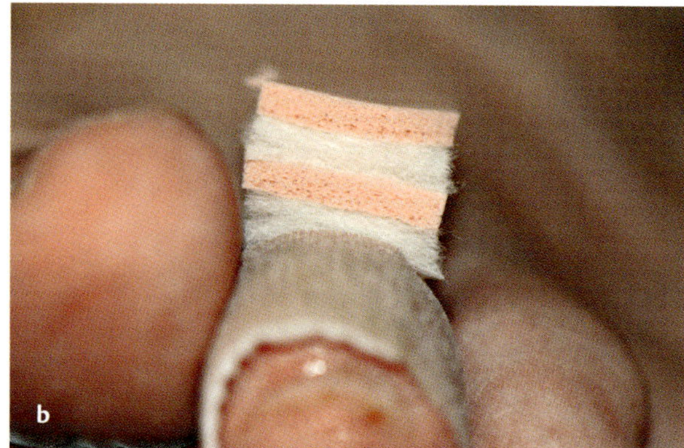
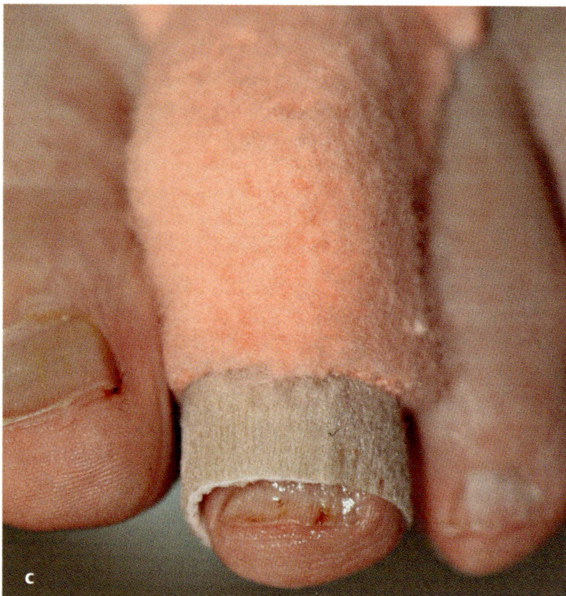
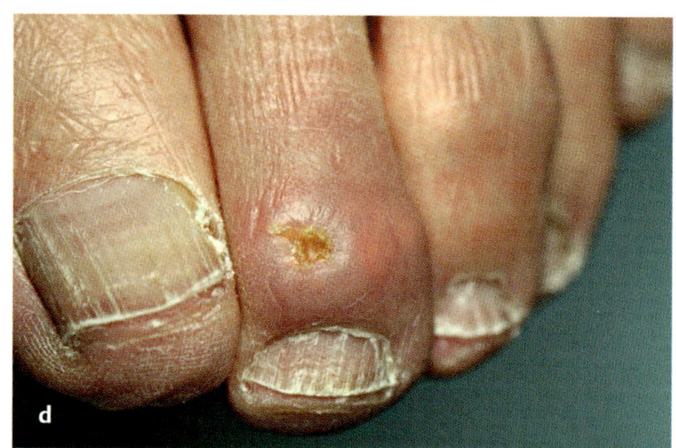
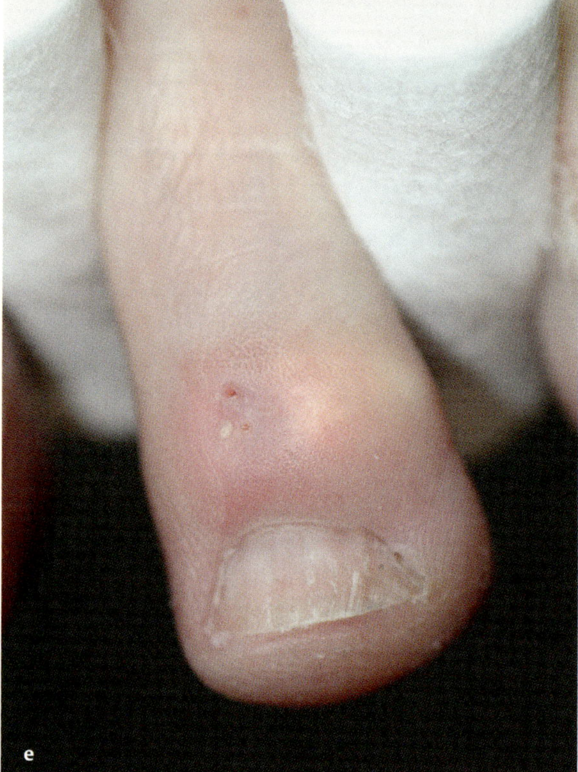

▸ **Abb. 2.22** Gichttophi am distalen Interphalangealgelenk der dorsalen II. Zehe links.
a Zustand vor der podologischen Behandlung.
b Proximale Druckentlastung durch „Türmchen" (Verbandstechnik nach Bittig) und Wundabdeckung mit Prontoman Gel.
c Abschließender Reibungsschutz mit Fleecy-Web Extra.
d Befund nach ca. 10 Tagen.
e Zustand der Tophi nach ca. 2 Monaten.
Praxistipp: Tägliche Anwendung von Prontoman Gel.

2.4 Lymphödeme

2.4.1 Allgemein

Hauptaufgabe des Lymphsystems ist es, Flüssigkeit und gelöste Stoffe aus dem Interstitium (Zwischenzellraum) aufzunehmen und in den Blutkreislauf zurückzuführen. Fällt z. B. aufgrund einer Venenthrombose oder einer Herzinsuffizienz zu viel Gewebeflüssigkeit an, kann das Lymphgefäß mit dem Abtransport überfordert sein und es entsteht ein Ödem (*lymphodynamisches Ödem*).

Ursachen

- *primäres Lymphödem*: tritt auch ohne ursächlichen Zusammenhang mit Begleiterkrankungen auf, z. B. durch Gravidität oder lokales Trauma
- *sekundäres Lymphödem*: Transportkapazität ist herabgesetzt durch maligne Tumoren, Bestrahlungen, Traumen oder nach Operationen

Klinik

- Bewegungseinschränkung
- hartes, nicht schmerzendes Hautödem
- Spannungsgefühl
- Schweregefühl
- Umfangsdifferenz
- *Elefantiasis* als Extremstadium

Empfohlene Therapie **K**omplexe **p**hysikalische **E**ntstauung (KPE). Sie besteht aus manueller Lymphdrainage, Wickelung, Bewegungsübungen und Hochlagerung. Eine solche qualifizierte Behandlung sollte mindestens 1 Stunde betragen und von einem „spezialisierten" Lymph- und Ödemtherapeuten ausgeführt werden. Leider findet die optimale Behandlung nur in Spezialkliniken, z. B. Földiklinik, Hinterzarten, statt. Hier kann täglich gelympht werden. Wickelungen und Gymnastik sind selbstverständlich.

Praxistipp

Tipps für Patienten mit einem Lymphödem:

- Niemals „generell" vor einer podologischen Behandlung warme Fußbäder machen.
- Generell ist Wärme wie Sauna, Sonnenbäder oder Solarium kontraindiziert.
- Klassische Massagetechnik bei Ödemen ist verboten.
- Die Beine beim Sitzen nicht übereinanderschlagen.
- Gezielt ruhiges Schwimmen im nicht zu warmen Wasser ist erlaubt.
- Keine schweißtreibenden Sportarten ausführen, z. B. Bergtouren.
- Vollwertige, ausgewogene und salzarme Ernährung.
- Übergewicht abbauen.
- Nicht einengende, flache und bequeme Schuhe tragen.
- Schuhe nur nachmittags kaufen.
- Keine einengende, knappe Unterwäsche (mit Beinabschlüssen) oder Strümpfe mit Bündchen tragen.
- Keine engen Gürtel tragen, lieber Hosenträger, auch wenn diese „langweilig" sind.
- Nicht barfuß laufen – Verletzungsgefahr, besonders im Sommer durch Wespen, Fremdkörper wie Holzschiefer, scharfe Getreidehalme, Glasscherben oder heiße Zigarettenkippen.
- Verletzungen bei der Fußbehandlung vermeiden.
- Betroffenes Bein auch nachts hochlagern.
- Keine Injektionen oder Akupunktur durch den Arzt ins betroffene Bein.
- Kompressionsbandage auch über Nacht anlegen.
- Bei klassischen Entzündungsanzeichen und Hinweisen auf Pilzinfektionen usw. sofort zum Arzt schicken.
- Basische Körperpflege (Jentschura), z. B. mit „Meine-Base"-Wickel zur Entsäuerung und Entlastung des Lymphödems. Diese „Basenwickel oder Strümpfe" sollten kühlend angewendet werden.

Praxistipp

Wenn man ca. 30 Sekunden mit dem Finger auf die geschwollene und gespannte Haut drückt (▶ **Abb. 2.23**), entsteht eine Delle, die sich nur langsam wieder zurückbildet. Dies ist ein deutliches Indiz für ein Ödem mit lymphpflichtiger Wasserlast.

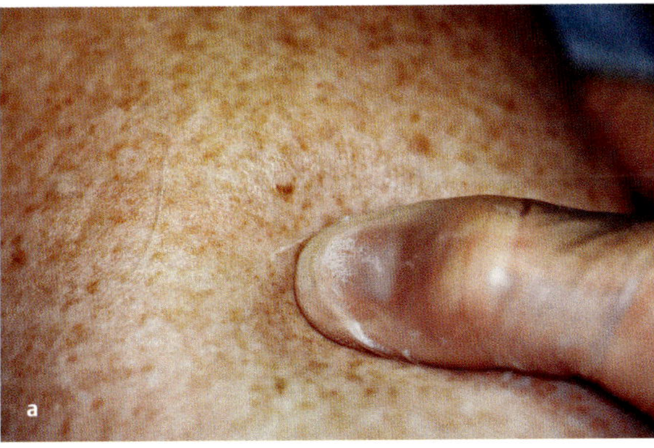

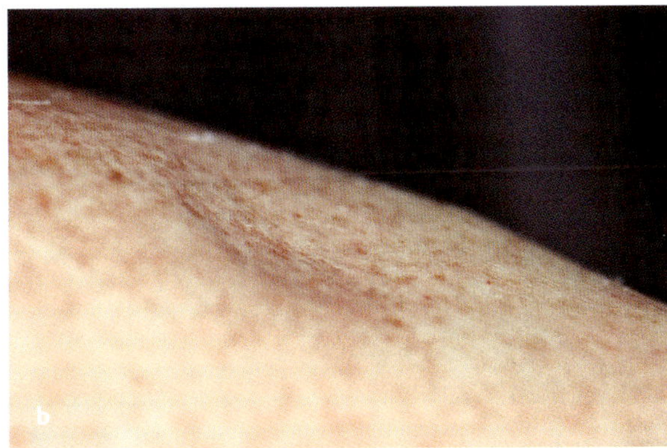

▶ **Abb. 2.23** Ist es ein Lymphödem?
a Bei Verdacht auf ein Lymphödem drückt man mit dem Daumen (Achtung: keine spitzen Fingernägel!) ca. 30 Sekunden auf die Haut.
b Bildet sich eine Hautdelle, liegt ein Lymphödem vor.

2.4.2 Behandlungsbeispiele

Siehe ► Abb. 2.24, ► Abb. 2.25 und ► Abb. 2.26.

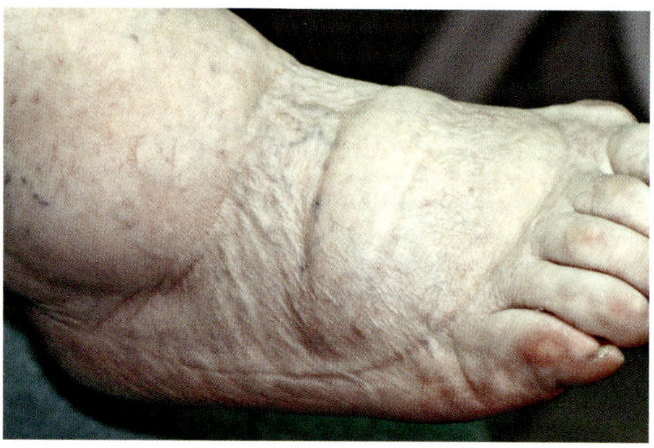

► **Abb. 2.24** Deutliche dorsale Hauteinschnürungen durch offene Sandalen (Korkclogs) mit Schnallen.
Praxistipp: Unbedingt Schuhe mit Klettbefestigung benutzen, da die Fixation individueller und schneller geht als mit Schnallenbefestigung.

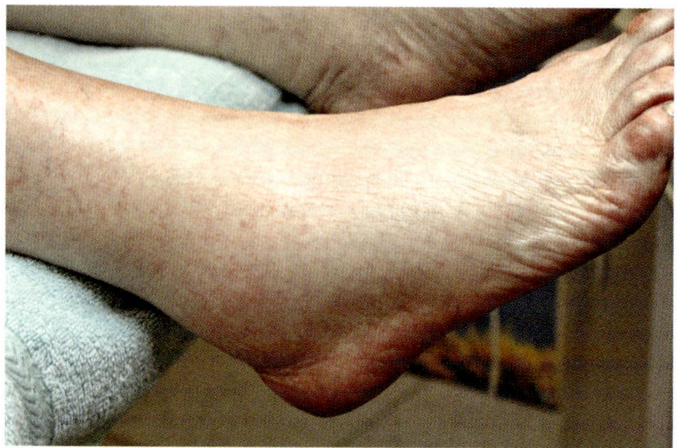

► **Abb. 2.25** Starkes Lymphödem des rechten Fußes im Bereich der gesamten Malleolengabel medial sowie lateral und auf dem dorsalen Fußrücken.

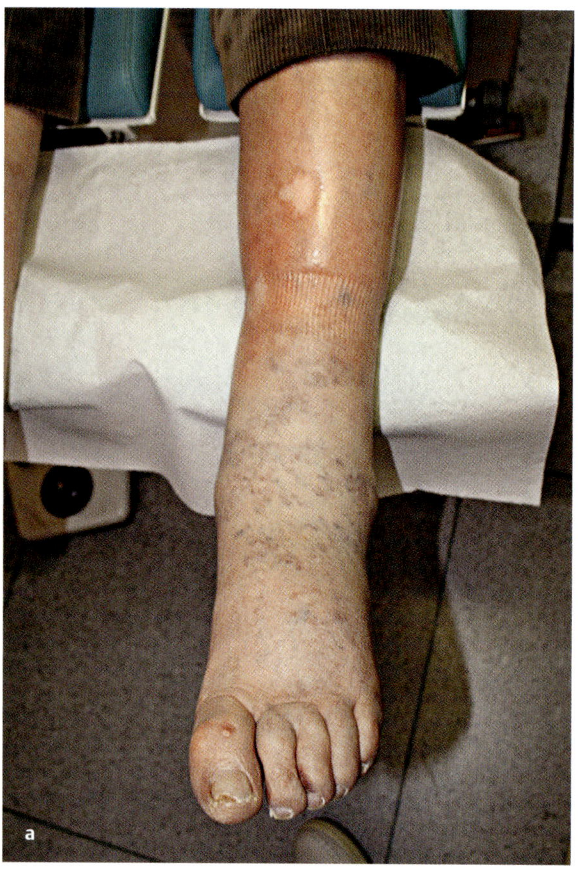

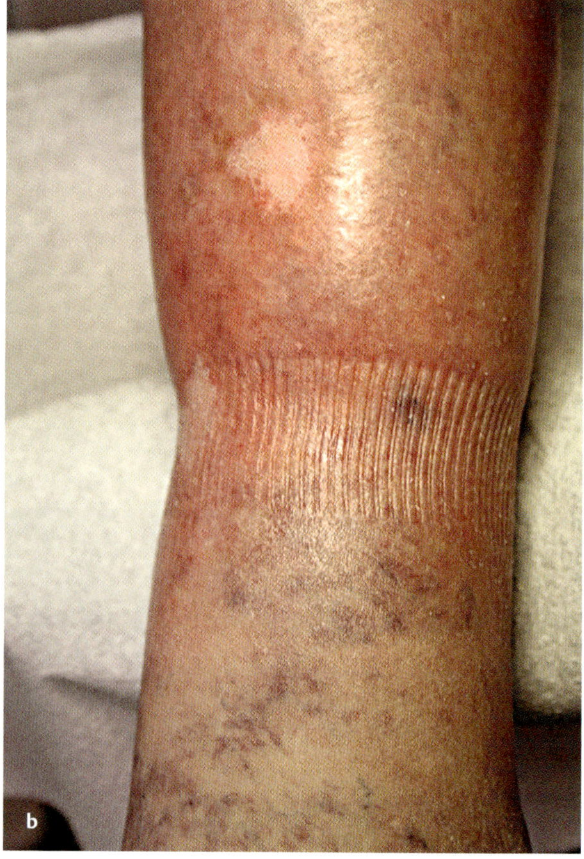

► **Abb. 2.26** Dialysepflichtiger Diabetiker mit viel zu engen Strümpfen bei bestehenden Lymphabflussstörungen.
a Es zeigen sich deutliche Spuren des viel zu engen Strumpfes.
b **Praxistipp:** Patientenberatung durchführen, um ihn vor solchen Fehlern in Zukunft zu schützen.

2.5 Phlebologie/Varicosis

2.5.1 Allgemein

Varizen/Krampfadern gehören zu den häufigsten Erkrankungen überhaupt und werden von den Betroffenen leider immer noch nicht ernst genug genommen. Von weit über 20 Millionen Venenkranken sind nur ca. 2,5 Millionen in Behandlung. Es handelt sich um meist an den Beinen vorkommende erweiterte und geschlängelt verlaufende oberflächliche Venen.

Manifestationsfaktoren

- familiäre Disposition (angeboren, vererbt)
- stehende Tätigkeit
- Schwangerschaft
- Adipositas

Ursachen

- Klappeninsuffizienz
- Venenschwäche (Ermüdung)
- Muskelpumpe funktioniert nicht mehr
- Blut sackt immer weiter ab

Symptome

- Schweregefühl
- Spannungsgefühl
- evtl. spontane Hämatome
- Juckreiz, Hitzegefühl
- zunehmende Schwellungsneigung im Laufe des Tages
- Wadenkrämpfe nachts
- ziehender Schmerz bei längerem Stehen
- Zunahme der Beschwerden bei Frauen vor und während der Menses

Sichtbare Anzeichen und Komplikationen

- Besenreißer
- Krampfadern oder Varizen
- chronische, venöse Insuffizienz
- Fibrosierung der Haut, pigmentierte Braunfärbung der Haut
- Varizenblutung (traumatisch bedingt)
- oberflächliche Venenentzündungen (*Thrombophlebitis*)
- tiefe Venenthrombose (*Phlebothrombose*)
- Krampfadergeschwür (*Ulcus cruris venosum*)

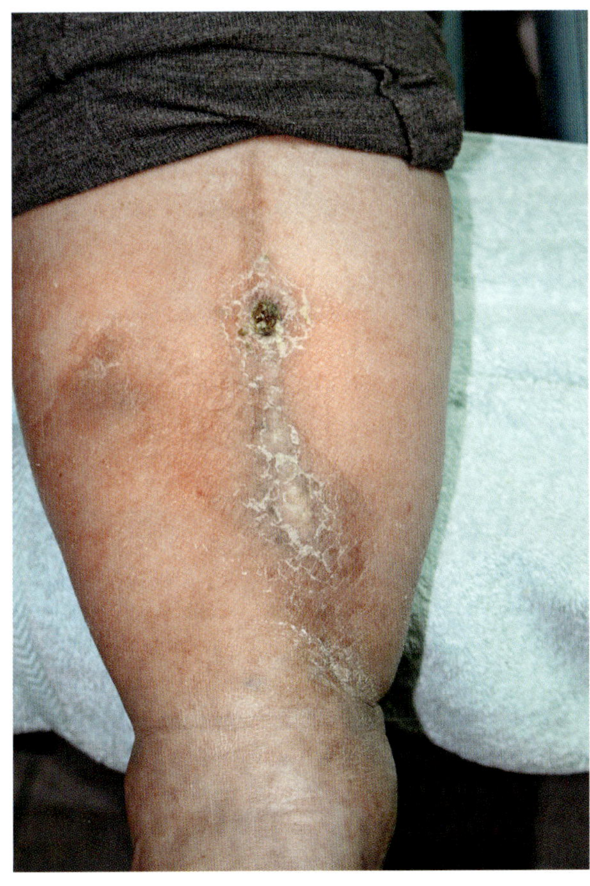

▶ **Abb. 2.27** Eine 75-jährige starke Raucherin mit Adipositas. Beginnendes Ulcus cruris venosum nach Operation mit Fibrose.
Praxistipp: Tägliche Hautpflege mit Podoexpert Repair Schaum-Creme.

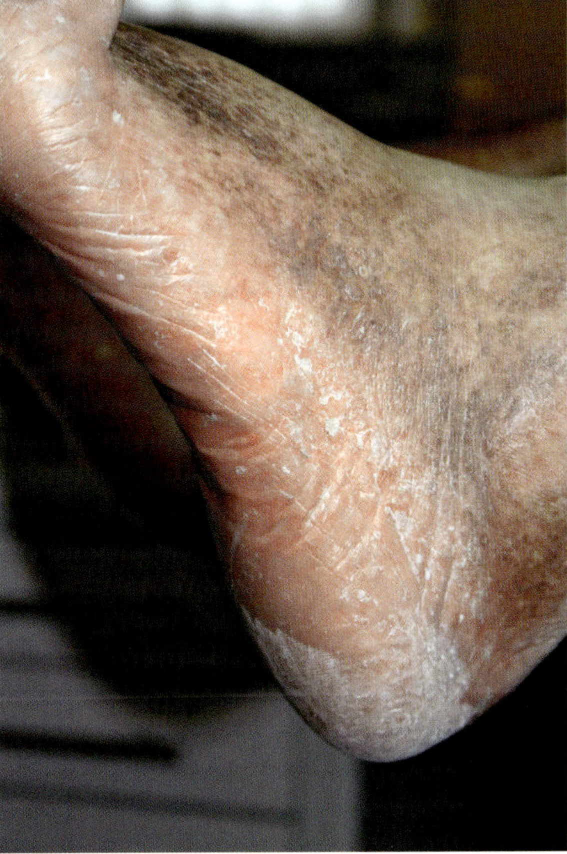

▶ **Abb. 2.28** Deutlich fibröse Braunfärbung dorsaler Fußrücken und proximaler Kalkaneusbereich.
Praxistipp: Unbedingt die Schleifarbeit auf die „harte" Hornhaut beschränken! Niemals in oder auf die dünne Haut kommen, sonst kommt es unnötig zur Verletzung.

Diagnostik

- klinisch
  - Patient ist entkleidet, steht oder liegt
  - Varizenverlauf, Ödeme, Fußanatomie, Temperatur- und Farbunterschiede und alte Operationsnarben werden abgeklärt
- apparativ
  - Ultraschall-Doppler-Sonografie: Flussphänomene werden hörbar gemacht
  - Lichtreflexrheografie: zeichnet die Abpumpleistung der Muskelpumpe auf
  - Plethysmografie: registriert die Verschiebung der Blutvolumina
  - Duplex-Verfahren: schwarz-weiße Bildgebung der pathologischen Flussphänomene
- röntgenologisch
  - Kontrastmittel macht tiefes und oberflächliches Venensystem sichtbar

Therapiemöglichkeiten

- konservativ
  - Kompressionstherapie, z. B. Verbände, Maßstrümpfe, intermittierende maschinelle Kompression
  - krankengymnastische Bewegungsübungen
  - adjuvante Maßnahmen, z. B. Gewichtsreduktion, schwache Diuretika, Beinhochlagerung, Kneipp-Güsse mit kaltem Wasser
  - Venenpharmaka, z. B. Venostasin, sind jedoch umstritten
- operativ
  - Sklerosierungstherapie durch Injektion endothelschädigender Substanzen in die Varize; es kommt zur lokalen Thrombosierung und Entzündung, die zur Obliteration und Vernarbung führt
  - wichtig: Blutrückfluss in den tiefen Beinvenen darf nicht behindert sein!
  - Venenstripping nach Babcock (Vena saphena magna wird mittels Sonde herausgezogen)
  - Crossover-Bypass: Umleitungsoperation

Praxistipp

Folgende Informationen sind sowohl für Patienten mit Varikosis als auch für den Therapeuten wichtig:

- Niemals „generell" warme Fußbäder vor der Behandlung.
- Keine Massageanwendung.
- Keine Einreibung nach der Behandlung.
- Vorsicht beim Anziehen von Kompressionsstrümpfen.
- Auf lange, spitze Fingernägel achten, sie können die dünne Haut beschädigen und es kann zu einer heftigen, venösen Blutung kommen.
- Keine Ringe, Uhren oder Armbänder beim Anlegen eines Kompressionsverbands tragen.
- Erste-Hilfe-Maßnahmen immer wieder auffrischen.
- Anlegen eines sterilen Druckverbands bei verletzter Vene üben.

2.5.2 Behandlungs- und Praxisbeispiele

Siehe ▸ Abb. 2.27, ▸ Abb. 2.28, ▸ Abb. 2.29, ▸ Abb. 2.30 und ▸ Abb. 2.31.

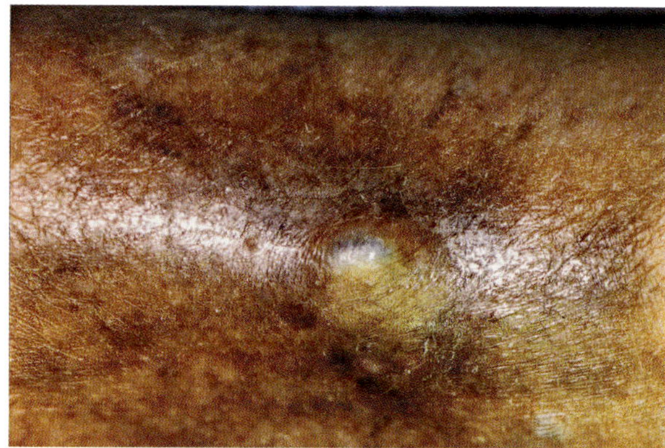

▸ **Abb. 2.29** Fibröse, bräunliche Pigmentierung mit oberflächlichem Varizenknoten.

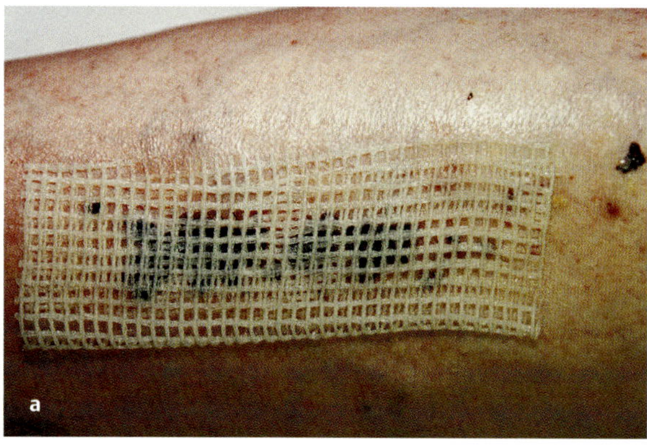

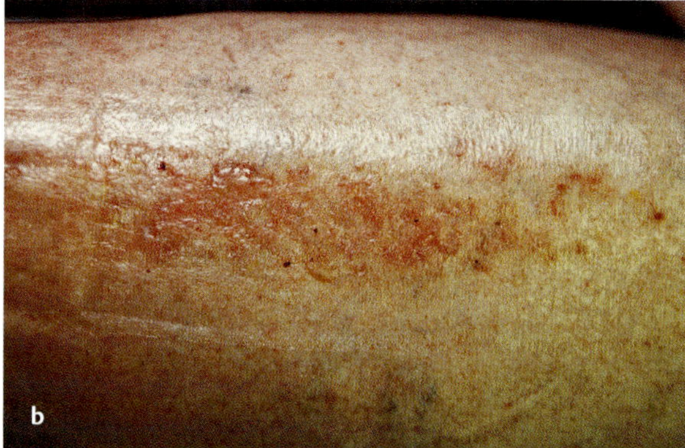

▸ **Abb. 2.30** Ulcus cruris venosum.

a Nach abgeheiltem Ulcus cruris venosum wird auf der dicken, harten Kruste ein granulationsförderndes Wundnetz mit einem Wundpflaster Cosmopor für ca. 3 Tage fixiert.

b Zustand nach 2-maligem Verbandswechsel. Die dicke Kruste ließ sich mit der Splitterpinzette einfach ablösen. Jetzt wird das neue Gewebe nur noch mit Podoexpert Repair Schaum-Creme täglich behandelt.

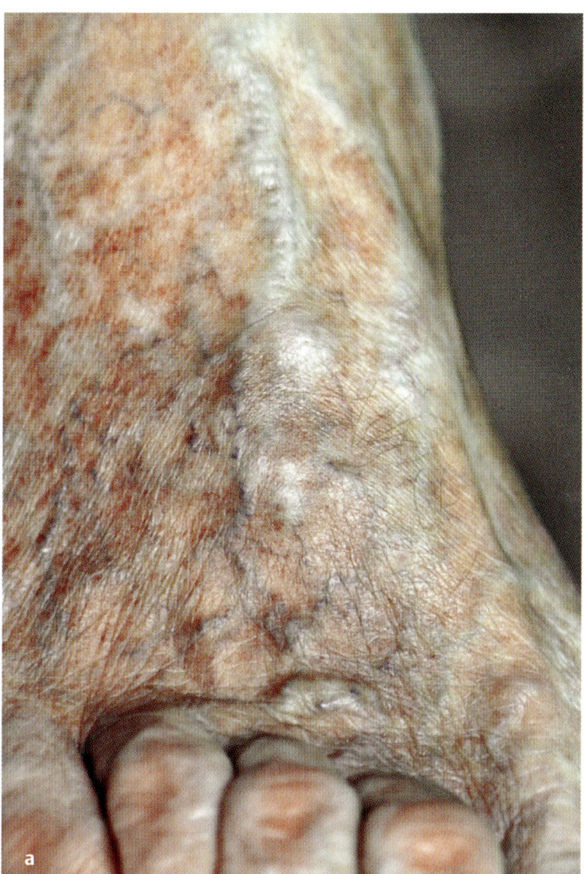

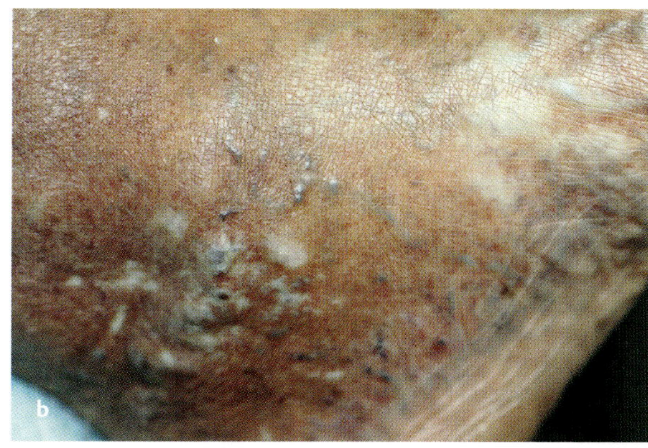

▸ **Abb. 2.31** Ein 80-jähriger Diabetiker mit starker Varicosis beider Ober-, Unterschenkel und des dorsalen Fußrückens.

a Die Venolen erweitern sich bis hin zu den distalen Zehengliedern.

b Laterale Malleolengabel des rechten Fußes mit oberflächlichen Varizen.

Praxistipp: Es besteht Blutungs- und Verletzungsgefahr der oberflächlichen Venolen, beispielsweise durch spitze Fingernägel. Kein Fußbad vor der Behandlung, keine Fußmassage!

3 Orthopädie

3.1

Deformitäten

Bei den Fehlstellungen unterscheidet man:

- angeborene, kongenital, genetisch bedingte Deformitäten
- erworbene Deformitäten, z. B. durch Traumen, Operation und Infektionen

3.1.1 Kleinkinder und Jugendliche

Praxisbeispiele

Siehe ▶ **Abb. 3.1**, ▶ **Abb. 3.2**, ▶ **Abb. 3.3** und ▶ **Abb. 3.4**.

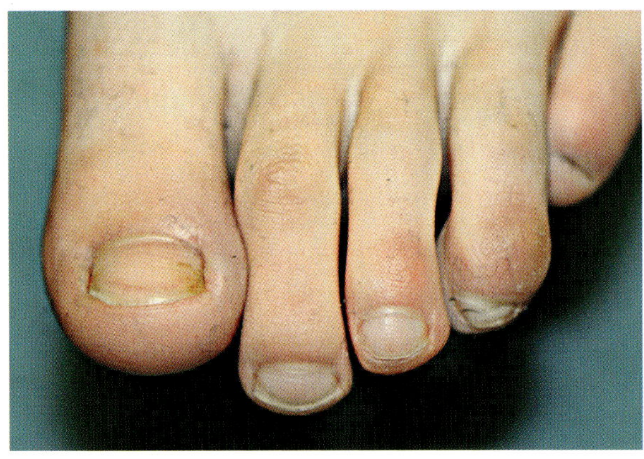

▶ **Abb. 3.1** Eine 18-jährige, 1,75 m große Abiturientin mit unterschiedlichem Längenwachstum der Zehen.

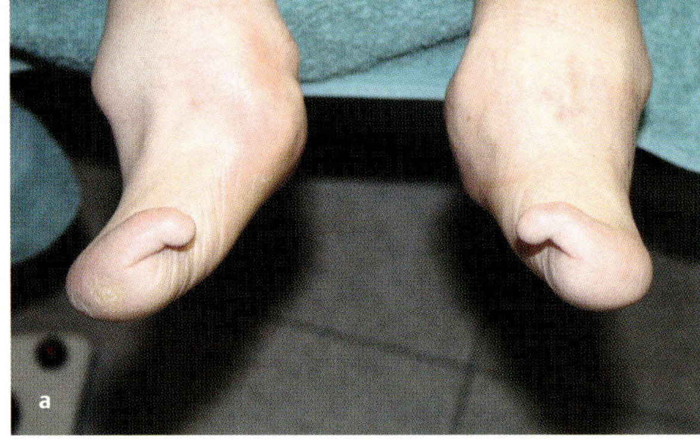

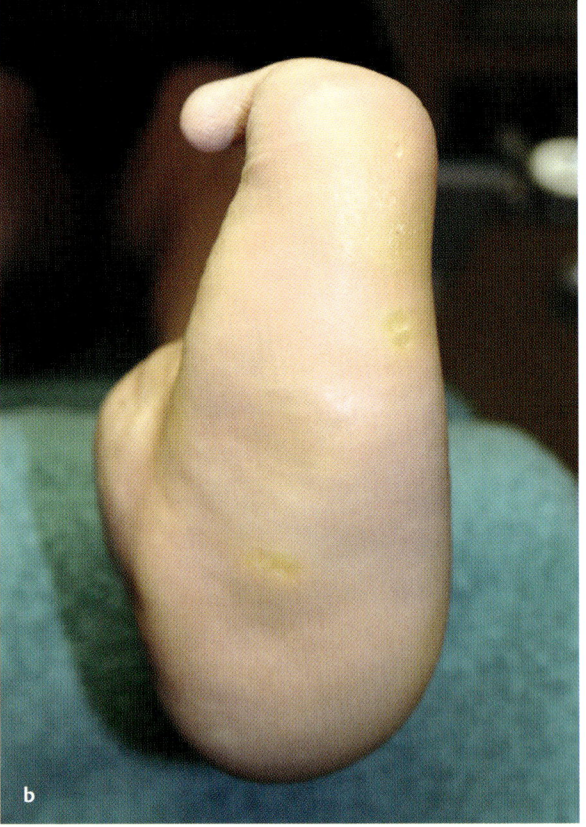

▶ **Abb. 3.2** Angeborene Fußanomalie.

a Ansicht beider angeborener Fußanomalien, die sich lediglich auf eine Zehe zur medialen Seite beschränkt.

b Deutlich zu erkennen sind die Clavi der Fußsohle, die dem Patienten Druckschmerzen bereiten.

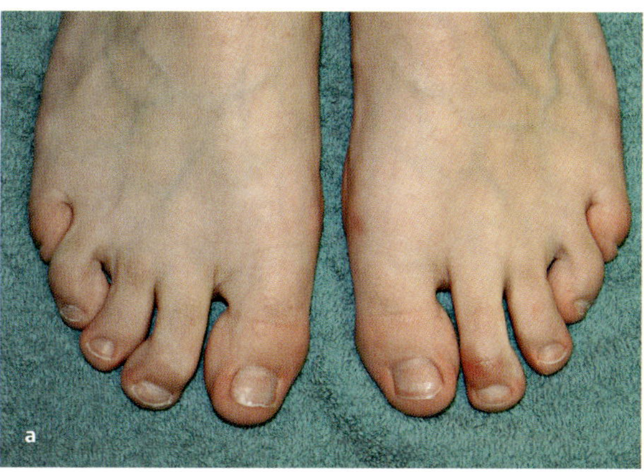

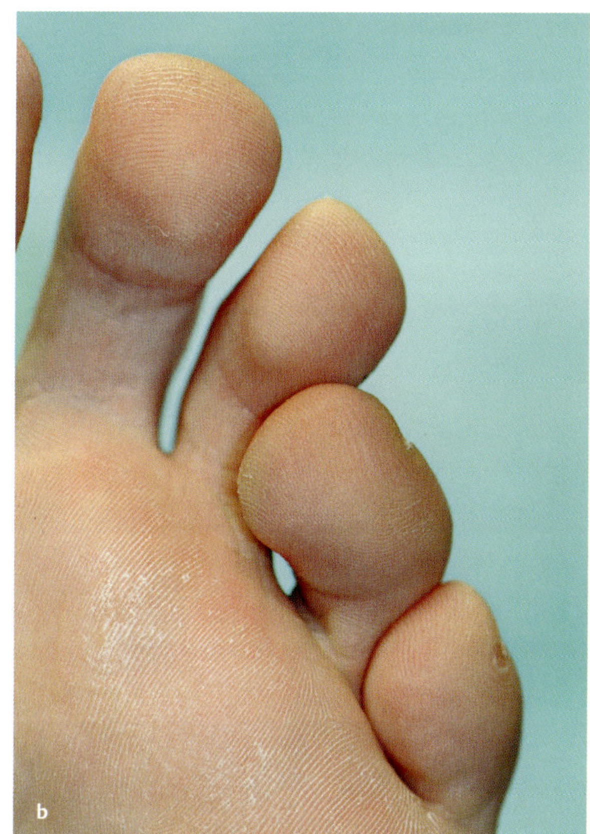

▸ **Abb. 3.3** Angeborene Zehenfehlstellungen einer 21-jährigen Studentin.
a Starke Einwärtsdrehung der IV. und V. Zehe.
b Die IV. Zehe wird zum Subduktus.

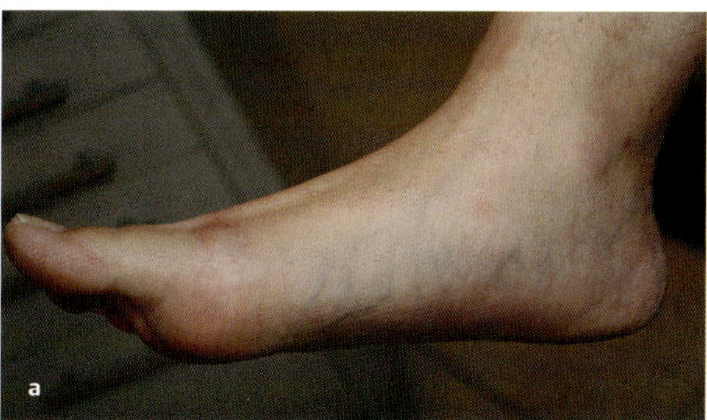

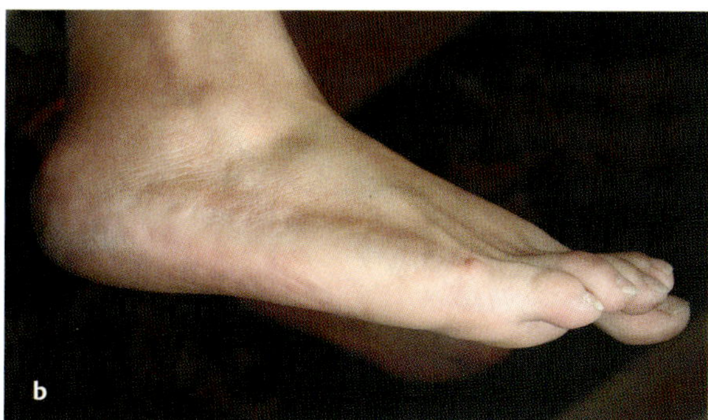

▸ **Abb. 3.4** Pes planus.
a Deutlich abgeflachtes inneres Längsgewölbe/medialer Strahl.
b Deutlich abgeflachtes äußeres Längsgewölbe/äußerer Strahl.
Praxistipp: Ein Fall für den Orthopädie-Schuhmacher und adäquate Einlagenversorgung.

3.1.2 Erwachsene

Praxisbeispiele

Siehe ▶ Abb. 3.5, ▶ Abb. 3.6, ▶ Abb. 3.7, ▶ Abb. 3.8 und ▶ Abb. 3.9.

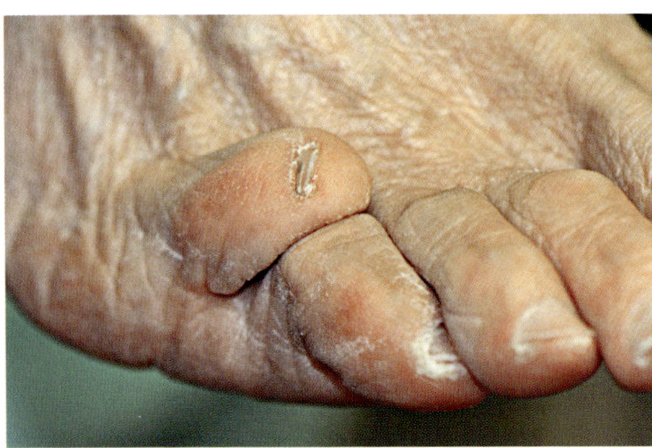

▶ **Abb. 3.5** Hyperduktus der V. Zehe rechts.
Praxistipp: Druckentlastende Maßnahmen durch Spezialschuhe. Bei persistierenden Beschwerden erfolgt eine operative Exartikulation der Zehe. Eine Zusammenarbeit zwischen Podologen, Orthopäden und Orthopädie-Schuhmacher ist für den Patienten von Vorteil.

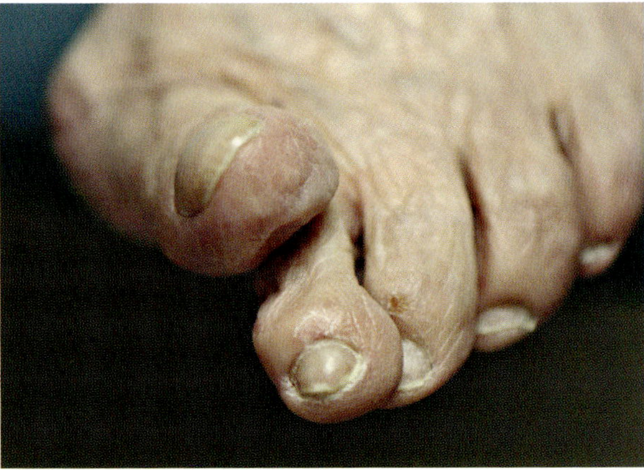

▶ **Abb. 3.6** Hallux valgus links wird zum Hyperduktus.
Praxistipp: Wenn eine Korrekturorthose und orthopädische Schuhversorgung keinen Erfolg bringt, kann nur eine operative Maßnahme empfohlen werden.

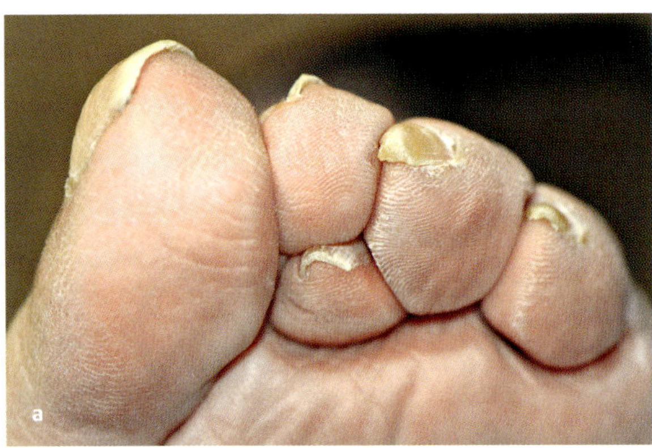

▶ **Abb. 3.7** Subduktus der III. Zehe.
a Plantare Ansicht.
b Dorsale Ansicht.

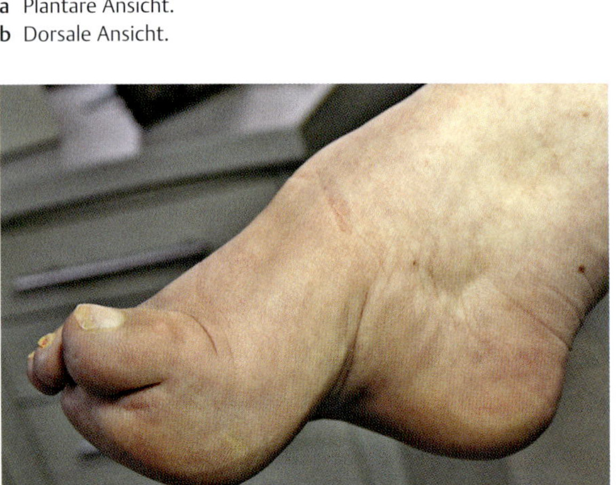

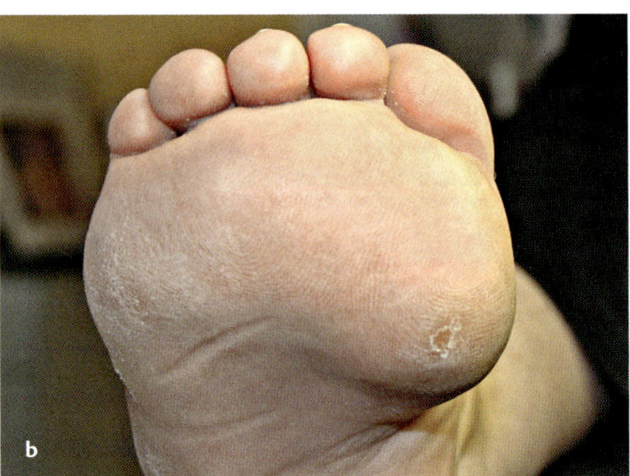

▶ **Abb. 3.8** Ballenhohlfuß (bei Friedreich-Ataxie) einer 45-jährigen Patientin, bei der nach dem 15. Lebensalter „keine" operative Korrektur vorgenommen wurde.
a Laterale Ansicht.
b Plantare Ansicht. Ferse steht varisiert, Krallenzehenstellung (Klauenhohlfuß genannt) sowie eine optisch erkennbare Fußverkürzung.
Praxistipp: Patellarsehnenreflex (PSR) und Achillessehnenreflex (ASR) fehlen immer, wenn die Ursache in der Friedreich-Ataxie, einer neuralen Muskelatrophie oder einer schlaffen Lähmung liegt. Eine neurologische Abklärung ist erforderlich.

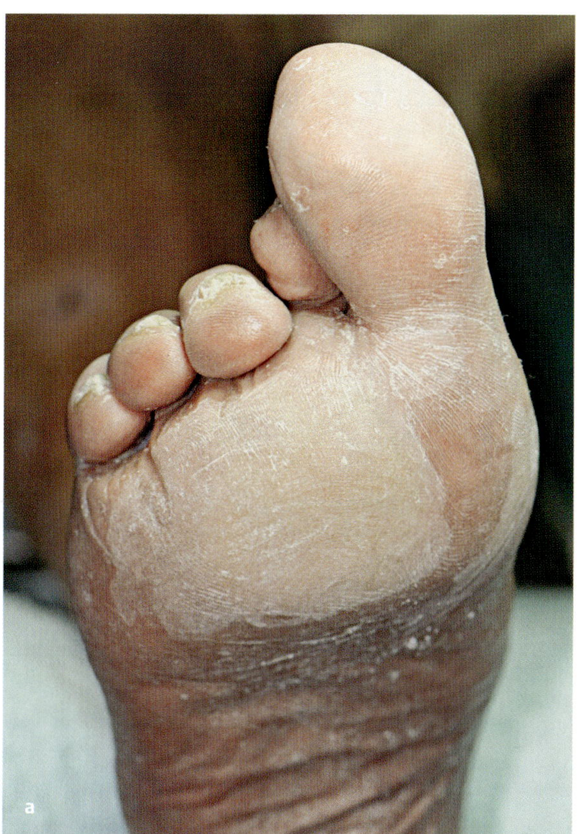

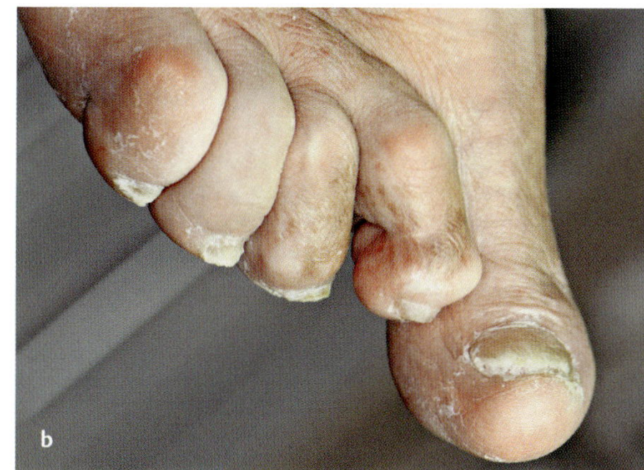

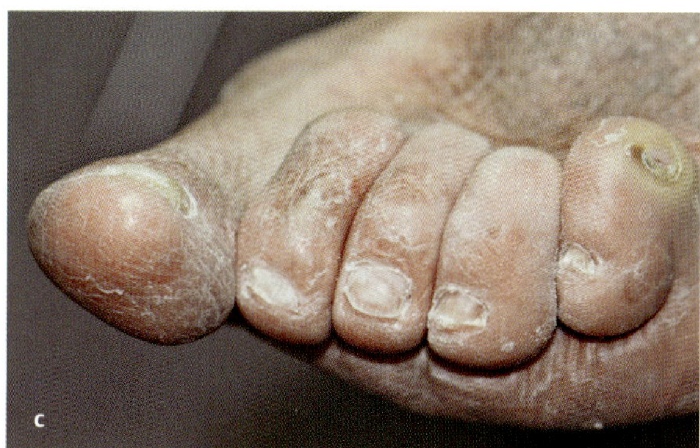

▸ **Abb. 3.9** Überlänge der I. Zehe.

a Plantare Ansicht.

b Dorsale Ansicht mit deutlicher Beugesehnen-Kontrakturstellung der Zehen II–V.

c Aus einer Schwiele sich entwickelnder Clavus durus.

3.2 Charcot-Fuß

3.2.1 Erwachsene

Allgemein

Hinweise auf einen beginnenden Charcot-Fuß zeigen sich in Überwärmungen und unklaren Schwellungen am Fuß ohne Verletzungsursache (Erweichungs- oder Stressbrüche). Durch verbesserte diagnostische Verfahren und Aufklärung ist der Charcot-Fuß heutzutage selten. Bevorzugt sind es Diabetiker und adipöse Menschen mit Neuropathie und gestörtem Schmerzempfinden. [2]

Klinik Stufenweiser Verlauf aus orthopädischer Sicht:
- die Achse des Fersenbeines (lat.: Calcaneus) dreht sich nach innen
- das Sprungbein (lat.: Talus) sinkt ab
- das Gewölbe bricht ein
- die Achsen der „Fußstrahlen" weichen ab
- das Gewölbe sinkt komplett ab
- die Fettschicht verschiebt und vermindert sich und es entsteht eine Verhärtung, die man **Fibrose** nennt
- der Sehnen- und Bandapparat degeneriert [2]

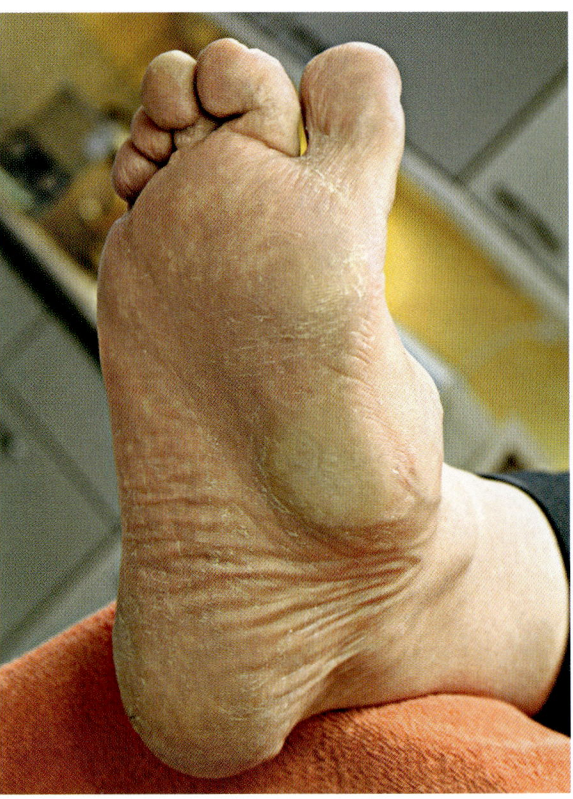

► **Abb. 3.10** Adipöser, 70-jähriger Rentner mit multiplen Anzeichen eines Charcot-Fußes. Er hat ein Körpergewicht von ca. 124 Kilogramm, ist Diabetiker und trägt Spezialschuhe.

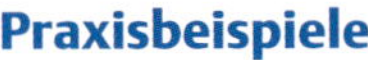

Praxisbeispiele

Siehe ► **Abb. 3.10** und ► **Abb. 3.11**.

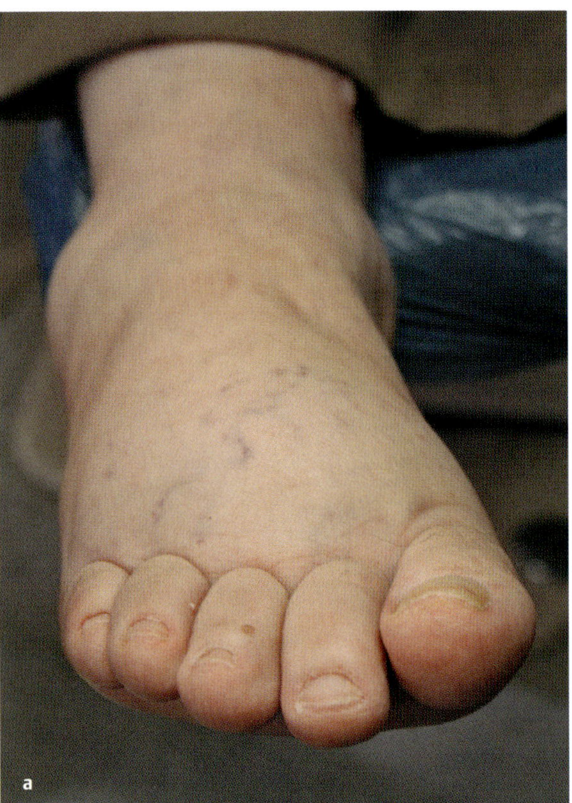

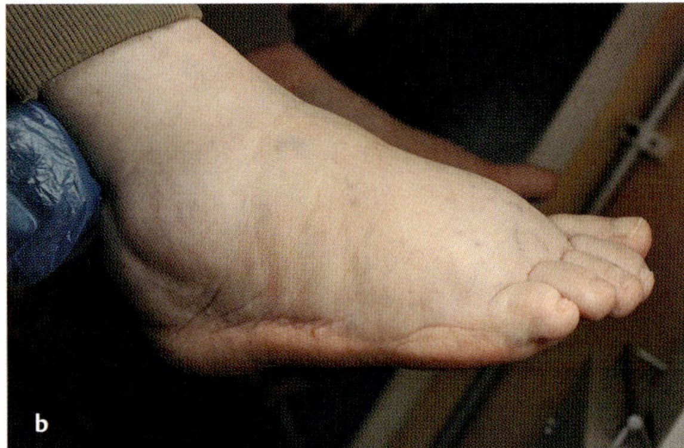

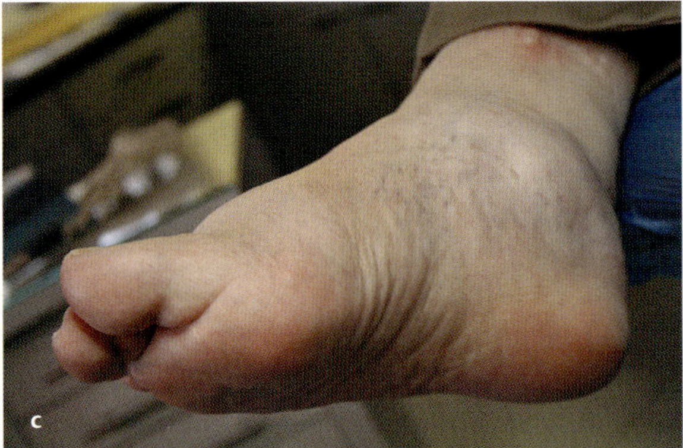

► **Abb. 3.11** Charcot-Fuß.
a Frontalansicht des Fußrückens: Kombination Charcot-Fuß und Lymphödem.
b Laterale Ansicht: Lymphstauungen im Bereich Malleolengabel und Fußrücken bis zum distalen Zehenbereich. Der äußere Strahl (Längsgewölbe) ist eingebrochen und total abgeflacht.
c Dorsomediale Ansicht.

3.3
Enchondromatose

3.3.1 Allgemein

Die Enchondromatose ist eine Erkrankung der Knochen aufgrund eines Gendefekts. Sie gilt als eine Art von Knochenkrebs. Die Knochen sind sehr weich, porös und können leicht brechen.

Klinik

- Die Beschwerden bei diesem benignen, oft multiplen Tumor sind meist nur geringfügig oder fehlen sogar völlig, wenn nicht durch die mangelnde Knochenfestigkeit eine Fraktur eingetreten ist.
- Häufig an Fingergliedern zu finden.
- Im Röntgenbild findet sich eine gut umschriebene Aufhellung im diaphysären (mittig gelegenen) Abschnitt des kleinen Röhrenknochens, die den Gliedabschnitt auch auftreiben und die Knochenkompakta dünn erscheinen lassen kann.
- In der Läsion können schneeflockenartige Verdichtungen fehlen, die für verkalkte Knochenanteile typisch sind.

Beachte
Eine Verwechslung der Enchondromatose mit einem Tbc-Befall der Fingerknochen bei Kindern und Jugendlichen ist möglich, sog. Spina ventosa.

Therapie

- operative Ausräumung
- Auffüllung mit autologer Spongiosa aufgrund der äußerst seltenen malignen Entartung

3.3.2 Behandlungs- und Praxisbeispiele

Siehe ► **Abb. 3.12**, ► **Abb. 3.13** und ► **Abb. 3.14**.

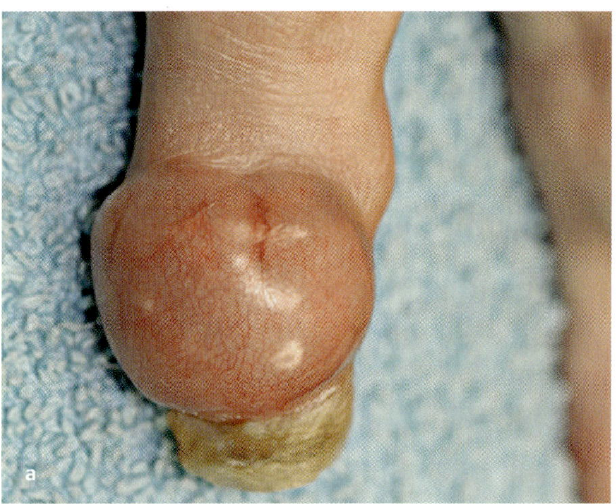

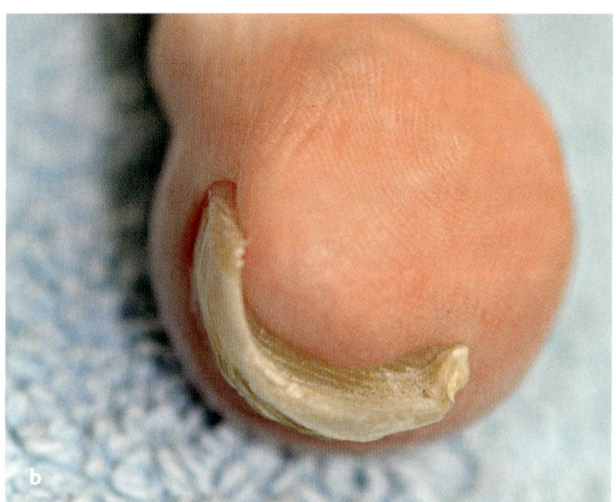

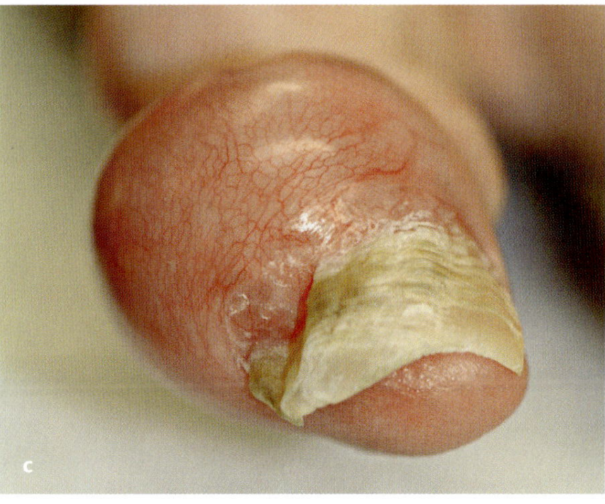

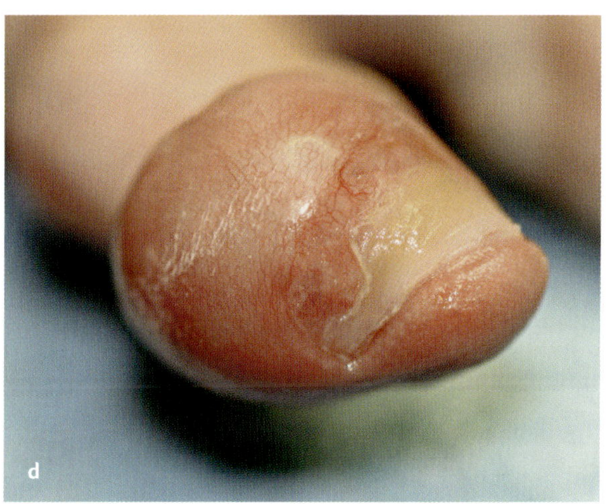

► **Abb. 3.12** Enchondromatose am Finger.
a Deutlich kapillarisiertes, distales Fingergelenk aus volarer Ansicht mit schmerzhafter Nagelkrümmung.
b Nach der Behandlung sieht man den schmerzhaft eingewachsenen, gebogenen Fingernagel.
c Frontalansicht der Nagelplatte vor der Behandlung.
d Frontalansicht nach manueller Entfernung der schmerzhaften Nagelplatte mit einer feinen Nagelzange und maschineller Begradigung. **Praxistipp:** Hier finden Trocken- sowie Nasstherapie mit fein gekörnten Diamantschleifern Anwendung, z. B. 840 055, 854 R 033 und 850 023 zur feinen Nagelbearbeitung.

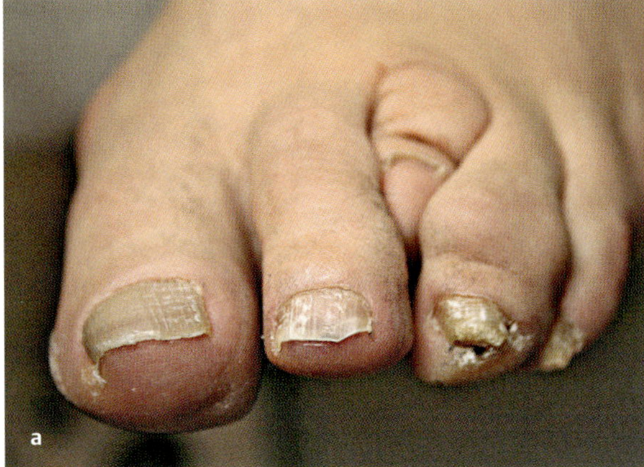

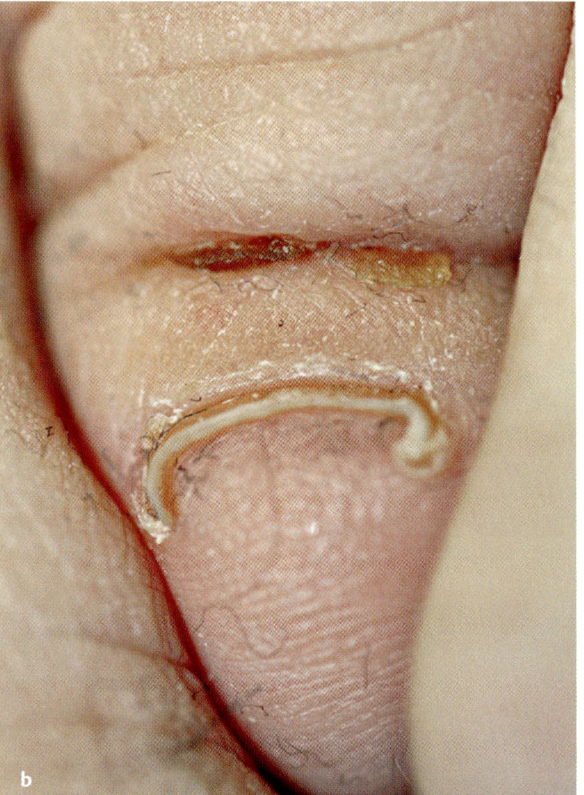

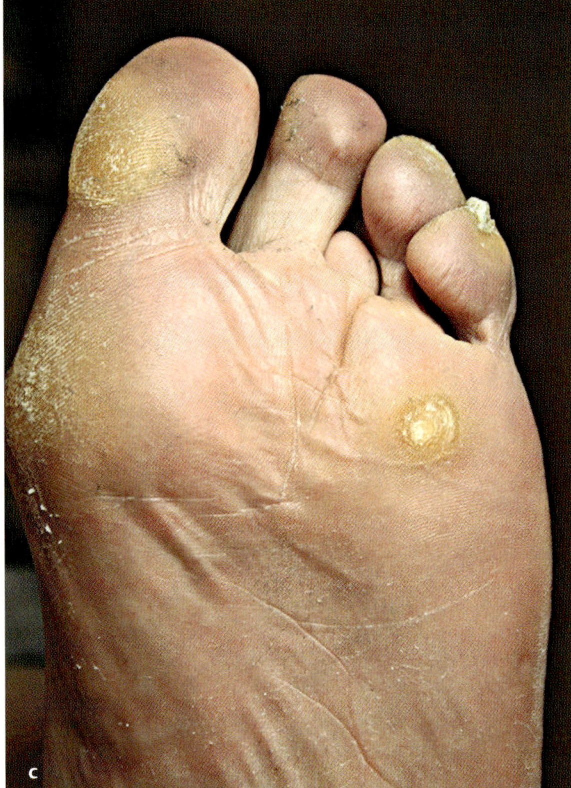

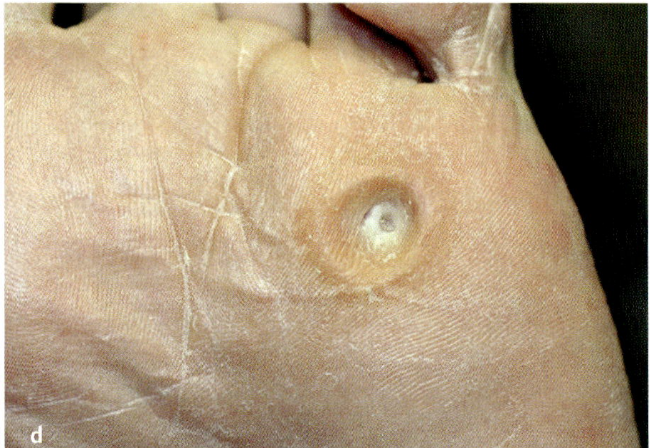

▸ **Abb. 3.13** Die Patientin hat aufgrund multipler Operationen der oberen Extremitäten sichtliche Probleme, eine sachgemäße „Fußpflege" selbst durchzuführen.

a In der frontalen Ansicht zeigt sich ein Subduktus der III. Zehe.

b In der Nahaufnahme sieht man deutlich die Hautfalte mit „unhygienischer" Einlagerung von „altem, zersetztem" Schmutz in Form von entzündeten Rückständen aus Haut, Seife usw.
Praxistipp: Prontoman Spray täglich aufsprühen oder Propolis Lösung für die Hautfalte einträufeln.

c Stark schmerzender Clavus durus im plantaren Bereich, Basis ossis metatarsale IV.–V. Zehe.

d Zustand nach Medihalter-Hebeltechnik mit der Klingengröße 3V.
Praxistipp: Aus Foam-O-Felt 5 mm wurde ein Metatarsal-Polster mit einem kleinen Entlastungsloch geschnitten und auf die Haut um das Hühnerauge geklebt. In die Öffnung wurde ein desinfizierendes Wundpräparat mit einem sterilen Wattestäbchen (Fa. Hartmann) aufgetragen und mit 2nd Skin Spenco Verband abgedeckt. Die Fixation zum Abschluss wurde mit Omnifix elastic durchgeführt.

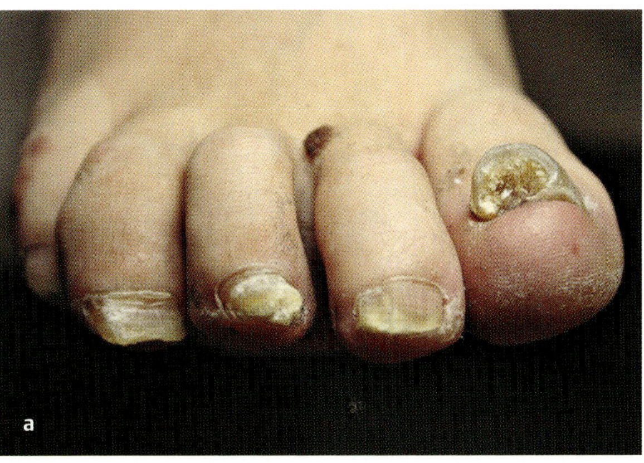

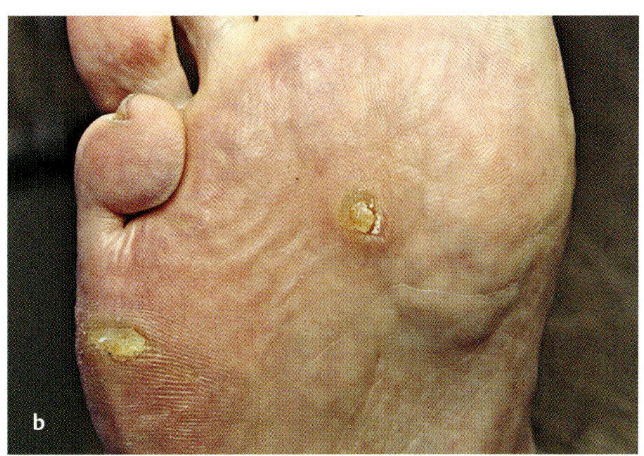

► **Abb. 3.14** Enchondromatose am rechten Fuß.
a Dorsofrontale Ansicht des rechten Fußes. Ebenfalls deutlich zu erkennen sind pathologische Nagelveränderungen bedingt durch starke mechanische Fehlbelastungen durch Humpeln der Patientin. Achtung, es besteht keine Nagelmykose!
b Durch starke Fehlbelastung beim Humpeln haben sich schmerzhafte, ausgeprägte Clavi papillares im Bereich der rechten Fußsohle entwickelt. Bestehende Deformität der V. Zehe zum Subduktus in Innenrotationsstellung.

3.4 Rheuma/Rheumatismus

3.4.1 Allgemein

Sammelbegriff für verschiedene schmerzhafte Krankheiten des Bewegungsapparats wie Knochen, Knorpel, Muskeln, Bindegewebe, die in wechselnd starker Ausprägung vorkommen.

Klinik Rheumatische Krankheitsbilder:

- rheumatisches Fieber oder Polyarthritis: akuter Gelenkrheumatismus
- rheumatoide Arthritis (PCP): chronisch progrediente Gelenkentzündung
- Morbus Bechterew (Spondylarthritis ankylopoetica): stark gekrümmter Rücken
- Spondylarthrose und Osteochondrose: Abnutzungserscheinungen der Wirbelsäule
- Arthrose: degenerative Gelenkveränderungen, z. B.
  - Koxarthrose: Hüftgelenkarthrose
  - Gonarthrose: Kniegelenkarthrose
  - Omarthrose: Schultergelenkarthrose
- Infektarthritis bei Infektionskrankheiten, z. B. Lues, Gonorrhö, Sepsis, Tbc
- Weichteilrheumatismus: rheumatische Bindegewebsveränderungen in der Umgebung entzündlicher oder degenerativer Gelenke

Beachte
Die Behandlung des Polyarthritikers sollte von Hausarzt, Orthopäde und Internist durchgeführt werden, wenngleich der Patient primär in fachinternistische Behandlung gehört. Eine Langzeittherapie mit über 7,5 mg Prednisolonäquivalent/Tag muss unbedingt vermieden werden. Gelenkveränderungen, insbesondere Ergussbildungen, sind orthopädisch zu behandeln. Der Wechsel zwischen Bewegung und Ruhigstellung ist ein wichtiges Behandlungsprinzip.

Podologische Behandlung Der Patient erhält einen Verband. In die ausgeschnittenen Löcher des Foam-O-Felt kann ein entzündungshemmendes Präparat mit Wattestäbchen eingebracht und mit Hydrofilm wasserdicht abgedeckt werden. Ein regelmäßiger Verbandswechsel im Abstand von ca. 2–3 Tagen ist empfehlenswert.

3.4.2 Behandlungsbeispiele

Siehe ► Abb. 3.15, ► Abb. 3.16, ► Abb. 3.17, ► Abb. 3.18 und ► Abb. 3.19.

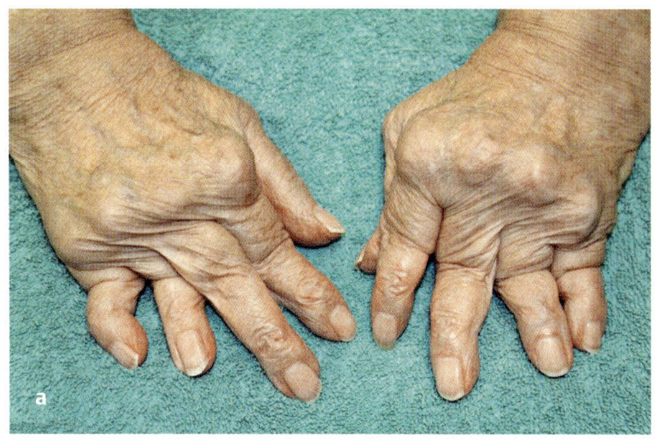
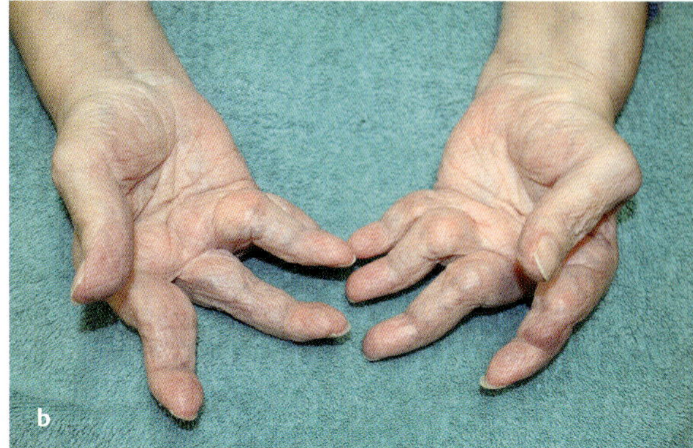

► **Abb. 3.15** Eine 75-jährige, an rheumatoider Arthritis erkrankte Patientin mit deformierten Fingergelenken.
a Dorsale Ansicht.
b Volare Ansicht.

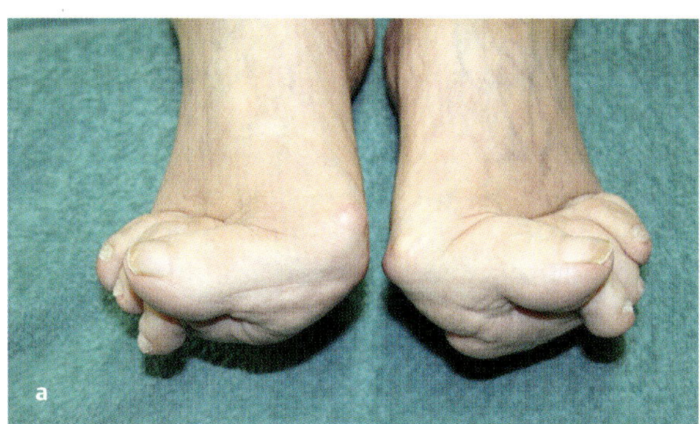
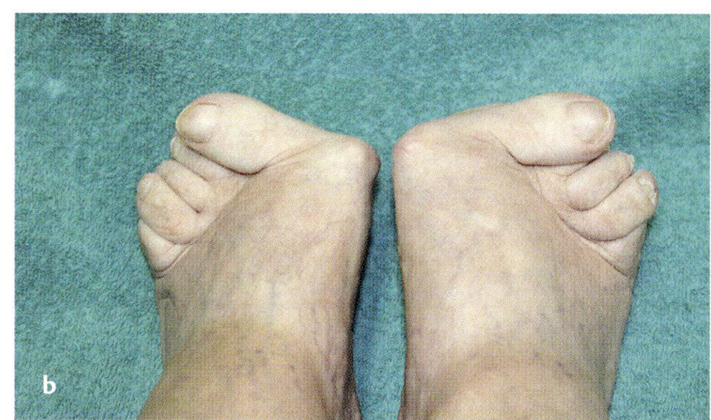
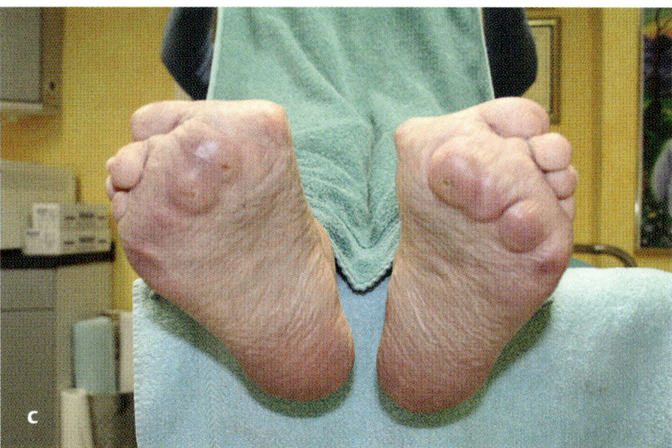

► **Abb. 3.16** Füße mit ausgeprägten Zehendeformitäten.
a Frontalansicht beider Füße.
b Dorsale Ansicht beider Füße.
c Plantaransicht beider Füße.

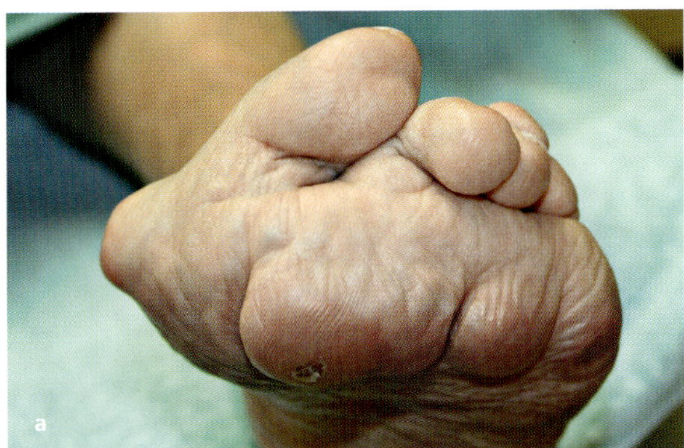

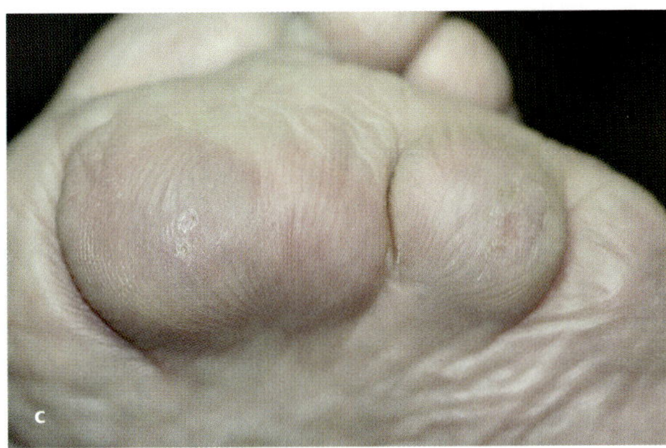

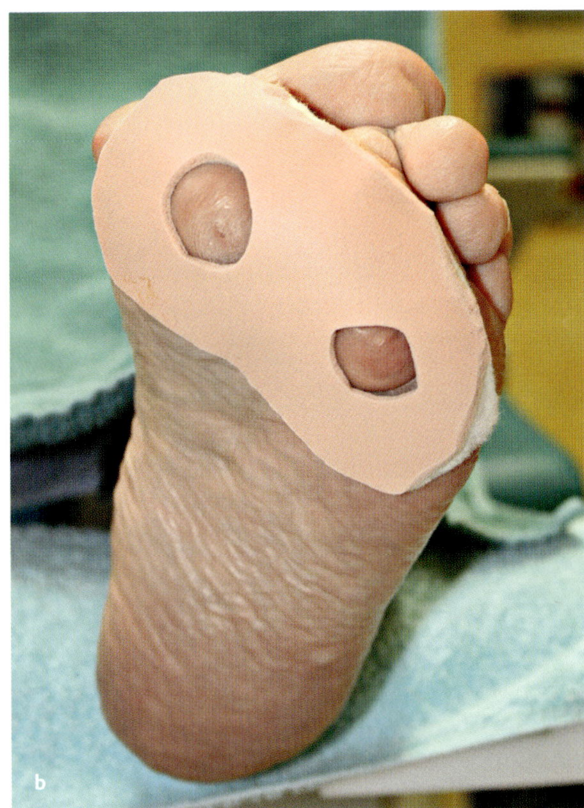

▸ **Abb. 3.17** Das vordere Quergewölbe des linken Fußes ist völlig durchgetreten mit schmerzhaften Druckstellen der prominenten Knochenvorsprünge. Deutliche Einblutung in der Haut an der Basis ossis metatarsale II ähnlich wie ein Clavus vascularis. Stark ausgeprägter Hallux valgus.

a Zustand vor der podologischen Behandlung.
b Spontane Druckentlastung durch individuell zugeschnittenes „gelochtes" Foam-O-Felt 5 mm.
c Verbesserter Hautzustand der schmerzfreien Patientin nach 12 Tagen.

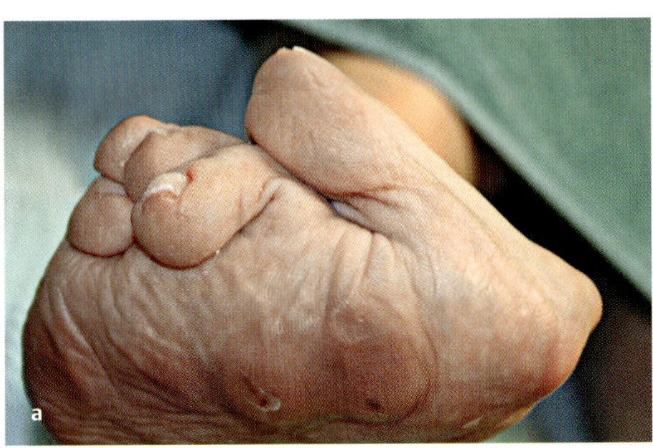

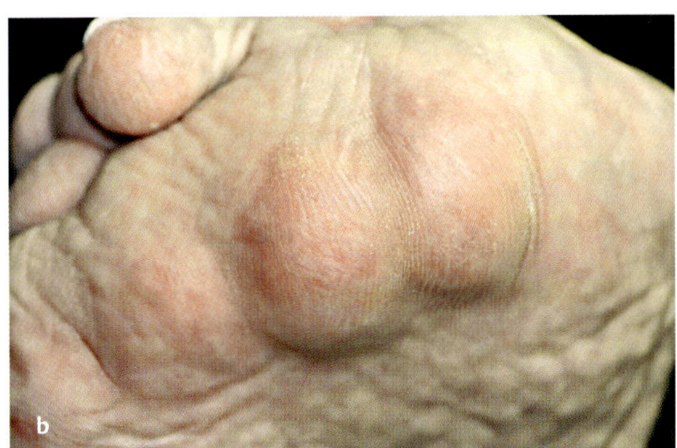

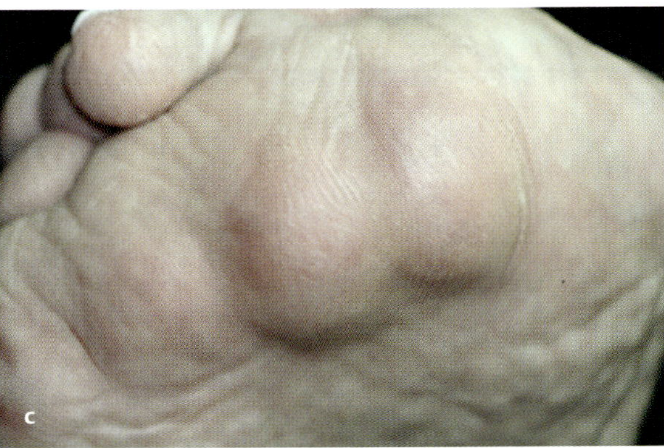

▸ **Abb. 3.18** Starke Deformation mit schmerzhaften Druckstellen der Haut an der Basis ossis metatarsale II und III mit stark ausgeprägtem Hallux valgus.

a Zustand vor der podologischen Behandlung.
b Spontane Druckentlastung durch individuell zugeschnittenes „gelochtes" Foam-O-Felt 5 mm.
c Zustand 14 Tage nach podologischer Druckentlastung.

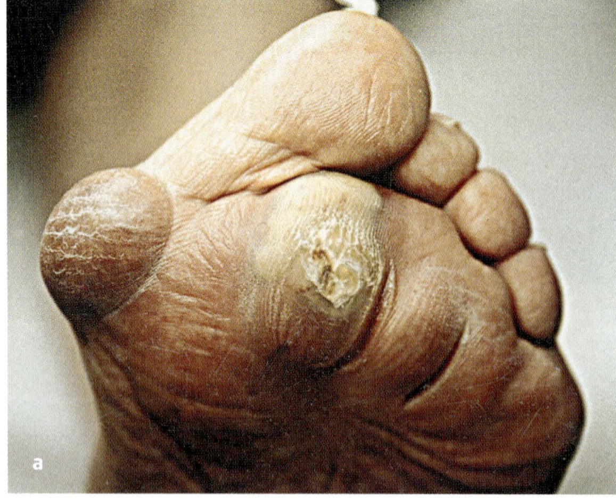

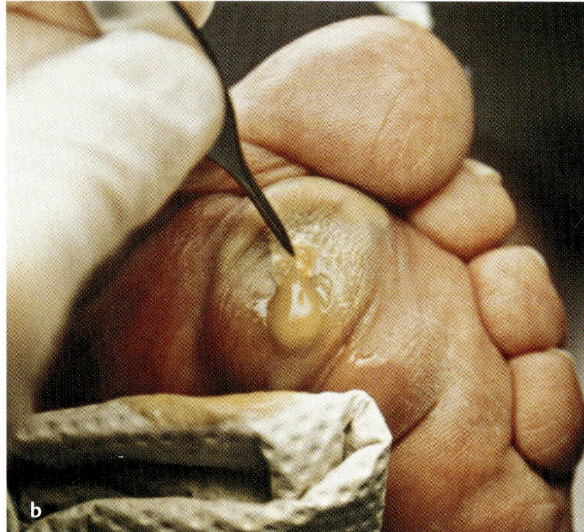

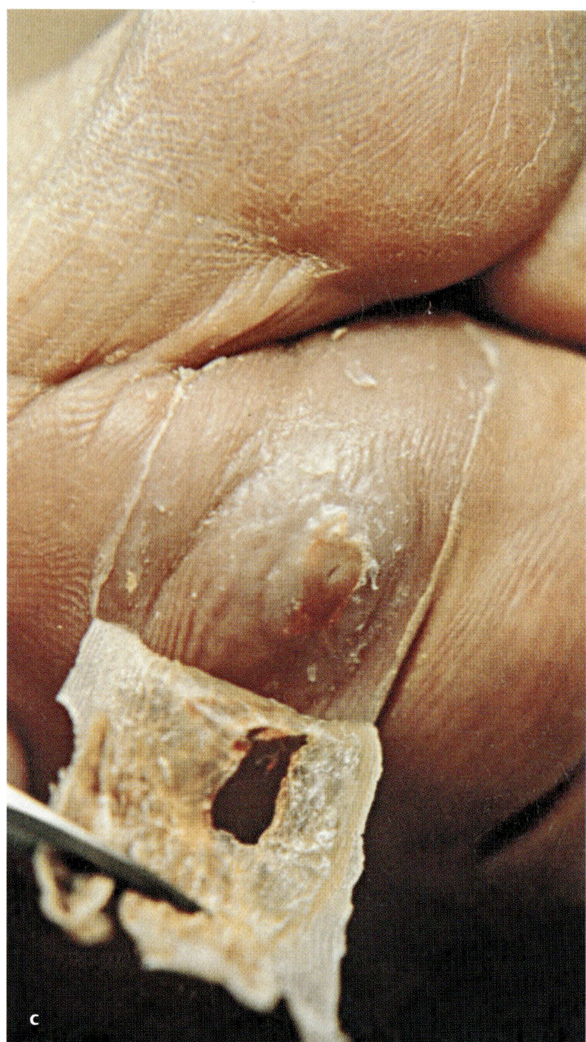

▸ **Abb. 3.19** Rheumatikerin mit Typ-II-Diabetes und Entzündung der Basis ossis metatarsale II plantar mit Eiterbildung.

a Zustand vor der podologischen Behandlung.

b Mit Octenisept wurde der Entzündungsbereich eingesprüht und der Eiterherd entleert. Mit Wundpflaster (Cosmopor steril) wurde Prontoman Gel auf dem Hautdefekt platziert. Der Verbandswechsel wurde im 1–2-tägigen Rhythmus vorgenommen.

c Durch die medikamentöse Therapie konnte die abtrocknende Haut leicht mit der Splitterpinzette entfernt werden. **Praxistipp:** Bis zur völligen Abheilung täglich Prontoman Spray aufsprühen.

3.5 Syndaktylie

3.5.1 Allgemein

Durch eine meist erblich bedingte ungenügende Differenzierung bleiben Finger- oder Zehen „ungetrennt"! Diese Verwachsungen sind von Fall zu Fall unterschiedlich stark ausgeprägt und reichen von der partiellen (wenn nur basal, als Schwimmhaut bezeichnet) oder kompletten Hautverwachsung (kutane Syndaktylie) bis zur Verschmelzung auch knöcherner Anteile (ossäre Syndaktylie) [6].

3.5.2 Behandlungs- und Praxisbeispiele

Siehe ▶ Abb. 3.21 und ▶ Abb. 3.20.

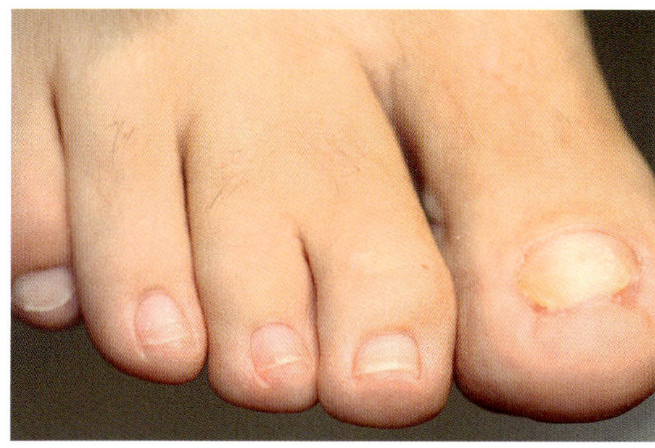

▶ **Abb. 3.20** Zusammenwuchs der II. und III. Zehe bei einer 55-jährigen Patientin.

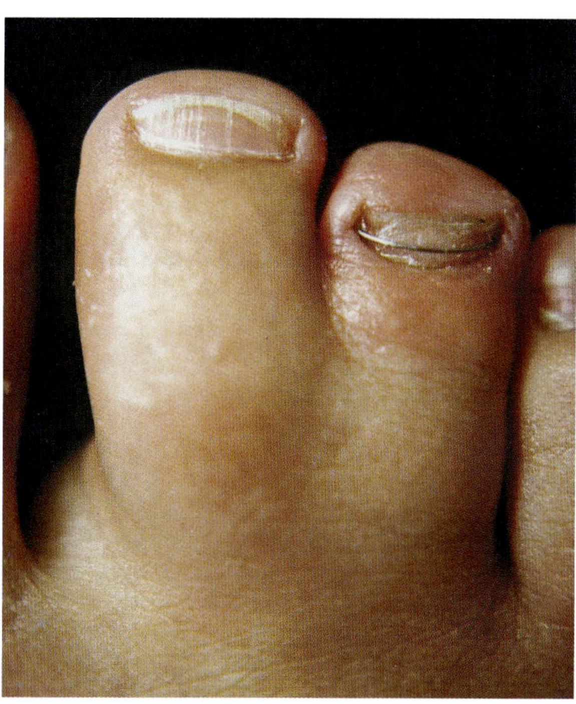

▶ **Abb. 3.21** Genetisch bedingter Zusammenwuchs (Syndaktylie) der II. und III. Zehe. Aufgrund der Entzündung der III. Zehe wurde eine einteilige 0,35 mm Drahtspange aufgesetzt.

4 Chirurgie

4.1
Emmert-Plastiken (Keilexzisionen)

4.1.1 Allgemein

Die Emmert-Plastik, auch als Nagelkeilexzision bezeichnet, ist ein chirurgisches Verfahren zur Behandlung von eingewachsenen Nägeln. Dabei entfernt der Chirurg einen kleinen Gewebekeil, der aus dem seitlichen eingewachsenen Nagelstück sowie dem anliegenden Teil des Nagelbetts besteht. Durch die operative Bearbeitung der Nagelwurzel soll die nachwachsende Nagelplatte schmal von proximal nach distal wachsen, ohne erneut schmerzhaft einzuwachsen.

4.1.2 Behandlungsbeispiele

Siehe ▸ Abb. 4.1, ▸ Abb. 4.2, ▸ Abb. 4.3, ▸ Abb. 4.4, ▸ Abb. 4.5 und ▸ Abb. 4.6.

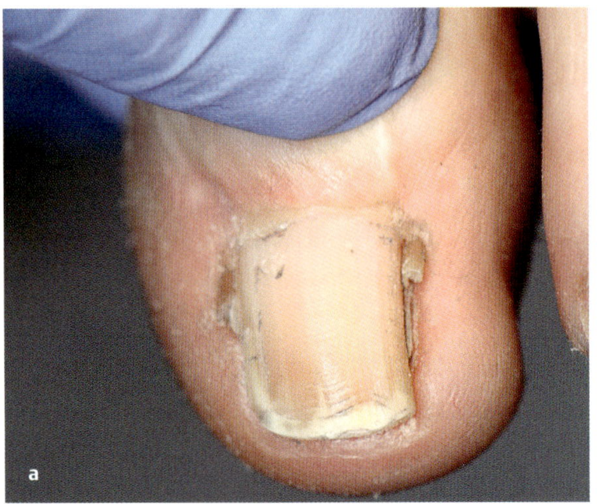
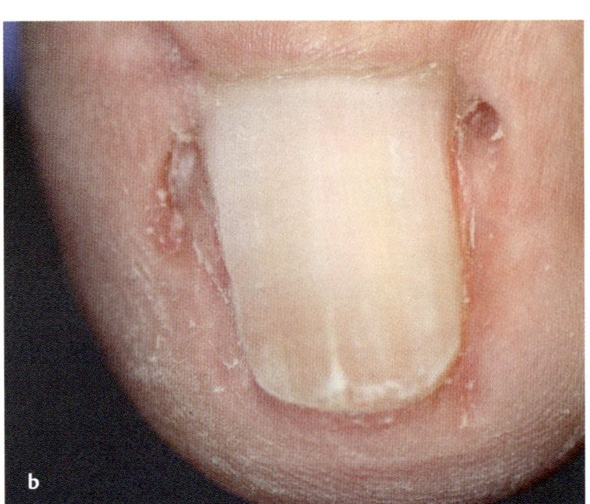
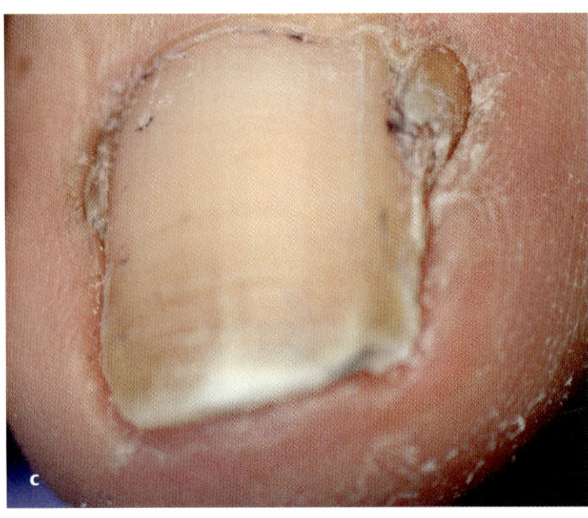
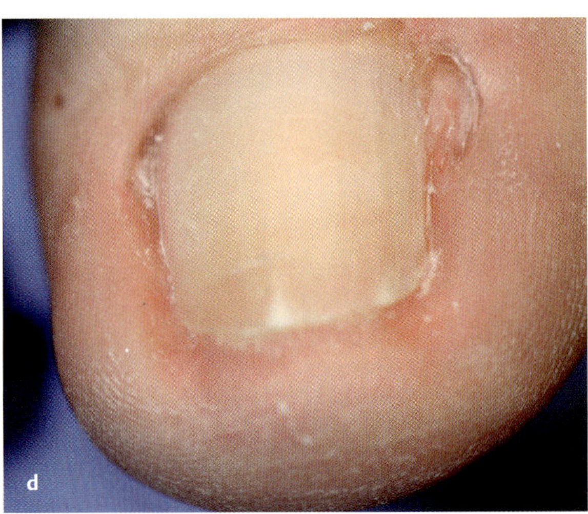

▸ **Abb. 4.1** Suboptimal ausgeführte Emmert-Plastiken.
a Linke Großzehe: Befund vor der podologischen Behandlung.
b Befund nach Ausfräsen der Restnagelrudimente mit dem Hartmetallfräser M426X 023 und dem Diamantschleifer 850 023. Feinarbeit mit der Medihalterklinge 3V
c Rechte Großzehe – Befund vor der podologischen Behandlung.
d Zustand nach der Entfernung der Restnagelrudimente (wie **b**).
Praxistipp: Prontoman Spray täglich anwenden.

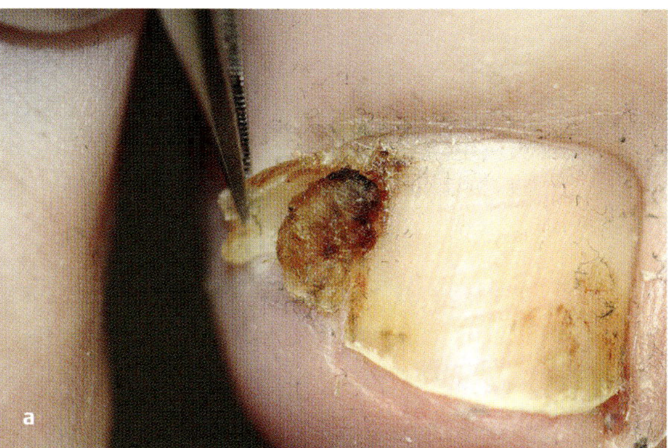

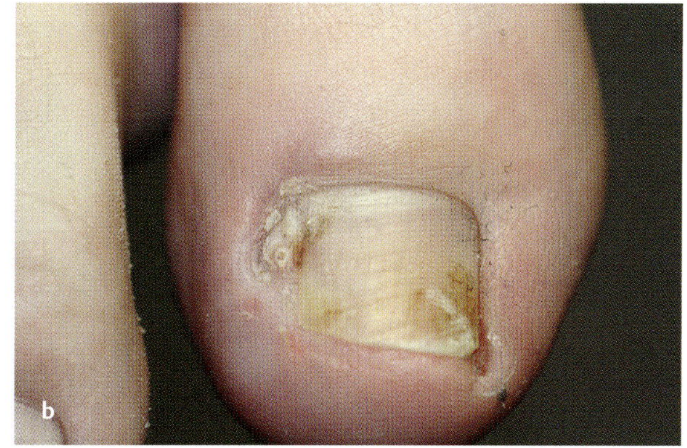

► **Abb. 4.2** Misslungene OP mit stark schmerzendem Restnagel und Granulation.

a Zustand vor der podologischen Behandlung.

b Nach der podologischen Nagelbehandlung zeigt sich der Grund der Schmerzen. Deutlich sieht man extreme Nagelreste mit Vernarbung, die beweisen, dass die „Nagel bildenden" Zellen an der Nagelbasis bei der OP nicht vollständig mit dem scharfen Löffel entfernt wurden. Eine weitere Nachoperation müsste die Beschwerden auf Dauer beheben.

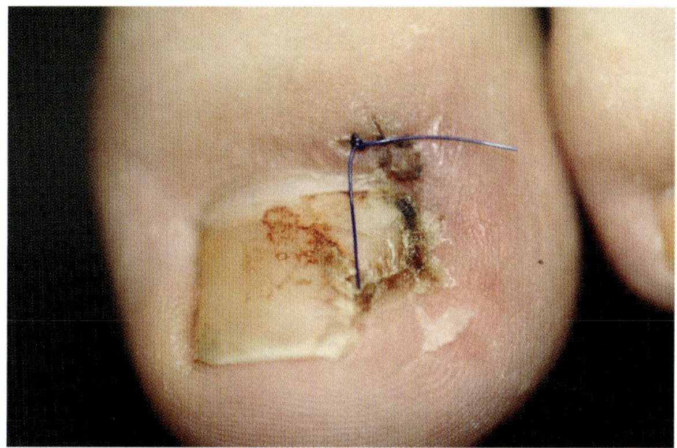

► **Abb. 4.3** Der Hausarzt hat den distalen Faden gezogen und den proximalen Faden „übersehen".

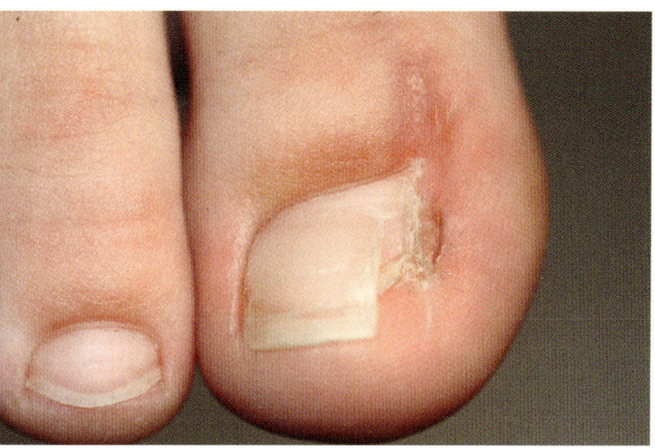

► **Abb. 4.4** Zustand nach suboptimaler Operation eines eingewachsenen Nagels.

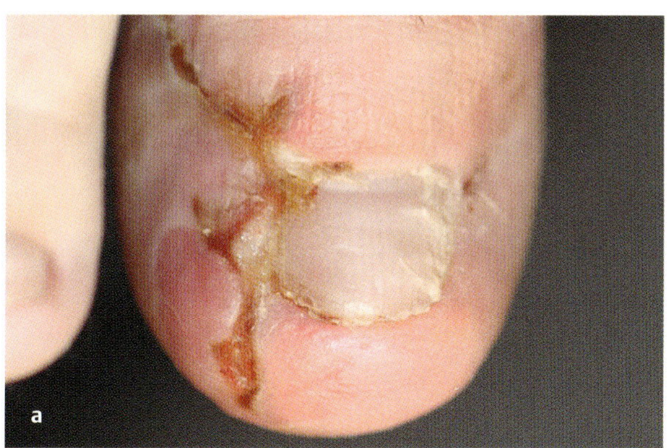

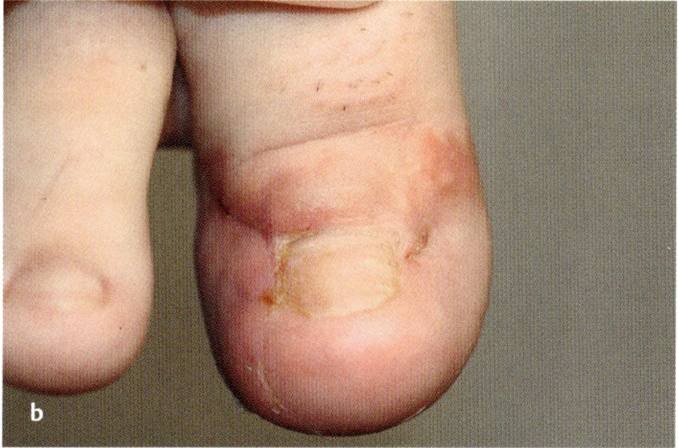

► **Abb. 4.5** Zustand nach Emmert-Plastik. Patientin stellte sich mit Schmerzen nach dem Fädenziehen in unserer Ambulanz vor.

a Das Wundgebiet wurde großflächig mit Cutasept F/Octenisept desinfiziert. Die Krusten wurden vorsichtig abgetragen. Medikation und Cosmopor steril Pflaster täglich wechseln.

b Zustand ca. 1 Woche nach Beginn der Wundbehandlung. Die Patientin verspürt keinerlei Spannungsgefühl mehr.
Praxistipp: Prontoman Spray täglich aufsprühen. Medikation für zu Hause.

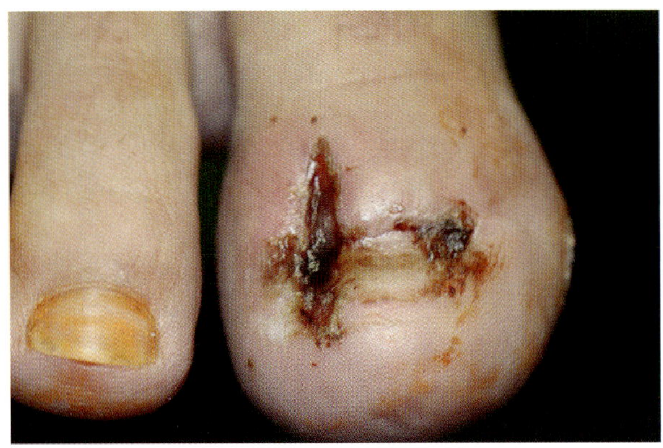

▶ **Abb. 4.6** Eindrucksvolles Bild einer Großzehe postoperativ mit Fadenklumpen im medialen Nagelbereich und schlampiger Adaptation der lateralen Wundränder. Der Patient schilderte mir den „Zeitdruck" des Chirurgen, der ihn in der Praxis ambulant operierte. Sogar die Leitungsanästhesie nach Oberst wirkte nicht, da der Arzt sofort nach dem Spritzen das Skalpell zückte. Der Patient schrie auf beim ersten Hautschnitt und forderte einen sofortigen Stopp der OP, damit die Betäubungsspritze erst einmal wirken konnte.

4.2 Fremdkörperverletzungen

4.2.1 Allgemein

Fremdkörper, so erklärt sich der „körperfremde Gegenstand" von selbst. Er ist nicht nur für stechende Schmerzen an den verschiedenen Haut- bzw. Körperstellen verantwortlich, sondern er veranlasst auch körpereigene Mechanismen, ihn mit Hornhaut zu überdecken, da er dem Körper fremd ist. Darunter können kleine eitrige Herde entstehen, die man auch als eine Schutzreaktion des Körpers auf den „fremden Eindringling" erklären kann.

An eindrucksvollen Bilderreihenfolgen demonstriert der Autor die „konservative" Entfernung der Fremdkörper. Durch seine Technik konnte dem Patienten eine „operative" Lösung erspart werden.

4.2.2 Behandlungsbeispiele

Fremdkörperverletzungen durch:

a) Glassplitter (▶ Abb. 4.7, ▶ Abb. 4.8, ▶ Abb. 4.9)
b) Haare (▶ Abb. 4.10, ▶ Abb. 4.11)
c) Holzsplitter und kleine Steine (▶ Abb. 4.12, ▶ Abb. 4.13, ▶ Abb. 4.14, ▶ Abb. 4.15, ▶ Abb. 4.16)
d) Insektenstachel (▶ Abb. 4.17, ▶ Abb. 4.18)
e) Metallsplitter (▶ Abb. 4.19, ▶ Abb. 4.20)
f) OP-Nahtmaterial (▶ Abb. 4.21, ▶ Abb. 4.22)

Glassplitter

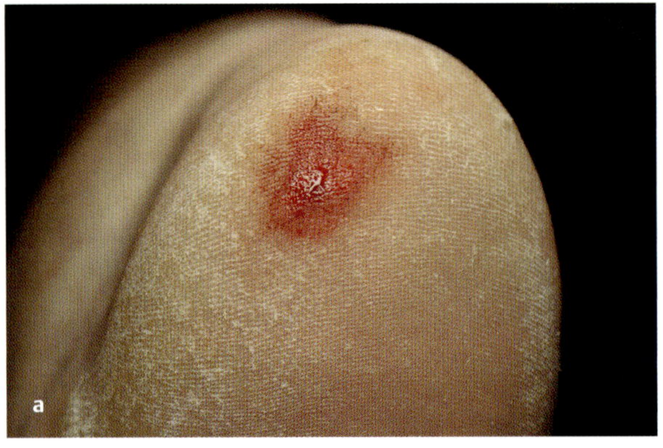

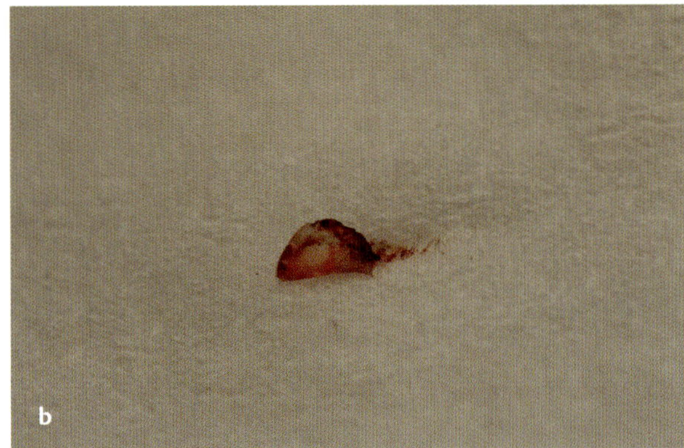

▶ **Abb. 4.7** Kellnerin klagte über starke Schmerzen unter der rechten Ferse. Ihr sei ein Glas beim Bedienen heruntergefallen und zerbrochen. Sie kam mit blutigem Strumpf in unsere Praxis und humpelte stark.

a Zustand vor der podologischen Behandlung.

b Das entfernte Glasstück in Großaufnahme. Es wurde erst unter der Lupenlampe möglich, den Fremdkörper zu ertasten und mit der Greifpinzette zu entfernen. Die Patientin war auf Anhieb schmerzfrei. Versorgung der Wunde mit Medikation und Cosmopor steril.

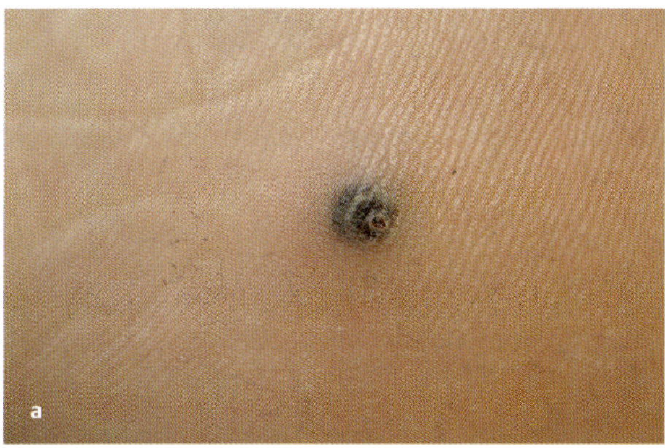

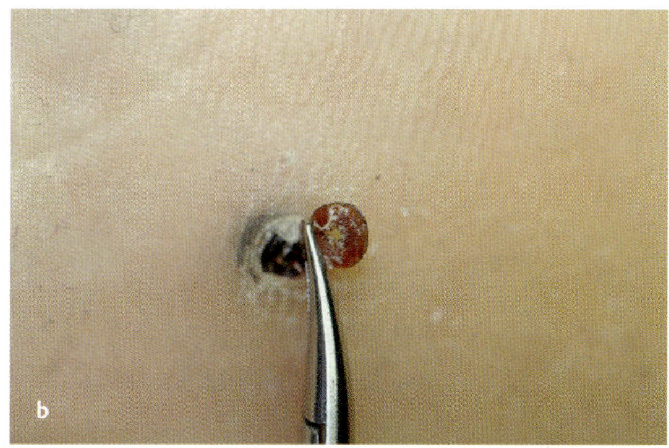

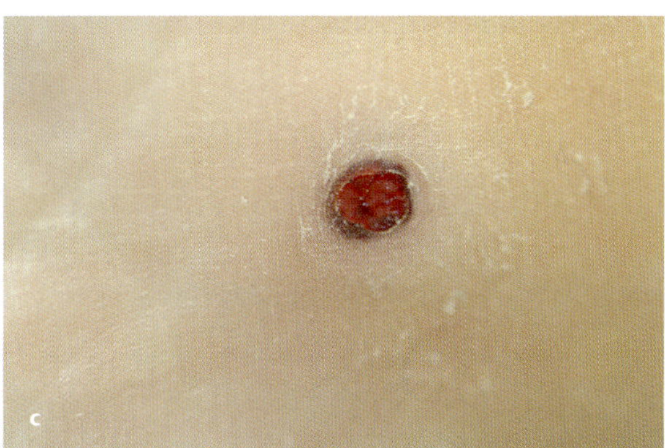

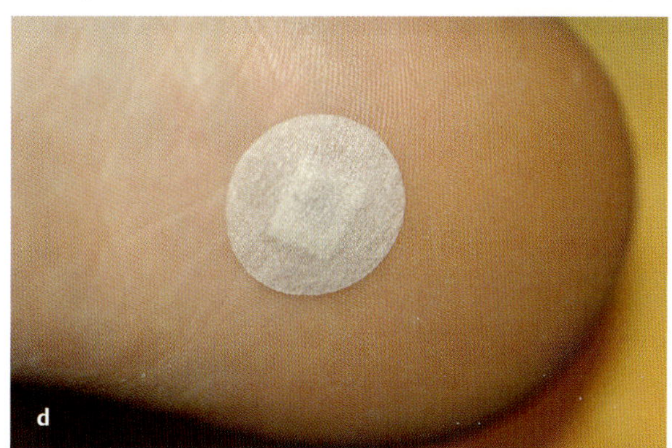

▶ **Abb. 4.8** Plantare stechende Fersenschmerzen verursacht durch deutlich erkennbaren Fremdkörper unter der Haut.
a Zustand vor der podologischen Behandlung.
b Nach Vorarbeit mit der Medihaltertechnik kann das Glasstück mit einer Greifpinzette entnommen werden.
c Wunddefekt sichtbar.
d Medikation mit Prontoman Gel und Spezialpflaster (Fa. Hartmann) anbringen.

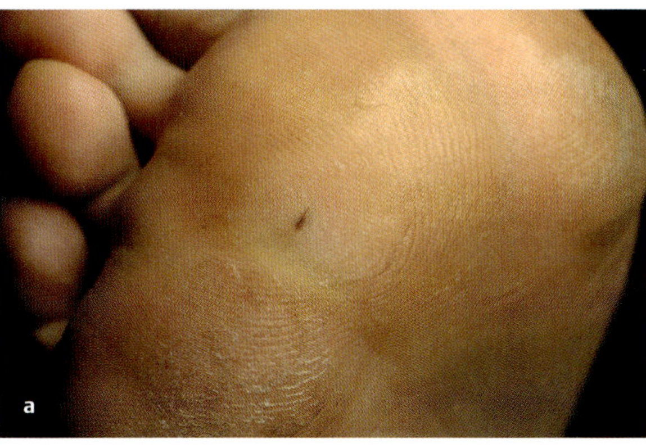

▶ **Abb. 4.9** Stechende Schmerzen im plantaren Bereich des rechten Vorfußes. Sichtbare schnittähnliche Verletzung.
a Zustand vor der podologischen Behandlung.
b Das entfernte Glasstück nach Abschluss der Akutversorgung unter der Lupenlampe. Versorgung der Wunde mit Medikation mit Prontoman Gel und Cosmopor steril. Wiedervorstellung am nächsten Tag.

Praxistipp

Diese Produkte werden bei der podologischen Behandlung von Fremdkörpern angewendet bzw. vom Autor empfohlen:

- Medizinprodukte mit MRSA-Schutz:
  - Prontoman Spray
  - Prontoman Gel
- Naturprodukte:
  - Remmele's Propolis Lösung
- Pflegeprodukte:
  - Allpresan Pro^2 Sport für stark beanspruchte Haut

Zur Desinfektion von Wunden und ihrer Umgebung können Cutasept F und Octenisept empfohlen werden.

Haare

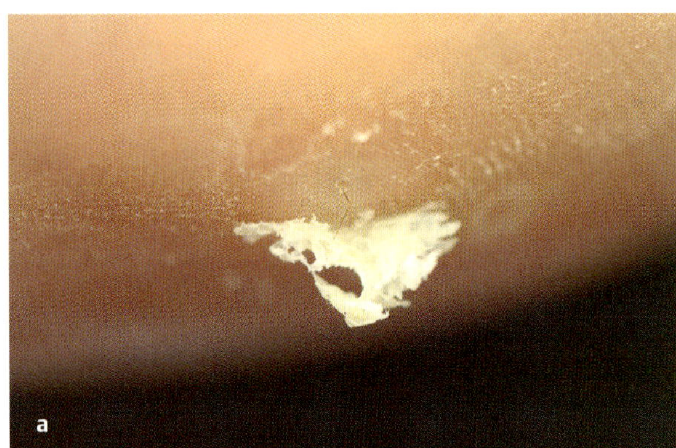

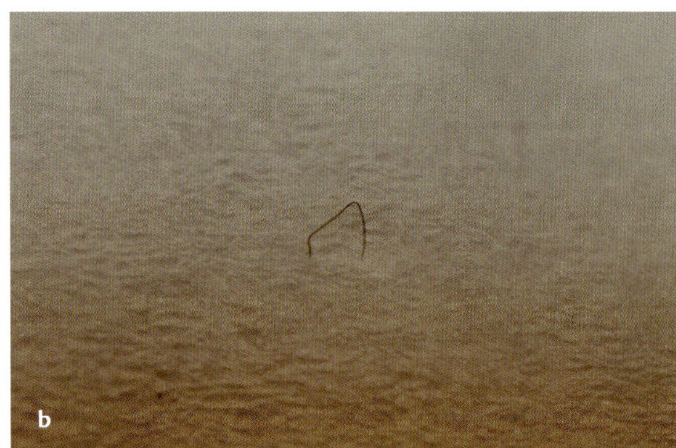

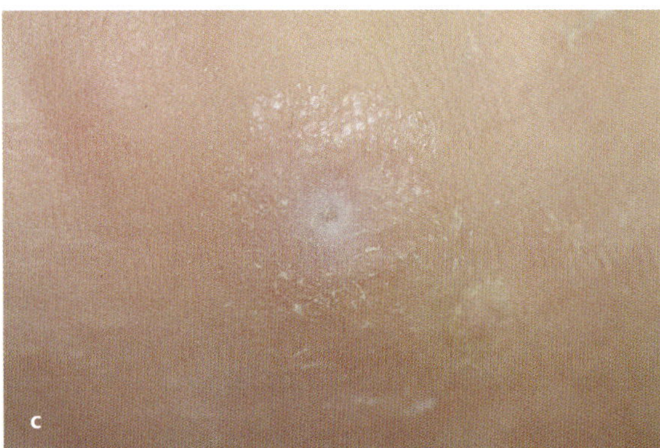

▸ **Abb. 4.10** Verhornung am lateralen Fußrand mit punktuellem Schmerz.

a In der podologischen Behandlung wurde mit dem Medihalter Klingengröße 3V nach der Schältechnik nach Bittig ein Hornhautdeckel abgehebelt.

b Entferntes Haar.

c Zustand nach der Hautbehandlung. Versorgung der Wunde mit Medikation mit Prontoman Gel und Cosmopor steril.

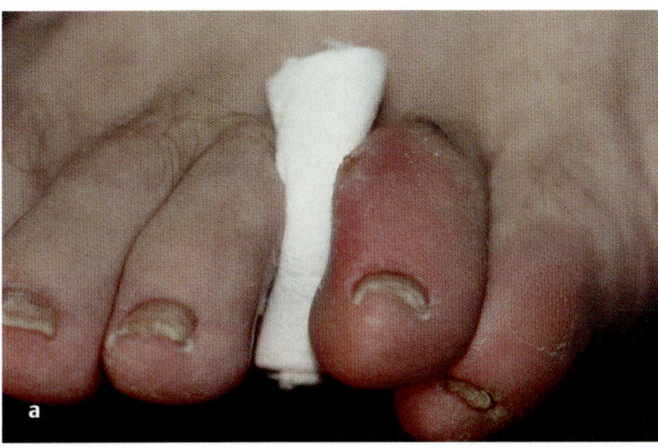
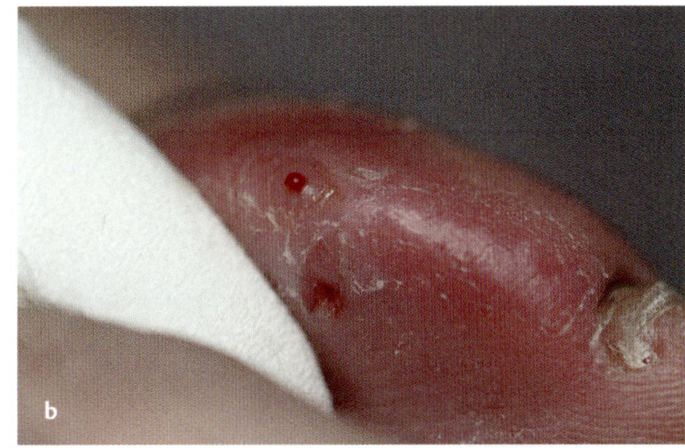
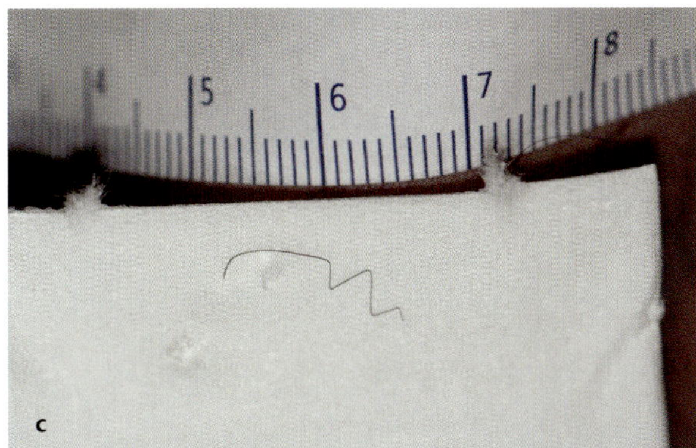
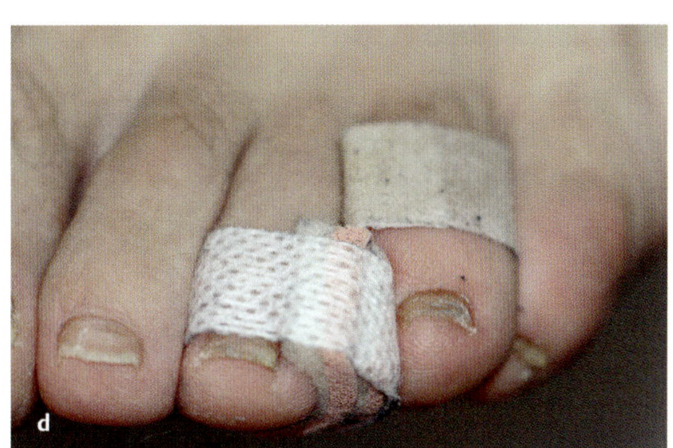
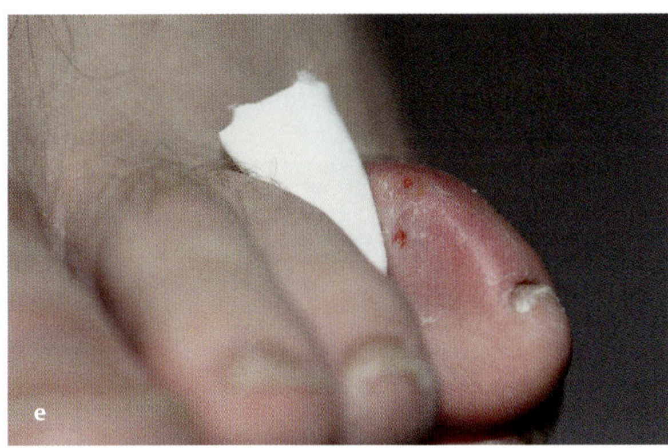
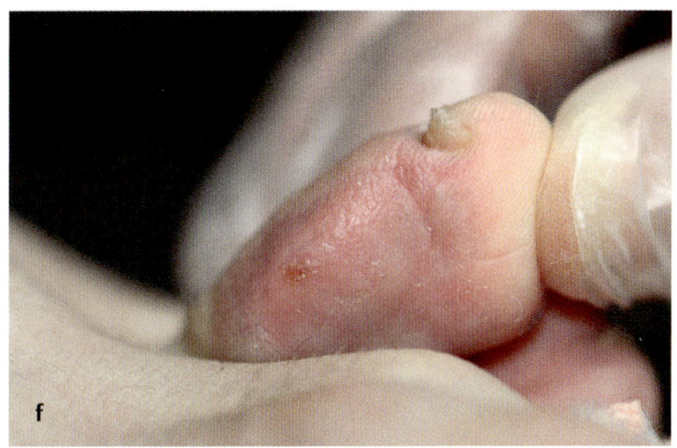

▸ **Abb. 4.11** Patient mit Verdacht auf „entzündeten Clavus interdigitalis".

a Zustand vor der podologischen Behandlung.

b Starke, schmerzhafte Rötung der Innenseite der IV. Zehe sowie ein Hautdefekt, aus dem eine seröse Flüssigkeit austritt.

c Das Haar wurde mit einer sterilen Greifpinzette (Kap. 7.9.1) aus der Tiefe entnommen. Es war wie eine Ziehharmonika gefaltet und hatte eine Länge von etwa 2 cm.

d Druckentlastende Maßnahmen mit Foam-O-Felt 5 mm und Omnifix. Medikation mit Prontoman Gel kombiniert mit Wundpflaster. Wiedervorstellung in 2–3 Tagen.

e Zustand nach Verbandswechsel nach 3 Tagen.

f Zustand 8 Tage nach der Fremdkörperentfernung.

Holzsplitter und kleine Steine

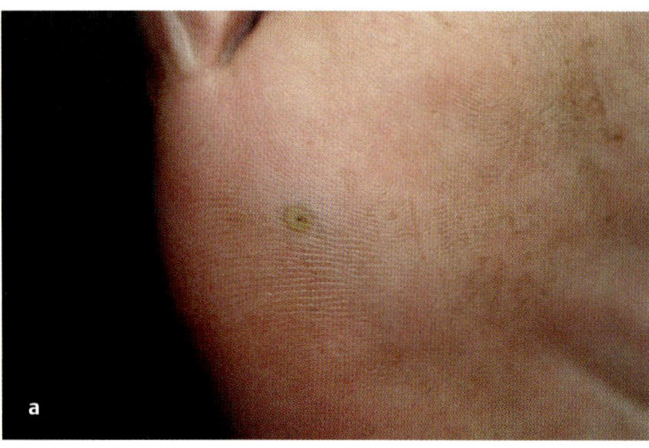

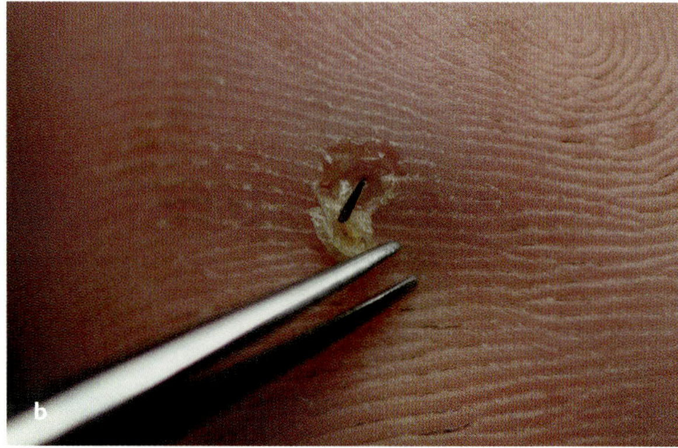

► **Abb. 4.12** Fremdkörperverletzungen durch Holzsplitter.

a Stechender Schmerz in der rechten Fußsohle unter der Kleinzehe. Ein dunkler Punkt und eine kleine Eiteransammlung sind deutlich sichtbar.

b Mit der Medihalter Klingenform 3V wurde die Haut angeritzt und mit der Greifpinzette (Kap. 7.9.1) der kleine Holzsplitter entfernt. Versorgung der Wunde mit Medikation mit Prontoman Gel und abschließend Cosmopor steril.

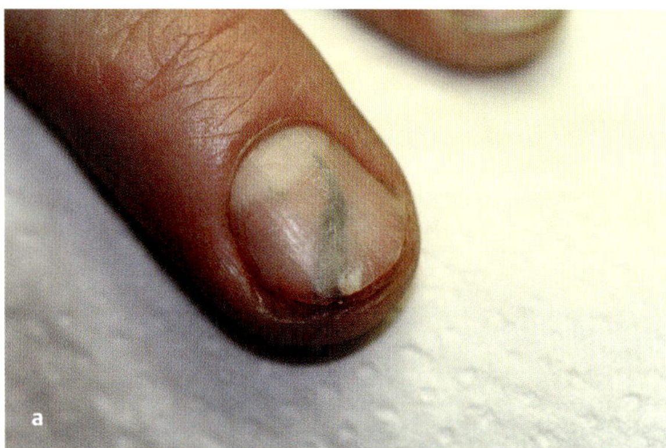

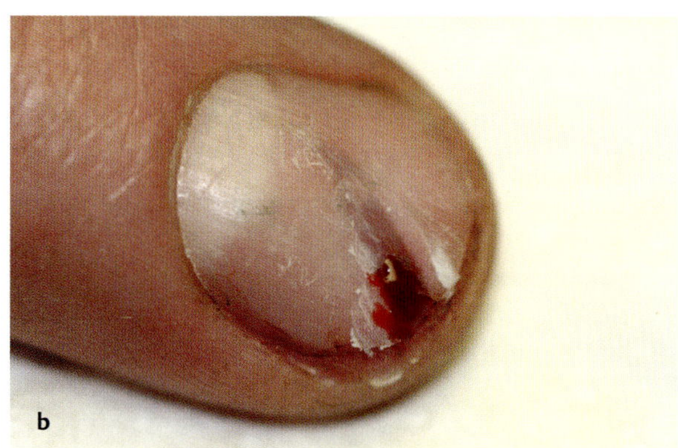

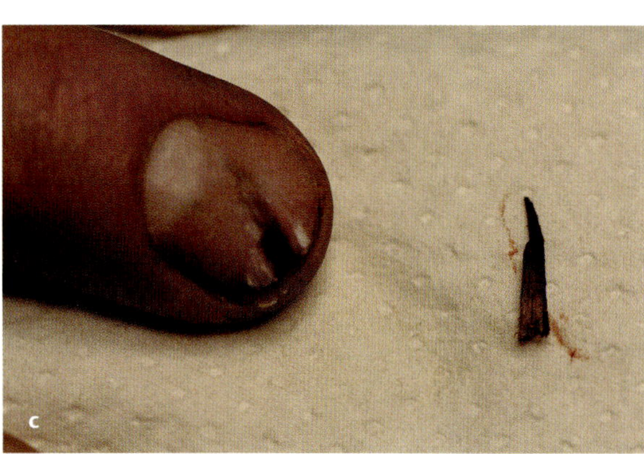

► **Abb. 4.13** Möbelschreiner mit starken Schmerzen. Deutlich erkennt man den Holzkeil unter der Nagelplatte des linken Zeigefingers.

a Zustand vor der Behandlung.

b Nach vorsichtigem Ausfräsen einer Rinne in der Nagelplatte mit dem Hartmetallfräser M426X 016 und dem Diamantschleifer 6850 025 lies sich der Holzsplitter mit der Greifpinzette (Kap. 7.9.1) leicht entfernen.

c Der Übeltäter ist deutlich erkennbar. Medikation mit Prontoman Gel, dann ein leichter, luftdurchlässiger Snögg Wundverband. Überprüfung der Tetanus-Immunisierung! Überweisung zum Hausarzt. Den Fremdkörper in einem kleinen Tütchen mitgeben. **Praxistipp:** Tägliches Einsprühen mit Prontoman Spray bis zur völligen Abheilung.

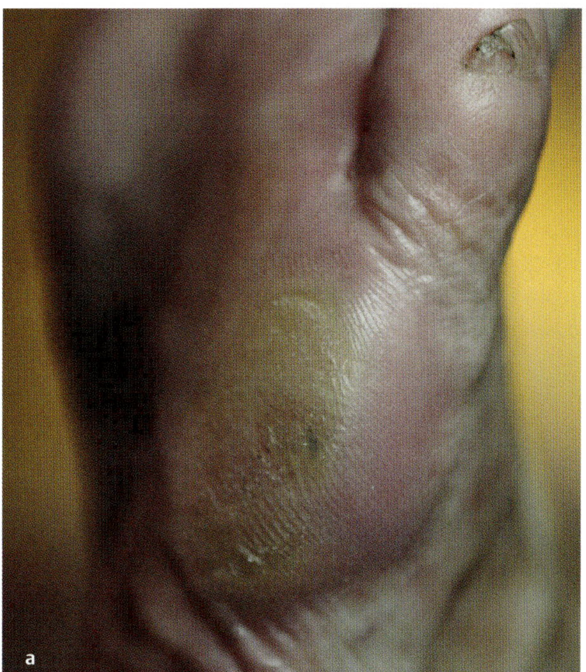
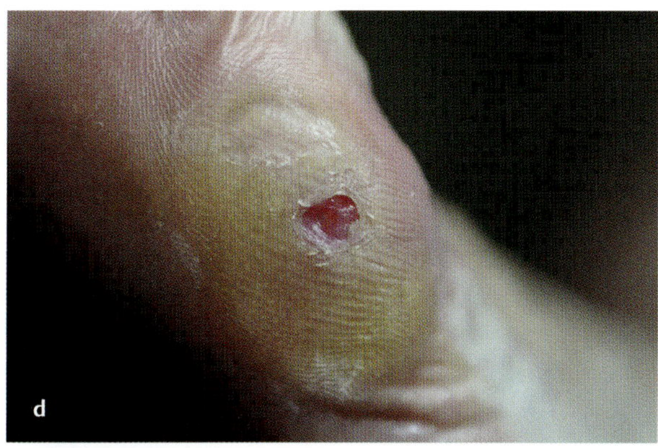
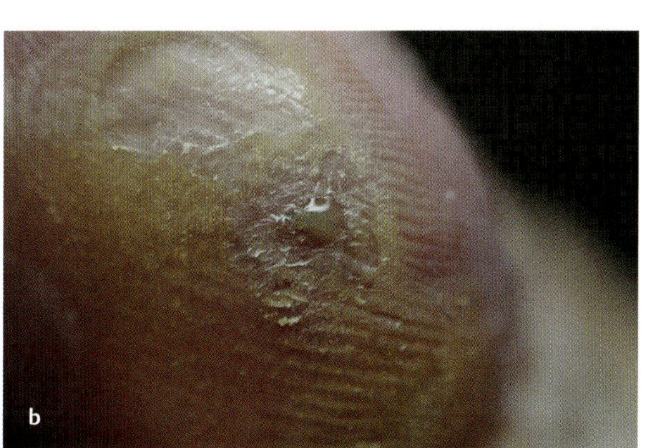
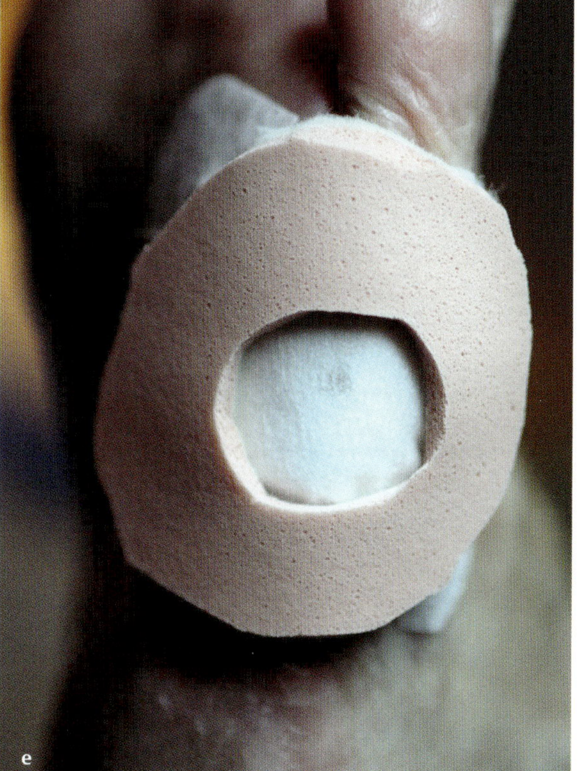
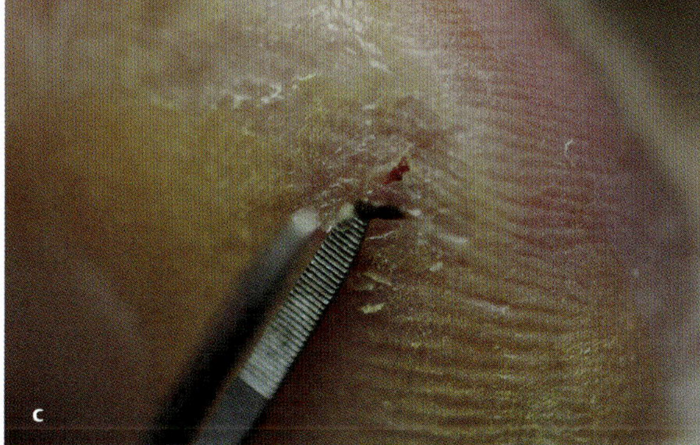

▶ **Abb. 4.14** Eine 80-jährige Patientin stellt sich mit starken Schmerzen vor. Sie trägt orthopädische Spezialschuhe. Jeder Schritt tut ihr weh.

a Ein „Holzschiefer“ ist die Ursache für die Entzündung und die stechenden Schmerzen.
b Nach vorsichtiger Abtragung der Hornschicht entleert sich ein seröses Exsudat.
c Mit der Greifpinzette (Kap. 7.9.1) lässt sich nun ein Holzsplitter entfernen.
d Nach sauberer Wundrevision zeigt sich das Ausmaß der scheinbaren „Bagatellverletzung“.
e Es wurde als Druckschutz Foam-O-Felt 5 mm rund ausgeschnitten und auf die Wundfläche Prontoman Gel aufgetragen.

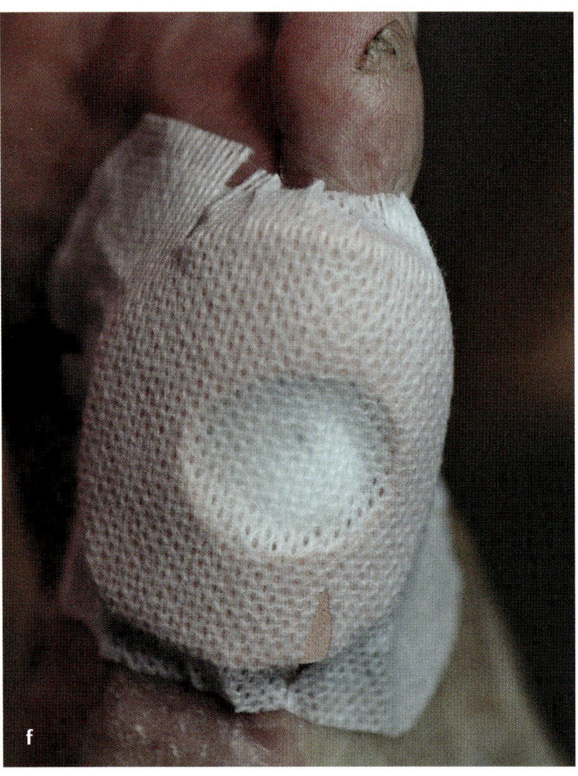

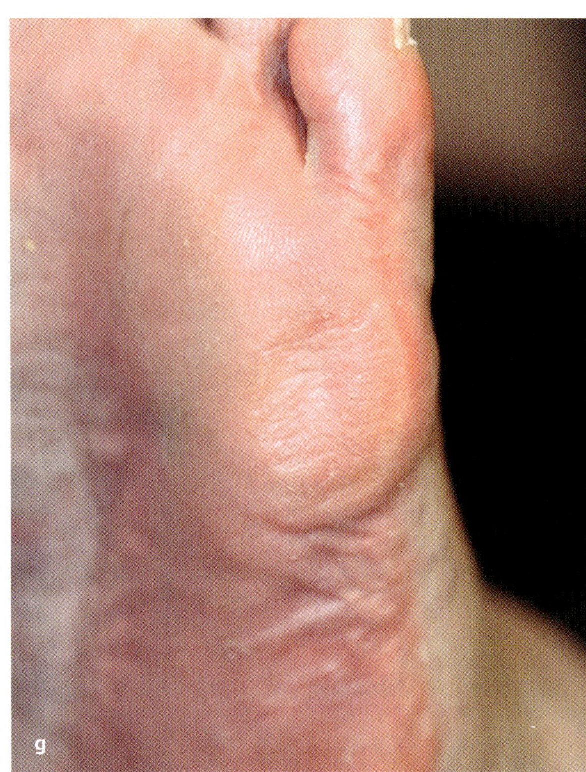

Abb. 4.14 (Fortsetzung)
f Es folgte eine sterile Abdeckung und eine elastische Abschlussfixation mit Omnifix.
g Zustand 14 Tage nach Entfernung des Fremdkörpers.
Praxistipp: Zur weiteren Hautpflege kann Prontoman Gel empfohlen werden.

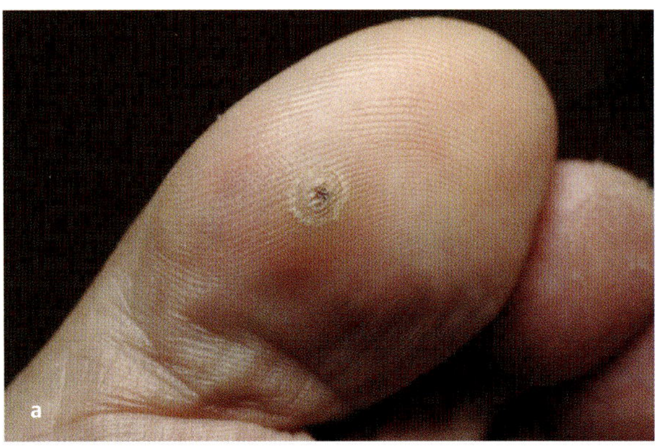

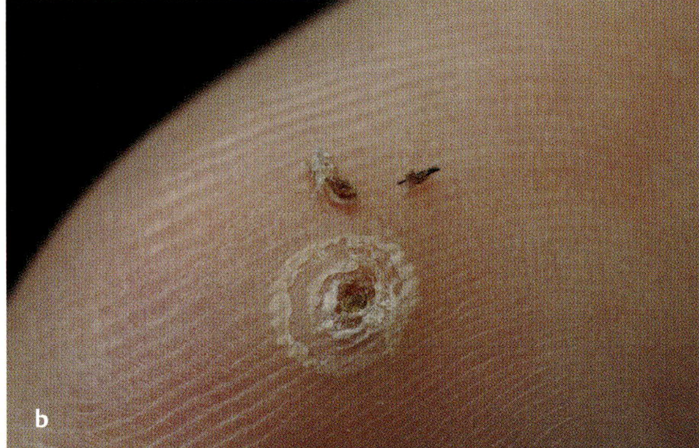

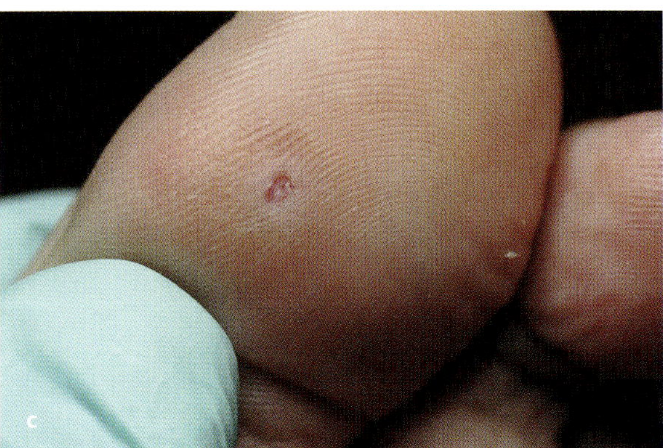

▸ **Abb. 4.15** Schmerzen auf der Plantarseite der linken Großzehe.
a Zustand vor der podologischen Behandlung.
b Nach Abschleifen der Hornschicht konnten mehrere kleine Holzsplitter entfernt werden.
c Zustand nach der Behandlung. Medikation mit Prontoman Gel und ein Wundpflaster sensitiv als Abschluss.

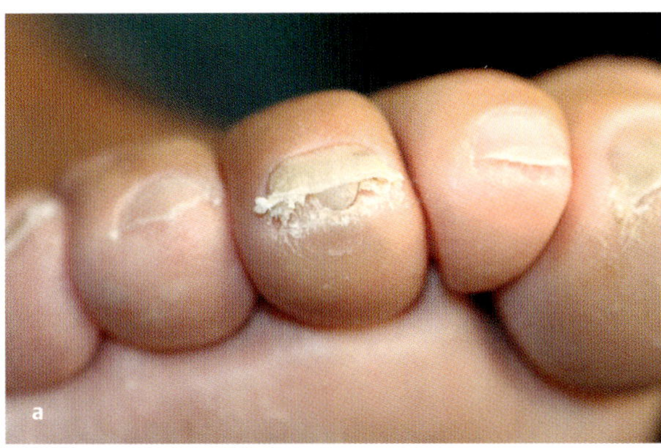
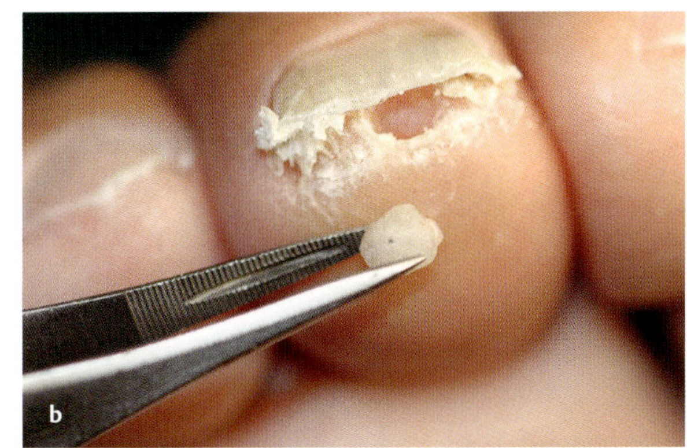

▸ **Abb. 4.16** Männlicher Patient kommt mit starken Schmerzen an der Apex der III. Zehe aus dem Urlaub zurück. Er hat die Zehe am Strand an einen Stein angestoßen, seitdem wurden seine Beschwerden immer stärker.
a Nach vorsichtiger Abtragung der Nagelplatte mit dem Hartmetallfräser M426X 023 staunte ich nicht schlecht. Ein harter Gegenstand verhinderte weitere Schleifarbeit.
b Mit der Greifpinzette (Kap. 7.9.1) entfernte ich einen im Durchmesser 4 mm großen Kieselstein, der sich tief unter die distale Nagelplatte gepresst hatte. Der Patient war sofort schmerzfrei.
Praxistipp: Prontoman Spray zur täglichen Anwendung für zu Hause empfohlen.

Insektenstachel

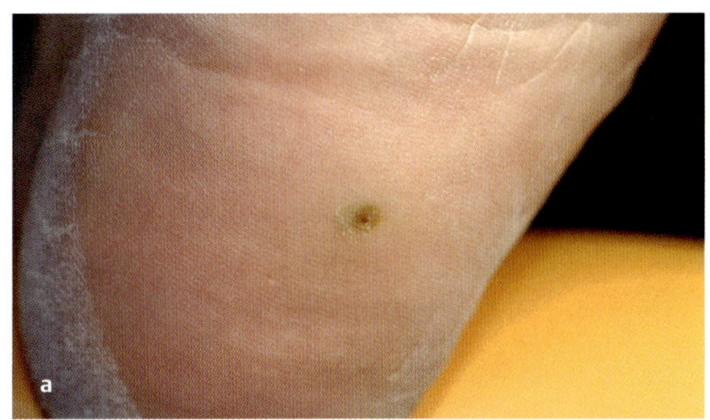
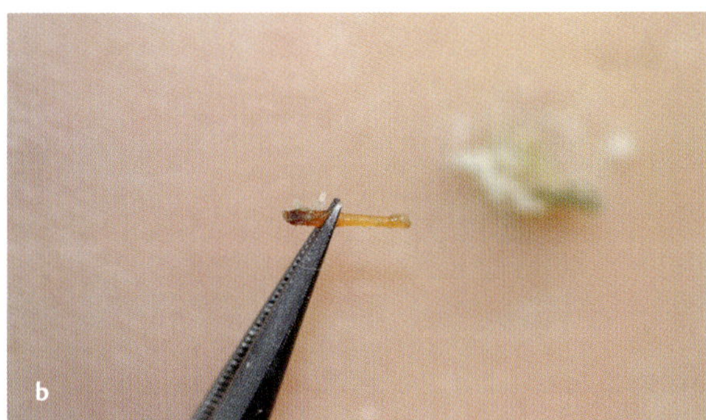
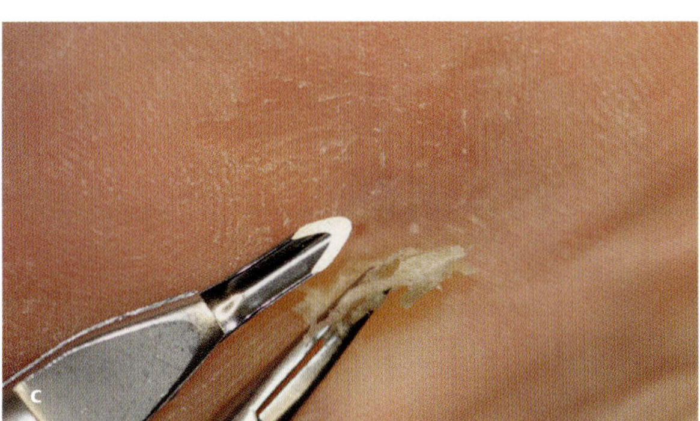
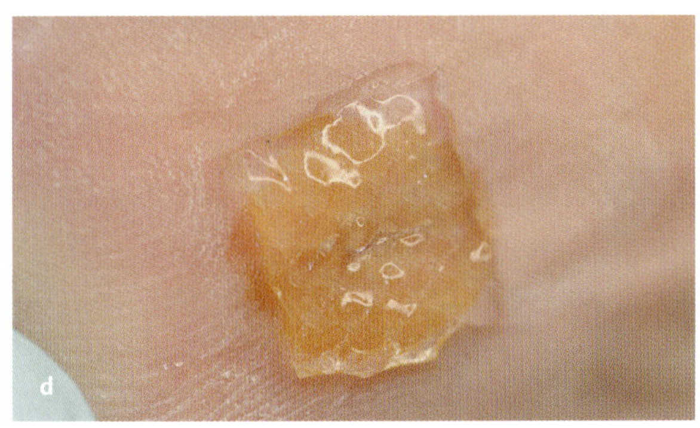
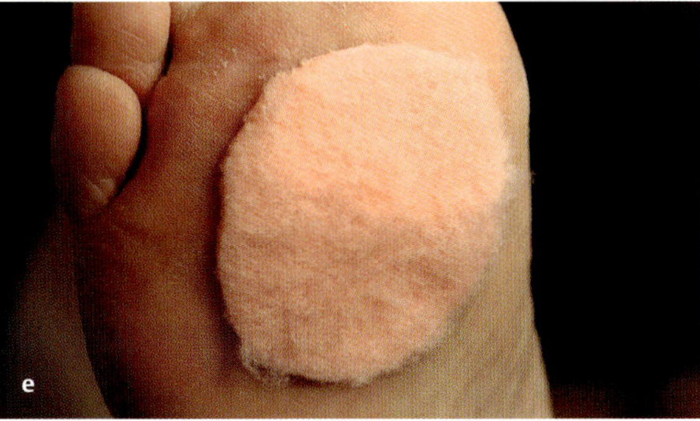

▸ **Abb. 4.17** Stechender Schmerz an der plantaren Fußsohle mit optisch erkennbarem und tastbaren Fremdkörper, der in einer gelblichen Umgebung steckte.
a Zustand vor der podologischen Behandlung.
b Mit dem Medihalter und Klingenform 3V wurde der Fremdkörper herausgehebelt. Es handelte sich um einen Insektenstachel.
c Reinigung und Glättung der Haut mit der 3V-Klinge.
d Remmele‘s Propolis Lösung wird aufgetragen und ein 2nd Skin Spenco Verband aufgelegt.
e Mit Fleecy-Web Extra wird das Gel fixiert. Wiederherstellung in 2–3 Tagen.

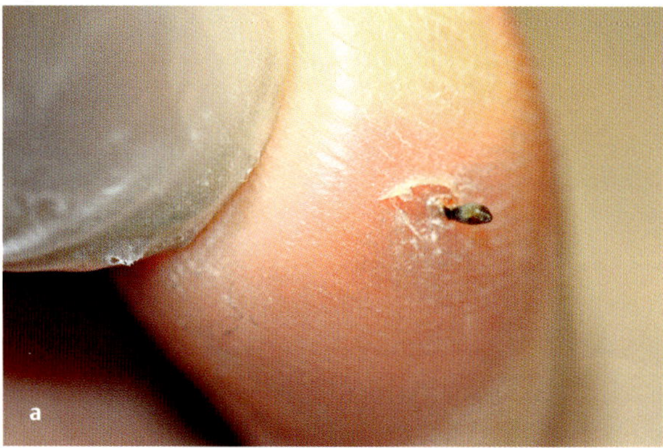

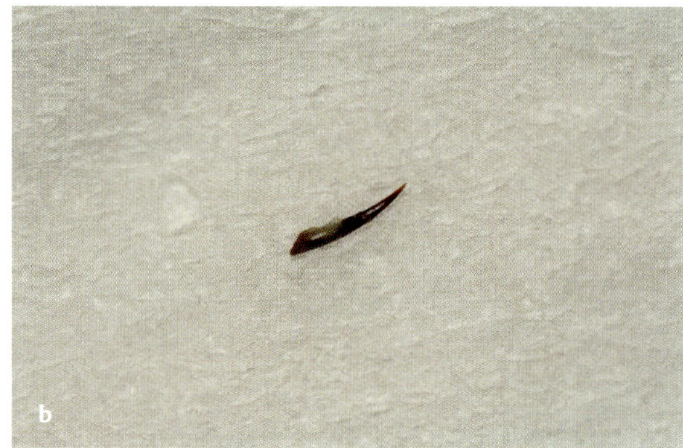

▸ **Abb. 4.18** Patientin mit Verdacht auf Hühnerauge an der Zehenunterseite. Man konnte einen dunklen, harten Punkt erkennen und tasten.
a Nach vorsichtigem Abschleifen der Haut löste sich ein Insektenstachel.
b Der entfernte spitze Insektenstachel.

Metallsplitter

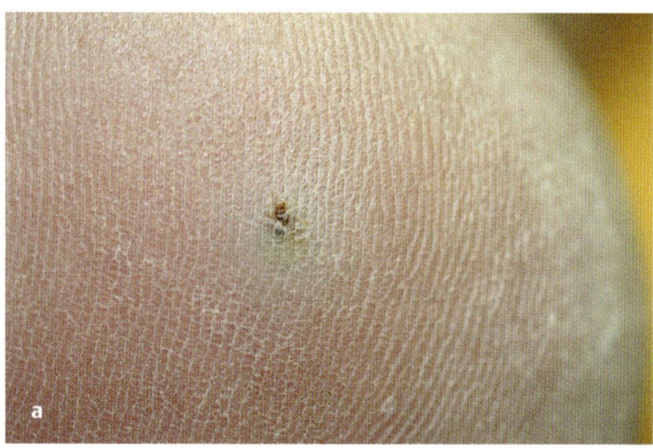

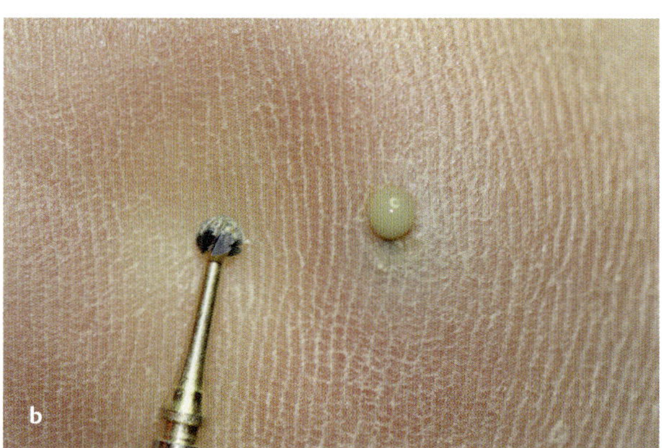

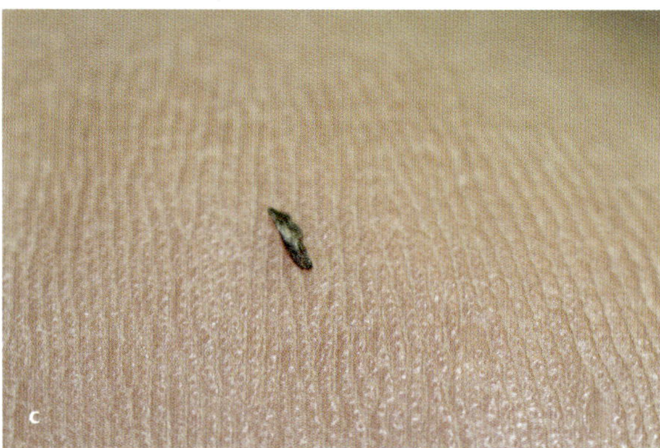

▸ **Abb. 4.19** Deutlich sichtbarer schmerzhafter Fremdkörper im plantaren Fersenbereich.
a Zustand vor der podologischen Behandlung.
b Mit dem Hartmetallfräser 1SXM 021 wurde die oberflächliche Verhornung mit 40 000 U/min mit Trockentechnik verdünnt. Sofort entleerte sich das eitrige Exsudat aus der Tiefe.
c Der entfernte Metallsplitter. Versorgung der Wunde mit Prontoman Gel und Cosmopor steril.

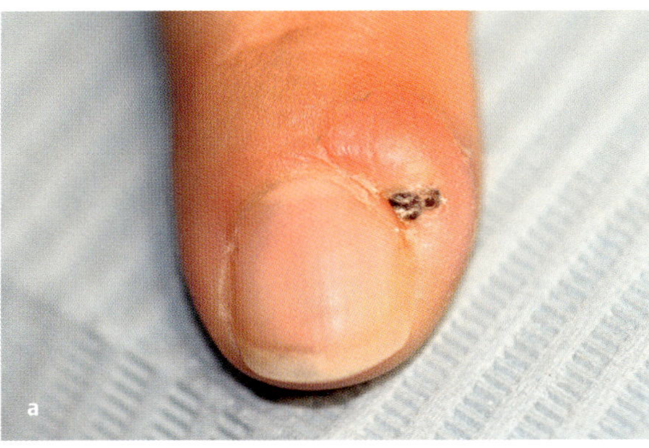

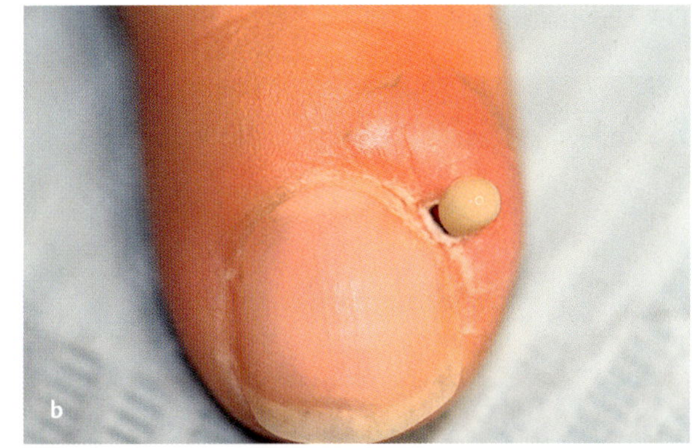

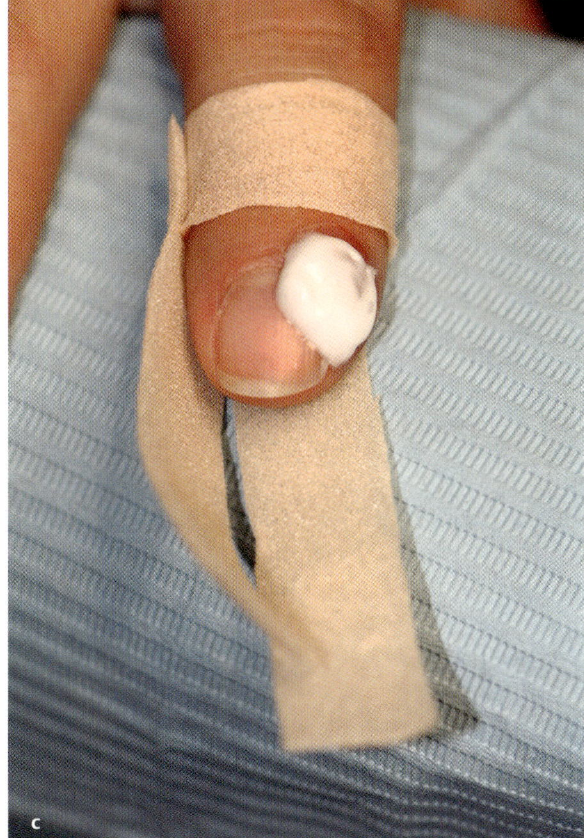

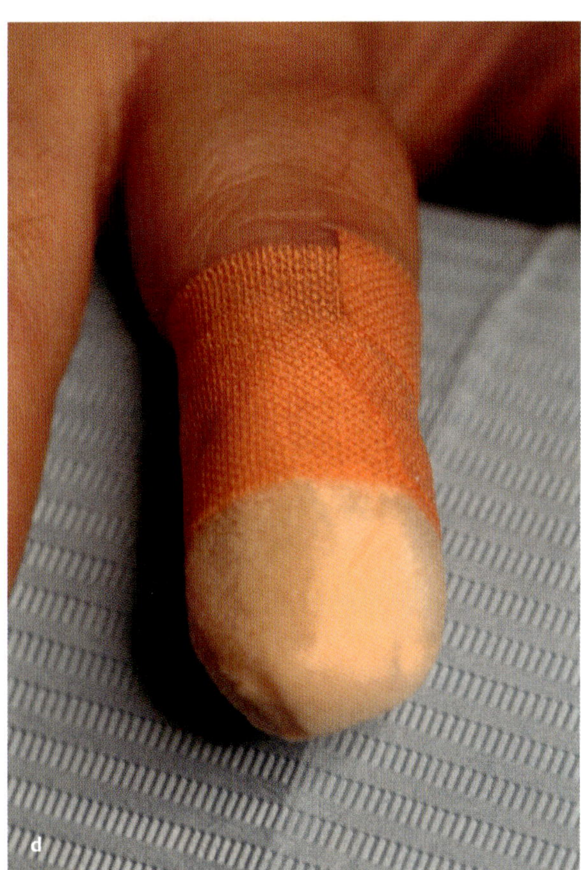

► **Abb. 4.20** Metallsplitter im Nagelbereich des Zeigefingers.
a Zustand vor der Behandlung.
b Nach Entfernung entleerte sich spontan Eiter.
c Medikation mit Prontoman Gel und Anlegen eines luftdurchlässigen Snögg Wundverbands mit Ankerstreifen.
d Fertiger Wundverband.

OP-Nahtmaterial

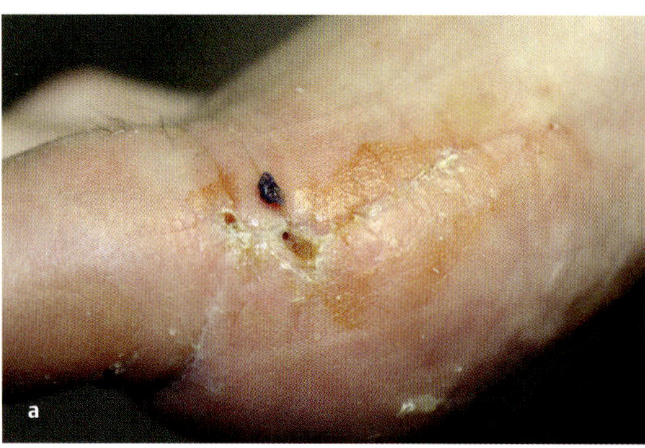
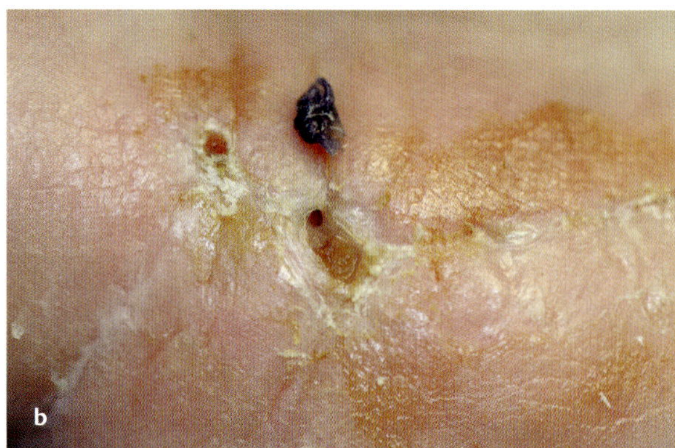

► **Abb. 4.21** Wundheilungsstörungen nach einer Hallux-valgus-Operation.
a Schmerzen sowie permanente Überwärmung des Gelenkbereichs.
b Nach Desinfektion mit Cutasept F zeigte sich unter der Lupenlampe ein Rest des nicht vollständig entfernten Nahtmaterials. Prontoman Gel wurde aufgetragen und ein Cosmopor steril aufgeklebt. Wiedervorstellung nach 2–3 Tagen zum Verbandswechsel.

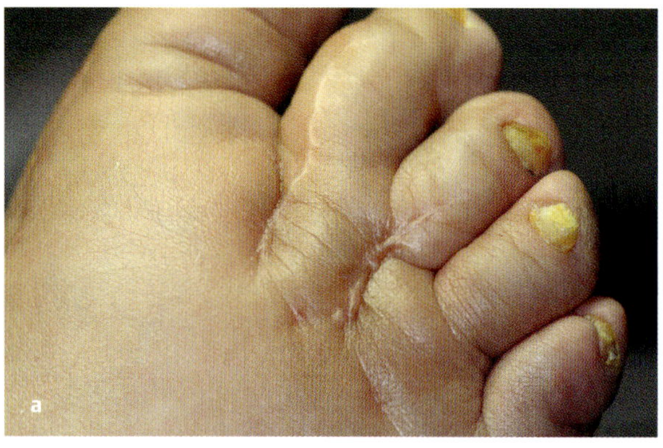
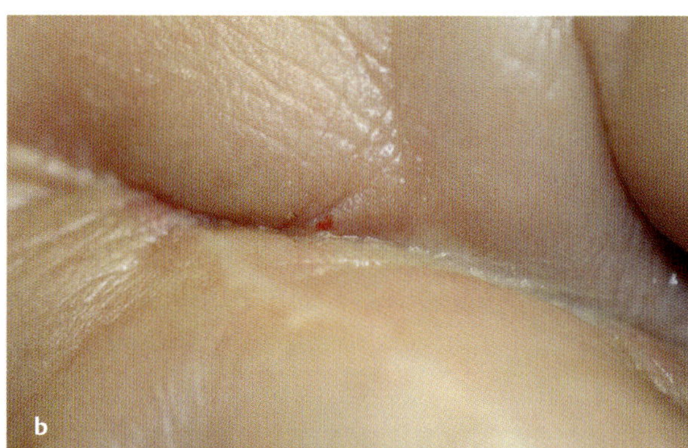
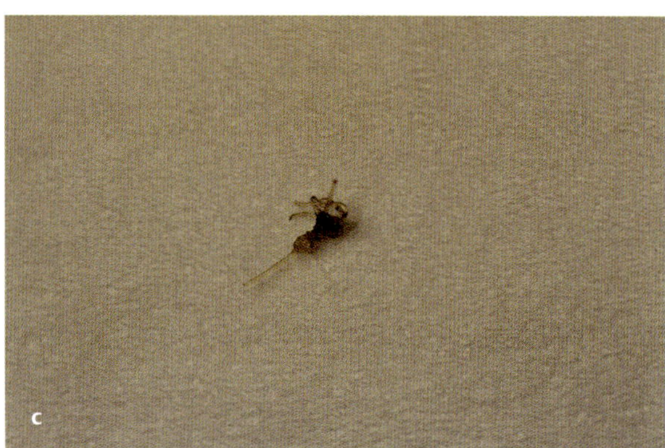
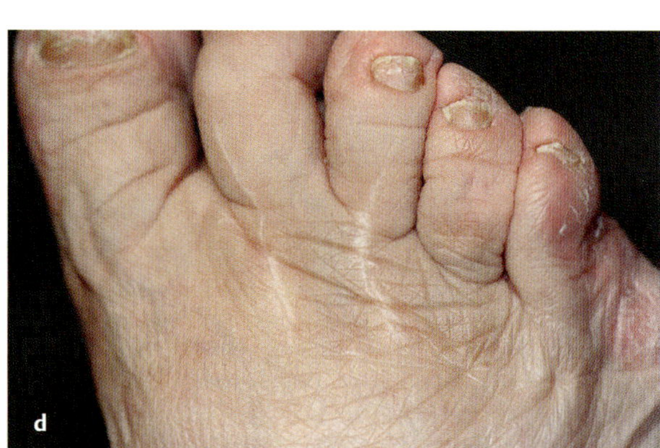

► **Abb. 4.22** Zustand nach operativer Zehenbegradigung.
a Patientin klagte über stechende Schmerzen in der OP-Beugefalte.
b Die OP-Beugefalte heilte nicht vollständig ab und nässte stets.
c Mit der Greifpinzette (Kap. 7.9.1) entfernter Rest des Nahtmaterials.
d Völlig abgeheilter dorsaler Zehenbereich.
Praxistipp: Prontoman Spray oder Gel täglich zu Hause aufsprühen.

4.3

Traumen (Blasen)

4.3.1 Allgemein

Traumata sind Verletzungen bzw. Schädigungen am menschlichen Körper. Dieses Lehrbuch beschränkt sich jedoch auf die Fußhaut und die Nägel. Blasen der Haut, Hämatome unter der Nagelplatte oder Nagelonycholysen sind häufige Krankheitsbilder in der podologischen Praxis. Meistens sind die Beschwerden sehr schmerzhaft und akut.

Praxistipp

Diese Produkte werden bei der podologischen Traumabehandlung angewendet bzw. vom Autor empfohlen:

- Medizinprodukte mit MRSA-Schutz:
  - Prontoman Spray
  - Prontoman Gel
- Naturprodukte:
  - Remmele's Propolis Lösung

4.3.2 Behandlungsbeispiele

Siehe ▶ **Abb. 4.23**, ▶ **Abb. 4.24**, ▶ **Abb. 4.25**, ▶ **Abb. 4.26**, ▶ **Abb. 4.27**, ▶ **Abb. 4.28**, ▶ **Abb. 4.29** und ▶ **Abb. 4.30**.

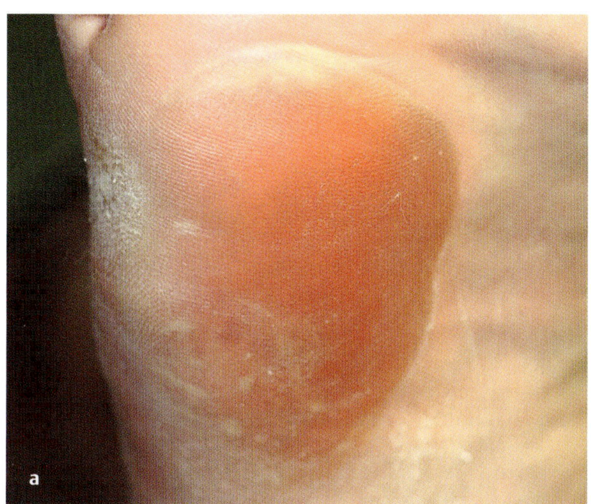

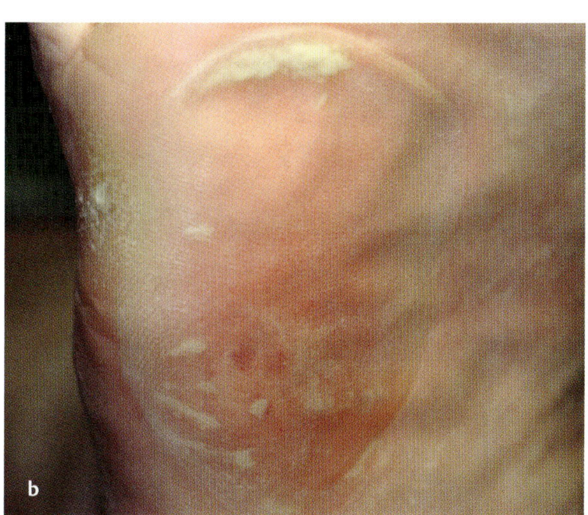

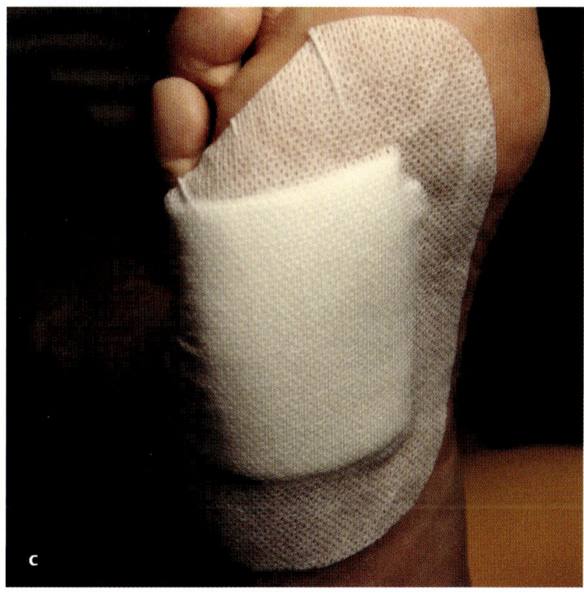

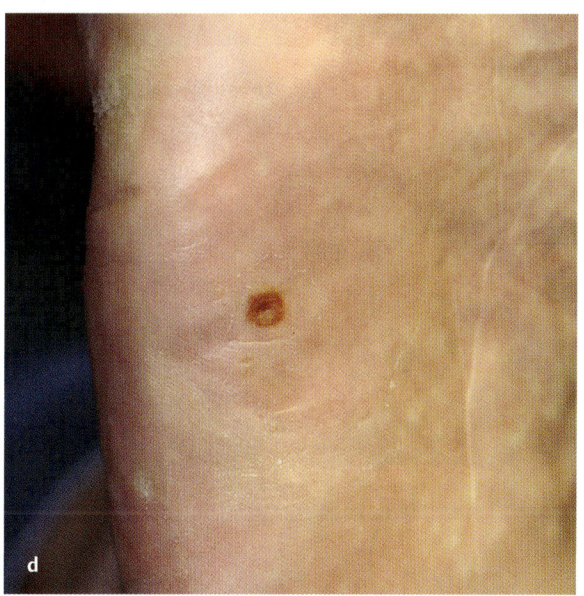

▶ **Abb. 4.23** Schmerzhafte gefüllte Blase der rechten Fußsohle.
a Zustand vor der podologischen Behandlung.
b Nach Sprühdesinfektion mit Octenisept oder Cutasept F wurde die Haut mit einer sterilen Kanüle punktiert und der Inhalt abgesaugt.
c Fixierung einer sterilen Wundauflage mit Omnifix. Wundkontrolle am nächsten Tag.
d Zustand nach 5 Tagen.

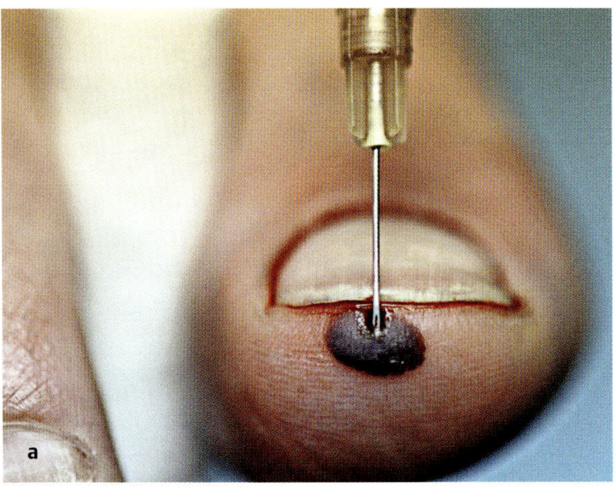

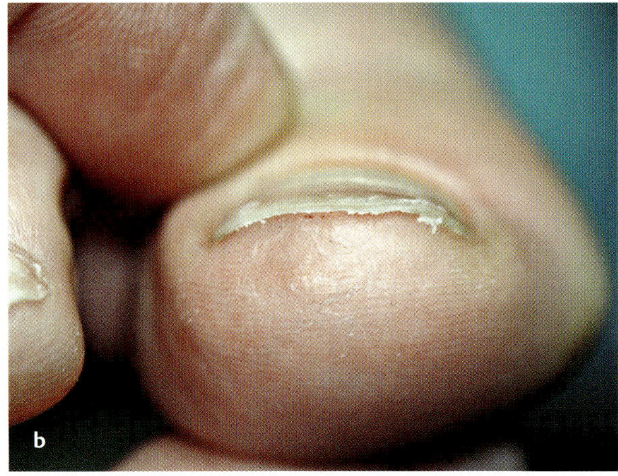

▸ **Abb. 4.24** Flip-Flop-Trägerin hatte sich die Zehe an einem Stuhlbein verletzt.
a Die Blutblase wird nach Sprühdesinfektion mit Cutasept F oder Octenisept mit einer sterilen Kanüle abgesaugt. Anschließend Prontoman Gel auftragen und mit Cosmopor steril abdecken.
b Zustand nach 1 Woche.

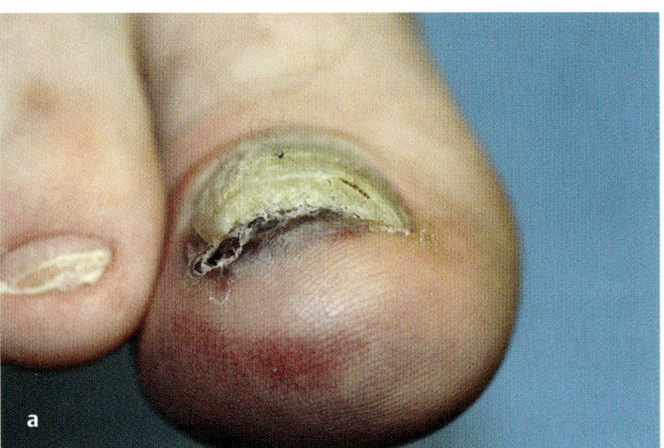

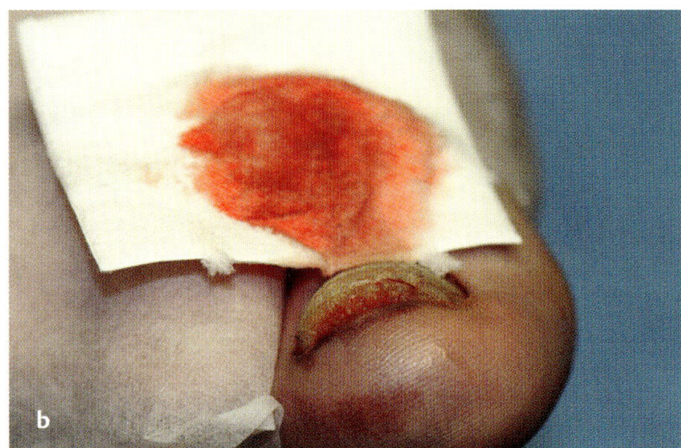

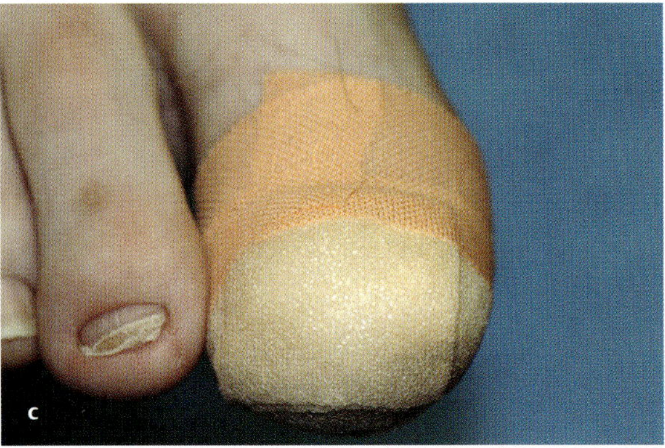

▸ **Abb. 4.25** Fußballprofi mit einer Stauchung des rechten Zehennagels nach Elfmeterschießen.
a Die Nagelplatte „federt" bei dorsalem Druck. Dies ist ein Zeichen, dass sich Flüssigkeit unter der Nagelplatte befindet.
b Sprühdesinfektion mit Cutasept F oder Octenisept. Dann wird der Bluterguss entleert und die Nagelplatte sanft „ausgedrückt".
c Ein luftdurchlässiger Snögg Wundschnellverband wird angebracht und mit Happla-Band über Nacht fixiert. Wiedervorstellung am nächsten Tag zur Wundkontrolle.

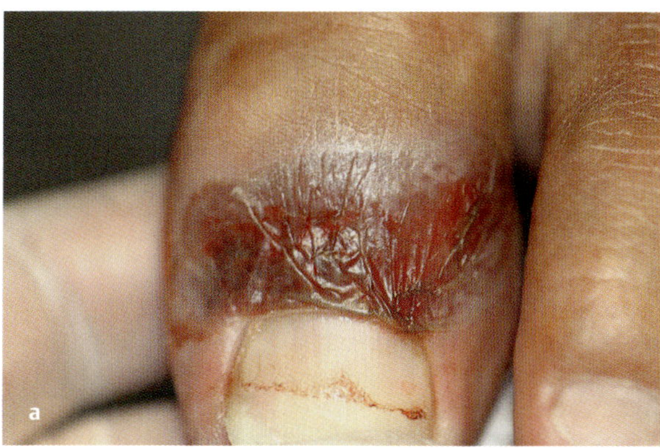

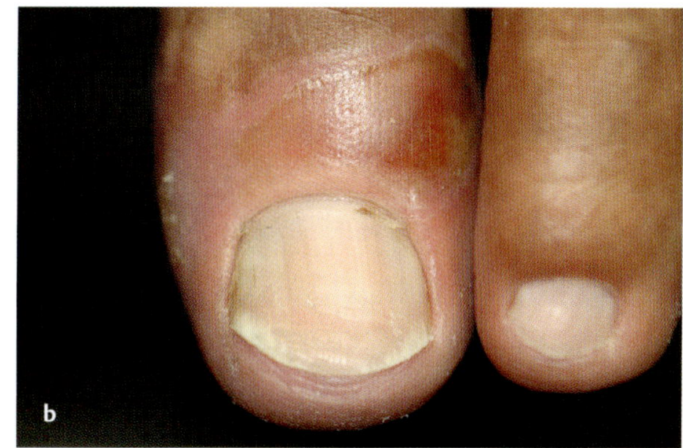

► **Abb. 4.26** Blutblase bei einem Wanderer nach Entleerung des Inhalts.
a Zustand nach Entleerung des Inhalts der Blase.
b Zustand nach Behandlung mit Prontoman Gel und Snögg Wundschnellverband. Befund nach 1 Woche. Prontoman Spray für weitere 8 Tage 2-mal täglich anwenden.

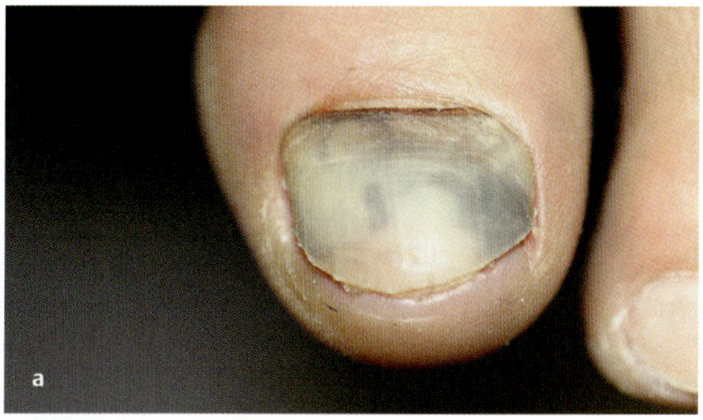

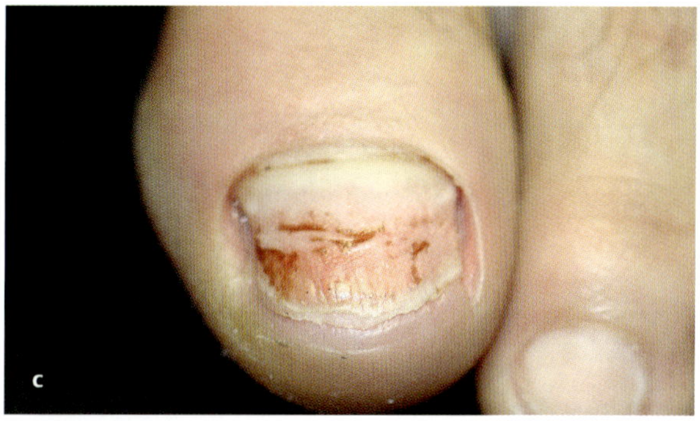

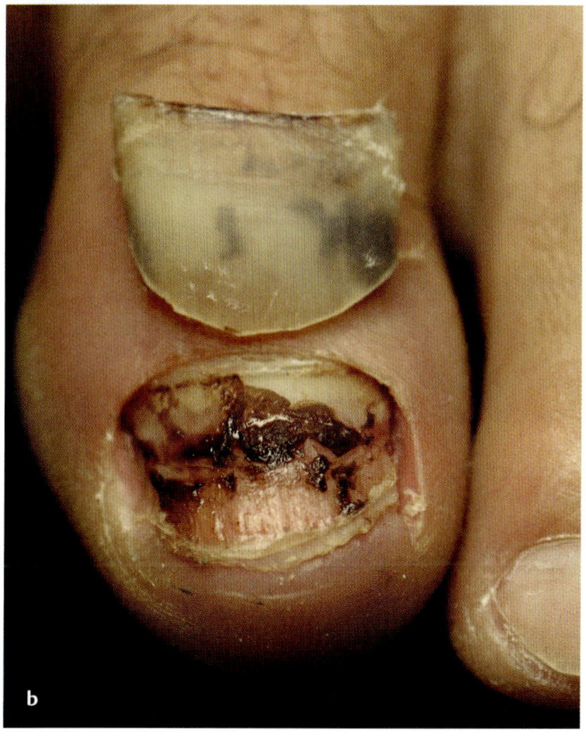

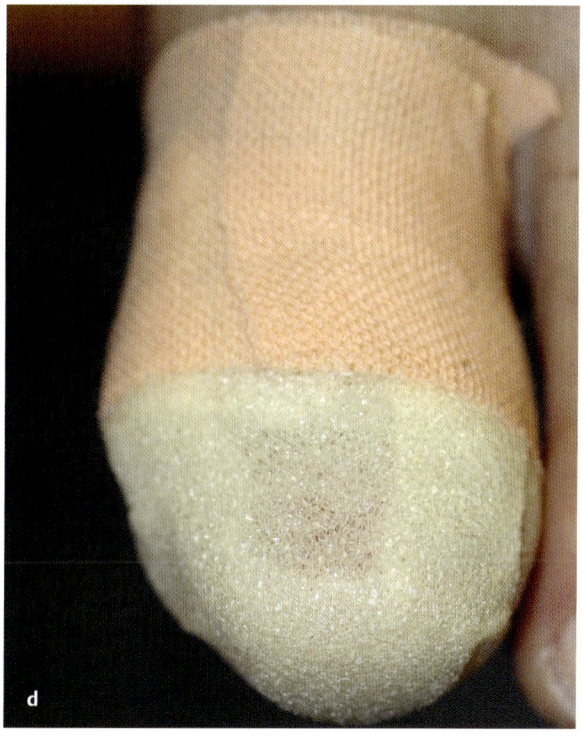

► **Abb. 4.27** Ein Pferd stellte sich kurz auf die linke Großzehe eines Landwirts.
a Patient kam nach abklingendem Schmerz zu uns.
b Die Nagelplatte löste sich vollständig ab.
c Zustand nach Sprühdesinfektion mit Cutasept F oder Octenisept und Wundreinigung.
d Nach Medikation mit Prontoman Gel wurde ein Snögg Wundschnellverband angelegt. Wundkontrolle nach 1–3 Tagen erforderlich.

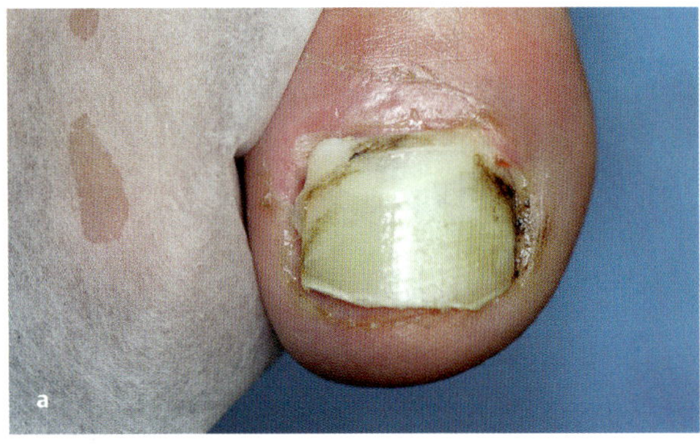

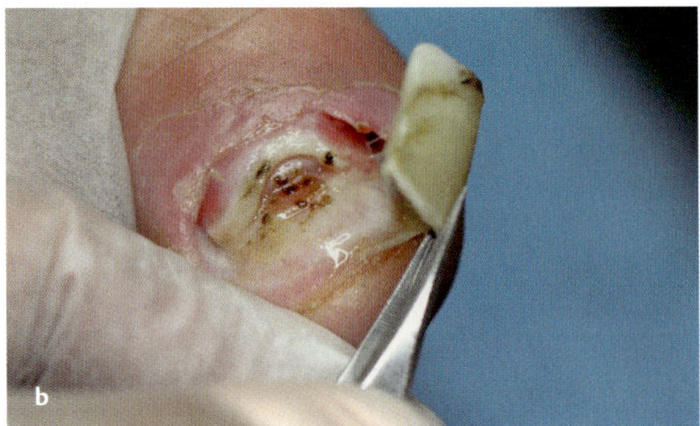

▸ **Abb. 4.28** Junge Patientin verletzte sich beim Tanzen. Sie klappte sich nach eigenen Angaben die Nagelplatte um.

a Zustand vor der podologischen Behandlung.

b Nach Sprühdesinfektion mit Cutasept F oder Octenisept wurde der lose Nagel vorsichtig abgelöst. Nach Medikation mit Prontoman Gel wurde ein Snögg Wundschnellverband angelegt. Wundkontrolle am folgenden Tag erforderlich.

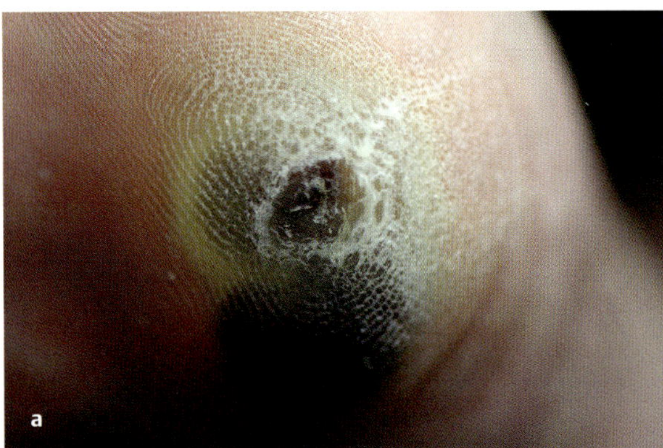

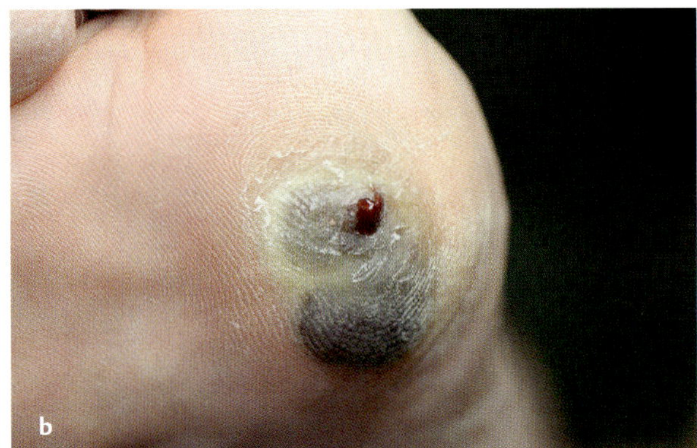

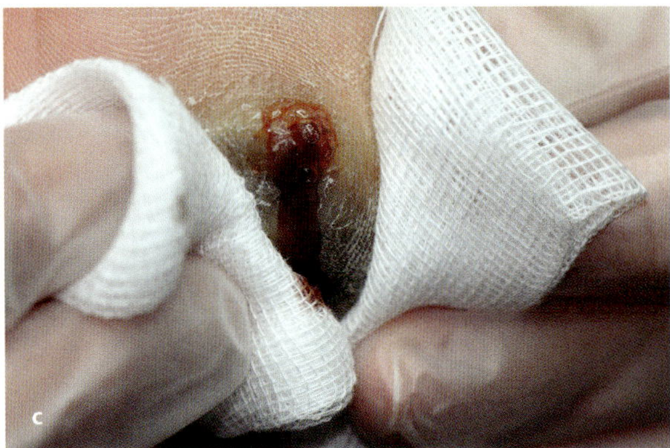

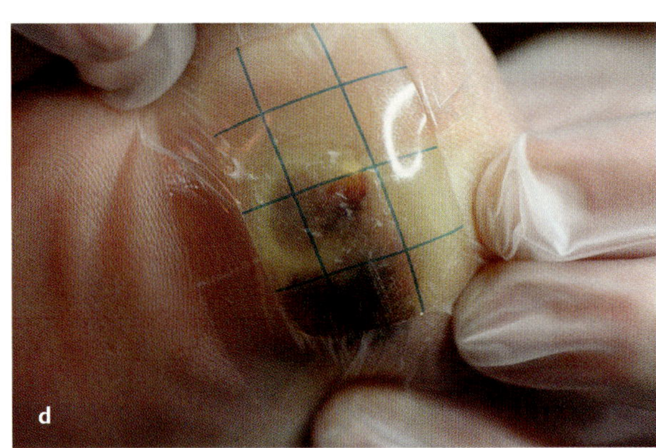

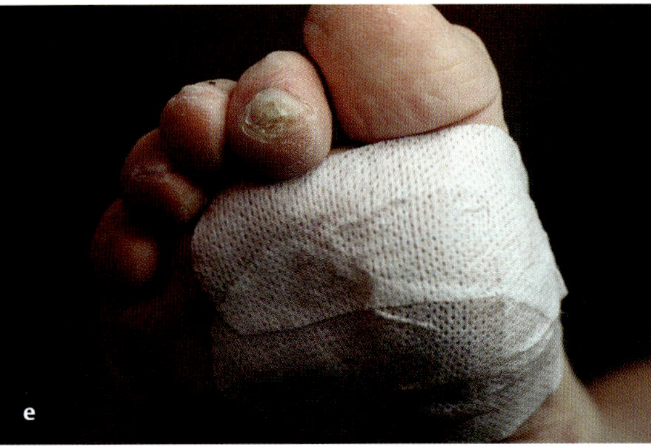

▸ **Abb. 4.29** Zu dem Clavus hat sich durch stundenlanges bergabwärts Wandern ein deutliches Hämatom gebildet.

a Zustand vor der podologischen Behandlung.

b Nach vorsichtiger Hornhautentfernung mit Hybrid Twister HT 6 854 R 100 und abschließender Hornhautglättung mit den Hartmetallfräsern 424GQSR 060 und 424GQSR 040 entleert sich das Exsudat wie von selbst.

c Vorsichtig wird die Flüssigkeit herausgedrückt und mit sterilen Tupfern aufgesaugt.

d Zum Abschluss wird Hydrosorb comfort zur besseren Kontrolle aufgeklebt.

e Die Gelauflage wird mit Omnifix fixiert.

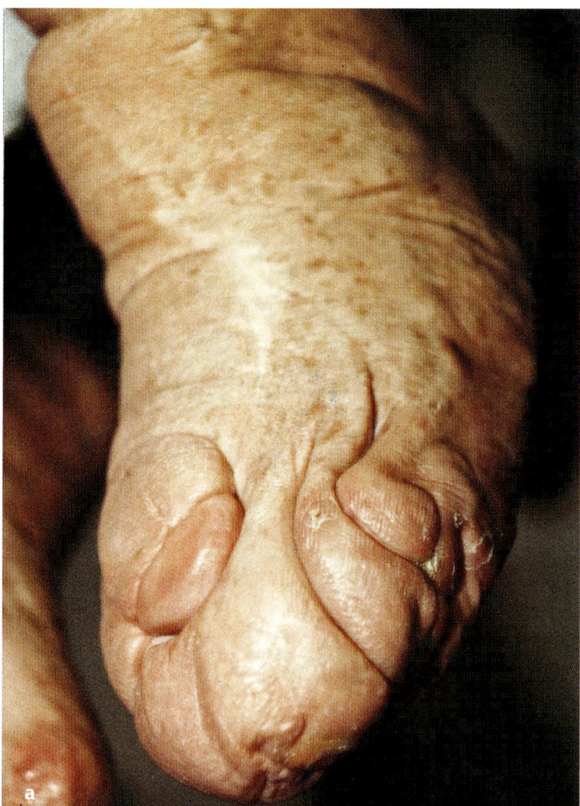

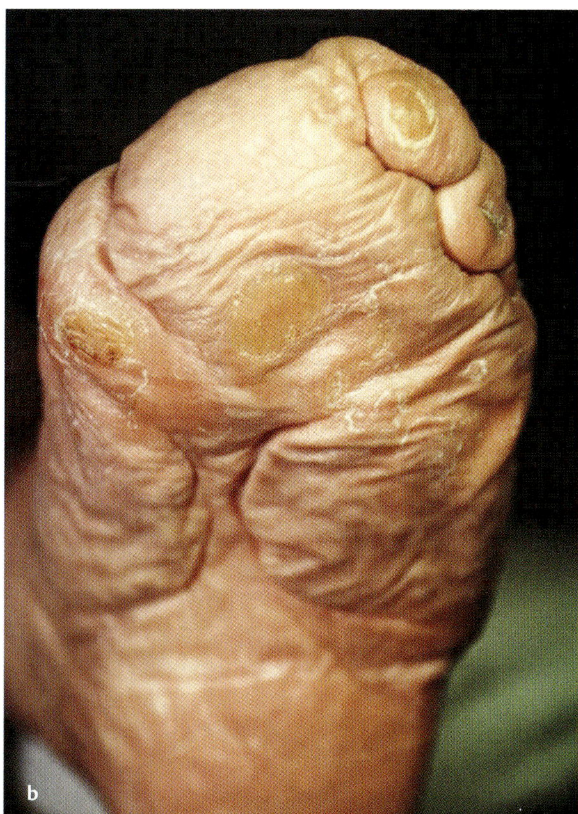

▶ **Abb. 4.30** Die Patientin hat sich ihren Fuß in einer Straßenbahnschiene eingeklemmt und wurde überfahren. Befund nach mehreren Operationen. Die hygienische Hautpflege ist durch die tiefen Falten erschwert. Besonders die eng anliegenden Zehenbereiche müssen mit Desinfektionsmittel getränkten Tüchern (mit Hautzulassung!) sorgfältig gereinigt werden.

Praxistipp: Hier empfehle ich die tägliche Anwendung von Allpresan Fuß spezial Schaum-Creme Nr. 7 oder Podoexpert Repair Schaum-Creme zur therapiebegleitenden Hautpflege.

a Dorsale Ansicht.

b Plantare Ansicht.

5 Podologische Arbeitstechniken

5.1 Inkarnatortechnik nach Bittig

5.1.1 Allgemein

Die Anwendung dieses genialen Instruments hat der Autor perfektioniert und zum unentbehrlichen Partner für den Podologen bei schmerzhaft eingewachsenen Zehennägeln gemacht. Der Inkarnator sieht aus wie ein kleiner, feiner Meißel in einem runden Klingenhalter. Dieser ermöglicht eine exakte Bearbeitung der Nagelplatte von allen Seiten durch einfache Drehung der Klinge nach links und rechts zur Nagelplatte. So können schmerzlos Restnagelrudimente entfernt werden.

5.1.2 Behandlungsbeispiele

Siehe ▶ **Abb. 5.1**, ▶ **Abb. 5.2** und ▶ **Abb. 5.3**.

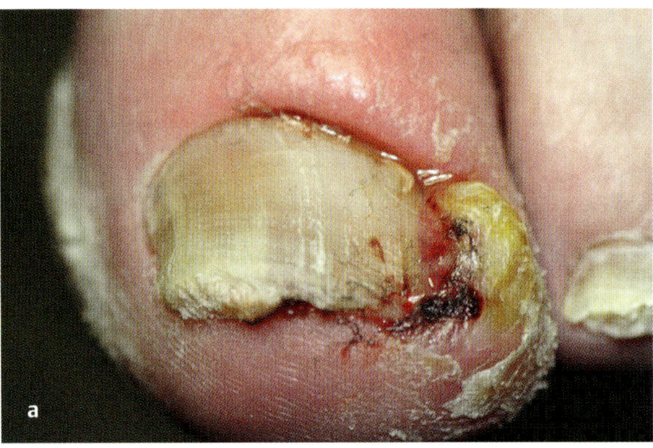

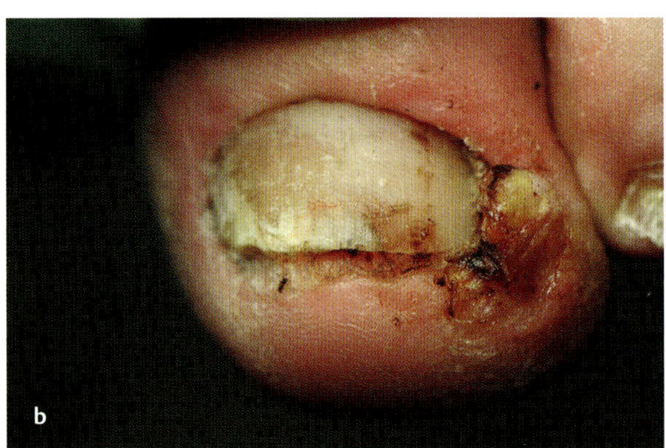

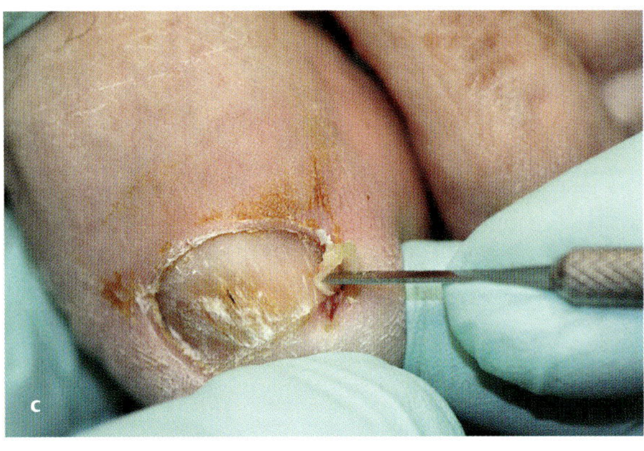

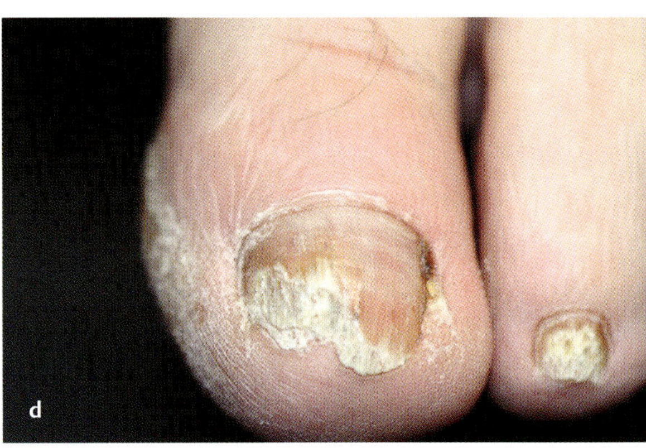

▶ **Abb. 5.1** Schmerzhafter Unguis incarnatus linke Großzehe mit Hypergranulation.

a Zustand vor der podologischen Behandlung.

b Nach desinfizierenden Maßnahmen wurde mit dem Inkarnator ein eingewachsenes Nagelstück am lateralen Nagelrand entfernt und eine Jodoform-Tamponade eingelegt.

c Nach 2 Wochen konnte das Restnagelrudiment mit der Inkarnatortechnik entfernt werden.

d Zustand 3 Wochen nach Behandlungsbeginn. Podoexpert Nagel-Repair-Tinktur oder Prontoman Spray zur begleitenden Therapie empfehlen. Eine 3TO-Spange wurde anschließend aufgesetzt.

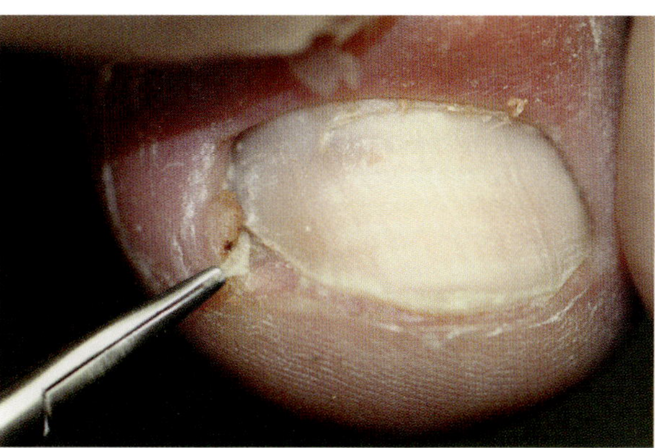

▶ **Abb. 5.2** Mit der Inkarnatortechnik wurde das Restnagelrudiment, das die Ursache für die Entzündung war, schmerzlos entfernt.

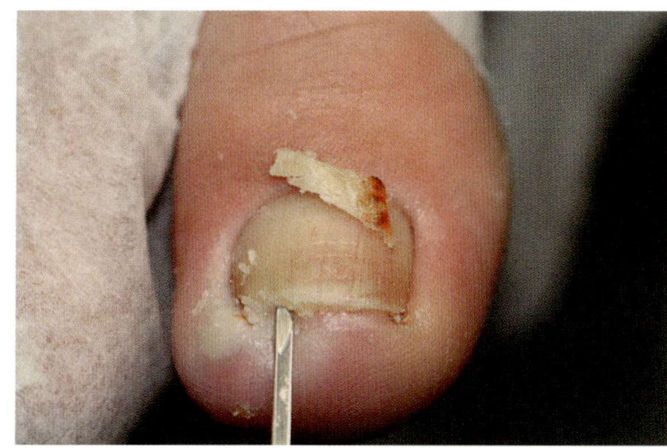

▶ **Abb. 5.3** Ein 16-jähriger Patient stellt sich in unserer Praxis mit eingewickeltem Großzehenverband vor. Der Junge war zuvor bei seiner Podologin in Behandlung, jedoch ohne Erfolg. Dann hat der Hausarzt eine antibiotische Salbe aufgetragen und eine „komplette" 4 cm Binde um die Zehe gewickelt. Somit entstand ein ungewollter Okklusivverband. Deutlich sieht man die gerötete, aufgeweichte Haut. Mit dem Inkarnator wird das Restnagelrudiment als Ursache des Unguis incarnatus entfernt.

5.2

Kombination manueller und rotierender Instrumente

5.2.1 Allgemein

Viele Wege führen nach Rom oder „viele Instrumente führen zum Behandlungserfolg" könnte man sagen. Dieses Praxisbeispiel soll dem Behandler ein Anreiz sein, durchaus mehrere Arbeitstechniken mit verschiedenen Instrumenten in der täglichen Praxis anzuwenden und zu kombinieren. Dadurch wird besonders die Geschicklichkeit, Motorik und das Feingefühl gefördert. Grundsätzlich sollte man „alle" Techniken beherrschen und im Einzelfall individuell entscheiden, welche die ungefährlichste, schmerzloseste und rationellste Arbeitsweise ist.

5.2.2 Behandlungsbeispiel

Siehe ▶ **Abb. 5.4.**

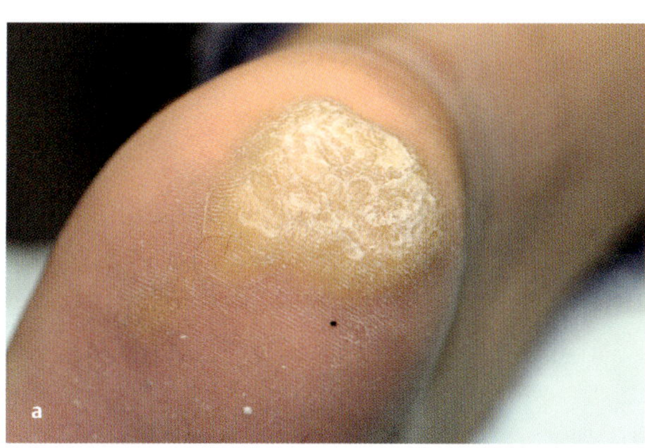
a

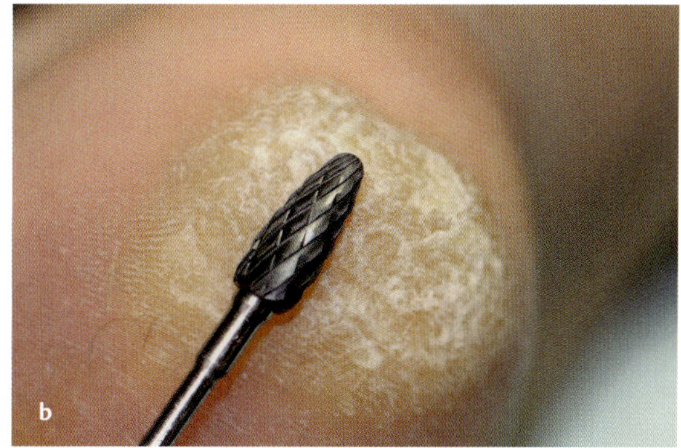
b

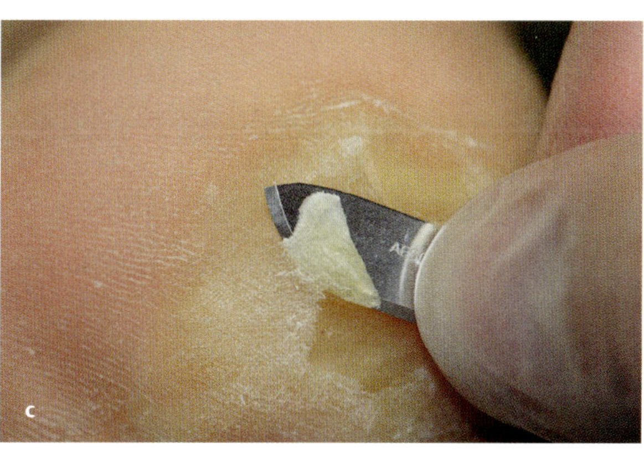
c

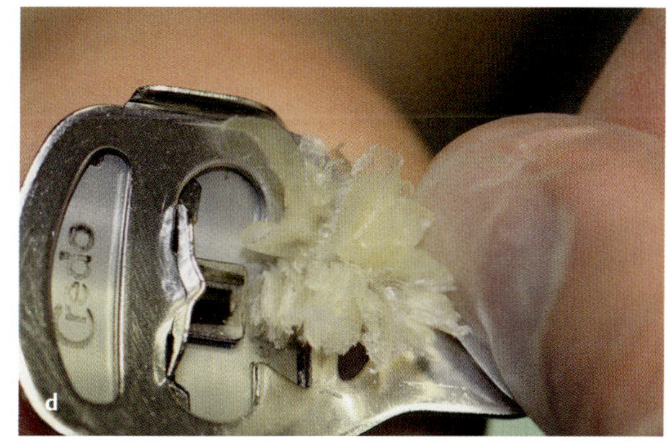

d

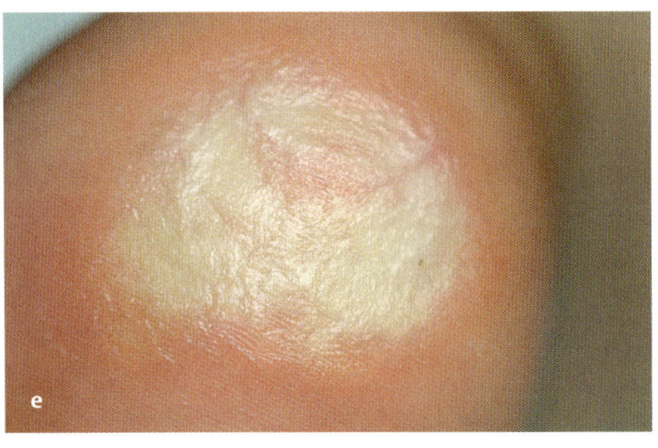

▶ **Abb. 5.4** Hyperkeratose der linken Ferse. Der männliche Patient ist Diabetiker und nach einem Herzinfarkt auf Marcumar eingestellt.
a Zustand vor der podologischen Behandlung.
b Abtragung der harten Keratose mit einem Hartmetallfräser 425GX 060 bis zur elastischen Hautgrenze.
c Erst jetzt kann gefahrlos mit dem Skalpellgriff Größe 3 und Klingenform 10 die überschüssige Hornhaut vorsichtig abgetragen werden.
d Der Credo-Hobel kann ebenfalls als Alternative zum Skalpell zur schonenden Hornhautabtragung angewendet werden.
e Zustand nach podologischer Behandlung und anschließender Hautpflege mit Allpresan Podoexpert Repair Schaum-Creme.

5.3 Medihaltertechnik nach Lehrmethode Bittig

5.3.1 Allgemein

Der Autor hat aus den vielen Klingenformen, die den Podologen beim Messeeinkauf überfordern, die rationellsten ausgesucht. Die Hohlmeiselklingen in der Hand des Profis stellen eine adäquate Ergänzung der Hohlfräser dar. Der Medihalter hat den gleichen Stellenwert im praktischen Unterricht wie das Skalpell oder der Credo-Hobel. Allerdings liegen seine Vorteile im Handling. Besonders bei Arbeiten im Interdigitalraum ist er durch die Bleistifthaltetechnik und durch seine Rotationsmöglichkeit bei harten Hühneraugenkernen unschlagbar. Seine Dreh- bzw. Hebelbewegung ist dem Skalpell wegen seiner „Kippeligkeit" insbesondere zwischen den Zehen völlig überlegen.

Praxistipp
Den praktischen Einsatz am Patienten bietet der Autor in Einzelseminaren in seinem MFF-Lehrinstitut an (Kap. 8). Individuelle Terminabsprachen zur Hospitation sind möglich.

5.3.2 Behandlungs- und Praxisbeispiele

Siehe ▶ **Abb. 5.5**, ▶ **Abb. 5.6**, ▶ **Abb. 5.7**, ▶ **Abb. 5.8**, ▶ **Abb. 5.9** und ▶ **Abb. 5.10**.

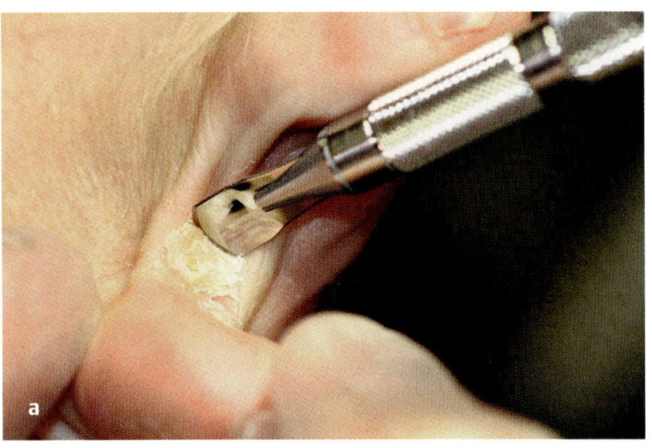

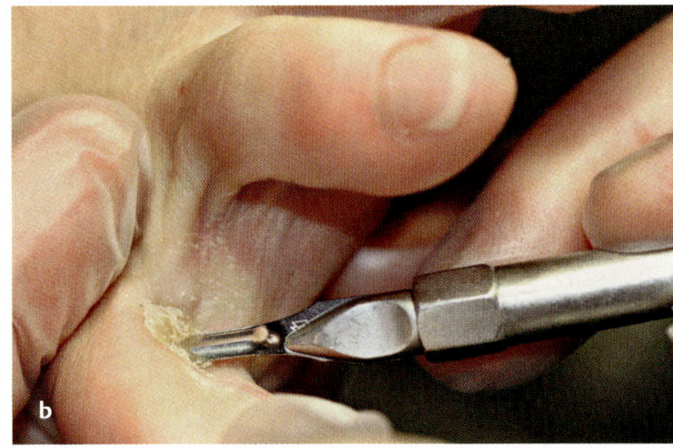

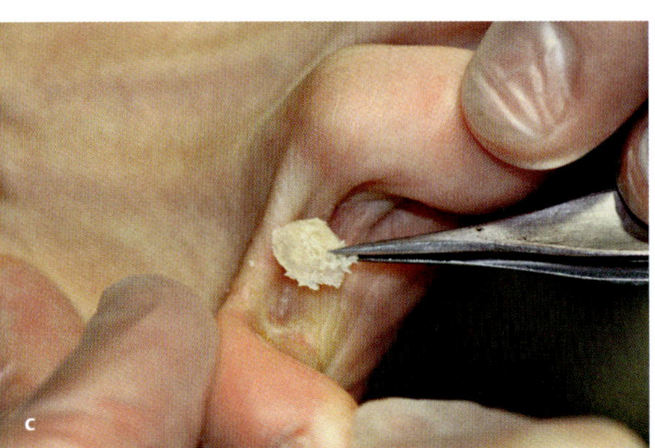

▶ **Abb. 5.5** Clavusentfernung mit Medihaltertechnik.
a Der Rand des Clavus wird mit dem Medihalter und der Klingenform 8 zirkulär eingeschlitzt.
b Mit der Klingenform 3V wird der harte Clavuskern herausgehebelt.
c Entfernter Hornhautkegel in einem Stück. Diese Technik hat der Autor perfektioniert.
Praxistipp: Anschließend muss unbedingt ein Abstandhalter in Form von Foam-O-Felt 5 mm an der distalen Innenseite der IV. Zehe fixiert werden. Dies ermöglicht die Applikation von Propolis Lösung etc. mit einem Wattestäbchen und fördert somit die Abheilung des interdigitalen Clavus.

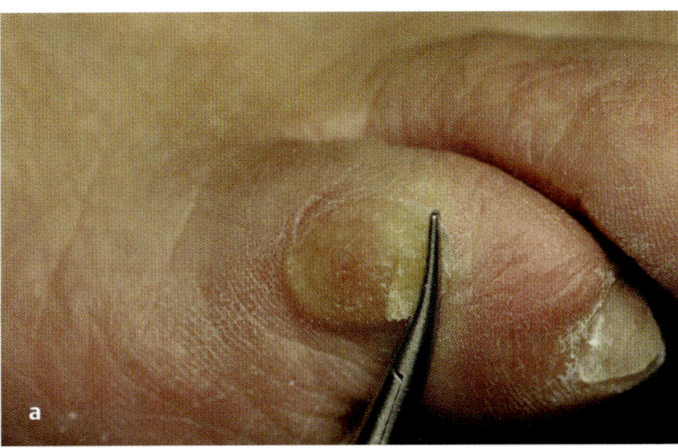

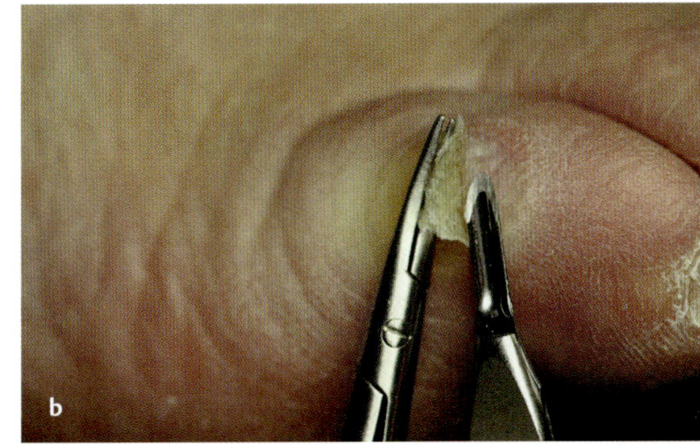

▸ **Abb. 5.6** Dorsale Hornhautschwiele der V. Zehe.

a Mit dem Greifassistenten wird der Schwielenrand gefasst.

b Mit dem Medihalter Klingenform 3V wird in die Gegenrichtung unter Zug die Schwiele schmerzfrei an einem Stück abgeschält.

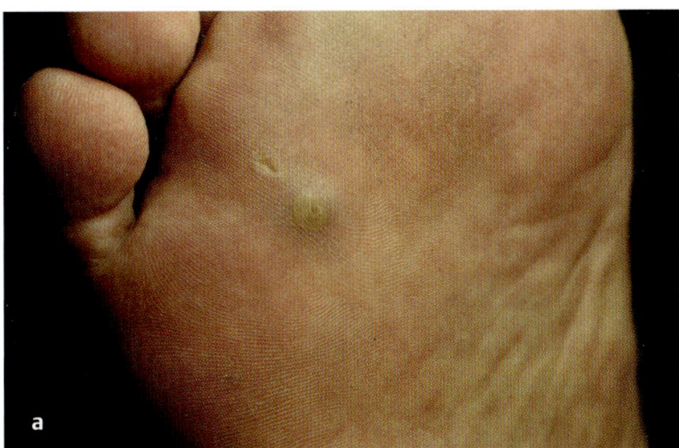

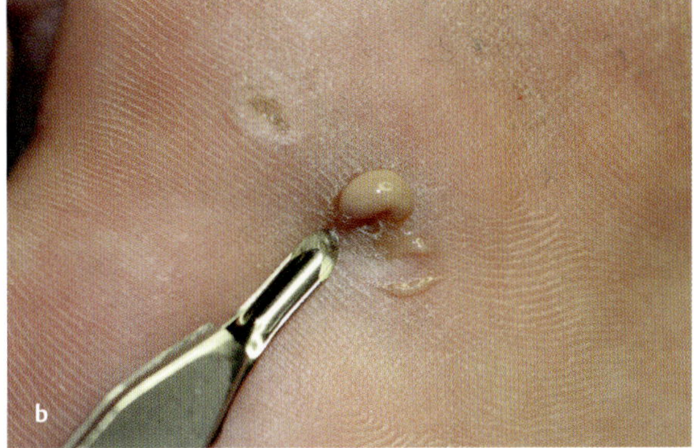

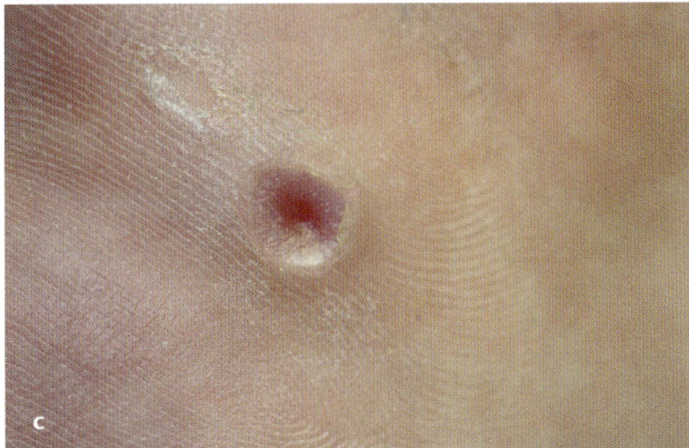

▸ **Abb. 5.7** Auf der Fußsohle im Bereich der IV. Zehe schmerzt eine eitrige Verhornung.

a Zustand vor der podologischen Behandlung.

b Mit der Medihalter Klingenform 3V wird der Hornhautdeckel angeschlitzt und das eitrige Exsudat entleert sich.

c Zustand nach der Medihaltertechnik und anschließender Fixation mit Cosmopor steril. Druckschutz um den Hautdefekt anbringen, z. B. gelochtes Foam-O-Felt 5 mm.
Praxistipp: Prontoman Gel oder Propolis Lösung 1–2-mal täglich.

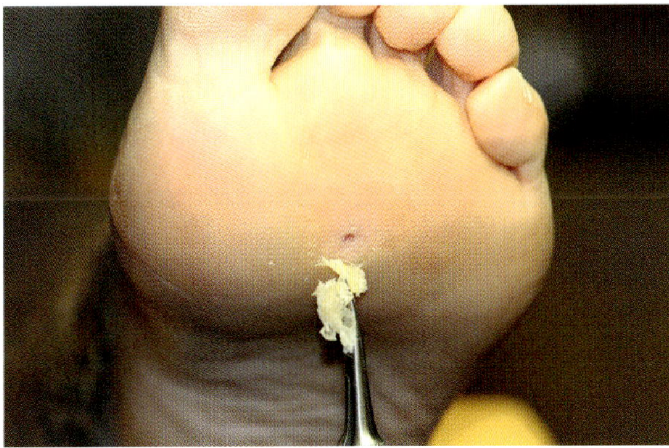

▸ **Abb. 5.8** Durch die Medihaltertechnik kann der harte Hühneraugenkern mit seiner Hornhautumgebung in einem Stück schmerzlos entfernt werden.

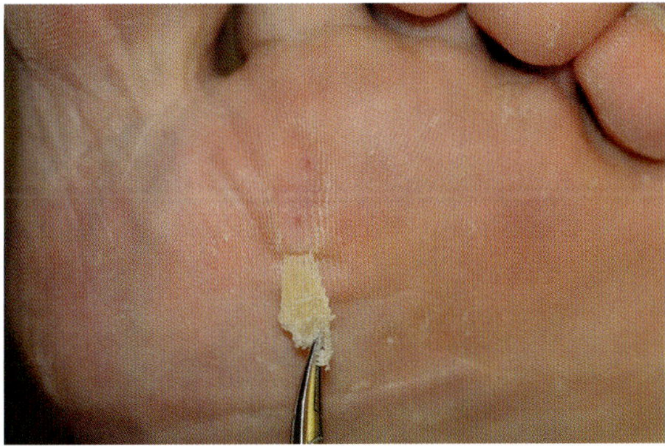

▸ **Abb. 5.9** Auch hier werden 2 harte Hühneraugenkerne mit dem Hornhautdeckel zusammen schmerzlos entfernt und mit der Greifpinzette nach unten geklappt.
Praxistipp: Ein 2nd Skin Spenco Druckschutz wird mit Fleecy-Web Extra fixiert.

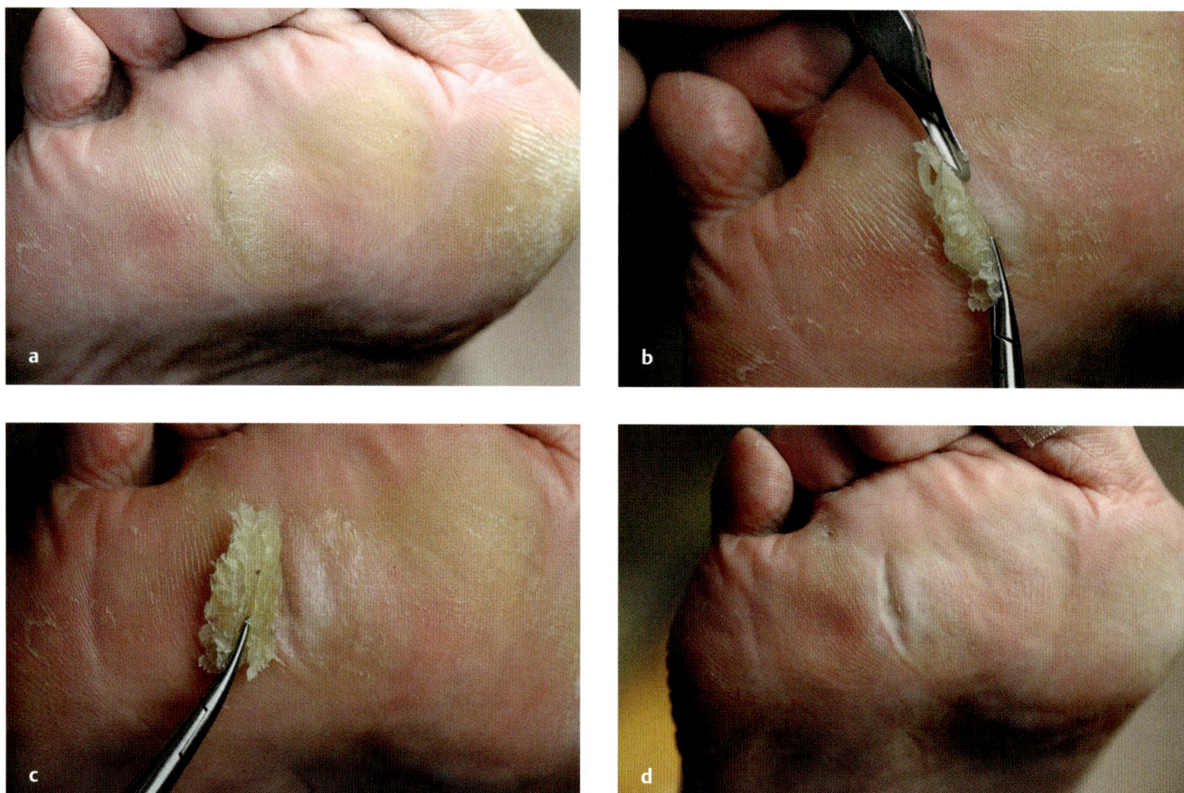

▸ **Abb. 5.10** Eine 60-jährige Patientin mit Zustand nach suboptimaler Vorfußoperation. Es entwickelte sich postoperativ eine schmerzhafte, sichelförmige Verhornung unter der IV. Zehe und Hyperkeratosis.

a Zustand vor der podologischen Behandlung.

b Der Autor schlitzt die harte Hornhaut am Rand mit dem Medihalter Klingenform 3V ein und fasst die harte Hautschicht mit dem Greifassistenten. Mit einer Linksdrehung wird das Greifinstrument entgegen der anderen Hand, die die Hornhautsichel mit der Hohlmeiselklinge 3V ausschält, geführt.
Praxistipp: Diese Technik kann beim Autor erlernt werden.

c Jetzt klappt der Greifassistent die entfernte Hornhautsichel zur Seite.

d Zustand nach schmerzloser professioneller Arbeitstechnik. Selbstverständlich wird auch hier ein 2nd Skin Spenco Druckschutz als i-Tüpfelchen aufgelegt und mit Cosmopor steril fixiert. Die Patientin verlässt die Praxis schmerzfrei.

5.4 Nagelprothetik

Bei partiellen Nageldefekten geht es meistens um die therapeutische Rekonstruktion der Nagelplatte, die normalerweise das gesamte Nagelbett schützt. Obwohl der medizinische Aspekt stark im Vordergrund stehen sollte, muss im Individualfall auch die kosmetische Optik berücksichtigt werden. Dann wird ein stark verfärbter, verdickter Mykosenagel abgetragen und durch eine Teil- oder Vollnagelprothetik ersetzt, die für den Urlaubsgenuss verschönert werden kann. Vor dem Urlaub wird diese Nagelverschönerung auf Wunsch der Patientin durchgeführt. Danach muss die künstliche, okklusiv wirkende Nagelmasse mit schonender Schleif-/Frästechnik wieder entfernt werden.

5.4.1 Aufgussverfahren

Teilnagelersatz

Die Nagelersatzmasse wird angewendet bei:

- brüchigen, eingerissenen Nagelteilen
- partiell pilzbefallenen, ausgeschliffenen Nagelstellen
- kleineren Nageldefekten

Material

- verschiedenste Acrylmassen
- UV-Licht-härtende Nagelersatzmasse

Beachte

Ein Nachteil des Teilnagelersatzes mit UV-Licht-härtender Nagelersatzmasse ist, dass das Material beim Aushärten warm bis heiß werden kann.

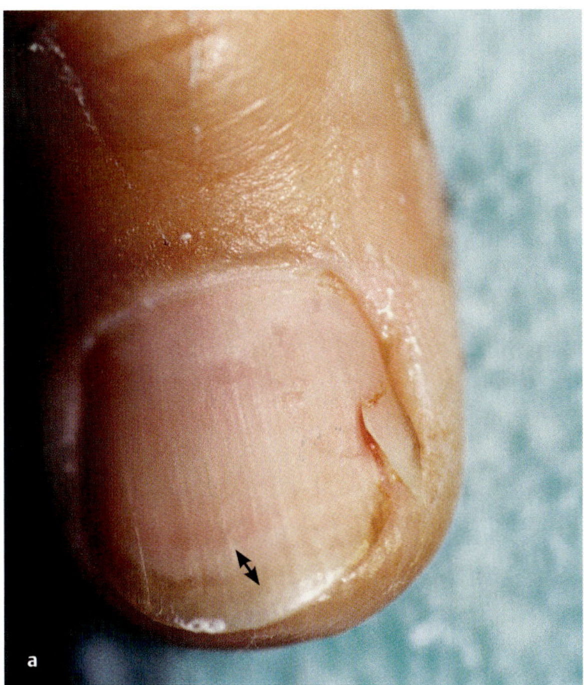

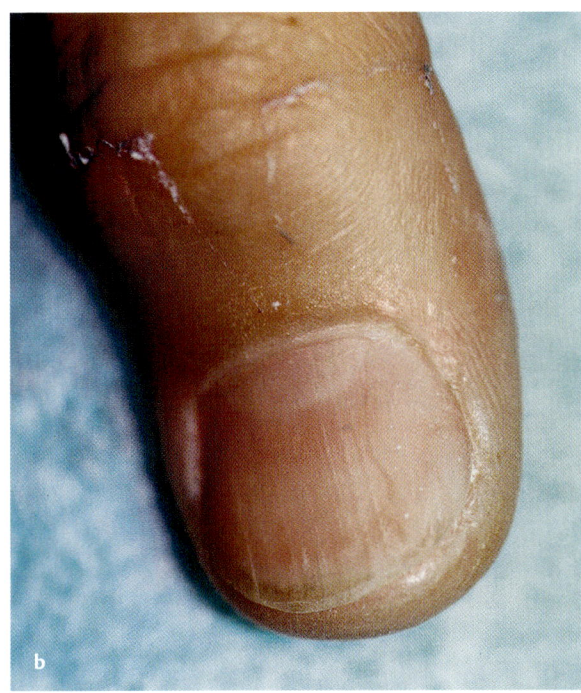

▶ **Abb. 5.11** Ein junger Koch zog sich beim Zwiebelschneiden eine Nagelverletzung zu.
a Zustand vor der Behandlung.
b Nach Sprühdesinfektion mit Cutasept F und anschließender Entfettung der Nagelplatte konnte der Autor einen Teilnagelaufguss auftragen. Der Patient verließ die Praxis schmerzfrei und konnte sofort wieder seinen Küchendienst ausüben.

Vollnagelersatz

Hier findet die gleiche Anwendung statt wie beim Teilaufguss, jedoch wird hier die ganze Nagelfläche zur besseren Optik und Funktionalität bedeckt.

Material

- verschiedenste Acrylmassen
- UV-Licht-härtende Nagelersatzmasse

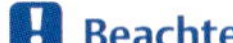
Beachte

Nachteil des Vollnagelersatzes ist, dass das Material beim Aushärten warm bis heiß werden kann.

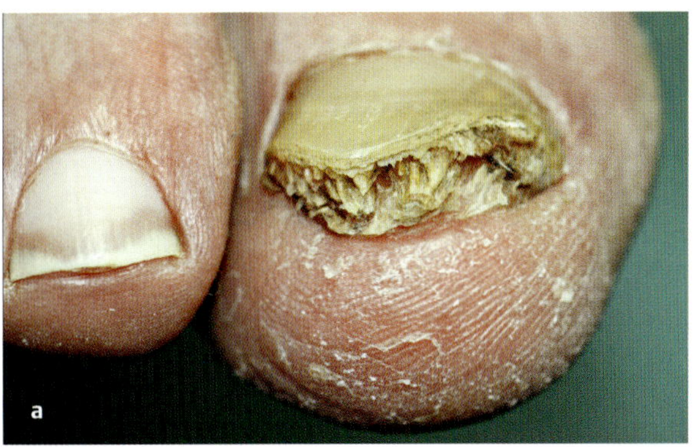

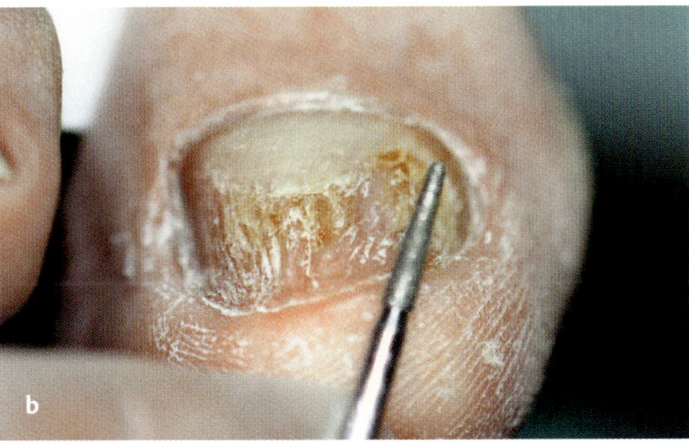

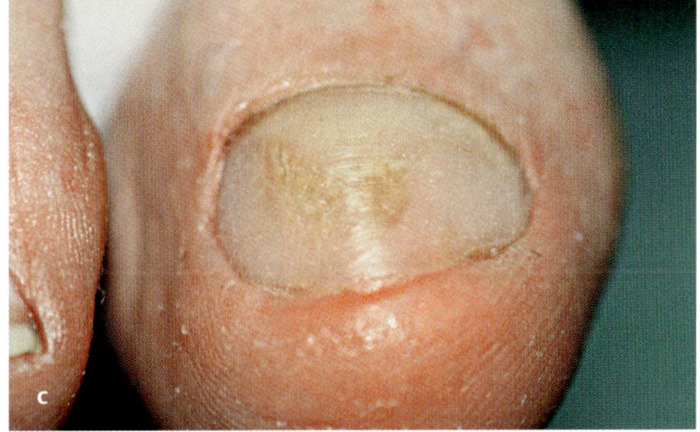

▶ **Abb. 5.12** Eine 60-jährige Patientin mit subungualer Hyperkeratose klagte über Druckbeschwerden der Großzehe.
a Zustand vor der podologischen Behandlung.
b Mit dem Hartmetallfräser 425MQS 060 wurde die distale, lockere Nagelverdickung abgetragen und mit dem Diamantschleifer 850 023 aus dem Universal-Schleifset nach Bittig der verbliebene feste Nagelteil geglättet.
c Zustand nach komplettem Kunstnagelaufguss.

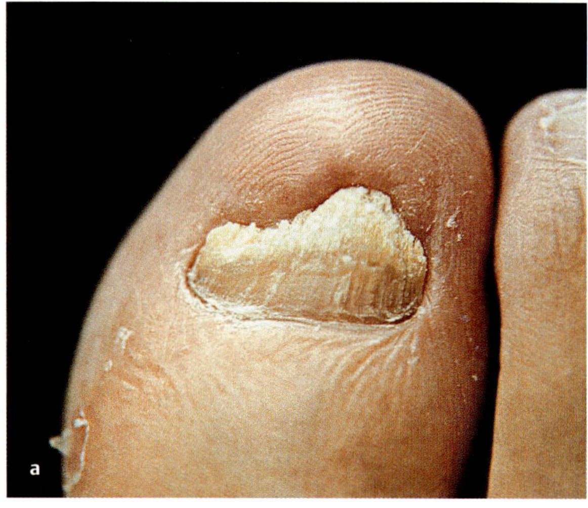

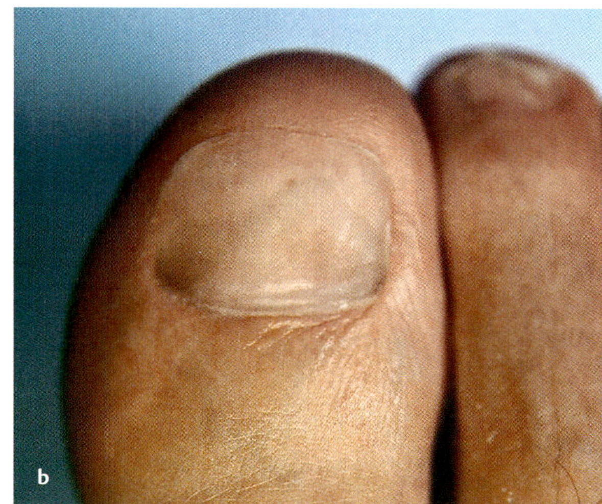

► **Abb. 5.13** Großzehennagel nach multipler Nagelextraktion.
a Zustand vor der podologischen Behandlung.
b Mit dem Hartmetallfräser M426X 023 wurde die verbliebene Nagelplatte verdünnt, entfettet und ein Vollnagelaufguss aufgebracht.

Nagelvollprothese nach Eckle

Bei der Nagelvollprothese nach Eckle (NVP) handelt es sich um einen Vollnagelersatz mittels Tiefziehtechnik, bei der mindestens die Hälfte des Restnagels vorhanden sein muss, um die Kunstnagelplatte zu verkleben. Da Material- und Zeitaufwand enorm sind, ist diese hervorragende Methode teuer und wird leider selten in der täglichen Praxis angewendet!

Material

- Abdrucklöffel
- Abdruckmasse
- Gips
- Inframasse
- verschieden dicke Abdruckfolien
- Folienhalter
- Formtopf mit Abformmasse
- Spatel
- Spezialschere
- Petroleumbrenner mit Docht
- Wundbenzin zum Entfetten

5.4.2 Behandlungsbeispiele

Teilnagelersatz

Siehe ► Abb. 5.11.

Vollnagelersatz

Siehe ► Abb. 5.12 und ► Abb. 5.13.

Nagelvollprothese nach Eckle

Siehe ► Abb. 5.14, ► Abb. 5.15 und ► Abb. 5.16.

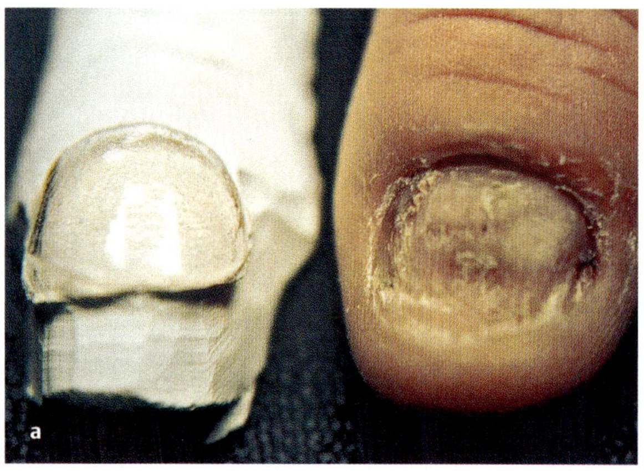

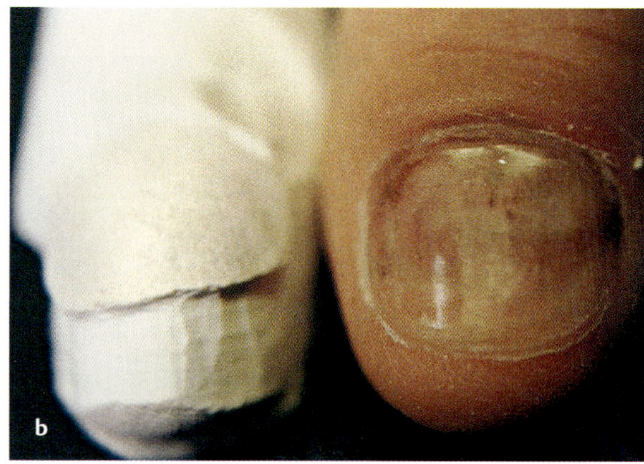

► **Abb. 5.14** Traumatisch geschädigter Fingernagel eines Kellners. Aus optisch-kosmetischen Gründen hat der Autor eine Nagelvollprothese nach Eckle angefertigt. Die Nagelplatte auf Gipsmodell mit geschädigtem Daumen.
a Zustand vor der podologischen Behandlung.
b Aufgesetzte Nagelplatte.
Praxistipp: Den Nagel nur feilen, nicht mit der Zange kürzen bzw. zwicken. Bruchgefahr!

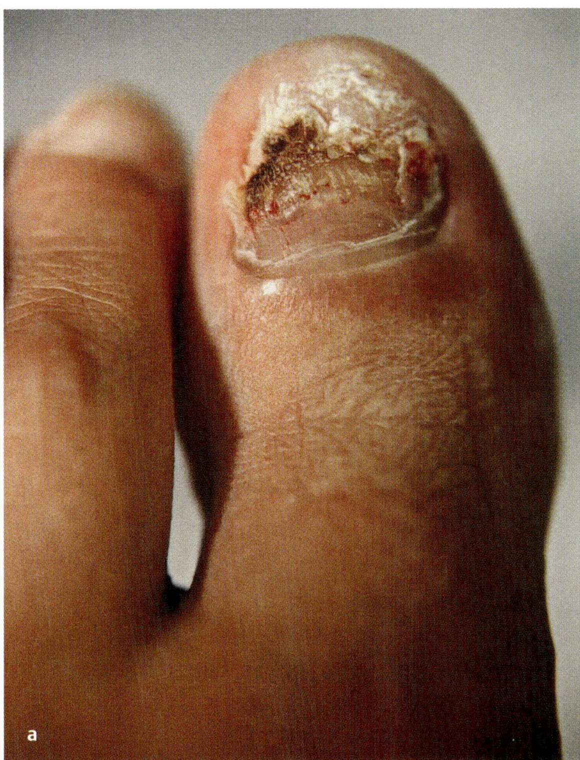

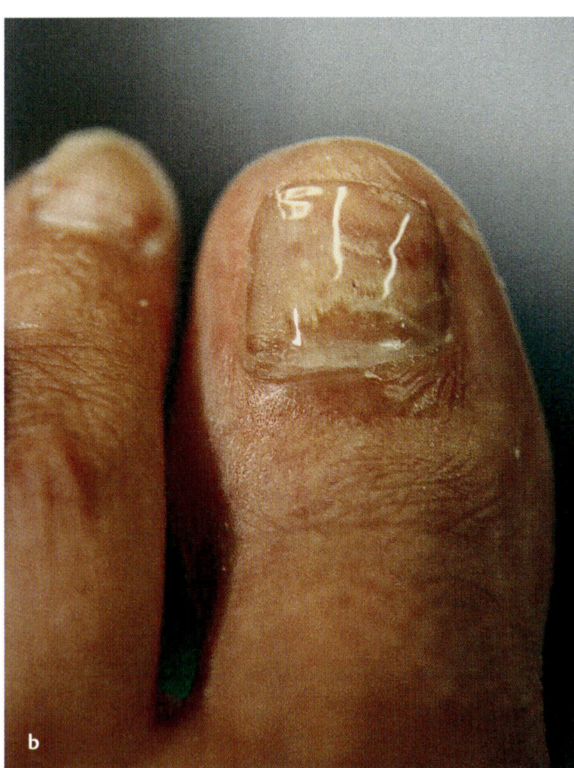

▶ **Abb. 5.15** Traumatische Nagelablösung (Teilnagelonycholyse).

a Zustand vor der podologischen Behandlung.

b Die verbliebenen Nagelreste wurden mit dem Hartmetallfräser M426X 023 entfernt. Nach gründlicher Sprühdesinfektion mit Cutasept F wurde der Nagelbereich gründlich entfettet und eine Nagelvollprothese nach Eckle aufgesetzt.

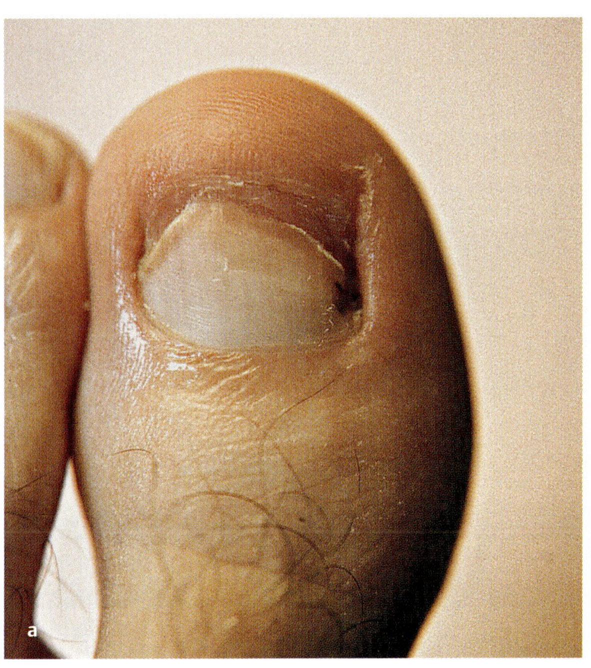

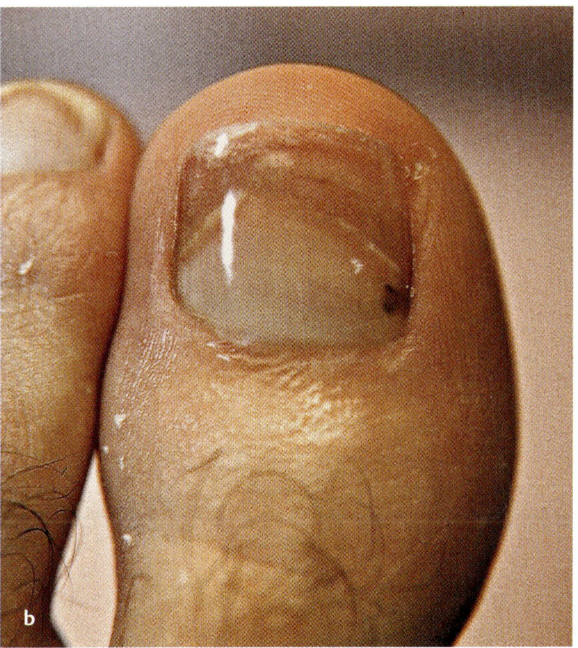

▶ **Abb. 5.16** Traumatisierter Großzeh eines Fußballers vor und nach der Nagelvollprothese nach Eckle.

a Zustand vor der podologischen Behandlung.

b Zustand nach der podologischen Behandlung.

5.5

Orthonyxie/Spangentherapie

5.5.1 Allgemein

Die „Kunst der Spangentechnik" beherrscht nicht jeder Podologe nach seiner Ausbildung. Meistens wird nur ein Spangensystem an der Schule erlernt bzw. geprüft. In der Regel ist es die aufwendige Ross-Fraser-Spange, die dem Schüler den Umgang mit Abformmasse, Gips und Drahtbiegen näher bringen soll. Hier bemerken die Lehrkräfte schon zu Beginn, welchen Schülern die manuellen Fertigkeiten leicht bzw. schwer fallen. Bei der Vielfalt der Spangensysteme führt ausschließlich stetige Übung zur Perfektion in der Anwendung. Mit diesem „Highlight der podologischen Arbeitstechnik" sichern Sie sich Behandlungserfolge und sehr dankbare Patienten. Es ist ein befriedigendes Gefühl, dem Patienten so manche unnötige Operation der Nägel erspart zu haben.

Einsatzgebiete

- chronisch eingewachsene Nägel ohne Schmerzen
- chronisch eingewachsene Nägel mit Schmerzen
- akut schmerzhaft eingewachsene Nägel
- Paronychie

Behandlungsziel der Nagelkorrekturspange

- leichte Anhebung der seitlichen Nagelränder
- Röhrennagel können seitlich erfolgreich angehoben und flacher werden
- Prophylaxe vor weiterem schmerzhaften Einwachsen der Nägel
- Vermeiden einer Emmert-Plastik/Keilexzision
- 3TO-Spangen sind in ca. 90% aller akuten Fälle erfolgreich, wenn ein erfahrener Podologe die Spange nach vorhergehender Inkarnatortechnik einsetzt. Ihr Vorteil gegenüber einteiligen Drahtspangen ist die Dreiteiligkeit, die bei Hypergranulationsgewebe das Spangenschenkel-Einsetzen noch ermöglicht, während die Ross-Fraser-Spange hier an ihre Grenze stößt.

Material

- **Klebespangen**, z. B. Onyclip, BS-Spange, Goldstadt-Spange, Erki-Clip, Podofix-Spange
- **Drahtspangen**, z. B. 3TO-Spange, Ross-Fraser-Spange
- **Kombination** zwischen Draht- und Klebespange, z. B. Combiped Spange

Praxistipp

Unbedingt das Verständnis für die individuelle Nagelkorrektur verschiedener Spangensysteme durch Aufklärung bei Ärzten und Patienten fördern. Es werden immer noch zu häufig unnötige Keilexzisionen durchgeführt, weil der behandelnde Arzt mit seinen Mitteln meist zu lange versucht zum Erfolg zu kommen. Verordnungen von Bädern, Salben und Antibiotika über einen längeren Zeitraum verschlimmern meistens die Beschwerden. Die Folge ist die Bildung von schmerzhaftem Hypergranulationsgewebe, das die podologische Arbeit unnötig erschwert. Von Beginn an hätte nur das Restnagelrudiment mit dem Inkarnator entfernt werden müssen, dies ist die eigentliche Ursache für die Beschwerden. Ob Kleinkind oder Erwachsener, hier kann der Podologe eine unnötige Operation präventiv verhindern.

Es gibt eine Vielfalt von einteiligen und mehrteiligen Spangensystemen. Ein Podologe sollte mehrere Spangensysteme beherrschen, um im Bedarfsfall die individuell professionellste Methode anzuwenden.

5.5.2 Behandlungsbeispiele

Klebespangen

Siehe ► **Abb. 5.17** und ► **Abb. 5.18.**

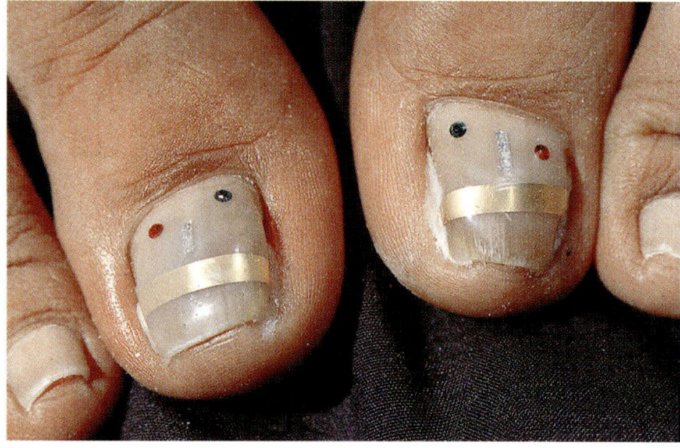

► **Abb. 5.17** Einteilige Metallspange (Goldstadt-Spange von Fa. Ruck) mit Schmucksteinchen verziert bei junger Patientin.

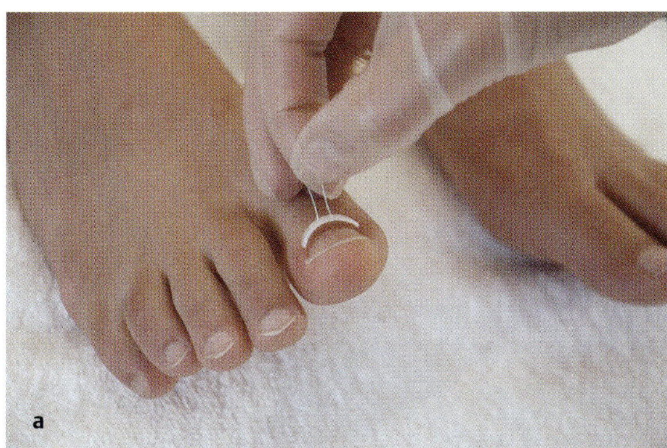

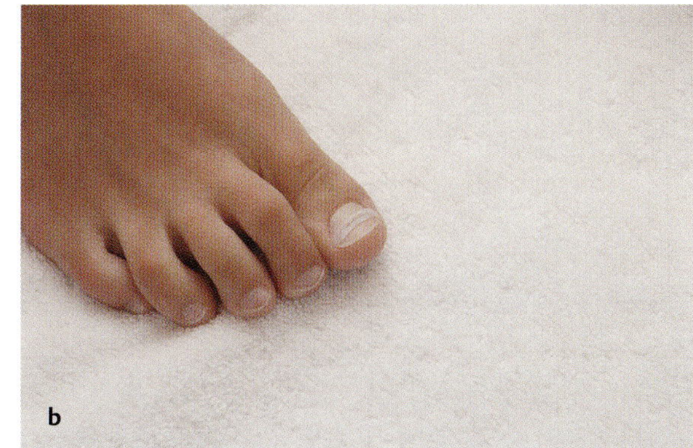

▶ **Abb. 5.18** Die Podofix-Aktiv-Klebespange besteht aus einem elastischen Kunststoffpad, das auf den Nagel aufgeklebt wird, und einem Aktivierungsdraht, der die Spange nach dem Aufkleben spannt. Nach dem Anbringen liegt der Draht in der Aussparung des Kunststoffpads und kann glatt versiegelt werden.
a Anpassung der Podofix-Spange.
b Die fertig aufgesetzte Spange.

Drahtspangen – einteilig

Siehe ▶ **Abb. 5.19**, ▶ **Abb. 5.20** und ▶ **Abb. 5.21**.

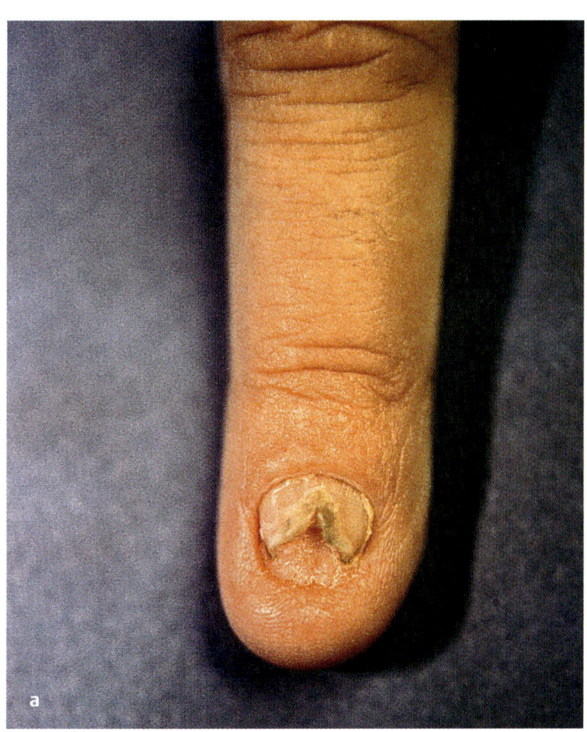

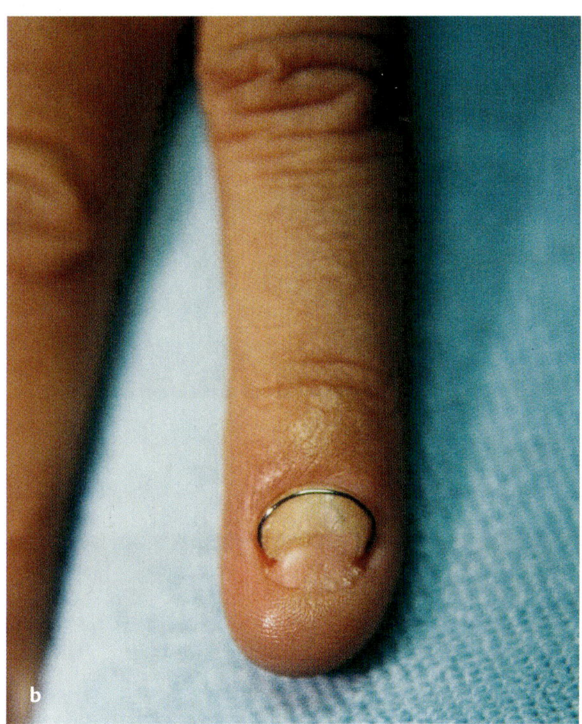

▶ **Abb. 5.19** Onychodystrophia mediana canaliformis des Zeigefingers einer 22-jährigen Patientin.
a Zustand vor der Spangenbehandlung durch den Autor.
b Endergebnis nach einteiliger Spangenbehandlung.
Praxistipp: Prontoman Spray tägl. aufsprühen.

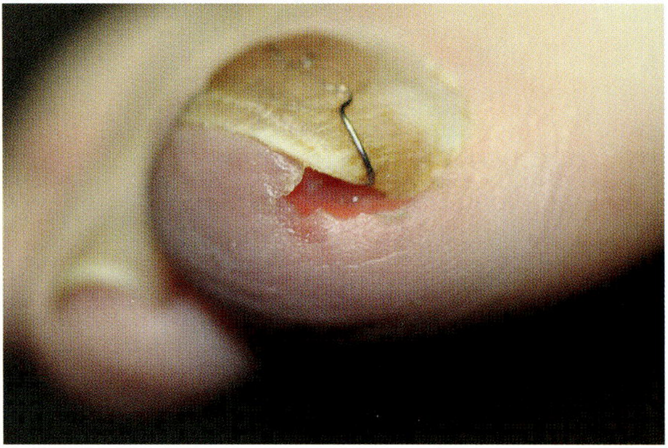

▸ **Abb. 5.20** Patientin hat von ihrem Podologen in München eine Ross-Fraser-Spange aufgesetzt bekommen. Es entwickelte sich eine schmerzhafte, eitrige Entzündung durch unkorrekt gebogenes Drahthäkchen. Dadurch entstand eine chronische Reizung im distalen Nagelfalzbereich, die bis unter die laterale Nagelplatte reichte. Nach unserer podologischen Behandlung sieht man das Ausmaß der Entzündung. Um die Abheilung des Großzehennagels zu unterstützen, wurde eine 3TO-Spange aufgesetzt, um die mediale Nagelplatte unter Zugwirkung des Spangenschenkels entlastend herauswachsen zu lassen.

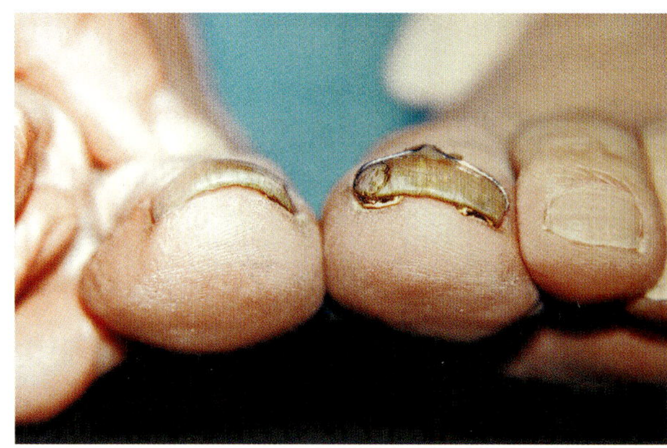

▸ **Abb. 5.21** Kombination zwischen Guttapercha-Tamponade-Technik und Ross-Fraser-Spange.
Praxistipp: Die Ross-Fraser-Spange hat ihren berechtigten Platz in der podologischen Ausbildung, da sie die Schüler motorisch fordert. Sie erlernen den Umgang mit verschiedenen Materialien und Arbeitstechniken wie Silikonabdruck, Gipsmodell, Drahtbiegeübungen am Gipsmodell. Der hohe Zeitaufwand fällt allerdings im schulischen Bereich nicht so sehr ins Gewicht wie im Praxisalltag. Hier haben sich andere Spangensysteme als rationeller und schneller bewiesen. Eine 3TO-Spange wird vom Autor beispielsweise in ca. 2–5 Minuten eingesetzt.

Drahtspangen – dreiteilig

Siehe ▸ Abb. 5.22 und ▸ Abb. 5.23.

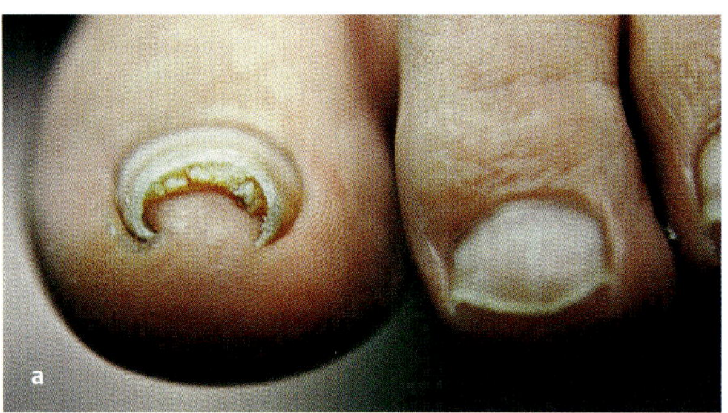

▸ **Abb. 5.22** Starker Rollnagel mit subungualer Keratose.
a Zustand vor der podologischen Behandlung.
b Ergebnis nach ca. 1 Jahr mit mehreren 3TO-Spangen.

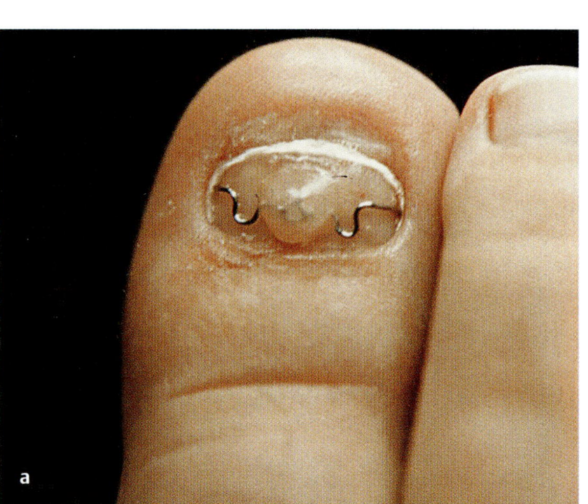

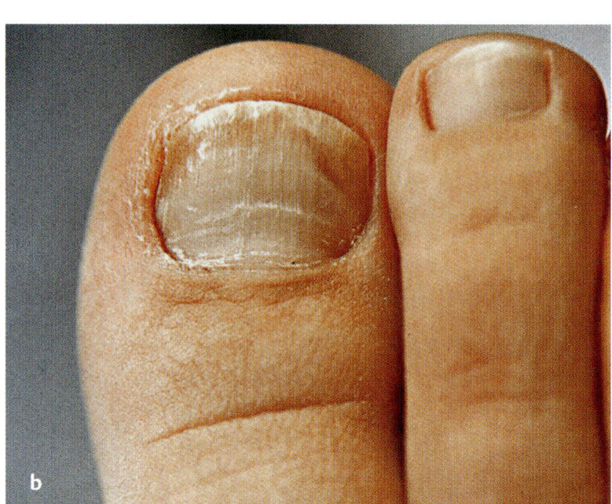

▸ **Abb. 5.23** Trotz mehrmaliger Nagelextraktion bestehen bei dieser Patientin noch Schmerzen in beiden Nagelfalzen.
a Es wurde eine 3TO-Spangentherapie begonnen.
b Endergebnis nach 4 Monaten. Eine distale Teilnagelonycholyse bleibt bestehen. Bitte nicht mit Nagelpilz verwechseln.

3TO-Spangensystem

Siehe ▶ Abb. 5.24.

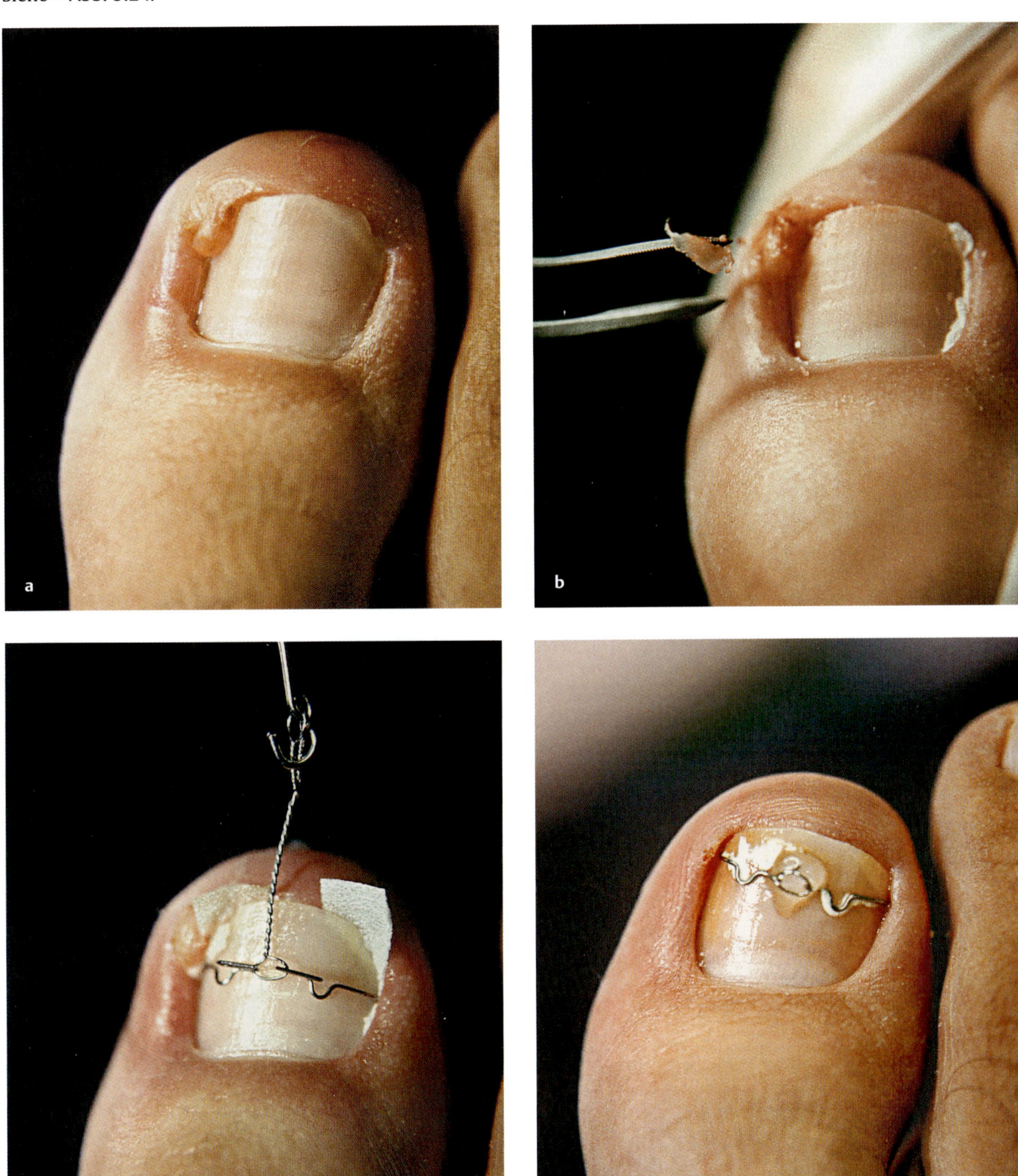

▶ **Abb. 5.24** Klassischer Unguis incarnatus mit Hypergranulation und Entzündungszeichen.

a Zustand vor der podologischen Behandlung.

b Das Restnagelrudiment, das für die Reizung verantwortlich war, wurde mit der Inkarnatortechnik schonend entfernt.

c Nach Einsetzen der Spangenschenkel wird mit dem Windehaken der Zug auf die Nagelplatte individuell dosiert.

d Distal herausgewachsene Drahtspange 4 Wochen nach Therapiebeginn und abgeheilter Hypergranulation.

Praxistipp: Erst durch die Entfernung des Restnagelrudiments kann die Entzündung abheilen. Keine Salben, Bäder und Antibiotika können in diesen Fällen zum Erfolg führen. Interdisziplinäre Zusammenarbeit und gegenseitige Akzeptanz zwischen Arzt und Podologen sind im Sinne einer professionellen Patientenversorgung unbedingt gefordert.

Spezialfälle aus der podologischen Praxis Bittig

Siehe ▸ Abb. 5.25, ▸ Abb. 5.26 und ▸ Abb. 5.27.

Wissenswert

Fritz Bittig hat die ursprüngliche VHO-Osthold-Spange (jetzige 3TO-Spange) bei der Erfinderin Frau Elvira Osthold aus Erlangen erlernt und wurde zur ersten Lehrkraft, die die Spange auf Fachmessen, Kongressen und zahlreichen Workshops praktisch vorführte. Ihm war klar, dass die seitliche Arbeitshaltung nicht gleichermaßen optimal für Links- wie Rechtshänder sein konnte, denn jeder hat seine Lieblingsseite. Durch seine Ausbildung als OP-Pfleger und Instrumenteur kam ihm die Idee, durch den Einsatz des Nadelhalters nach Mathieu eine neue frontale Arbeitshaltung zum besseren, sicheren Einsetzen der Spangenschenkel zu perfektionieren. Diese Technik ermöglicht es dem Rechts- wie dem Linkshänder, elegant die Drahtspangenschenkel schmerzlos, ohne sich zu verrenken, einzusetzen. Somit entstand die „frontale“ Arbeitstechnik der VHO-Spange nach der Lehrmethode Bittig, die er als erster Orthonyxist in die Podologie einführte. Durch Umfirmierung in die 3TO-Spange bleibt jedoch die frontale Arbeitstechnik immer noch die individuellste Behandlungsweise für Rechts- wie Linkshänder.

Nachteil der Drahtspangentechnik

- Wenn der Acryltropfen bzw. die Versiegelung der Drahtenden auf der Nagelplatte zu hoch, zu kantig, zu dick bzw. klobig gerät, kann sich ein subungualer Clavus entwickeln.
- Gefahr des Durchscheuerns von Strümpfen; folglich verzichtet der Patient verärgert auf weitere Spangensetzung. Also bitte nicht zu viel Acrylmasse verwenden.
- Eine zu starke Zugspannung der Spangenschenkel an den seitlichen Nagelrändern muss vermieden werden. Es kann zu Einschnürungen bzw. Einrissen der seitlichen Nagelplatte kommen, besonders bei dünnen, brüchigen Nägeln. Unbedingt nur die Spangenfixationsspannung beachten!

Vorteil der Bittig-Methode

- Kein Nylonstrumpf wird mehr durchgescheuert bzw. geht kaputt.
- Die Gefahr der Bildung eines subungualen Clavus ist gebannt.

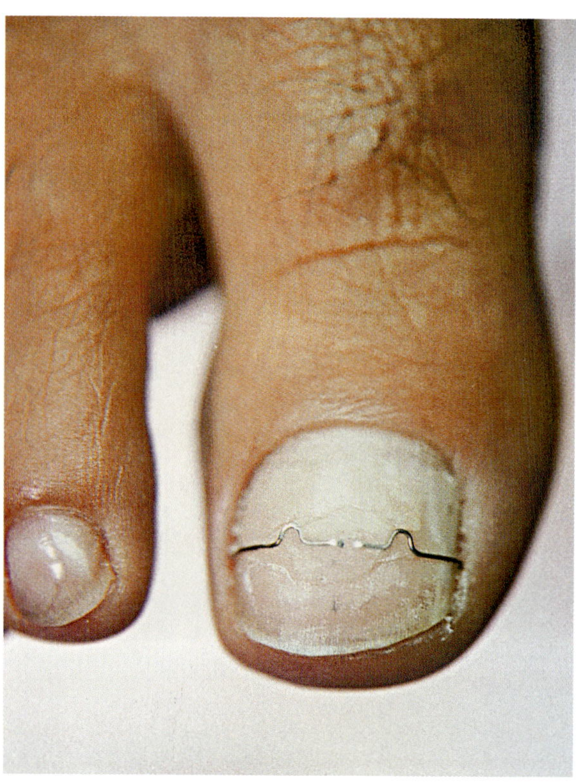

▸ **Abb. 5.25** Der Autor demonstriert anhand dieses Spezialfalls, dass es dem virtuosen Spangenprofi gelingen kann, die Drahtspange, die in der Regel mit einem Acryltropfen auf der Nageloberfläche fixiert wird, so abzuflachen, dass sie nicht mehr aufträgt als eine simple Klebespange.

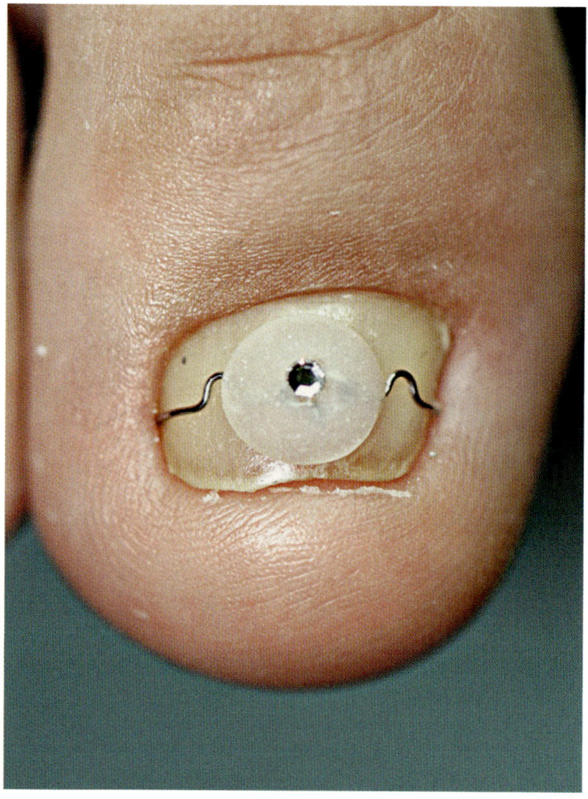

▸ **Abb. 5.26** 3TO-Spangentherapie bei einer 18-jährigen Gymnasiastin. Voller Stolz präsentierte sie bei ihren Klassenkameradinnen ihren „Zehenschmuck“ und dies ohne Schmerzen.

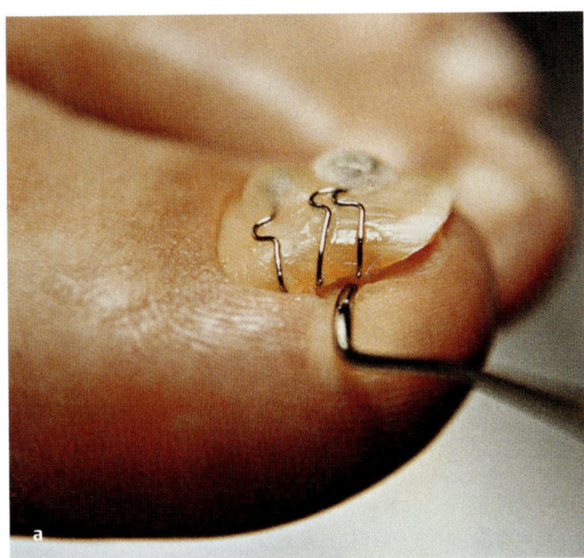

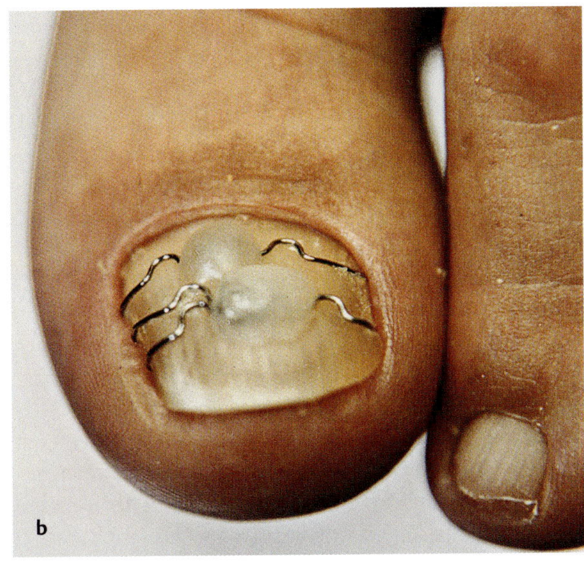

▸ **Abb. 5.27** Diese Patientin klagte über starke Schmerzen des linken Großzehs im medialen Nagelfalz.

a Ansicht der 3 Drahtschenkel.

b Hier zeigt der Autor eine Spezialtechnik mit der 3TO-Spange. Drei Drahtschenkel werden mit 2 Drahtschenkeln gegenseitig verspannt, um den einseitig stärker eingerollten Nagelteil nach einigen Monaten wieder zu einer passablen Form zu zwingen. Anschließend wird die Acrylversiegelung noch abgeflacht.

Kombination Klebe- und Drahtspangen

Siehe ▸ **Abb. 5.28** und ▸ **Abb. 5.29**.

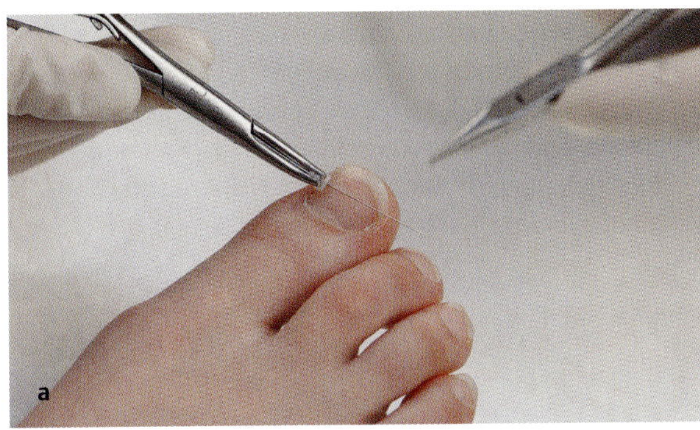

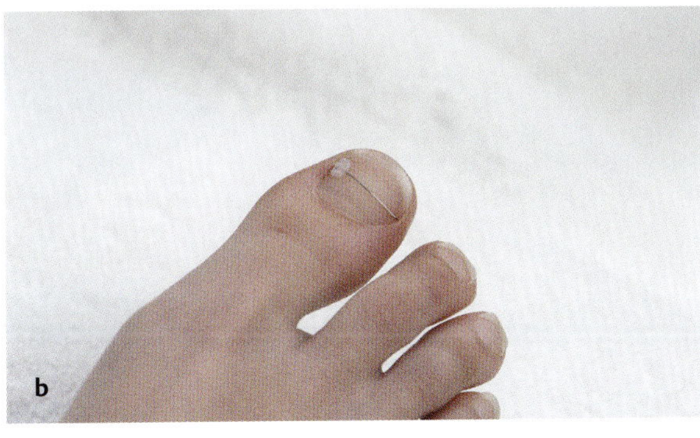

▸ **Abb. 5.28** Die Combiped Spange besteht aus einem Federdraht, der mit einem Klebepad aus Kunststoff verbunden ist. Sie ist somit eine Kombination aus Draht- und Klebespange. Sie bietet die Möglichkeit, eine Drahtspange anzuwenden, auch wenn nur eine Seite des Nagelrands zugänglich ist.

a Anpassung der Drahtlänge der Spange.

b Die fertig angebrachte Spange.

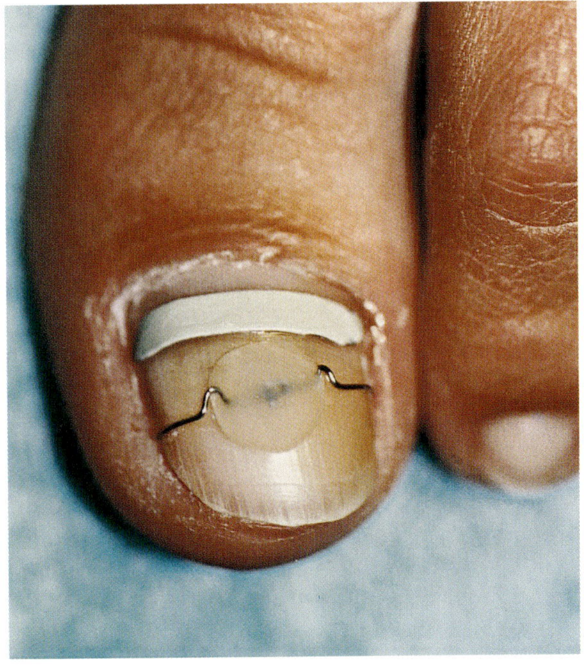

▸ **Abb. 5.29** Hier kombiniert der Autor eine 3TO-Spange mit einteiliger Klebespange.

5.6
Orthosenanfertigung

5.6.1 Allgemein

Orthosen bestehen meist aus 2 Komponenten, damit ein elastisch ausgehärtetes Endprodukt entstehen kann. Der Härtegrad des Materials wird in Shore-Grade von 20–40 eingeteilt. Zu unterscheiden sind:

- additionsvernetzende Silikone
- kondensationsvernetzende Silikone

Additionsvernetzende Silikone Sie bestehen aus 2 Massen gleicher Konsistenz (Basismasse und Katalysator/Härter) im Mischungsverhältnis 1 : 1. Die Lieferformen sind knetbar, pastös oder fließend. *Additionsvernetzend* bedeutet, dass sich alle Moleküle im Material aufaddieren und somit keine Zellgifte (Alkohol) abgeben.

> **Beachte**
> **Additionsvernetzende Silikone können völlig bedenkenlos eingesetzt werden (Biokompatibilitätstest, Medizinproduktegesetz).**

Kondensationsvernetzende Silikone Sie bestehen aus einer Basismasse aus Silikon und einem reizenden, konzentrierten Katalysator. Die Lieferformen für Silikon sind knetbar, pastös oder fließend. Die Lieferformen für den Katalysator sind pastös oder flüssig. *Kondensationsvernetzend* bedeutet, dass bei der Reaktion Alkohol (Zellgift) entsteht und auch nach außen austritt.

Durch eine gute Pflegeanleitung und vorsichtige Handhabung halten Orthosen viele Monate. Auf die Anfertigung wird hier nicht eingegangen, da es erforderlich ist, sich einer qualifizierten Praxisschulung zu unterziehen.

Zu unterscheiden sind:

- **Stütz-Entlastungs-Orthosen**
  - Shore-Härtegrad 20
  - für interdigitale Clavi
  - für Hallux-valgus-Ballenschale
- **Korrekturorthosen**
  - Shore-Härtegrad 25–40
  - für Hammer- und Reiterzehen
  - als Zwischenzehentrenner bei Hallux valgus

> **Praxistipp**
> Tipps für Orthosen:
> - Überstehendes Material entfernen (Schere).
> - Die Oberfläche muss glatt sein (beschleifen).
> - Die Orthose darf keinen proximalen Druck auf den Fußrücken ausüben, da sie sonst zu verminderter Durchblutung führt.
> - Die Orthose darf zwischen der I. und II. Zehe nicht in der Höhe auftragen.
> - Es darf kein interdigitaler Druck spürbar sein. Gefahr der Clavusbildung und Mykosebegünstigung!

> **Beachte**
> **Irritationen der Haut können auftreten, daher sind kondensationsvernetzende Silikone nicht völlig unbedenklich anzuwenden (Biokompatibilitätstest, Medizinproduktegesetz). Der Katalysator ist immer als reizend gekennzeichnet.**
> **Orthosen können Hautreizungen und Entzündungen verursachen, Mykosegefahr! Anfangs nur stündlich tragen und die Haut kontrollieren. Nicht den ganzen Tag bedenkenlos tragen, da die Füße nachmittags erheblich anschwellen können.**

5.6.2 Behandlungsbeispiele

Siehe ► Abb. 5.30, ► Abb. 5.31, ► Abb. 5.32, ► Abb. 5.33 und ► Abb. 5.34.

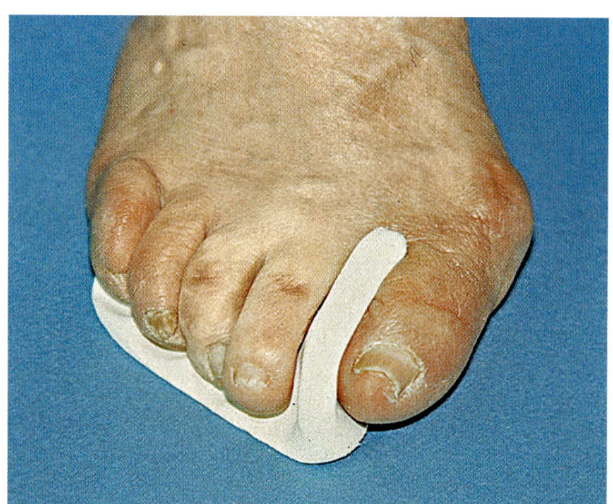

► **Abb. 5.30** Angefertigte Orthose in Funktionsstellung bei Belastung.

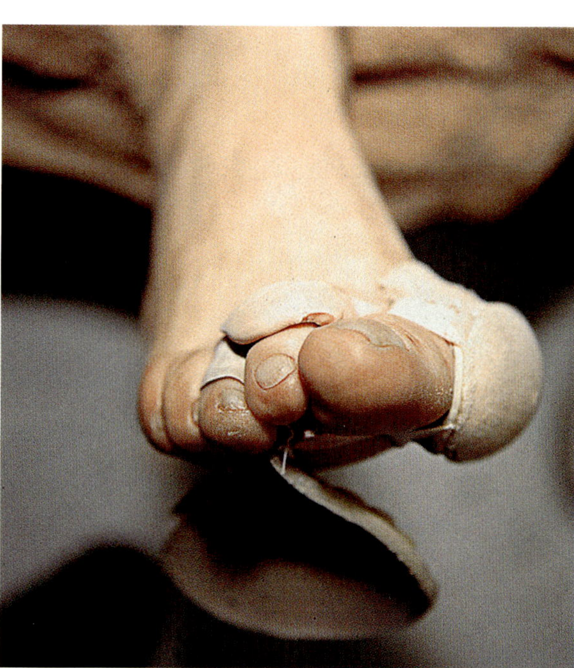

► **Abb. 5.31** Patientin mit Hallux valgus, Clavus durus interdigitalis, Hammerzehenstellung und Druckstellen der Zehen II und III dorsal; eigenes Polsterarsenal.

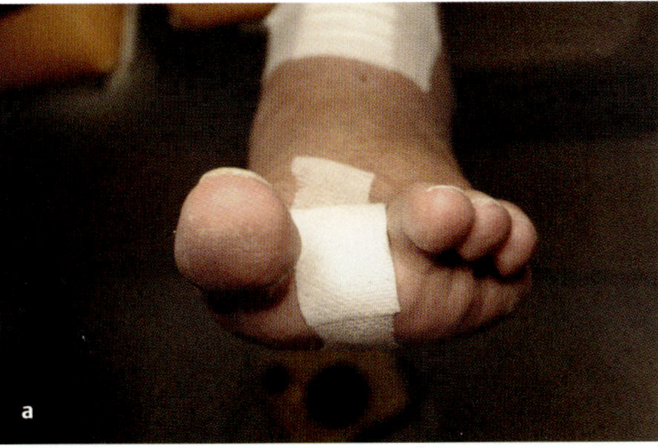
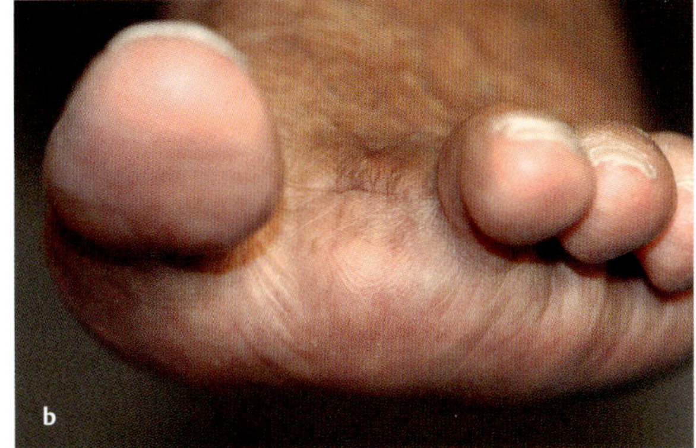
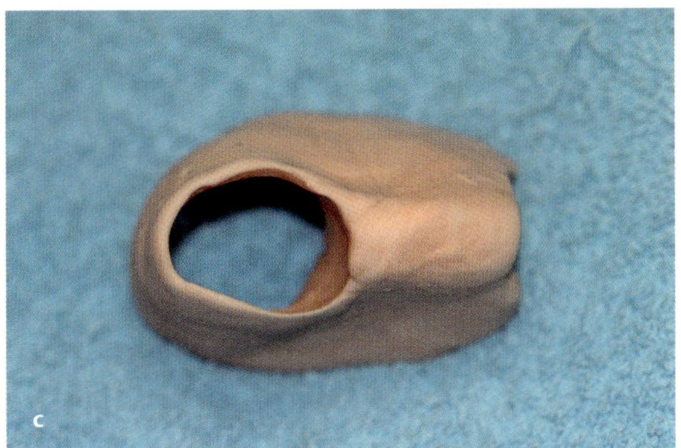
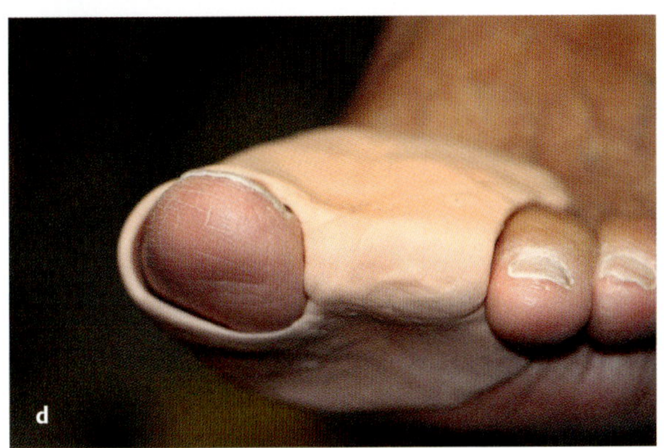
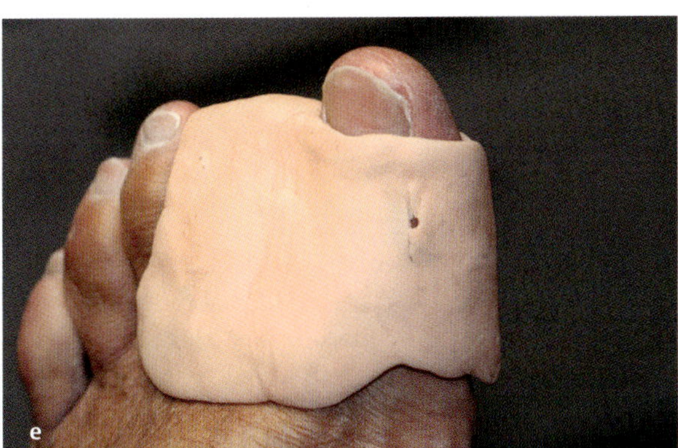

▶ **Abb. 5.32** Amputation der II. Zehe.
a Postoperativer Zustand.
b Zustand nach Abheilung.
c Fertige Orthose als Zehenersatz.
d Angepasste Orthose.
e Keine korrekte Verarbeitung der Orthosenmasse.

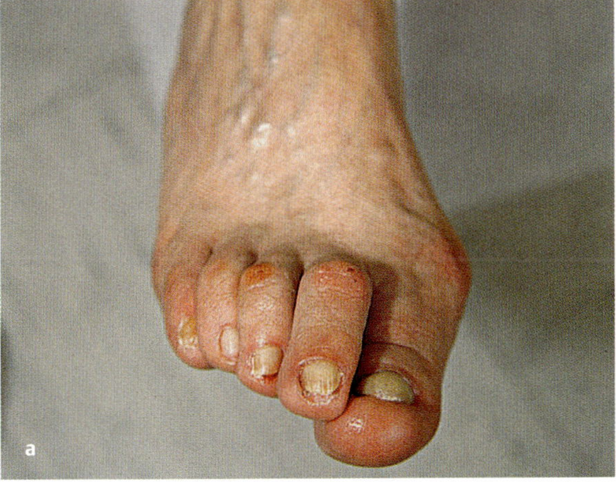
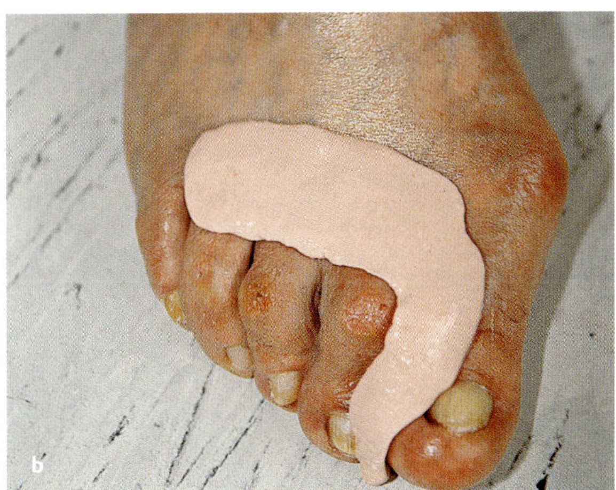

▶ **Abb. 5.33** Hallux valgus, Hammerzehenstellung und dorsale Druckstellen an der II. und III. Zehe.
a Zustand vor der podologischen Behandlung.
b Angefertigte Orthose im „unbearbeiteten Zustand".

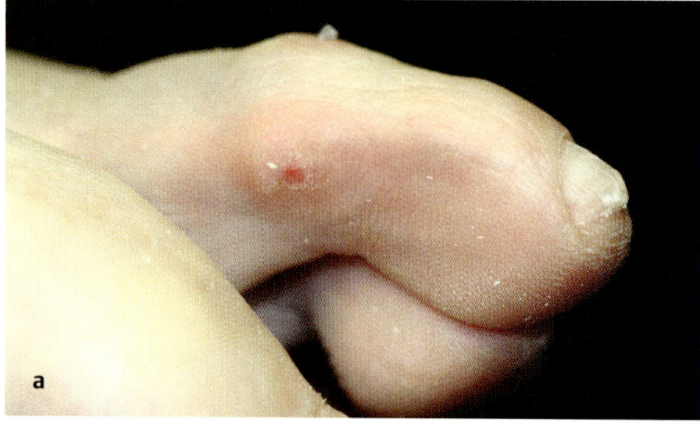

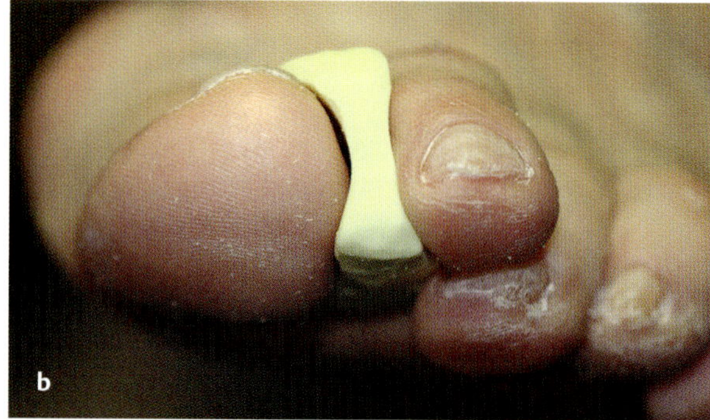

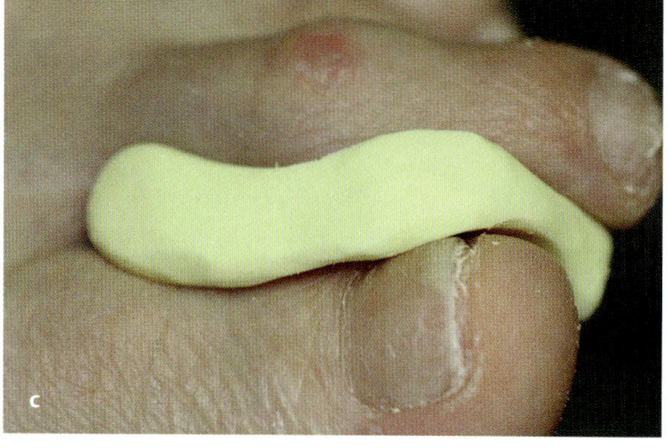

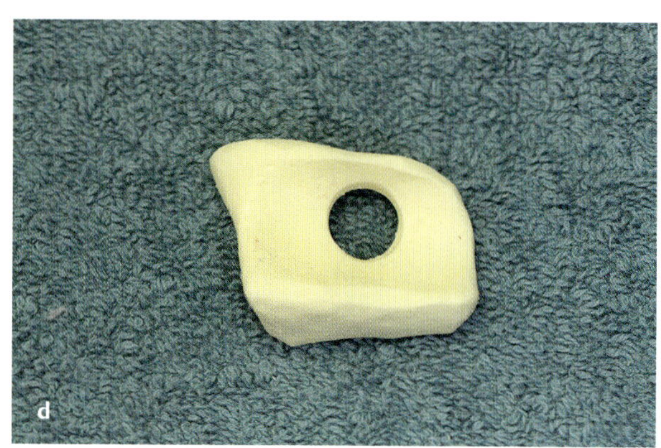

▶ **Abb. 5.34** Clavus interdigitalis an der II. Zehe.
a Zustand vor der podologischen Behandlung.
b Anfertigung der Orthose.
c Frontale Ansicht.
d Orthose mit druckentlastendem Loch.

5.7 Schleiftechnik nach Lehrmethode Bittig

5.7.1 Allgemein

Besonderheiten der Schleiftechnik des Autors sind:

- Enorme Verkürzung der Behandlungsdauer durch rationelle Schleif- bzw. Fräsmethode.
- Die vielfältigen rotierenden Instrumente werden auf die aktuellsten Schleifer und Fräser reduziert.
- Perfektion der Trockenschleiftechnik durch Erlernen der „Hautschrift" mit externer Punktabsaugung.
- Reduktion bzw. Verhinderung der Hitzeentwicklung auf der Haut durch Rückwärtsschleiftechnik.

5.7.2 Behandlungsbeispiele

Siehe ▶ **Abb. 5.35**, ▶ **Abb. 5.36**, ▶ **Abb. 5.37** und ▶ **Abb. 5.38**.

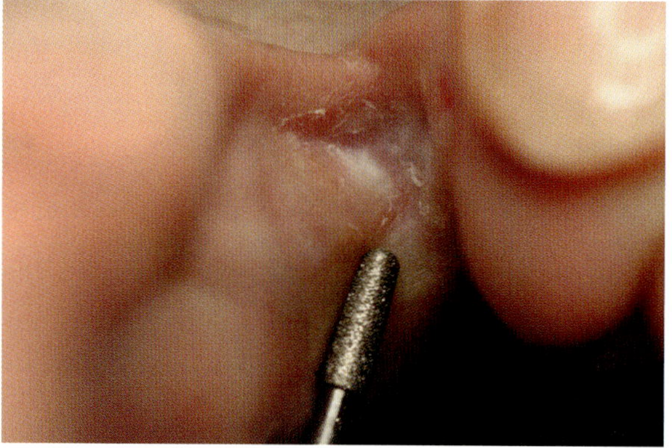

▶ **Abb. 5.35** Als erstes wird mit dem Diamantschleifer 6854 R 035 die harte Hornschicht des Clavus interdigitalis abgetragen. Dann erfolgt die Glättung mit dem Diamantschleifer 854 033.

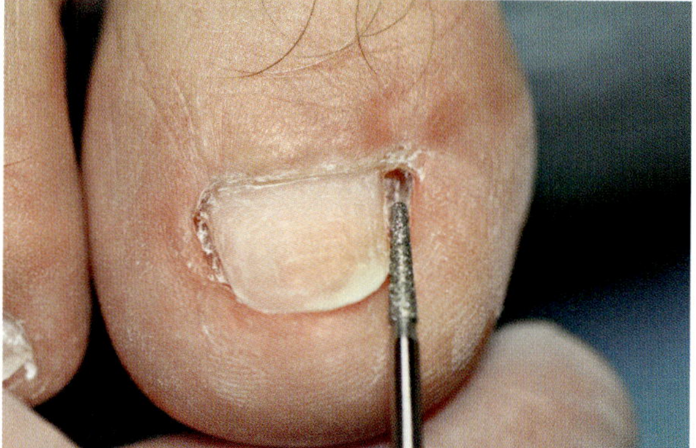

▶ **Abb. 5.36** Nach misslungener Emmert-Plastik beidseits wird das rezidivierende, nachwachsende Restnagelrudiment in regelmäßigen Abständen mit dem Diamantschleifer 850 023 (Universal-Schleifset nach Bittig) vorsichtig herausgeschliffen.
Praxistipp: Podoexpert Nagel-Repair-Tinktur zur täglichen Behandlung empfehlen.

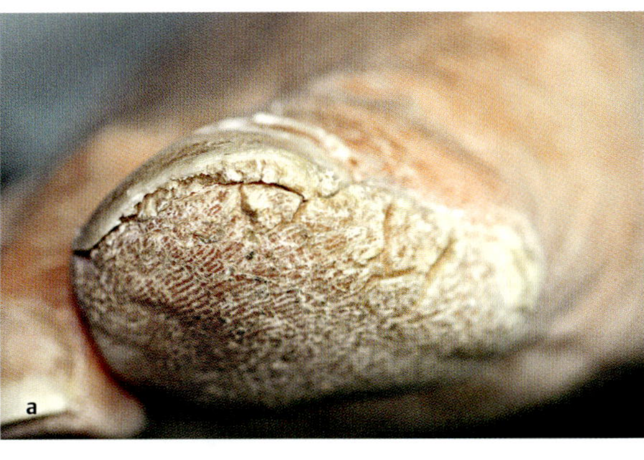

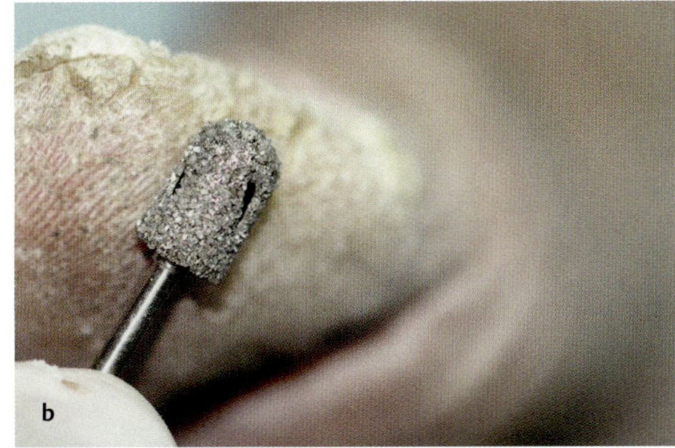

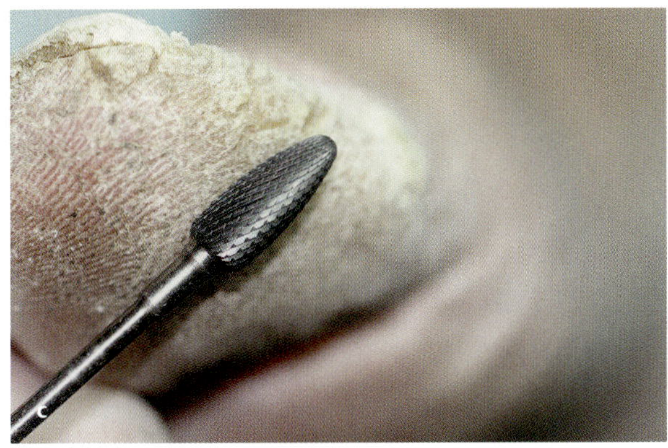

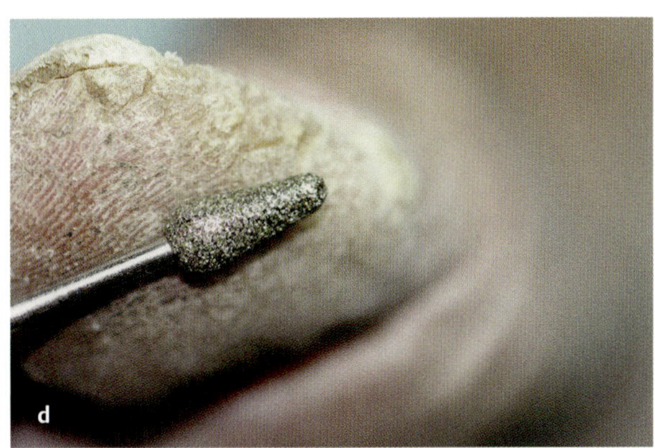

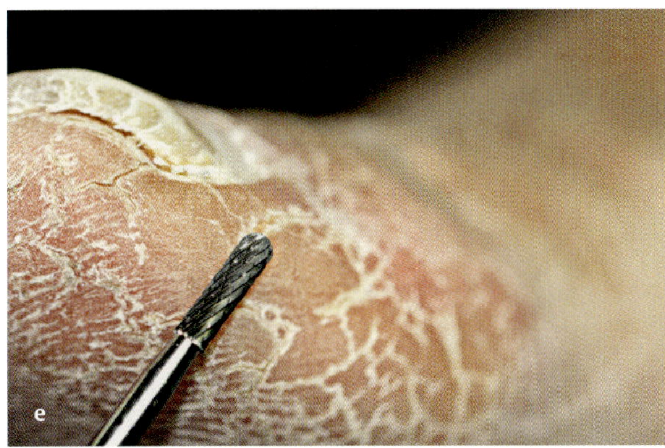

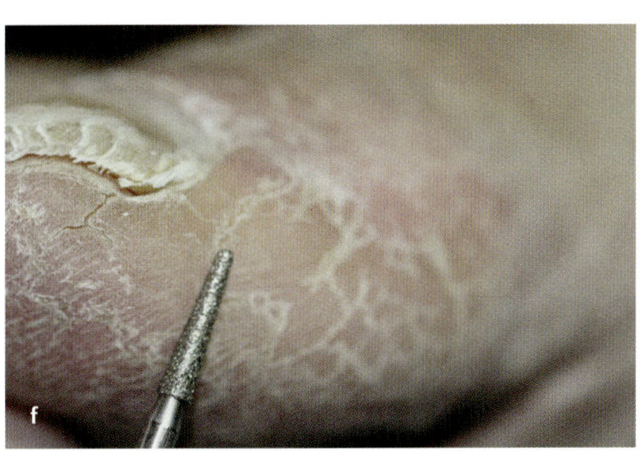

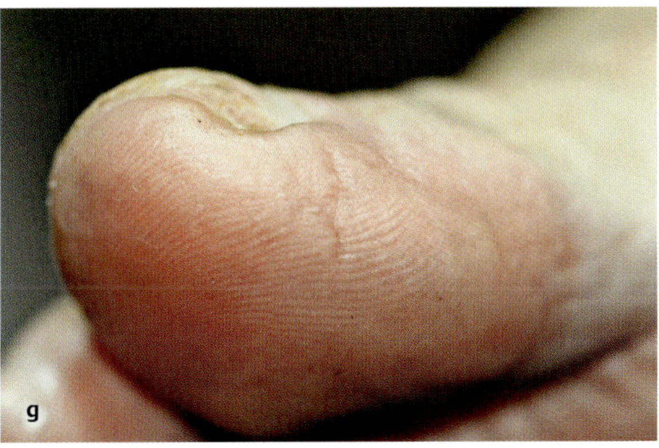

▶ **Abb. 5.37** Dieses Praxisbeispiel hat der Autor ausgewählt, um dem Leser verschiedene rotierende Instrumente näher zu bringen. Jeder Podologe findet seinen „Liebling" aus dem Sortiment, mit dem er ein gutes Endergebnis erzielen kann.

a Befund vor der podologischen Behandlung. Starke Keratosis der rechten Großzehe mit trockenen Rhagaden.

b Zur rationellen, groben Hornhautabtragung eignen sich verschiedene rotierende Instrumente. Erstes Beispiel zur Auswahl ein Dia Twister DT 4880 085, der ab sofort durch den aktuelleren Hybrid Twister HT 6854 R ersetzt wird.

c Das 2. Beispiel zur Hornhautabtragung ist der Hartmetallfräser 425MQS 060.

d Das 3. Beispiel zeigt den Diamantschleifer 5894 065 als Alternative.

e Nach der groben Hornhautabtragung beginnt jetzt das feine Ausfräsen der Hautrisse. Hier im Einsatz der Hartmetallfräser M426X 023.

f Zur weiteren Feinarbeit kann auch der Diamantschleifer 850 023 oder der 6850 025 eingesetzt werden.

g Abschluss der podologischen Behandlung mit Podoexpert Creme.

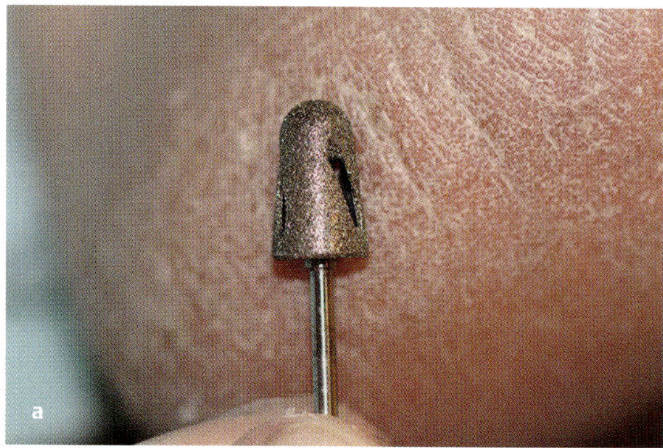

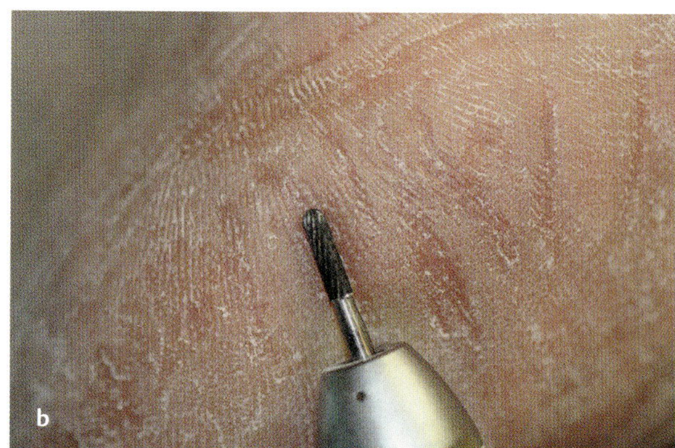

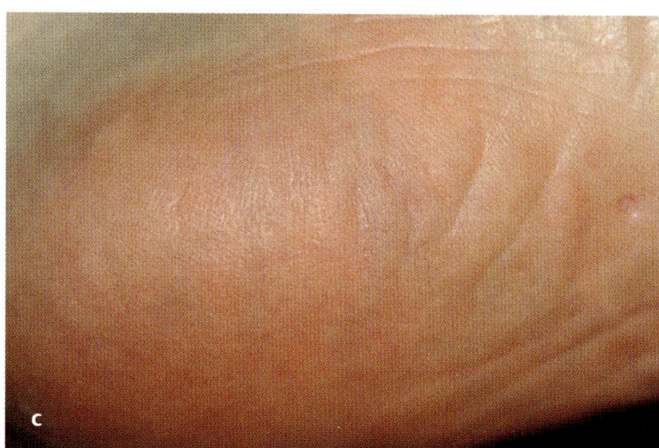

▶ **Abb. 5.38** Fersenverhornung mit beginnenden Schrunden.
a Abtragen der trockenen Hautoberfläche mit dem Hybrid Twister HT 6854 R.
b Danach erfolgt die Feinarbeit der Schrunden mit dem Hartmetallfräser M426X 023.
c Nach der Schleifarbeit wird Podoexpert Repair Schaum-Creme zur täglichen Anwendung empfohlen.

5.8 Tamponadetechnik

5.8.1 Allgemein

Eine korrekt angebrachte Tamponade kann als **Vorstufe zur** Orthonyxiespange angewendet werden und ist besonders bei schmerzhaft eingewachsenen Zehennägeln sehr hilfreich. Vorher müssen aber die Restnagelrudimente, die den Schmerz und Entzündungsreiz hervorrufen, mit der Inkarnatortechnik entfernt werden.

Praxistipp

- Tamponaden niemals generell bei jeder Nagelbehandlung anwenden! Immer individuell entscheiden, ob ein Tamponadestreifen erforderlich ist.
- Niemals Watte als Tamponadematerial verwenden! Lässt sich nicht rückstandslos entfernen und verklumpt. Die Tamponade kann auch wie ein Fremdkörper wirken und zusätzlich Druck ausüben, wenn sie im Falz austrocknet oder zu viel Material verwendet wurde. Unerwünschtes Resultat: **Clavusbildung im Falz!**
- Unbedingt exakte Tamponadetechnik mit dem feinen Tamponadehäkchen erlernen (Kap. 7.9.1).
- Die Tamponade kann vor dem Einsatz mit flüssigen Wirkstoffen wie Prontoman Spray oder Propolis Lösung getränkt werden.
- Bei Sulci-Protektoren und ähnlichen Kunststoffschienen müssen der Falz und der freie Nagelraum groß genug sein, um keine zusätzliche Reizung durch die Fremdkörper zuzulassen. Gefahr der Verhornung im Nagelfalz (Clavusbildung) durch mechanische Reizung der angebrachten Protektoren.
- Tamponadetechnik und Orthonyxie können kombiniert werden.

5.8.2 Behandlungsbeispiel

Siehe ▶ Abb. 5.39.

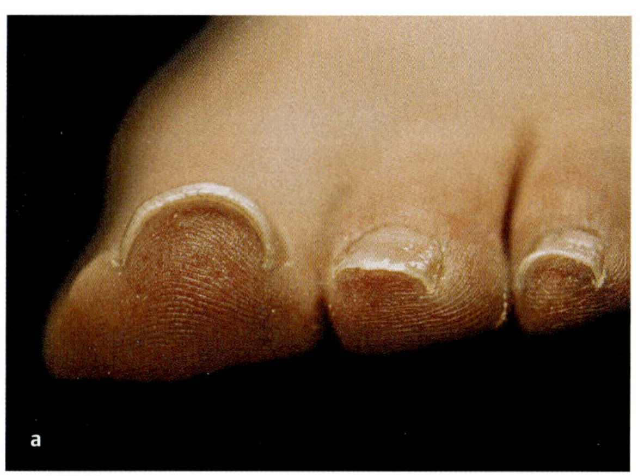

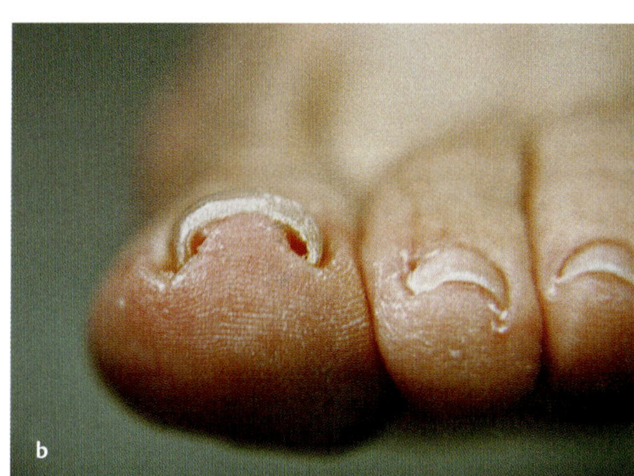

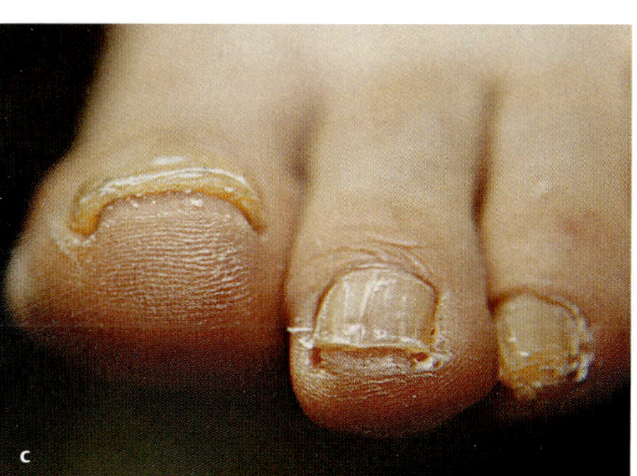

▶ **Abb. 5.39** Ein genetisch bedingter halbgeschlossener Röhrennagel. Mit einem feinen Tamponadehäkchen wird ein 1–2 mm breiter und 1 cm langer Tamponadestreifen im Falz subungual eingebracht.

a Zustand vor der podologischen Behandlung.

b Eine Guttapercha-Schienung brachte noch einmal eine bessere Aufrichtung der Nagelseiten.

c Abgeschlossene Tamponadetherapie nach ca. 9 Monaten ohne Nagelspange.

5.9

Verbandstechnik nach Lehrmethode Bittig

5.9.1 Allgemein

Der Autor hat diesem wichtigen defizitären Thema seine besondere Aufmerksamkeit gewidmet. Seine Spezialverbände aus der täglichen Praxis sollen jeden Podologen motivieren, sich auf dem Gebiet der Verbandstechnik und Materialkunde fortzubilden (Kap. 7). Ein Patient, der schmerzfrei die Praxis verlässt, ist die beste Werbung für professionell ausgeführte Arbeit. Die meisten Verbände muss der Podologe direkt vor dem Patienten anlegen und er sollte stets kompetent, mit sicherer Hand sein schmerzlinderndes Werk vollenden. Nur stetige Übung macht den Meister!

Praxistipp

Der Zustand der Haut ist generell nach jeglicher Entfernung von Hornhaut, Schwielen, Clavi usw. zu beurteilen. Daraus leitet sich ab, ob ein Verband oder ein Pflaster mit Salbe oder ein Druckschutz angelegt werden muss. Bei zirkulären Binden oder Pflasterzügen unbedingt Einschnürungen verhindern! Verbandswechsel sollten stets zur Wundkontrolle kontrolliert und dokumentiert werden. Das Verbandsmaterial sollte immer separat zum Behandlungspreis berechnet werden.

5.9.2 Behandlungs- und Praxisbeispiele

Siehe ▶ Abb. 5.40, ▶ Abb. 5.41, ▶ Abb. 5.42, ▶ Abb. 5.43, ▶ Abb. 5.44, ▶ Abb. 5.45, ▶ Abb. 5.46, ▶ Abb. 5.47, ▶ Abb. 5.48, ▶ Abb. 5.49, ▶ Abb. 5.50, ▶ Abb. 5.51, ▶ Abb. 5.52, ▶ Abb. 5.53, ▶ Abb. 5.54, ▶ Abb. 5.55, ▶ Abb. 5.56, ▶ Abb. 5.57, ▶ Abb. 5.58, ▶ Abb. 5.59, ▶ Abb. 5.60, ▶ Abb. 5.61, ▶ Abb. 5.62 und ▶ Abb. 5.63.

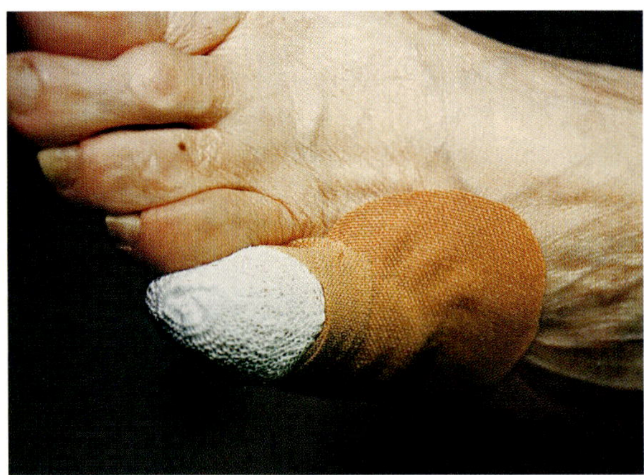

▶ **Abb. 5.40** Kombinierter Zehenverband mit 2nd Skin Spenco, Tubengaze-Schlauch (TG) und dorsoproximaler Pflasterfixation bei einem Clavus durus dorsale an der V. Zehe.

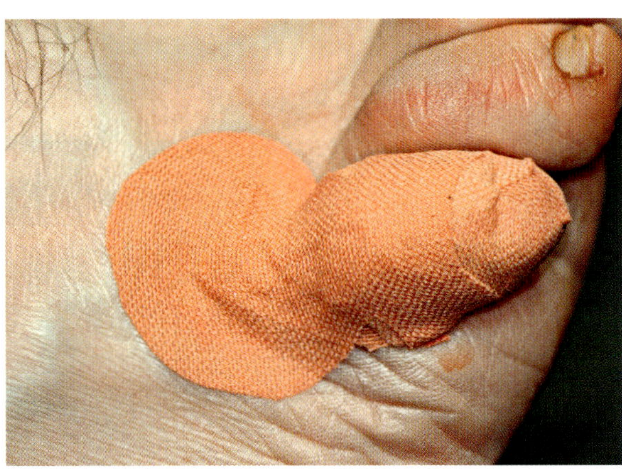

▶ **Abb. 5.41** Nach Entfernung eines Clavus durus dorsale an der V. Zehe wird 2nd Skin Spenco mit einem Spezialverband für 5–7 Tage fixiert.

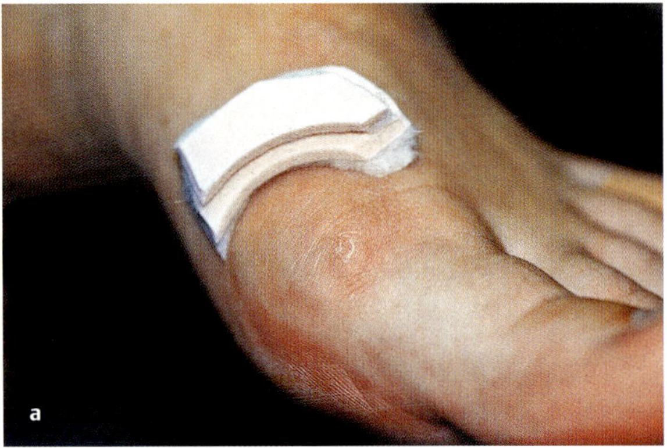

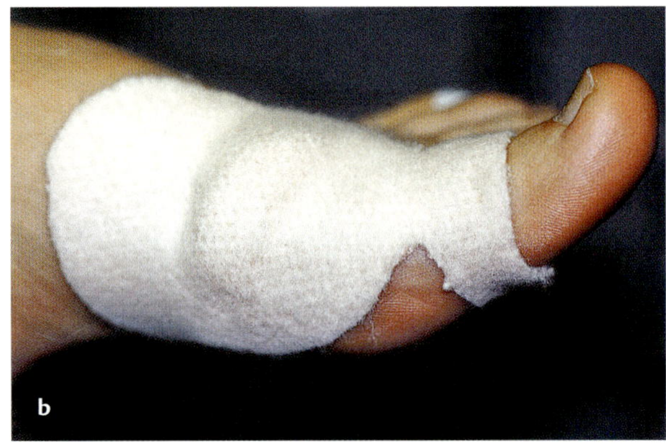

▶ **Abb. 5.42** Clavus durus auf dem Großzehengrundgelenk bei bestehendem Hallux valgus.
a Proximal angebrachter Halbmond aus gedoppeltem Foam-O-Felt 5 mm zur proximalen Druckentlastung des Gelenks.
b Spezialfixation mit Fleecy-Web Extra.

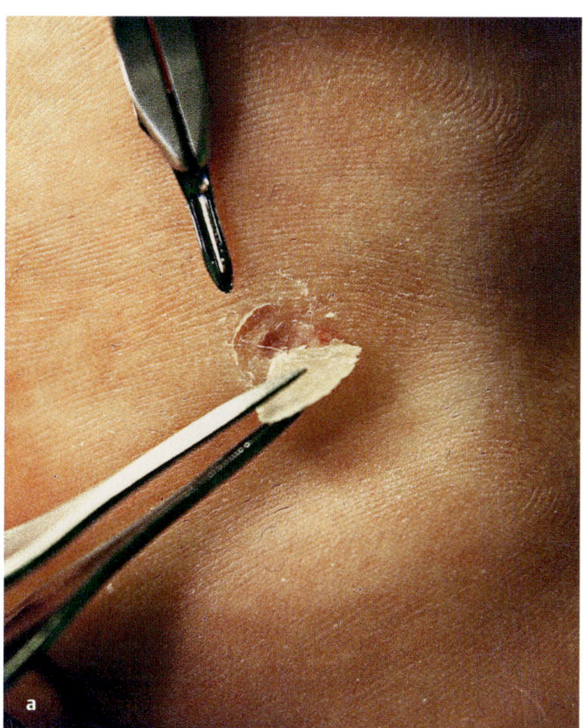

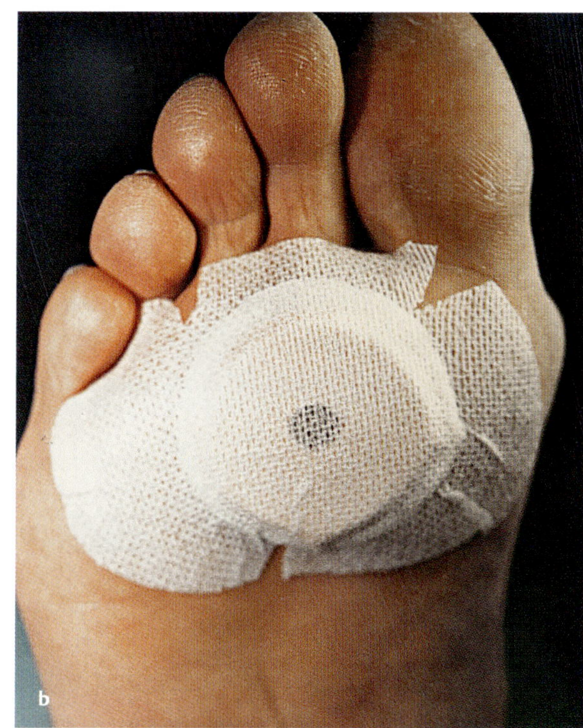

▶ **Abb. 5.43** Clavus des plantaren Vorfußes.
a Der harte Clavuskegel wurde mit dem Medihalter und Klingenform 3V mit spezieller Hebeltechnik in einem Stück schmerzlos entfernt.
b In ein gelochtes Druckpolster Foam-O-Felt 5 mm wird Prontoman Gel oder Propolis Lösung hineingegeben und mit eingeschnittenem Fixationspflaster (Omnifix) befestigt.
Praxistipp: Wiederbestellung in ca. 5–7 Tagen.

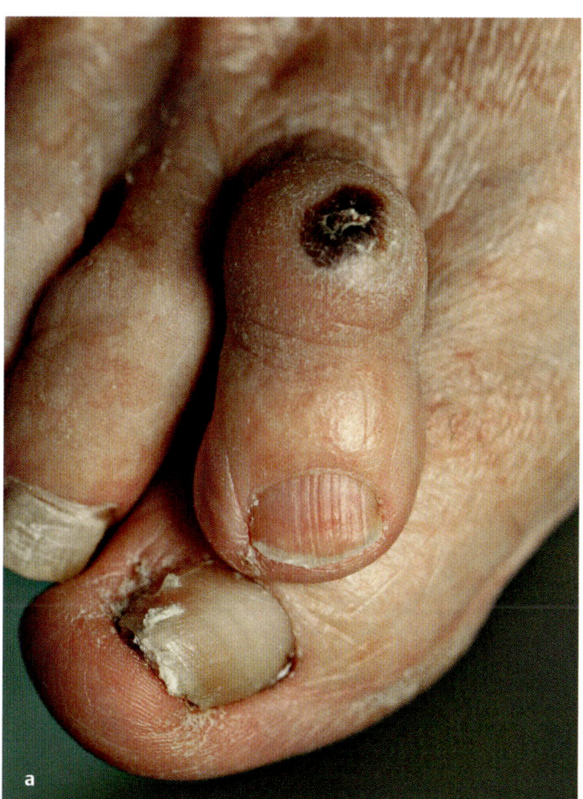

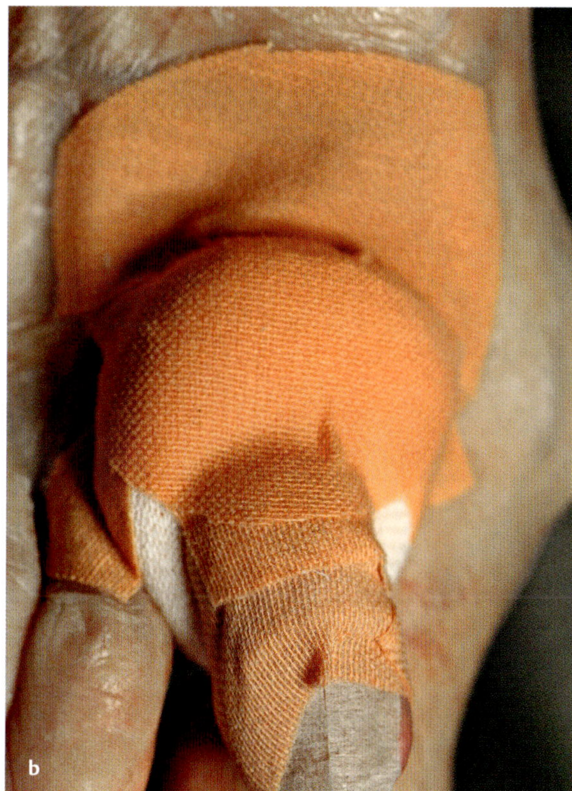

▶ **Abb. 5.44** Hyperduktus der II. Zehe rechts, die sich über die Großzehe legt.
a Hier bestehen bereits Beschwerden im Sinne eines Clavus mit Einblutung.
b Proximale Druckentlastung nach Lehrmethode Bittig soll die Abheilung des vorbehandelten Zehes fördern.

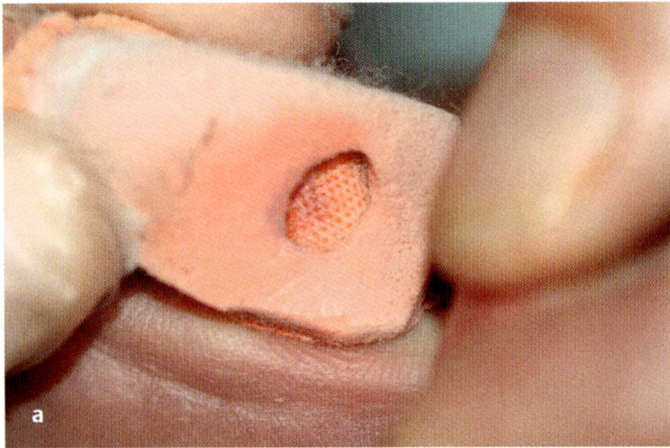

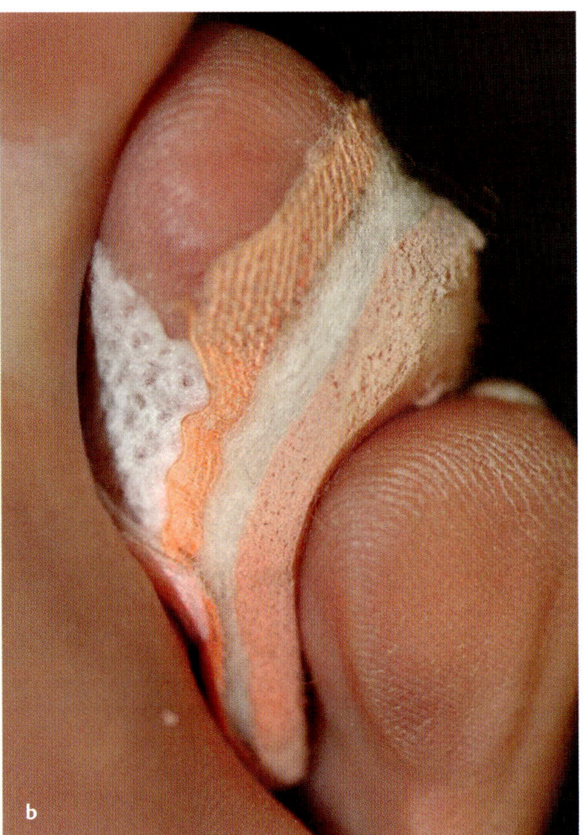

▶ **Abb. 5.45** Verbandstechniken beim Hühnerauge.

a Clavus interdigitalis durus in der Beugefalte. Foam-O-Felt 5 mm wird gegenüberliegend mit Happla-Band fixiert, um einen druckentlastenden Spalt zu bilden. Somit kann auf das Hühnerauge mit dem Wattestäbchen Medikation aufgetragen werden.

b Clavus durus auf der medialen Kleinzehenseite. Zur Druckentlastung des Hühnerauges wird ein Loch in Foam-O-Felt 5 mm geschnitten. Fertig fixierter Druckschutz.

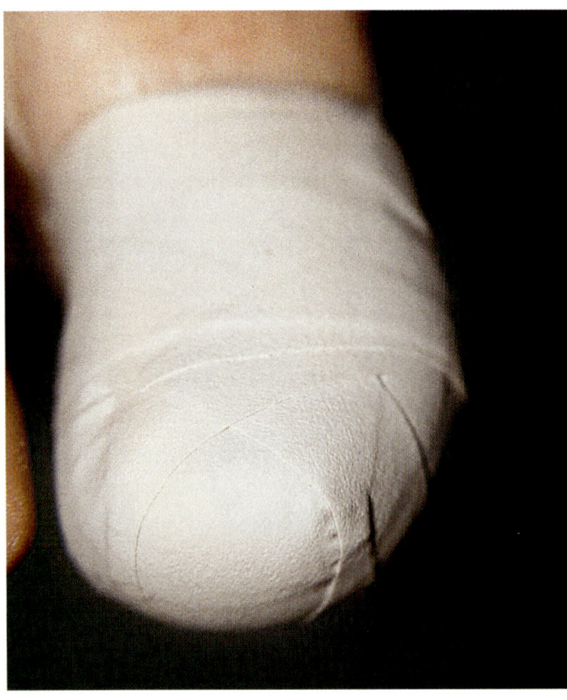

▶ **Abb. 5.46** Clavus durus im Nagelfalz wurde entfernt, salizylsäurehaltige Salbe aufgetragen, die Umgebung geschützt und semiüberlappend mit luft- und wasserundurchlässigem Rollenpflaster verschalt. Entfernung nach ca. 10–12 Tagen zur Weiterbehandlung. Die Abbildung zeigt einen fertigen Okklusivverband.

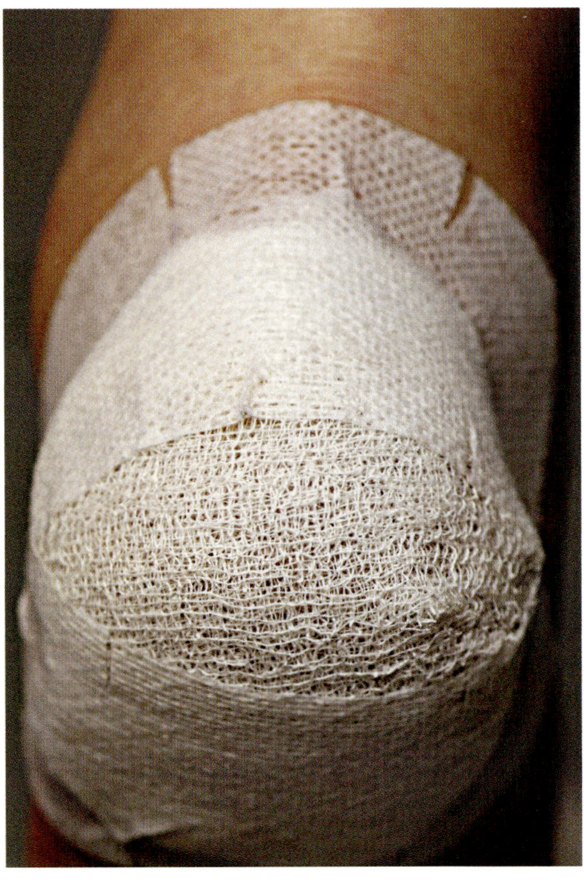

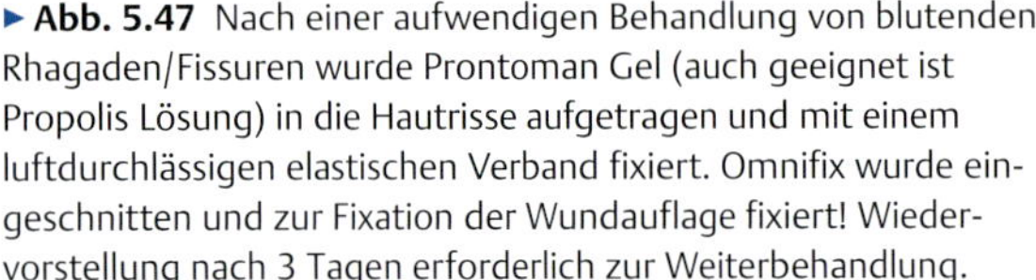

▶ **Abb. 5.47** Nach einer aufwendigen Behandlung von blutenden Rhagaden/Fissuren wurde Prontoman Gel (auch geeignet ist Propolis Lösung) in die Hautrisse aufgetragen und mit einem luftdurchlässigen elastischen Verband fixiert. Omnifix wurde eingeschnitten und zur Fixation der Wundauflage fixiert! Wiedervorstellung nach 3 Tagen erforderlich zur Weiterbehandlung.

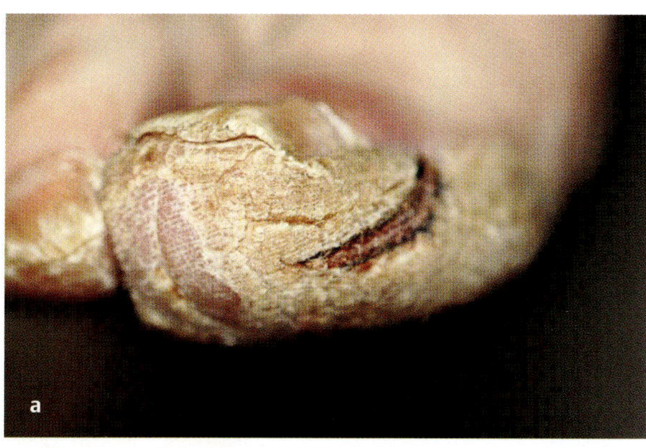
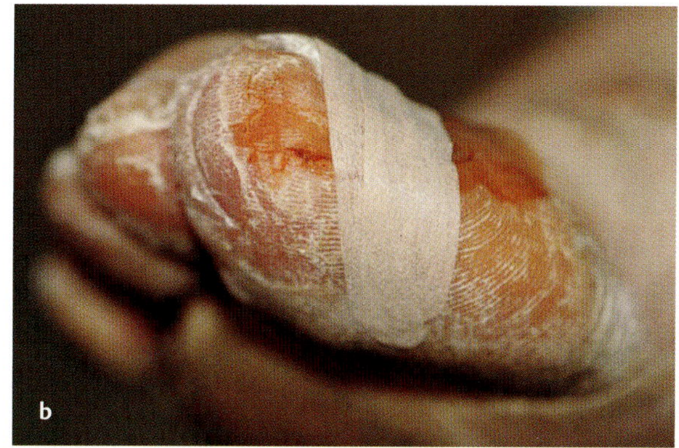
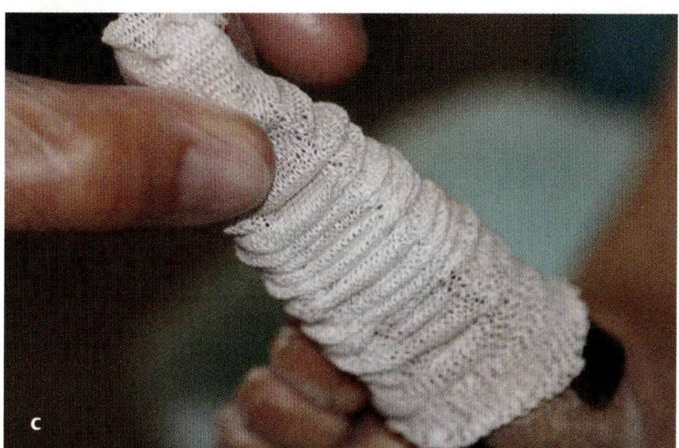
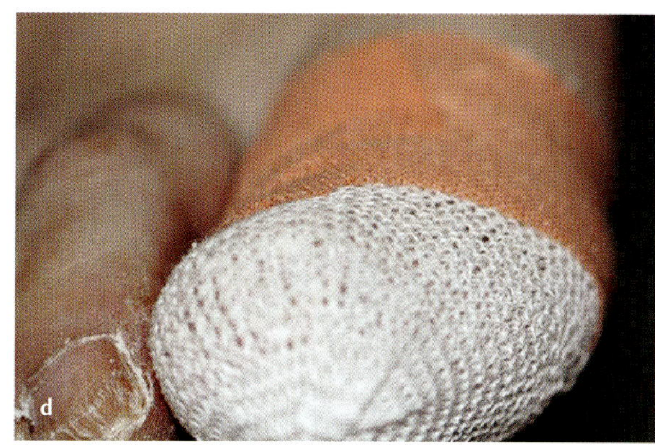
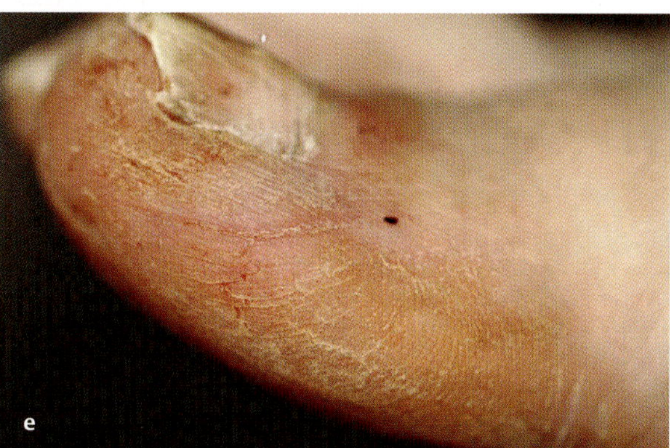

► **Abb. 5.48** Hyperkeratose bei Neurodermitis. Mediolaterale, blutige Rhagade/Fissur an der medialen Großzehenseite.

a Zustand vor der podologischen Behandlung.

b Zuerst wird mit einem Hartmetallfräser (424GQSR 040) vorsichtig die trockene Hornhaut abgetragen und mit dem Hartmetallfräser (M426X 023) die Wundränder der Rhagade geglättet. Mit Omnistrips wird der Hautriss unter Spannung verklebt, um die Wundränder zusammenzubringen.

c Prontoman Gel oder Remmele's Propolis Lösung wird auf den Riss aufgetragen. Mit einem Applikator wird ein Tubengaze-Schlauchverband (TG2) angelegt.

d **Achtung:** Der Verband muss an der Apex der Zehe glatt anliegen und darf keine Falten aufwerfen.

e Nach 5 Tagen wird der Verband abgenommen. Das Endergebnis ist zufriedenstellend und der Hautriss abgeheilt.

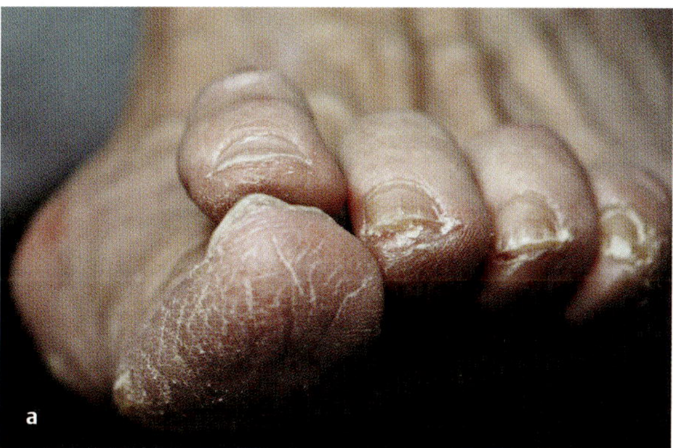
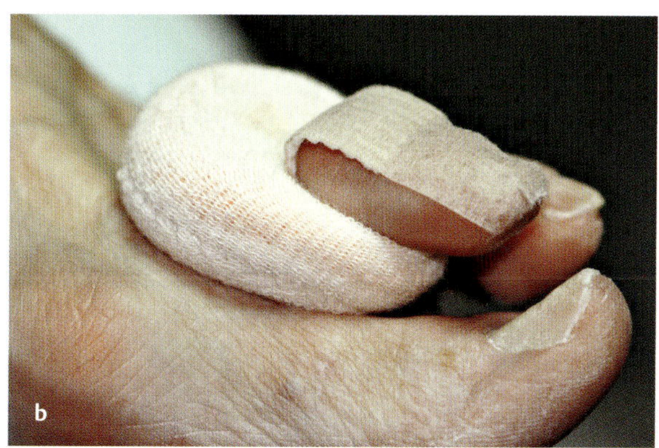

► **Abb. 5.49** Hyperduktus der II. Zehe links.

a Die II. Zehe liegt auf der I. Zehe fest auf und erzeugt eine Druck- und Reibungsstelle. Es besteht eine Teilnagelonycholyse des Nagels der I. Zehe und eine Verhornung der plantaren II. Zehenseite.

b Als Behandlung empfiehlt sich eine Druckentlastung.
Praxistipp: In diesem Falle sollte eine Korrekturorthose individuell angefertigt werden.

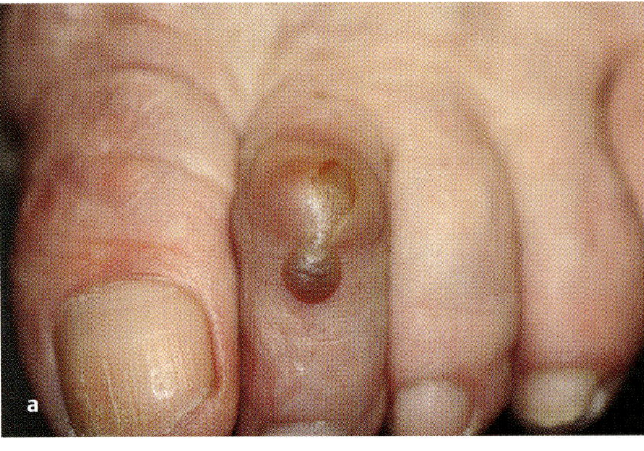

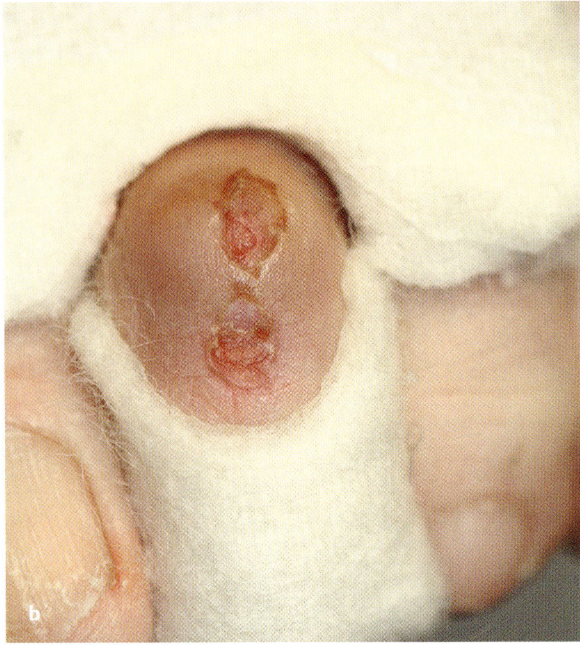

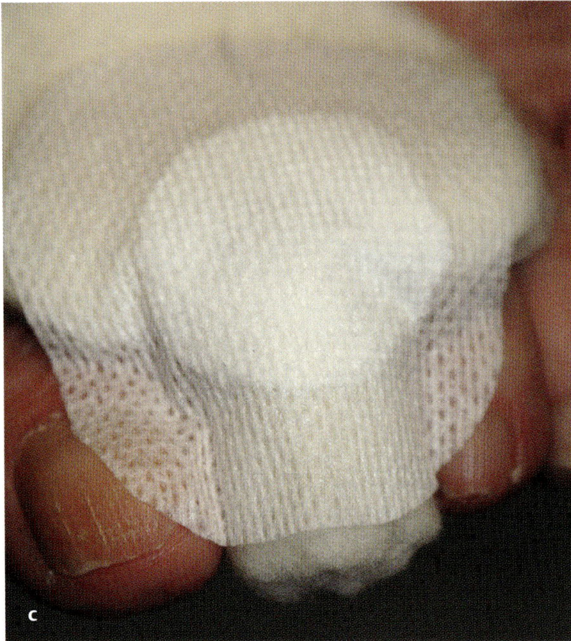

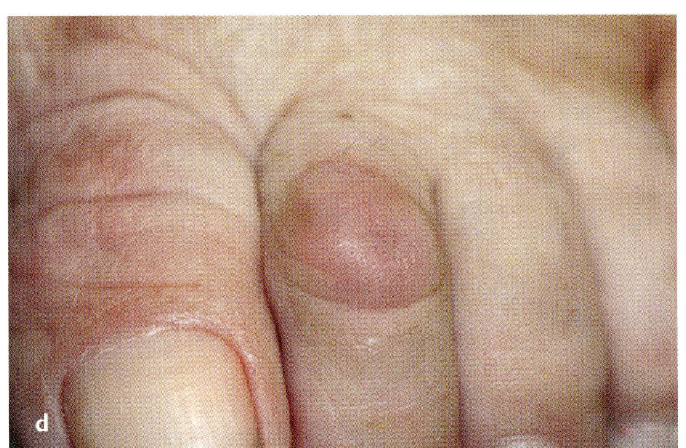

► **Abb. 5.50** Akut schmerzhafte Clavusentzündung mit Flüssigkeitsansammlung.
a Zustand vor der podologischen Behandlung.
b Nach der podologischen Behandlung wurde Druckschutzmaterial befestigt und Medikation aufgetragen.
c Mit Omnifix befestigter Verband.
d Abgeheilter Zustand nach ca. 14 Tagen.

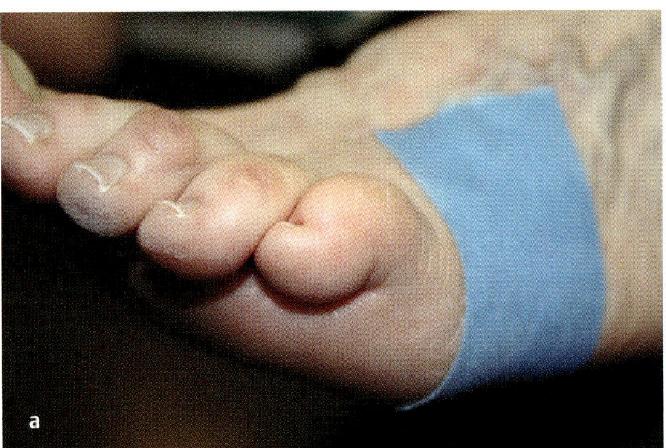

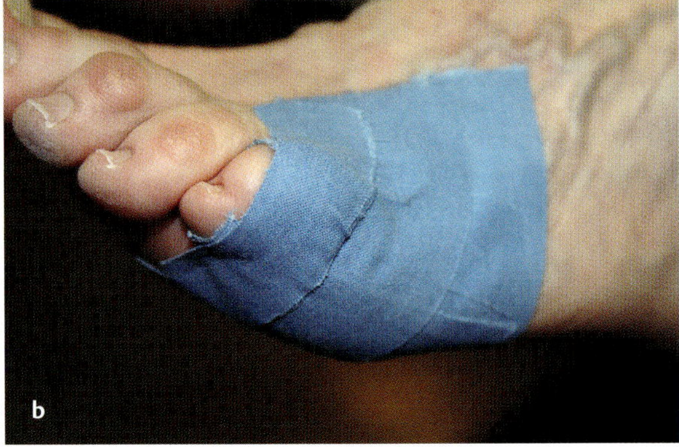

► **Abb. 5.51** Fraktur der Kleinzehe am Grundgelenk.
a Als Sportphysiotherapeut hat der Autor schon unzählige Tapes angelegt. Hier hat er eine Fraktur der Kleinzehe mit einem Tapeverband versorgt. Ein proximaler Ankerstreifen wird aufgeklebt.
b Ein distaler schmaler Ankerstreifen am lateralen Kleinzeh folgt. Mit 3 longitudinal semiüberlappend verlaufenden Fixierstreifen wird die Zehe fixiert. Dann folgt zum Abschluss die Verschalung.

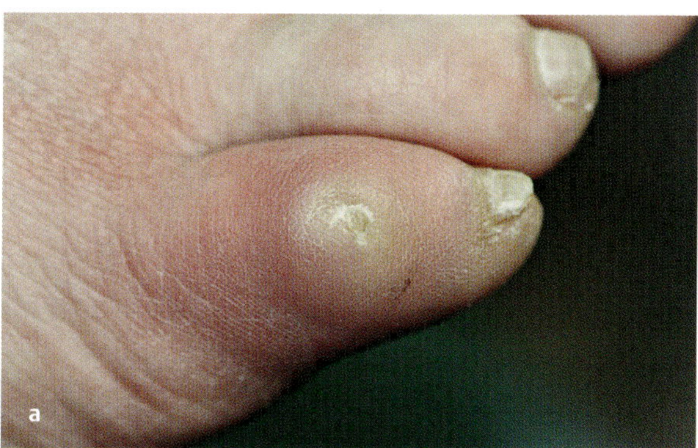

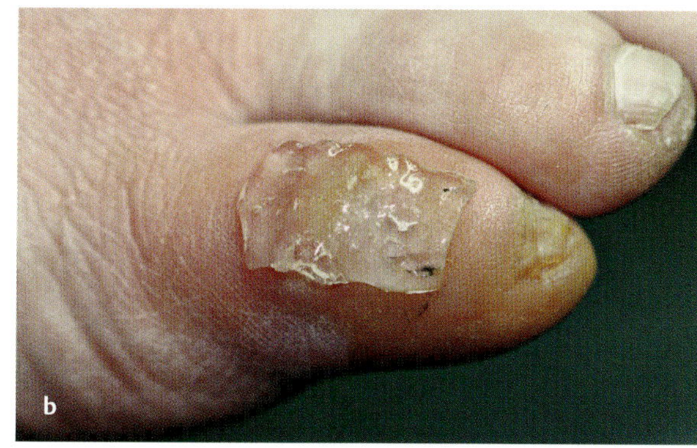

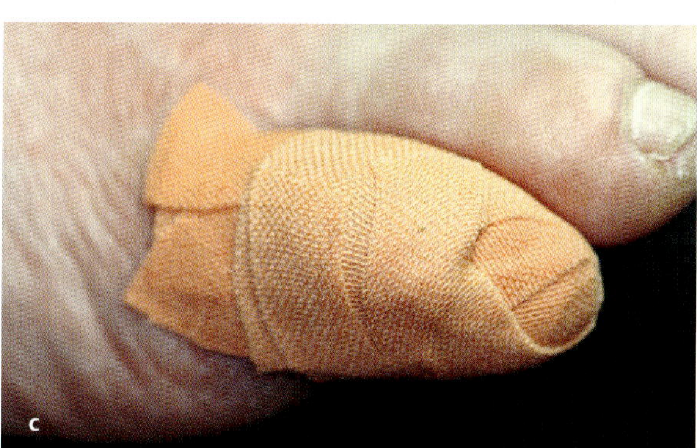

▸ **Abb. 5.52** Stark schmerzender Clavus durus dorsale an der V. Zehe rechts mit periklavulären Entzündungsanzeichen.

a Zustand vor der podologischen Behandlung.

b Mit dem Hartmetallfräser T 431Speed in Rückwärts-Schleiftechnik nach Bittig wurde die oberste Hornhautschicht schmerzfrei entfernt und der harte Kern elastifiziert. Propolis Lösung auftragen und antrocknen lassen und mit 2nd Skin Spenco abdecken.

c Perfekte Verbandstechnik zum Abschluss. Wiedervorstellung in 3–5 Tagen, je nach Beschwerden. Erneuter 2nd Skin Spenco Verband.

Praxistipp: Im Akutstadium können Kryoanwendungen (Crash-Eis) oder Eiswürfelmassage eingesetzt werden. Keine engen Schuhe tragen, Sportverbot und keine zu langen Gehstrecken.

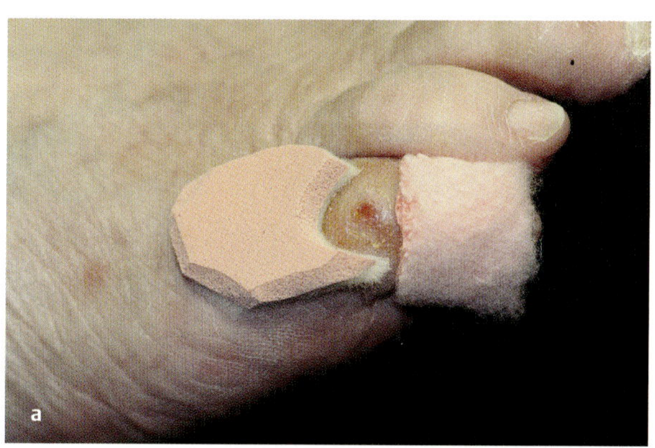

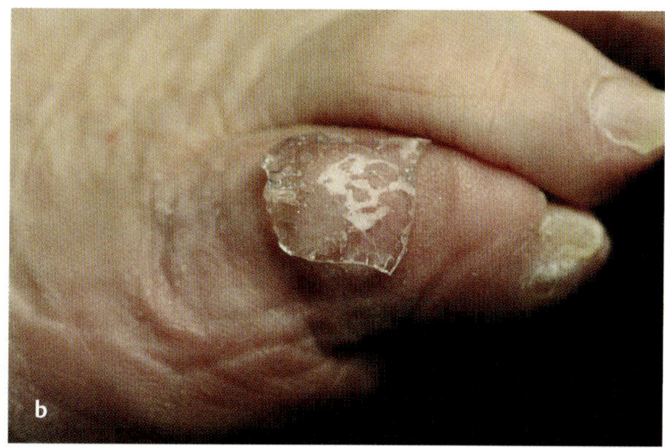

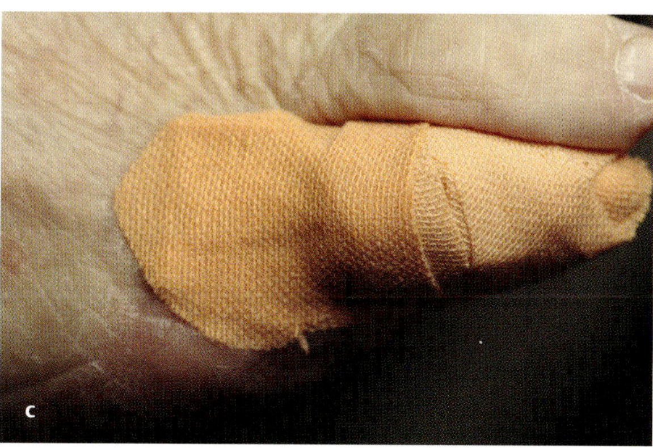

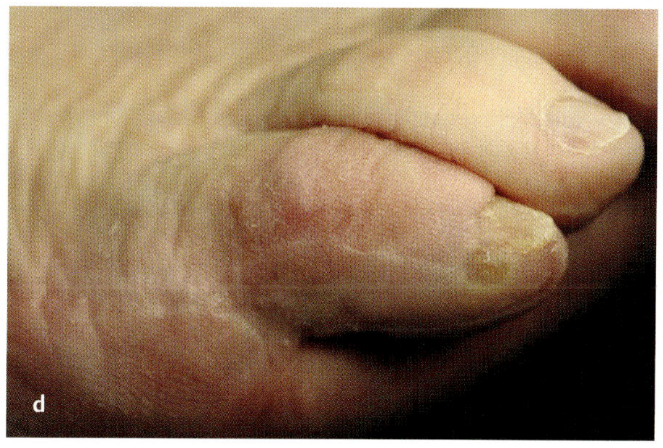

▸ **Abb. 5.53** Clavusentzündung.

a Proximale Druckentlastung durch Foam-O-Felt 5 mm und proximal Fleecy-Web Extra. Medikation.

b Nach 3 Tagen konnte beim Verbandswechsel 2nd Skin Spenco aufgelegt werden.

c Fixiert mit Hapla-Band nach Verbandstechnik Lehrmethode Bittig.

d Zustand 8 Tage nach Behandlungsbeginn.

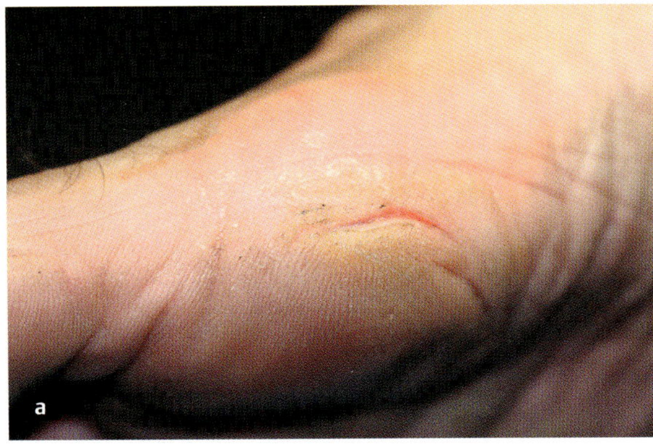

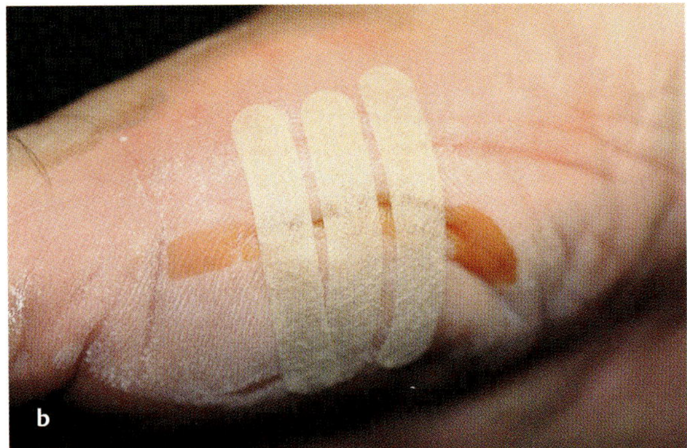

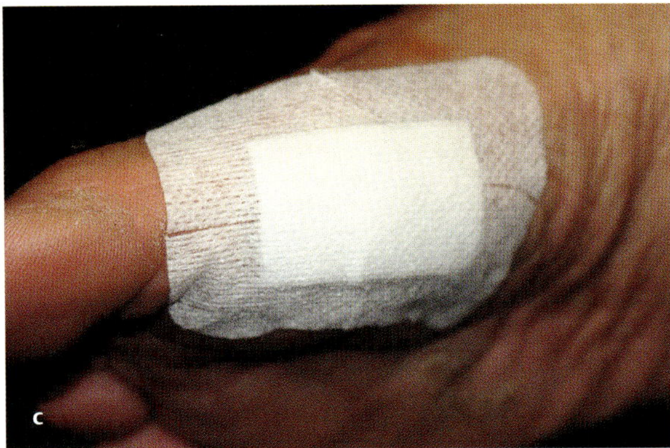

▶ **Abb. 5.54** Schmerzhafte Rhagade am rechten lateroplantaren Zehenballen.

a Zustand vor der podologischen Behandlung.

b Die Wundränder wurden mit Omnistrip adaptiert.

c Cosmopor steril wird zur Abdeckung für 3–5 Tage aufgeklebt.

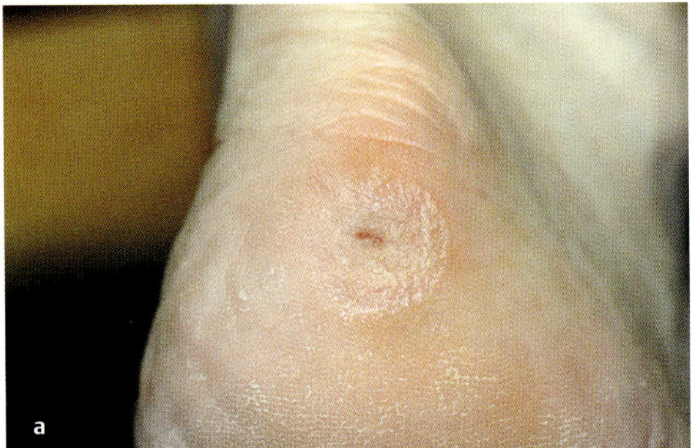

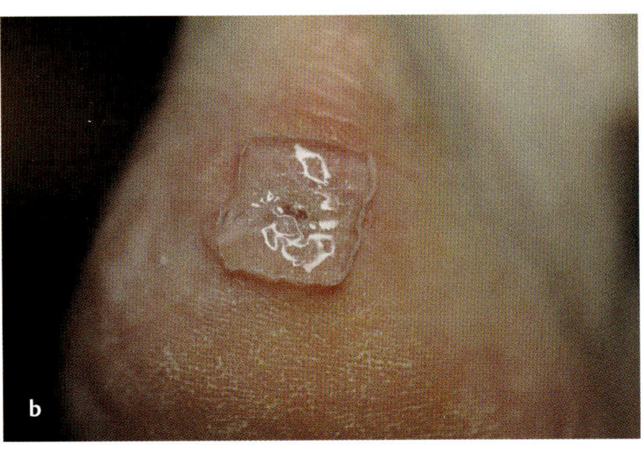

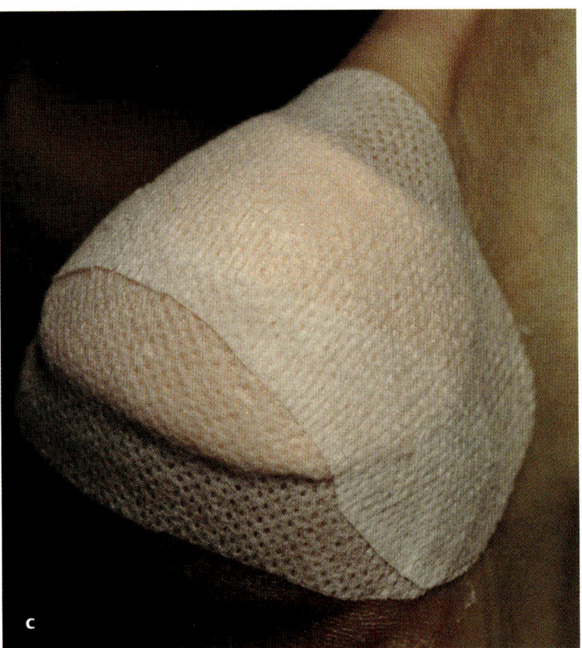

▶ **Abb. 5.55** Stechender Clavus am Übergang der Achillessehne zum Kalkaneus.

a Zustand vor der podologischen Behandlung.

b Ein 2nd Skin Verband (Spenco) wird nach der Entfernung des Clavus aufgelegt.

c Mit Fleecy-Web Extra wird das Gel fixiert und mit Omnifix abgedeckt. Fertiger Verband für ca. 3–5 Tage.

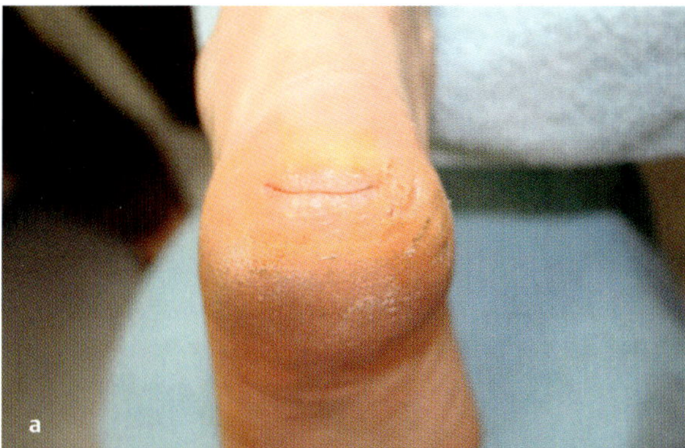

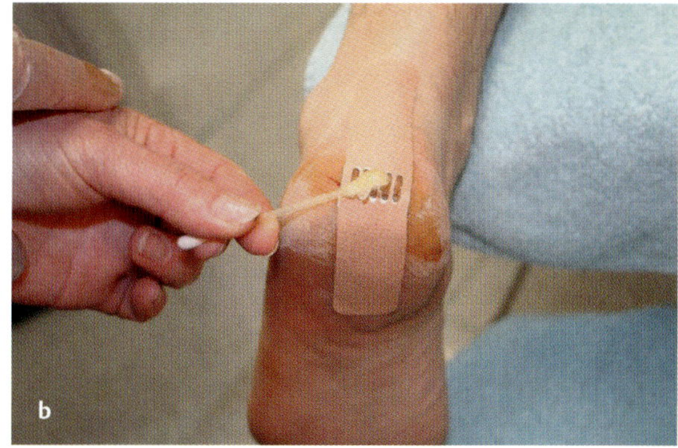

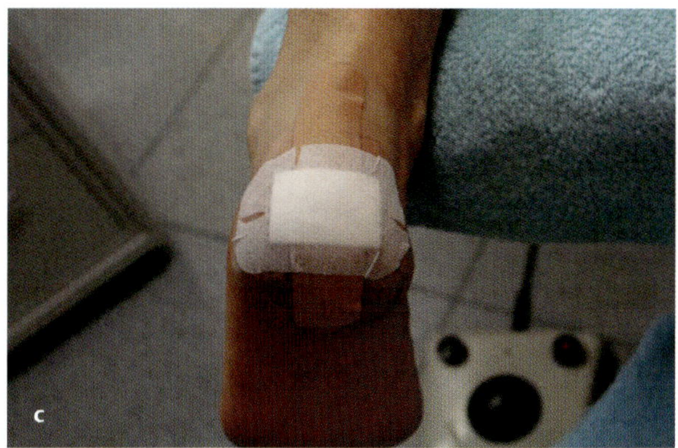

► **Abb. 5.56** Transversale, besonders schmerzhafte Rhagade. Kommt eher selten vor, häufiger sind Längsrisse im Fersenbereich.

a Zustand vor der podologischen Behandlung.

b Remmele's Propolis Lösung wird in den Hautriss aufgetragen und dieser mit einem Klammerpflaster adaptiert. Dann wird Propolis Balsam mit dem Wattestäbchen noch einmal auf die Rhagade aufgetragen.

c Fertiger Fersenverband mit Cosmopor steril für 3–5 Tage. Dann ist der Riss verheilt.

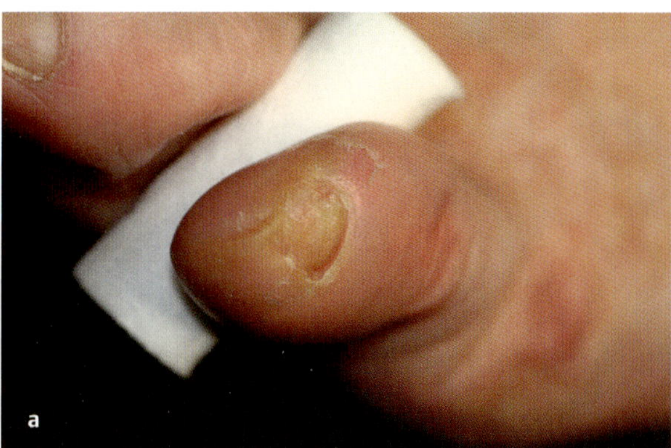

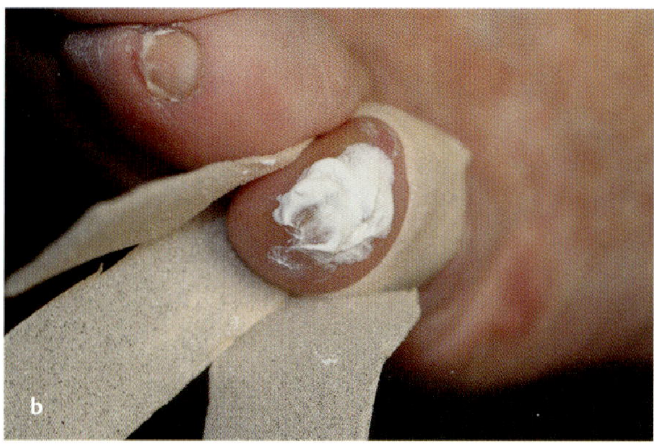

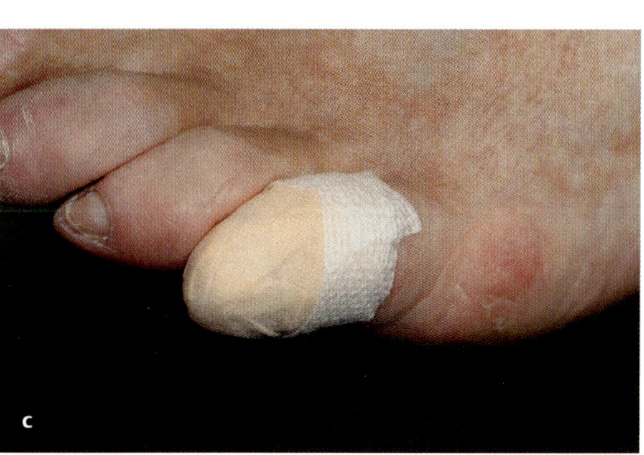

► **Abb. 5.57** Pterygium mit entzündeter Nagelumgebung der V. Zehe.

a Zustand vor der podologischen Behandlung.

b Snögg Wundschnellverband wird über Nacht angelegt. Schmaler proximaler Streifen dient als Fixationspunkt für weitere kleine angesetzte Streifen, die nach dem Auftragen der Medikation jeweils überlappend über die Zehenkuppe gezogen werden. Dadurch schließt sich der Verband an der Apex der Zehe vollständig.

c Ein fertig angelegter Snögg Verband nach Verbandstechnik des Autors.

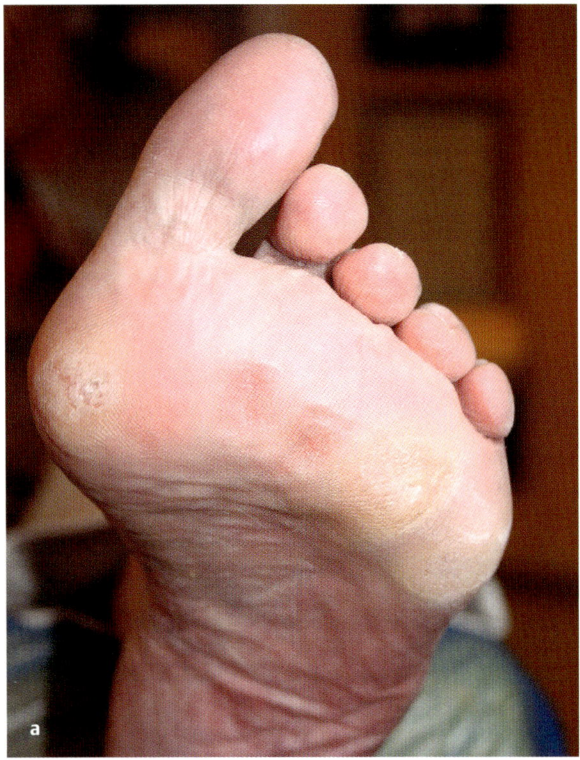

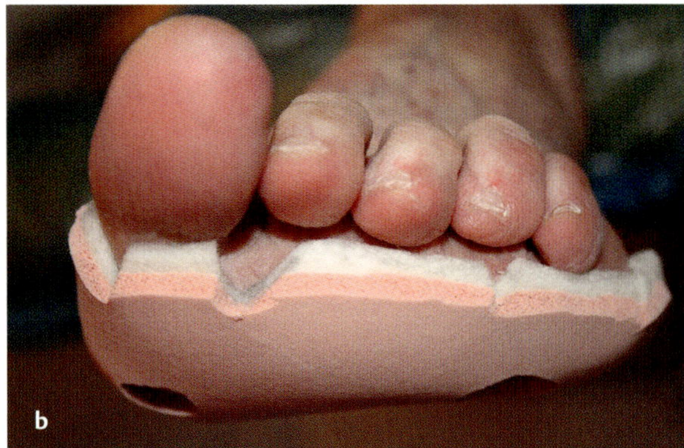

▸ **Abb. 5.58** Schmerzhafte Druckstellen mit Hyperkeratosen der plantaren Metatarsalköpfchen.
a Zustand vor der podologischen Behandlung.
b Die beiden schmerzhaftesten Gelenke wurden mit gelochtem Foam-O-Felt 5 mm nach Verbandstechnik des Autors geschützt.

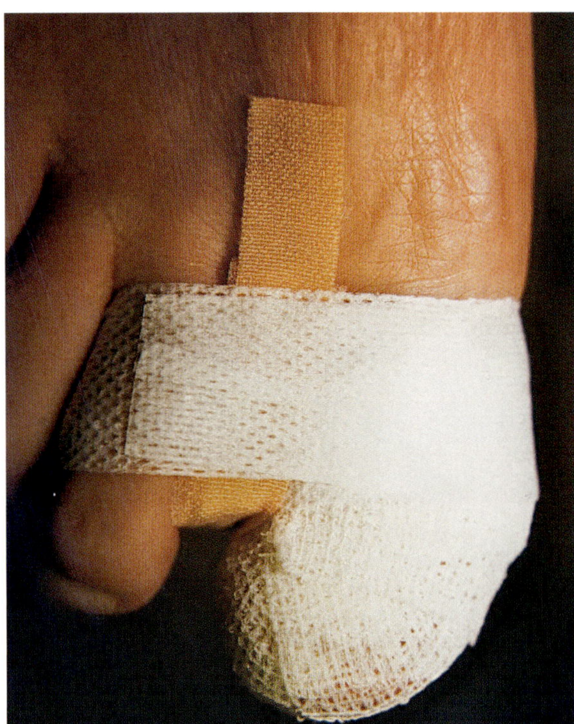

▸ **Abb. 5.59** Druckentlastung des Unguis incarnatus am lateralen Großzehenfalz.
Praxistipp: Das Zwischenzehenpolster wird zur erkrankten Großzehenseite angeschrägt, um eine Berührung der Nachbarzehe zu verhindern und dadurch den Abheilungsprozess der Entzündung zu unterstützen. Es kann auch Foam-O-Felt 5 mm als Zehentrenner eingeklebt werden. Unbedingt auf Pflasterallergien Rücksicht nehmen. Die Kompression, die durch die benachbarte II. Zehe auf dem entzündeten Nagelbereich der I. Zehe verursacht werden könnte, muss rund um die Uhr verhindert werden, also auch über Nacht.

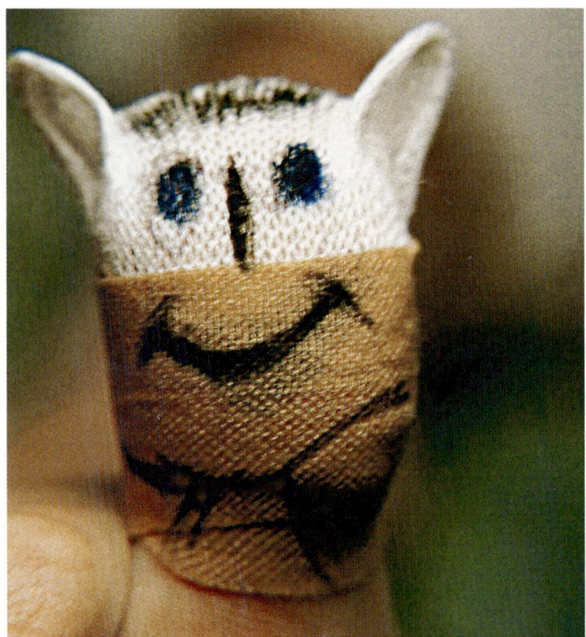

▸ **Abb. 5.60** Mit diesem lustigen, kindgerechten Zehenverband (bei Unguis incarnatus) will der Autor Lust auf Fortbildung in seinem Lehrinstitut machen.

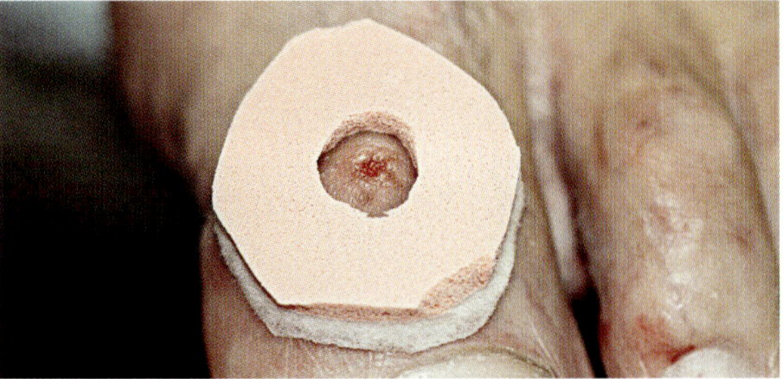

▸ **Abb. 5.61** Bereits mit der Medihaltertechnik Klingenform 3V entfernter Clavus durus. Zur Druckentlastung wurde ein rund ausgeschnittenes Foam-O-Felt 5 mm aufgeklebt.
Praxistipp: Nun kann die Medikation in die Öffnung eingebracht und mit Cosmopor steril abgedeckt werden.

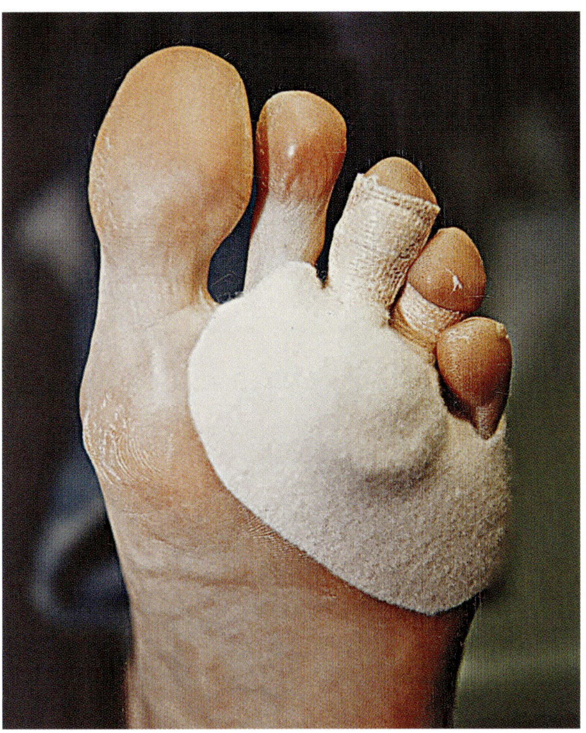

▶ **Abb. 5.62** Bei einer sehr schmerzhaften Plantarwarze wurde die harte hyperkeratotische Oberfläche entfernt und ein Druckschutzverband angelegt. Hier wurde zur flächigen Fixation Fleecy Web angewendet.

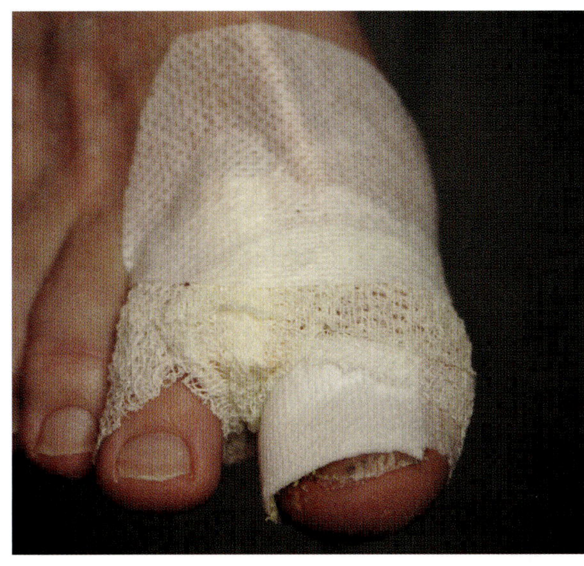

▶ **Abb. 5.63** Unguis incarnatus lateraler Nagelfalz der rechten Großzehe nach Entfernung des Restnagelrudiments und Medikation. Angelegter Druckschutz für Tag und Nacht. Die Dauer richtet sich nach dem Schmerz und Heilungsverlauf.

5.10 Zangentechnik nach Lehrmethode Bittig

5.10.1 Allgemein

Der Autor empfiehlt für seine Technik eine Zange, die man sowohl zum Kürzen der Nägel als auch als Hautzwickzange verwenden kann. Somit erspart sich der Podologe die Anschaffung von umständlich zu handhabenden Nagelzangen mit „Ohren". Die ideale konkave Krümmung der Zange, die der eines gesunden distalen Nagelverlaufs entspricht, erleichtert das kuppenbündige Kürzen der Nagelplatte. Auch die Entfernung von Clavi, Schwielen und Hornhaut ist durch diese Zangenform und die Technik des Autors leicht möglich.

5.10.2 Behandlungsbeispiele

Siehe ▶ **Abb. 5.64** und ▶ **Abb. 5.65**.

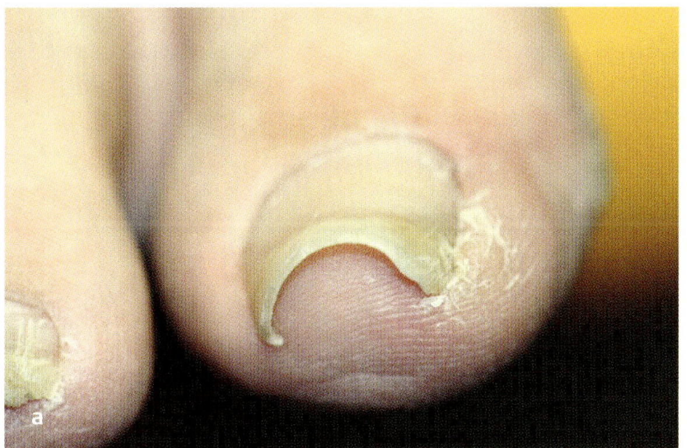

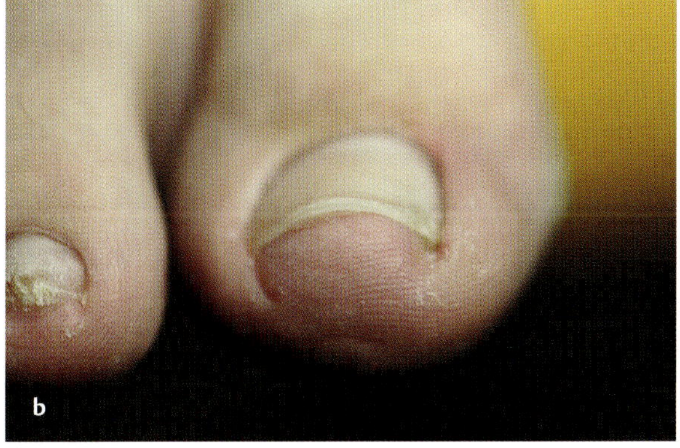

▶ **Abb. 5.64** Röhrenförmig gewachsener Großzehennagel.
a Zustand vor der podologischen Behandlung.
b Durch exakte Zangentechnik entsteht eine fast normale Nagelform.

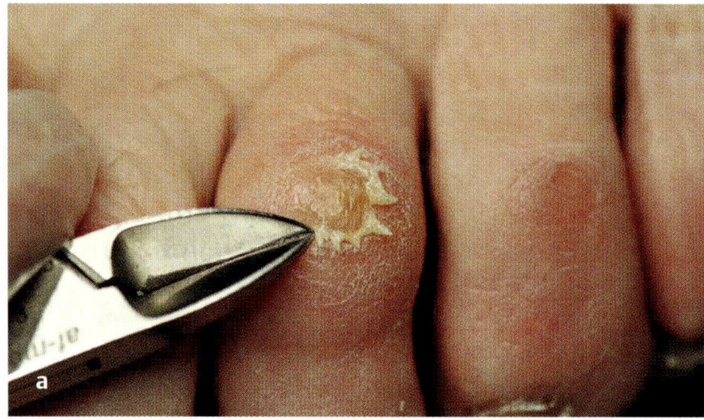

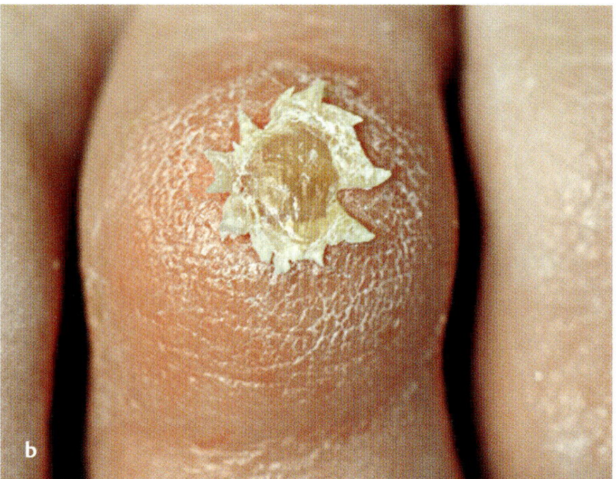

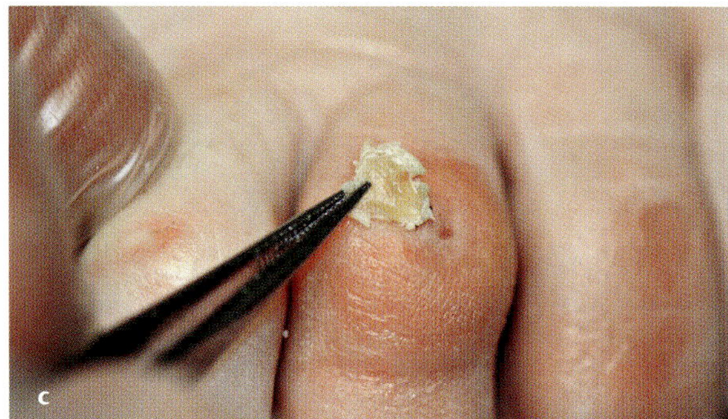

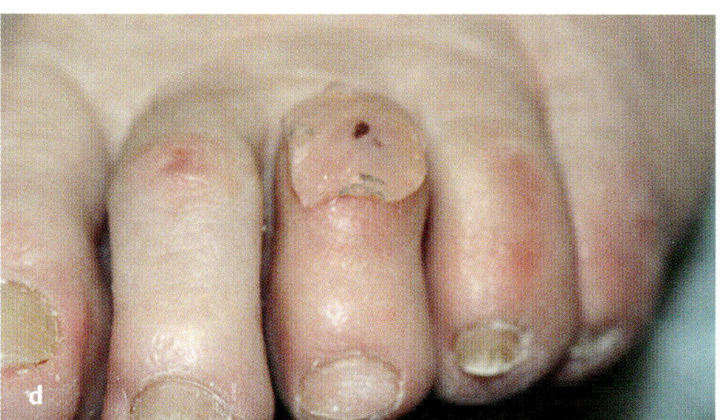

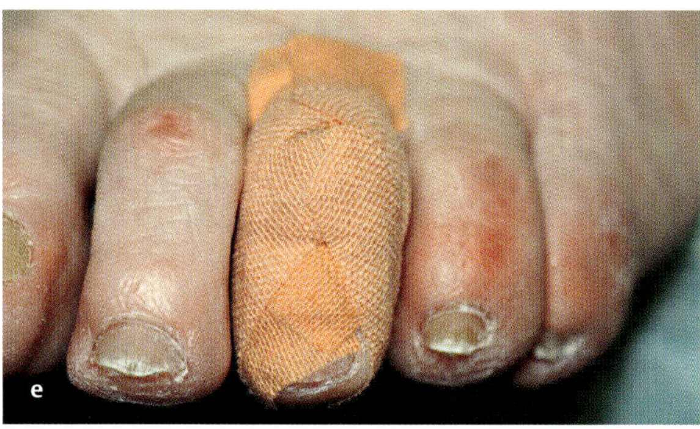

► **Abb. 5.65** Clavusentfernung mit Zangentechnik.

a Mit der Zangenspitze wird der Clavusrand an der Grenze zwischen hartem und elastischem Hornhautübergang kreisrund angezwickt.

b Fertig ist der „Bittig-Stern". Nun wird der Kegel mit einer sanften Vorwärtsbewegung zum Gelenk herausgetrennt. Diese Technik der manuellen Hornhautentfernung ist eine Alternative zur Hornhautentfernung mit Fräsern, Schleifern, Hohlfräsern sowie Hohlmeiselklingen etc.

c Mit der Splitterpinzette wird der harte Hornkegel entnommen, anschließend wird punktuell Propolis Lösung aufgetragen.

d Nun wird ein 2nd Skin Plättchen (Spenco) zurechtgeschnitten und aufgelegt.

e Ein in longitudinaler Richtung verlaufender Ankerstreifen wird zur Fixation von distal nach proximal aufgeklebt. **Tipp:** Ohne Druck- oder Zugkräfte arbeiten. Semiüberlappend wird der Anker von 2 weiteren ca. 1 cm breiten Pflasterzügeln fixiert, sodass ein Herausquellen des 2nd Skin verhindert wird. Mit einem 2,5 cm breiten Fixationspflaster wird eine zirkuläre Fixation des 2nd Skin ohne Einschnürung des Hautgewebes vorgenommen. Ein perfekt angelegter Zehenverband ist das Ergebnis.
Praxistipp: Dieser verbleibt für ca. 5–7 Tage bis zur Nachkontrolle.

6 Behandlungsfehler

Ständig kommen Patienten jeder Altersgruppe zu uns, die sich (iatrogen: selbst verursacht) Verletzungen der Haut- bzw. Zehennägel zugefügt haben und diese nicht mehr in den Griff bekommen. Auch ein Besuch in der ärztlichen Praxis bringt ihnen nicht immer einen befriedigenden Erfolg, dies veranlasst viele Patienten dazu, selbst Hand anzulegen. Durch unsachgemäße Anwendung von Skalpell, Nagelknipser, Schere, Hühneraugenpflastern und vielen anderen „nicht podologischen" Maßnahmen wird aus einer anfänglichen „Kleinigkeit" ein schmerzhaftes Krankheitsbild. Die Compliance des Patienten entscheidet über Erfolg bzw. Misserfolg der podologischen Behandlung. Geld, Zeit und Entfernung zur Praxis sind die bestimmenden Faktoren, die eine adäquate, podologische Weiterbehandlung ermöglichen oder behindern. Der Hausarzt sollte zum Wohle des Patienten interdisziplinär mit dem Podologen zusammenarbeiten.

6.1 Durch den Patienten selbst (iatrogen) verursachte Behandlungsfehler

6.1.1 Allgemein

Falsches Werkzeug erhöht das Verletzungs- bzw. Infektionsrisiko

- unhygienische, unsterile, stumpfe Zangen, Scheren, Sonden, Feilen
- billige Fußpflegemotoren ohne GS-Zeichen, TÜV und fehlende Staubabsaugung
- selbst aus dem Werkzeugkasten wird die Bandschleifmaschine oder die biegsame Welle einer Schlagbohrmaschine zweckentfremdet

Falsches Verbandmaterial

- zu aggressive Klebepflaster führen zu Hautreizungen
- unsachgemäß angebrachte Hühneraugenpflaster können verrutschen und zur Entzündung der gesunden Haut um das eigentliche harte Hühnerauge führen
- frei verkäufliche Fußpflegeartikel, z. B. Silikonkeile und Schläuche, können bei unsachgemäßer Anwendung zu Hautreizungen, Entzündungen, Allergien und Mykosen führen

Falsche Verhaltensweise

Barfußlaufen im geschlossenen Schuh ist nicht nur unhygienisch, sondern fördert Blasenbildung, Schwielen, Hornhaut, Hautreizungen, allergische Hautreaktionen bis hin zu schmerzhaften, entzündeten Hühneraugen durch mechanische Haftreibung. Deshalb ist das Tragen von Strümpfen gerade im Sommer besonders wichtig. Sie saugen den Schweiß auf und verhindern so die mechanische Belästigung der Haut.

Darüber hinaus sind folgende Punkte zu beachten:

- Zu enge Kompressionsstrümpfe sind unbedingt vermeiden. Sie können die Durchblutung behindern, indem sie in Beugefalten die Haut „strangulieren". Diese Wirkung gleicht etwa einem Hosengürtel, der ebenfalls den Bauch „einschnüren" kann.
- Unbedingt 1 Tag vor einer Fußbehandlung Nagellack entfernen, damit sich über Nacht der Fettstoffwechsel des Nagels wieder als Schutzschicht aufbauen kann. Am Behandlungstag ist dadurch kein chemischer Lackentferner auf der Nagelplatte erforderlich, der sich mit einem Medikament nicht vertragen könnte.
- Unmittelbar vor der Fußbehandlung nicht die Füße zu Hause noch mit einer Salbe einreiben, da sich das Pflegeprodukt auf bzw. in der Haut befindet und sich negativ auf die Schleiftechnik auswirkt (Diamantschleifer setzen sich sofort zu, verlieren ihre Abrasivität und werden schneller heiß).

6.1.2 Praxisbeispiele für iatrogen verursachte Behandlungsfehler

Hautschäden

Siehe ▶ Abb. 6.1, ▶ Abb. 6.2, ▶ Abb. 6.3, ▶ Abb. 6.4, ▶ Abb. 6.5, ▶ Abb. 6.6, ▶ Abb. 6.7, ▶ Abb. 6.8 und ▶ Abb. 6.9.

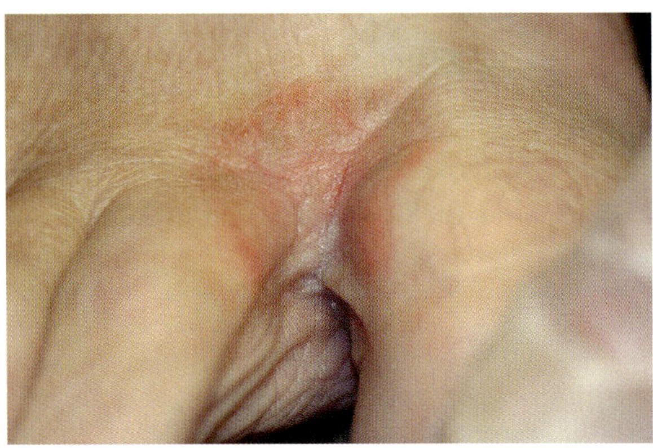

▶ **Abb. 6.1** Schmerzhafte feuchte Rhagade mit Dermatomykose durch das ständige Tragen von Flip-Flops.
Praxistipp: Durch mechanische Reizung des Interdigitalraums und Reizstoffe des Materials, Allergene, Plastik, Gerbstoffe, Farbstoffe etc. können Hautschäden entstehen. Ebenfalls wird aus orthopädischer Sicht das Gangbild verändert und es können pathologische Veränderungen der Füße entstehen.

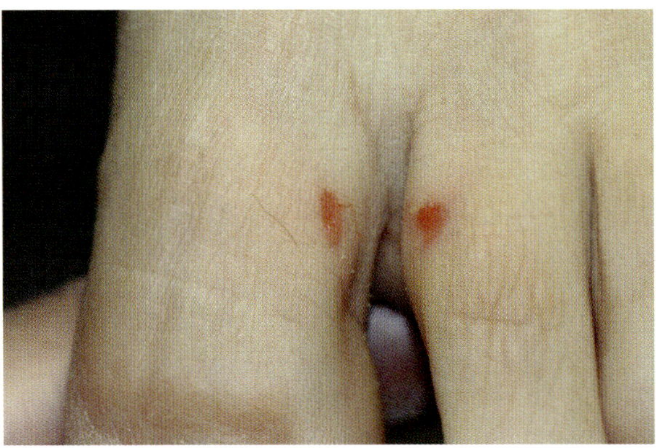

▶ **Abb. 6.2** Hier sieht man deutlich eine interdigitale Verletzung der Haut durch die mechanische Reizung des Zehenstegs vom Schuh.

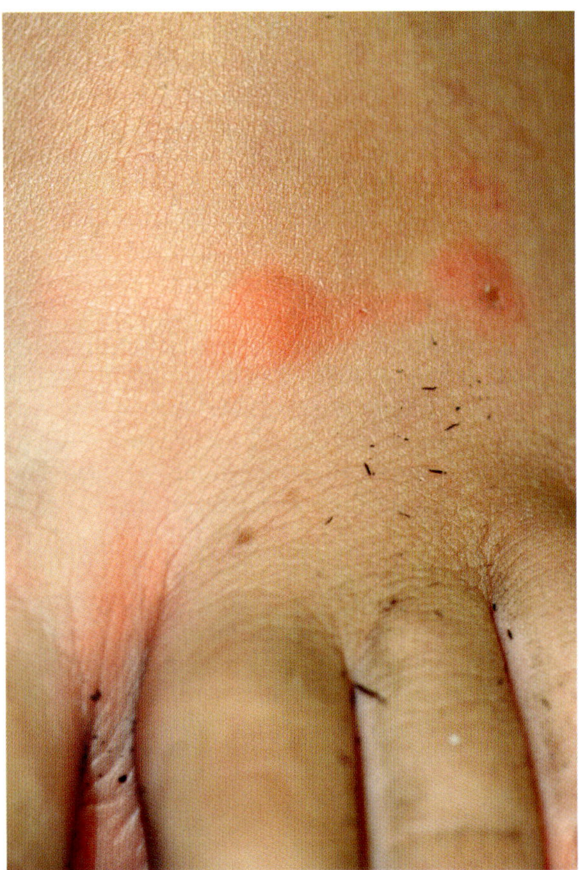

▶ **Abb. 6.3** Juckender Flip-Flop-Hautschaden mit sichtbarem Schmutz. Deutliche Hautirritation durch die mechanische Reizung des Materials, evtl. ist es sogar eine allergische Reaktion.
Praxistipp: Patientin zwecks Medikation und Abklärung zum Arzt überweisen.

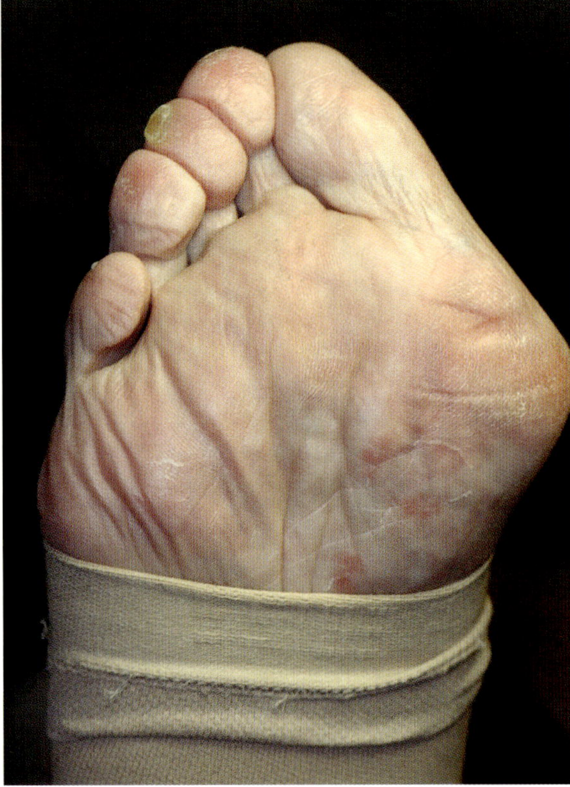

▶ **Abb. 6.4** Stützstrumpfträgerin, die ihren Füßen wenig Beachtung schenkt. Podologischer Befund: Hallux valgus rechts mit Hyperkeratose auf dem Großzehenballen, Clavus durus Apex III. Zehe rechts und plantare Hautirritationen, die auf eine Dermatomykose hinweisen könnten. Patientin wurde zum Dermatologen zwecks Abklärung überwiesen.

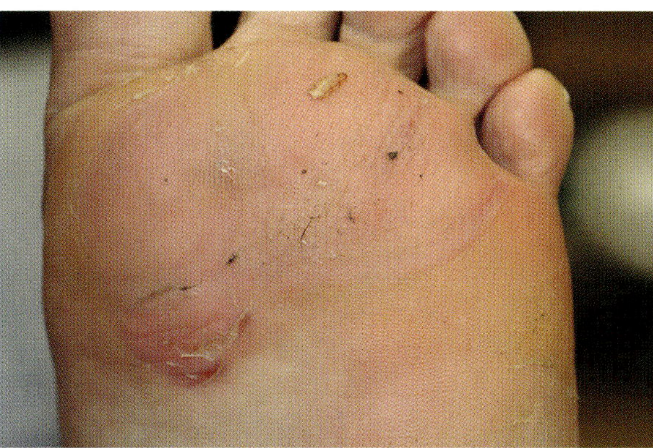

► **Abb. 6.5** Patientin kam mit verschmutzter Fußsohle ohne Strümpfe in geschlossenen Schuhen zur podologischen Behandlung. Neben Verhornungen der Haut zeigte sich auch eine Hautirritation mit defekter Oberfläche. Medikation: Podoexpert Repair Schaum-Creme zur Prophylaxe täglich anwenden.

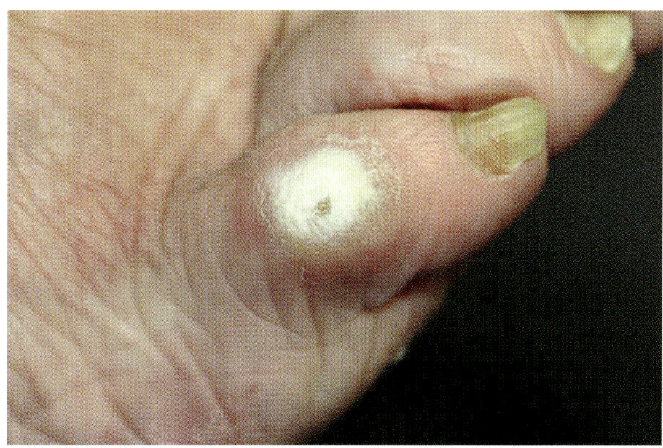

► **Abb. 6.6** Folgen der Falschanwendung von Hühneraugenpflastern bei einer 75-jährigen Patientin, die vor Schmerzen humpelnd unsere Praxis betreten hat. Die mazerierte Haut wurde mit dem T 431Speed 031 abgetragen.

Praxistipp: Nach der Hornhautentfernung wird ein Spezialverband angelegt. Wiedervorstellung in 1–3 Tagen. Weitere Vorgehensweise vorbehalten.

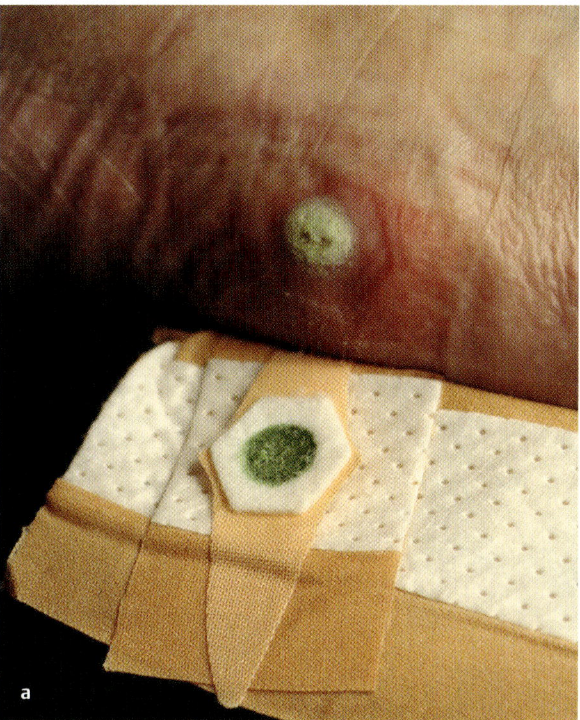

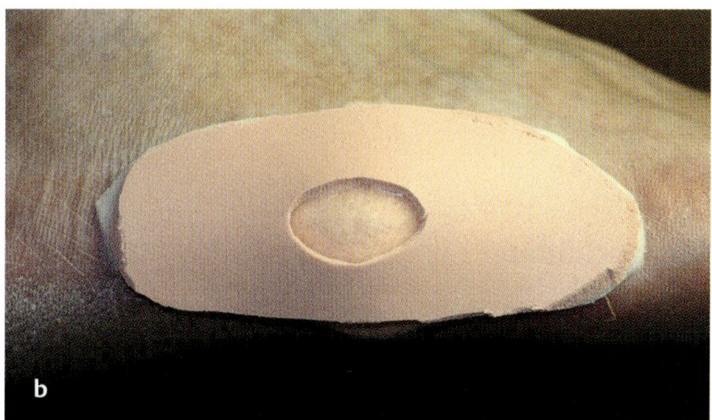

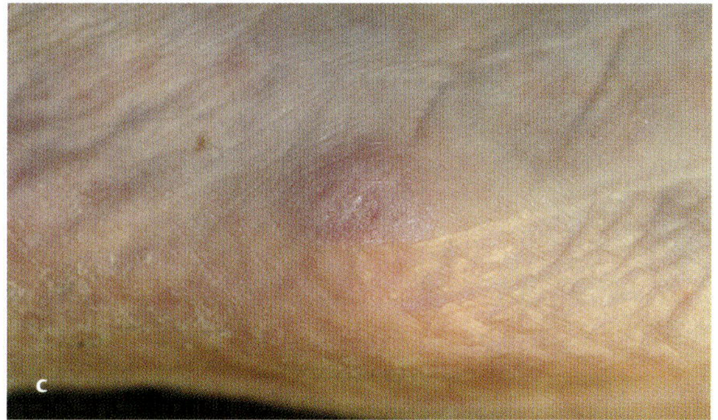

► **Abb. 6.7** Ein Hühneraugenpflaster am lateralen rechten Fußrand verursachte starke Schmerzen, nachdem die Salizylsäure auch die gesunde Haut „angeätzt" hat.

a Zustand vor der podologischen Behandlung.

b Medikation und gelochtes Foam-O-Felt 5 mm zur Druckentlastung. Mehrmaliger Verbandswechsel wurde durchgeführt.

c Zustand nach 1 Woche. Der Hautzustand ist wieder normal und das Hühnerauge hat sich schmerzfrei zurückgebildet.

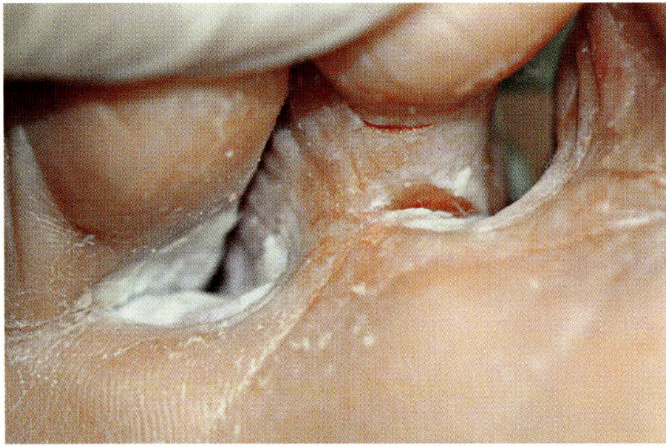

▶ **Abb. 6.8** Schmerzhaft mazerierte feuchte Rhagade durch ungenügende persönliche Körperhygiene. Nach dem Sport wird geduscht, die Füße meist nicht gründlich getrocknet und dann mit Strümpfen in die Schuhe. Schon haben wir die Grundlage für ein feuchtwarmes Milieu.
Praxistipp: Podoexpert Repair Schaum-Creme zur Prophylaxe empfehlen.

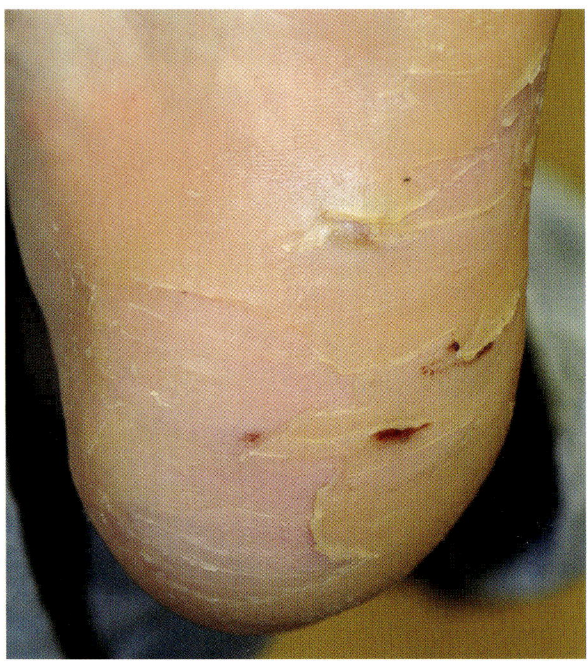

▶ **Abb. 6.9** Stark geschädigte Fußsohle durch nervöse Patientin, die sich ständig selbst die Haut „vor dem Fernseher" abzieht und sich dadurch Verletzungen zufügt.
Praxistipp: Wir haben die Patientin überzeugt, ihren Hausarzt aufzusuchen, um sich psychotherapeutisch behandeln zu lassen. Podoexpert Repair Schaum-Creme täglich anwenden.

Nagelschäden

Siehe ▶ **Abb. 6.10**, ▶ **Abb. 6.11**, ▶ **Abb. 6.12** und ▶ **Abb. 6.13**.

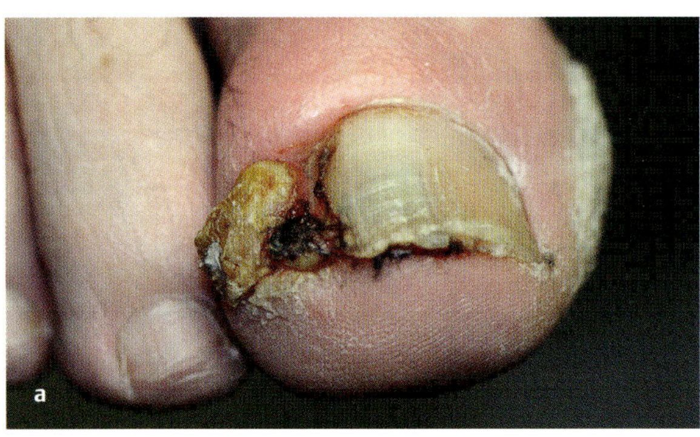

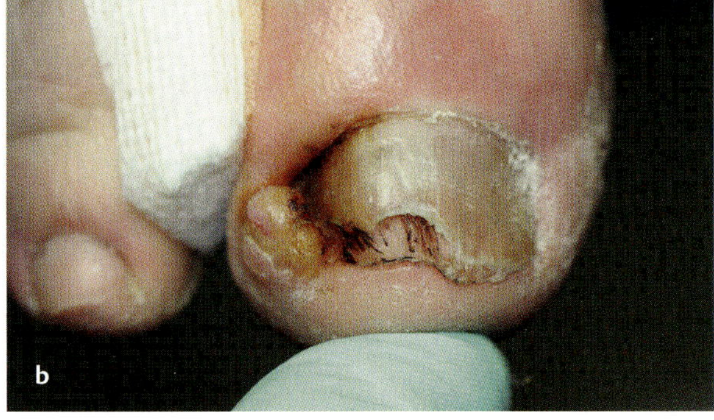

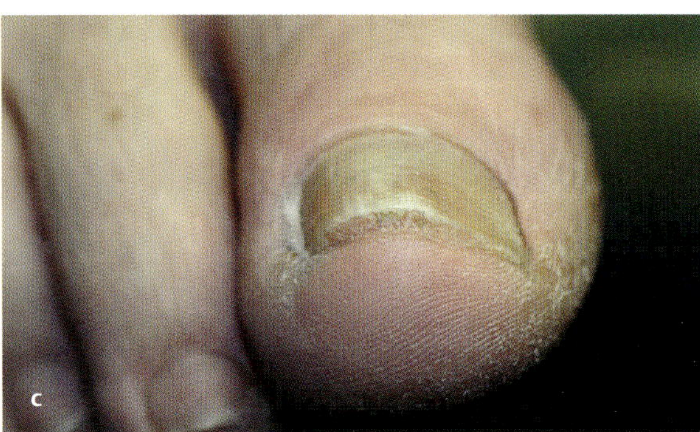

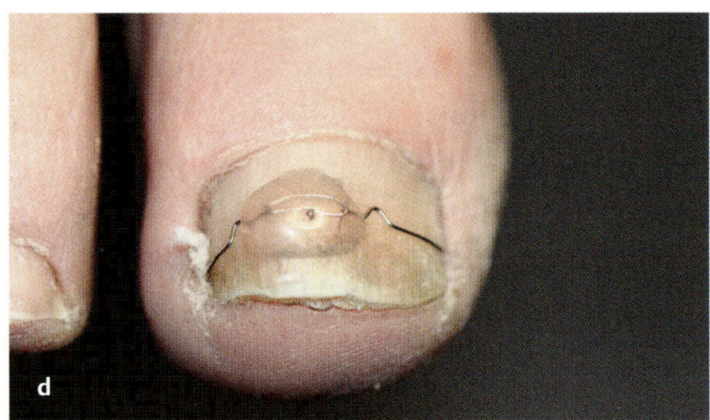

▶ **Abb. 6.10** Ein 60-jähriger männlicher Patient mit gestörtem Schmerzempfinden, der sich erst spät in unserer Praxis vorstellte.
a Unguis incarnatus mit Hypergranulationsgewebe im lateralen Falz.
b Zustand nach Sprühdesinfektion mit Cutasept F und podologischer Behandlung.
c Zustand 14 Tage nach Beginn der ersten Behandlung. Deutlich sieht man die unilateral rechte Nagelaufrichtung bzw. Krümmung.
d Zustand nach ca. 3 Monaten. Die Nagelplatte konnte mit der 3TO-Spange begradigt werden. Ein befriedigendes Endresultat aus podologischer Sicht.

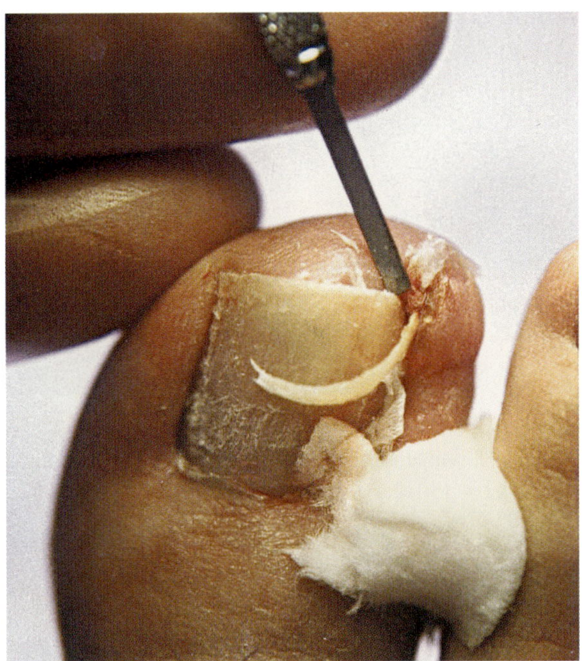

▶ **Abb. 6.11** Unguis incarnatus der Großzehe rechts durch Selbstbehandlung eines 57-jährigen Patienten. Mit einer feinen Nagelzange wird die Nagelplatte kuppenbündig gekürzt und mit dem Inkarnator das Restnagelrudiment entfernt.

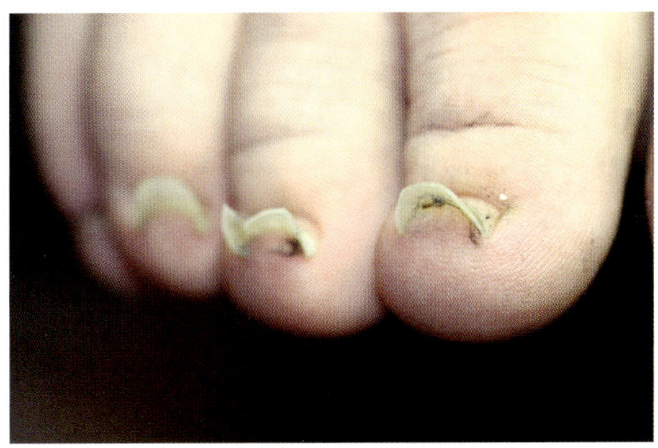

▶ **Abb. 6.12** Ein 16-jähriger adipöser Junge mit Diabetes mellitus Typ 1, psychischem Defizit und genetisch bedingter Nagelwachstumsstörung aller Nägel. Er befindet sich in stationärem Klinikaufenthalt zur Kur zwecks Ernährungsumstellung. Sein aktuelles Gewicht war 126 kg, als er sich zur podologischen Behandlung vorstellte.

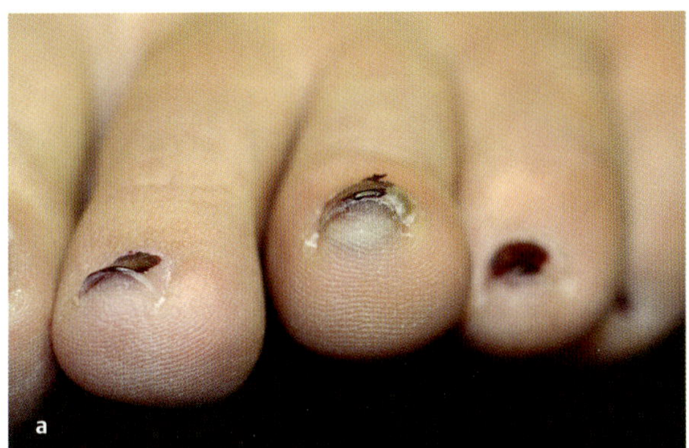

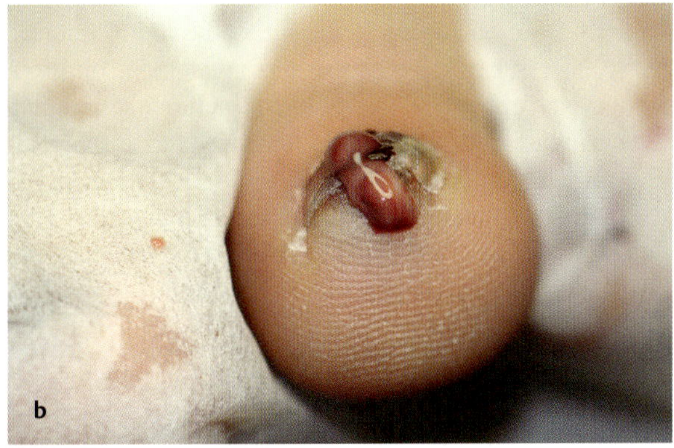

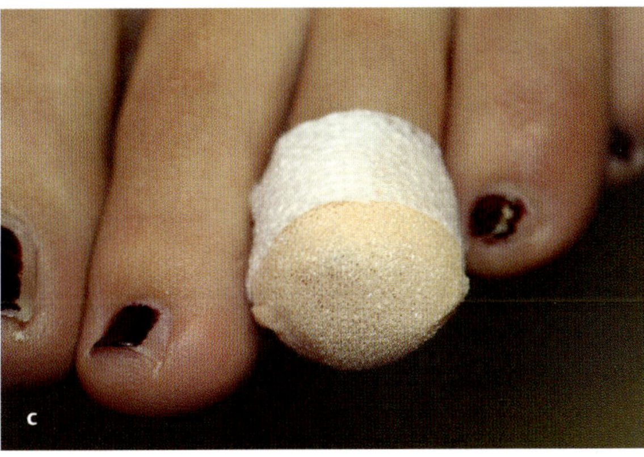

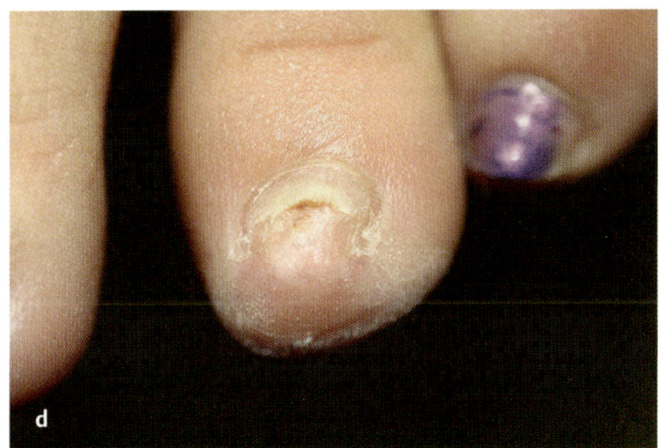

▶ **Abb. 6.13** Patientin stößt sich die III. Zehenkuppe am Stuhlbein an.
a Deutliche Ergussbildung nach 3 Tagen mit starken Schmerzen in geschlossenen Schuhen.
b Nach Sprühdesinfektion entfernten wir das eitrig-seröse Exsudat.
c Prontoman Gel wurde aufgetragen und ein luftdurchlässiger Snögg Wundschnellverband angelegt. Wundkontrolltermine folgten.
d Zustand 5 Tage nach Behandlungsbeginn.

6.2 Durch Podologen/medizinische Fußpflege verursachte Behandlungsfehler

6.2.1 Allgemein

Solange es noch die Tätigkeitsbezeichnung „medizinische Fußpflege" gibt, basiert der Ausbildungsstand mit Zertifikat häufig auf einem 4-tägigen Kurs, 1-wöchigem Kurs, 4 Wochenend- oder Abendsitzungen, evtl. sogar auf einem Fernkurs (Theorie kommt ins Haus, bundesweit). Die Gesundheitsbehörde weist darauf hin, dass sich der Kunde/Patient auf eigene Gefahr bzw. Verantwortung einer medizinischen Fußpflege unterzieht; ohne gesetzlich vorgeschriebene Hygienevorschriften, mehrjährige Berufsausbildung, Rechtsschutz usw.

! Beachte

Fußbäder sorgen für Entspannung und Wohlgefühl. Sie dienen sicherlich als Wellness-Angebot zum Säubern der verschwitzten Füße nach der Arbeit mit Badezusatz, sollten aber niemals generell vor einer podologischen Fußbehandlung angewendet werden.

Ein Fußbad erschwert für den Behandler den *Sichtbefund*: Ein zu warmes Fußbad führt zu einer reaktiven Hyperämie, also einer Rötung der Haut, sodass eine Entzündung der Haut oder eines Gelenks nicht mehr differenzierbar ist. Ferner erschwert ein Fußbad den *Tastbefund*: Eine sympathikotone bzw. parasympathikotone Schweißabsonderung ist nicht mehr differenziert zu ertasten. Auch Wund- bzw. Fixationspflaster, die mehrere Tage haften sollen, sind auf angeweichter, feuchtigkeitsgesättigter Haut nicht mehr korrekt anzubringen.

6.2.2 Behandlungs- und Praxisbeispiele

Falsche Schleiftechnik

Siehe ▶ Abb. 6.14, ▶ Abb. 6.15, ▶ Abb. 6.16, ▶ Abb. 6.17, ▶ Abb. 6.18, ▶ Abb. 6.19, ▶ Abb. 6.20 und ▶ Abb. 6.21.

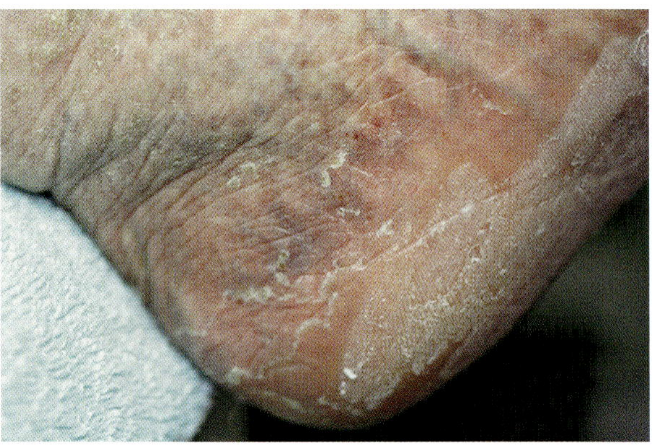

▶ **Abb. 6.14** Dermatomykose (braune, zum Teil eingetrocknete Pusteln) mit dermatolytischen Arealen, ebenso Varikosis mit dünner Haut. Hier sieht man deutlich die schlechte, nicht akzeptable Schleiftechnik des Behandlers.
Praxistipp: Auf keinen Fall zu viel schleifen und die „gesunde" Haut schonen! Podoexpert Repair Schaum-Creme zur täglichen Anwendung empfehlen.

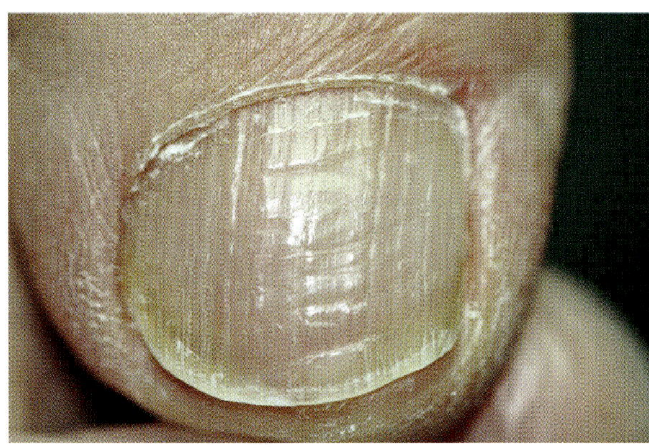

▶ **Abb. 6.15** Deutlich erkennbare Querrillen in der Nagelplatte durch unprofessionelle Schleiffehler während der Fußpflegeausbildung im Praxisunterricht.
Praxistipp: Während sich die Fußpflegeschüler gegenseitig im Praxisunterricht die Nägel beschleifen/fräsen, ist für die Lehrkraft die Kontrolle jedes Schülers unmöglich! Somit werden viele „unkorrekte" Schleif-/Fräsarbeiten an der noch gesunden Nagelplatte vorgenommen und der Schüler verlässt die Schule mit „zerstörten" Nagelplatten.

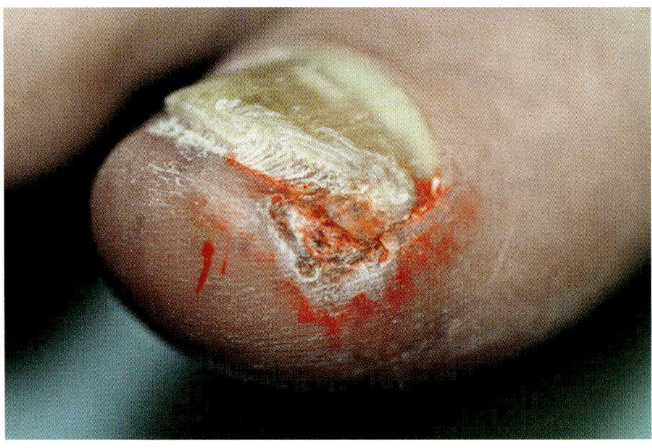

▶ **Abb. 6.16** Brutale Nagelverstümmelung durch brachiale, falsche Schleifarbeit der medizinischen Fußpflegerin.
Praxistipp: Die Patientin kann in diesem Falle sofort ihr Geld für die „Misshandlung" zurück verlangen!

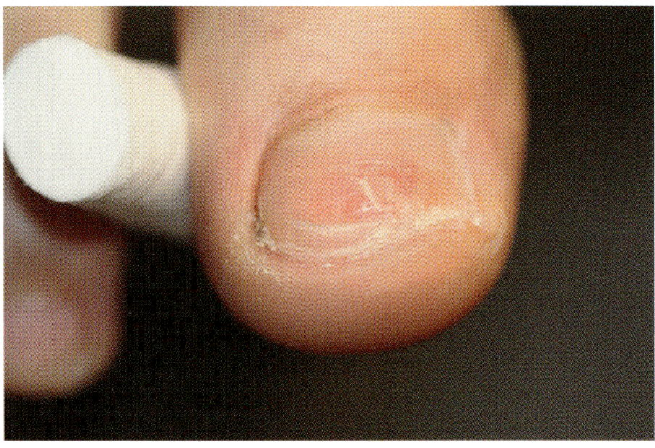

▶ **Abb. 6.17** Deutliche Schleif-/Frässpuren auf der distalen Nagelplatte weisen auf eine „ungenügende" Schleiftechnik der Podologin hin!

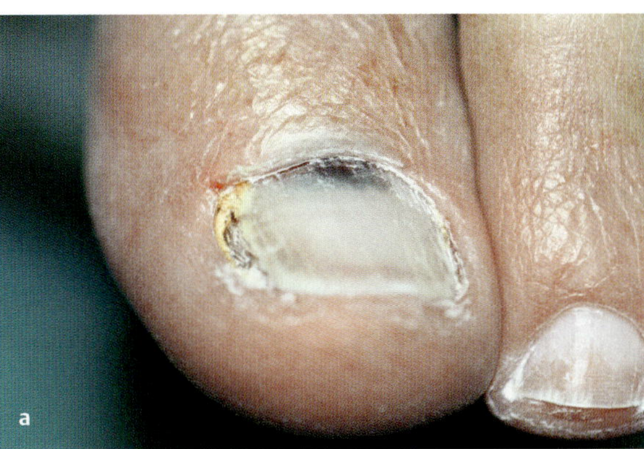

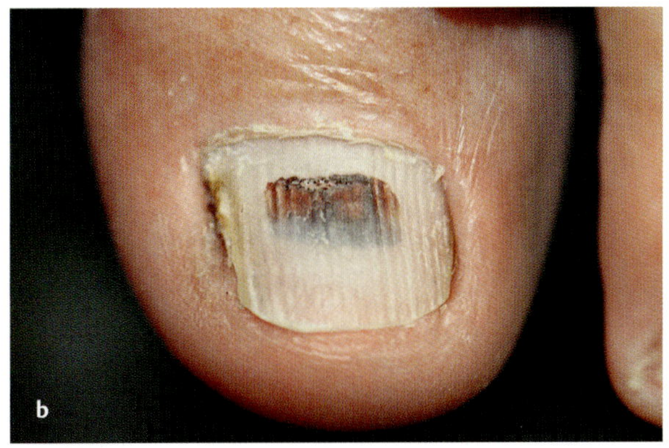

▶ **Abb. 6.18** Verletzung mit der Zange. Der Nagel wurde bis an die proximalste Stelle herausgezwickt. Es kam zur Verletzung und zur subungualen Einblutung. Eine Onychomykose gesellte sich hinzu.

a Zustand vor der podologischen Behandlung.

b Zustand 6 Monate später. Subunguales Hämatom wächst langsam nach distal heraus.

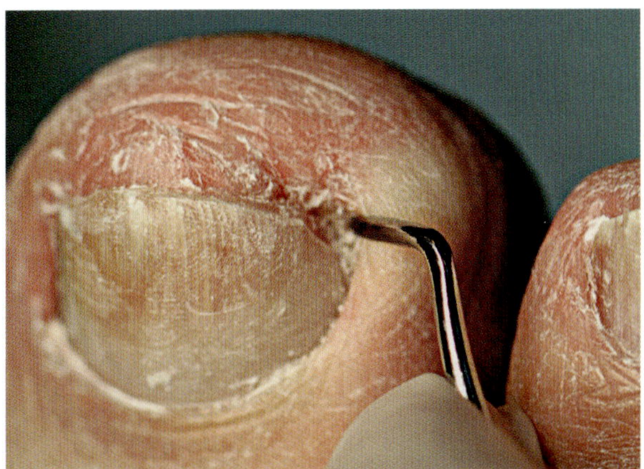

▶ **Abb. 6.19** Völlig überflüssige, brachiale Schleifarbeit des Nagels und der periungualen Umgebung durch eine medizinische Fußpflegerin, die eine Ausbildung an 4 Samstagen mit Zertifikat absolvierte.
Praxistipp: Medikation und täglich Podoexpert Nagel-Repair-Tinktur aufsprühen.

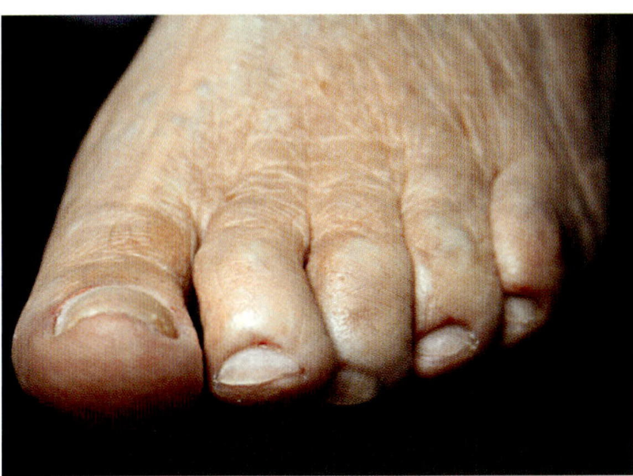

▶ **Abb. 6.20** Schleiffehler an allen 5 Zehen im proximalen Nagelbereich. Unnötiges Beschleifen der „gesunden" Nagelplatten mit Verletzung der proximalen Nagelweichteile im Bereich des Lunulums.
Praxistipp: Es besteht kein Anlass, optisch gesunde Nägel komplett zu beschleifen. Hierbei handelt es sich um einen häufigen, katastrophalen Fehler, der an zahlreichen Ausbildungsstätten so gezeigt wird und die gesunde Nageloberfläche zerstört. Nun können Mikroorganismen in die Nagelplatte eindringen und z. B. eine Onychomykose erzeugen. In diesem Fall Podoexpert Nagel-Repair-Tinktur zur täglichen Pilzprophylaxe empfehlen.

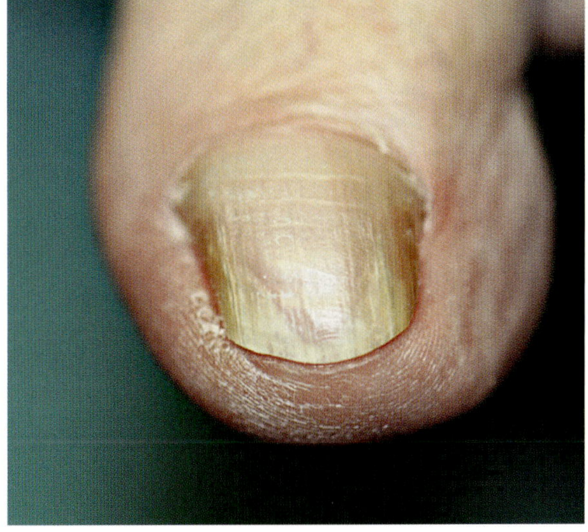

▶ **Abb. 6.21** Teilnagelonycholyse beidseits linke I. Zehe. Durch unsachgemäßes Sondieren des Nagelfalzes und grobe subunguale Ausreinigung der Nagelplatte medial sowie lateral hat sich im Laufe der Zeit eine „weiche, übel riechende Masse" im entstandenen Hohlraum angesiedelt.
Praxistipp: Medikation und Podoexpert Nagel-Repair-Tinktur.

Verletzungen der Nägel

Siehe ▸ Abb. 6.22, ▸ Abb. 6.23, ▸ Abb. 6.24, ▸ Abb. 6.25, ▸ Abb. 6.26, ▸ Abb. 6.27, ▸ Abb. 6.28, ▸ Abb. 6.29, ▸ Abb. 6.30, ▸ Abb. 6.31, ▸ Abb. 6.32, ▸ Abb. 6.33, ▸ Abb. 6.34 und ▸ Abb. 6.35.

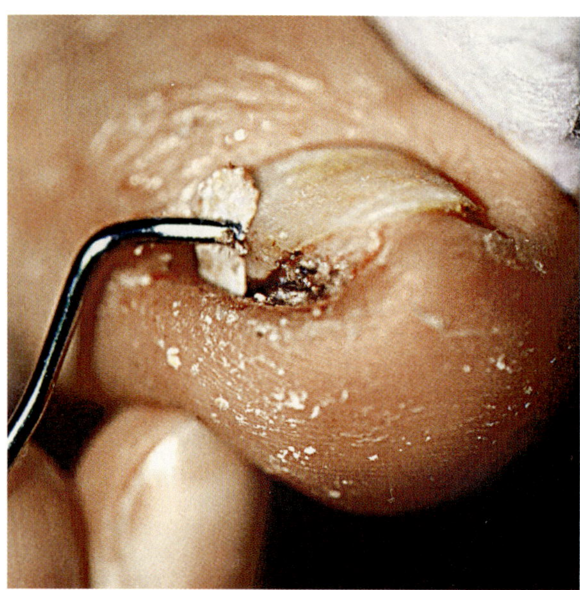

▸ **Abb. 6.22** Nach unsachgemäßer Nagelbehandlung zurückgebliebenes Restnagelstück, das mit der Inkarnatortechnik schmerzlos entfernt wurde.

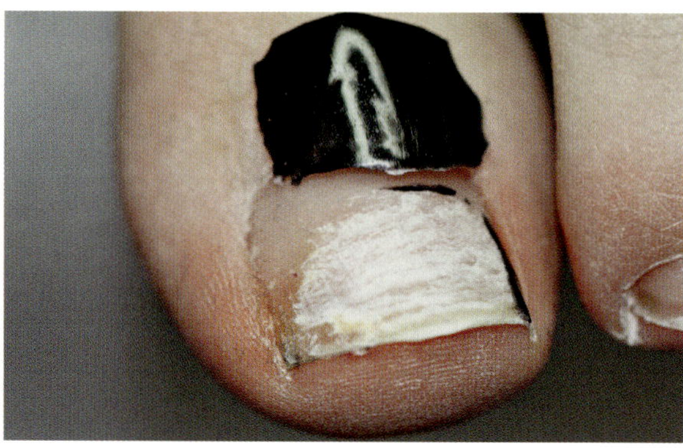

▸ **Abb. 6.23** Schädigung der Nagelplatte durch French-Maniküre.
Praxistipp: Medikation und Podoexpert Nagel-Repair-Tinktur täglich aufsprühen.

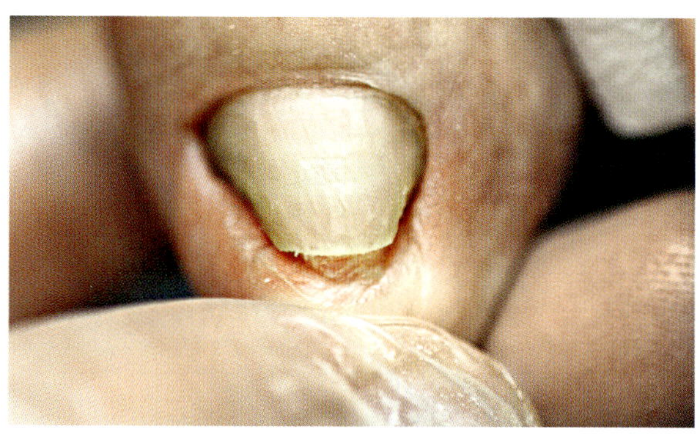

▸ **Abb. 6.24** Nach distal konisch zulaufende Nagelveränderung im Laufe von Jahren durch eine unsachgemäße Nagelbehandlung der Fußpflegerin. Mit einer spitzen Nagel-Ecken-Zange wurde ständig auf Bitten der Patientin der Nagel so weit herausgezwickt, bis der Schmerz nachließ. Aber nach ca. 8–14 Tagen kamen die Beschwerden wieder.
Praxistipp: Der so entstandene Unguis convolutus muss nun mit Orthonyxiespangen, die subungual eingehängt werden sollen, therapiert werden, um die „krankhafte" Nagelplatte wieder aufzurichten. Dies kann mehrere Spangen erfordern im Zeitfenster von ca. 1 Jahr.

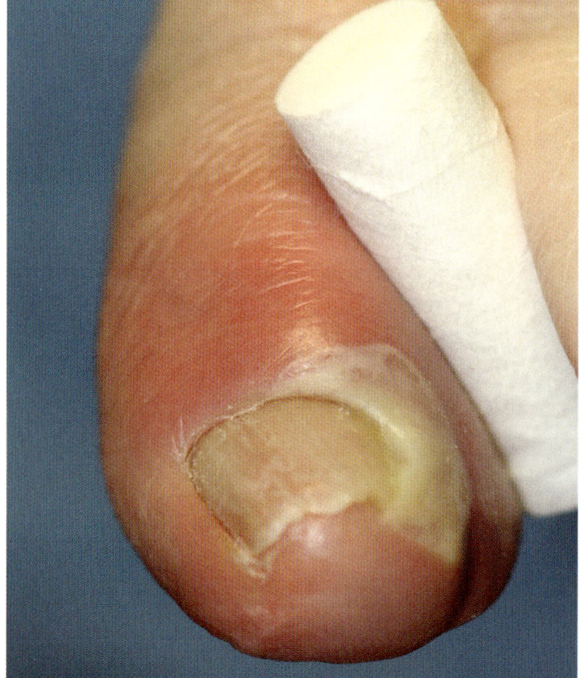

▸ **Abb. 6.25** Fußpflegerin machte einen Hausbesuch. Danach entzündete sich die Großzehe massiv. Deutlich sieht man die mangelhafte Nagelbehandlung. Der laterale Nagelfalz sticht bei frontaler Berührung. Es wurde mit der Inkarnatortechnik noch ein Restnagelstück entfernt.

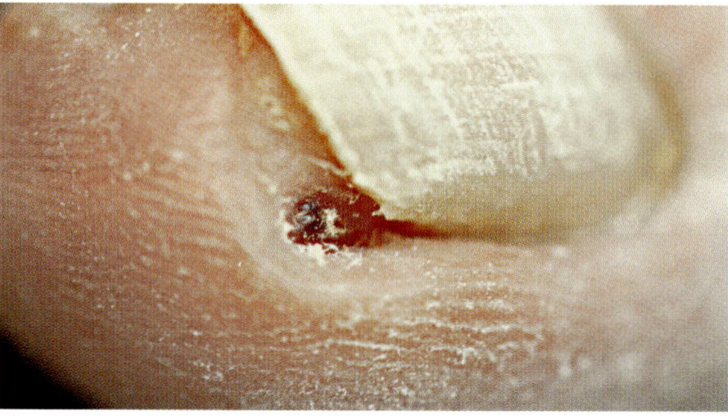

▸ **Abb. 6.26** Bei einem an Polyneuropathie erkranktem Patienten provozierte das falsch gebogene Häkchen einer Drahtspange die Bildung eines Clavus am distalen Nagelende im Falz. Die Drahtspange wurde beim Herauswachsen selbst zum Fremdkörper und es kam zur Druckstelle.

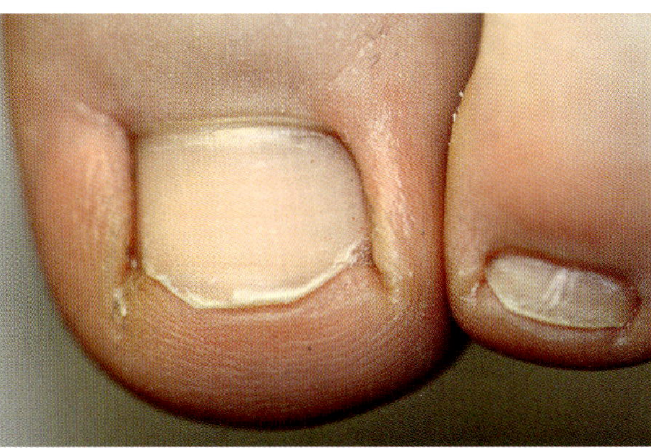

► **Abb. 6.27** Unsachgemäße Entfernung der beiden seitlichen Nagelecken mit der Nagelzange.

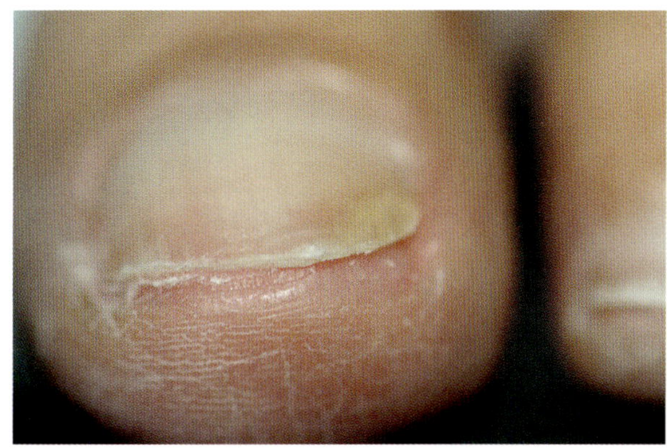

► **Abb. 6.28** Kein schöner Abschluss der podologischen Behandlung.

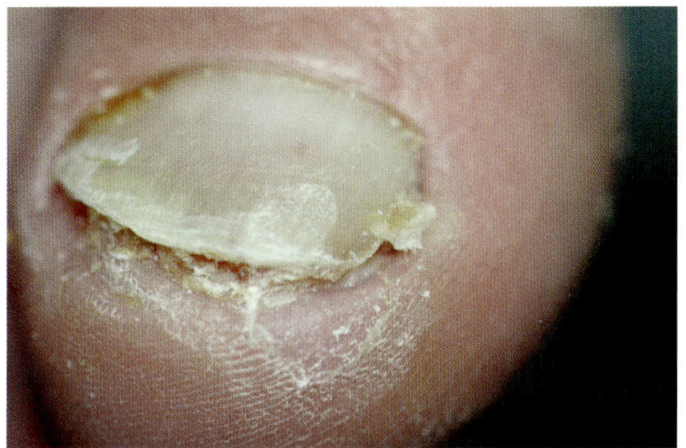

► **Abb. 6.29** Diese Patientin kam erst 3 Tage nach ihrer Fußbehandlung zu uns und konnte vor Schmerzen kaum gehen. Die Nagelumgebung war entzündet und der ganze Nagel war druckempfindlich. Es lagen deutliche Schleifschäden an der Nagelplatte und unter dem Nagel vor.

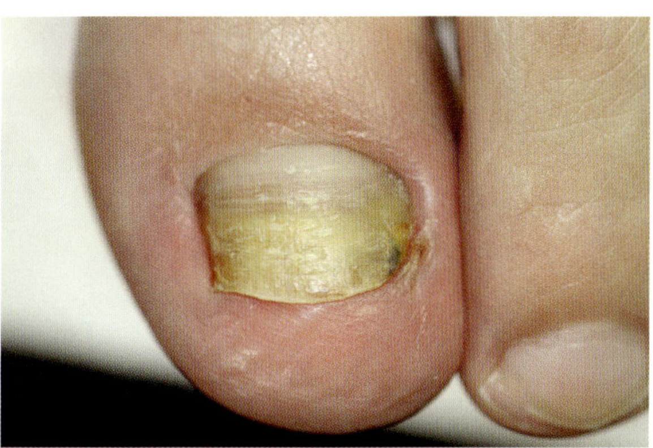

► **Abb. 6.30** Teilnagelonycholyse mit schmerzhaften Nagelfalzen. Die Podologin hat die Nagelplatte unnötigerweise „zerfräst" und die subunguale Nagelreinigung mit dem Tamponadehaken übertrieben, wodurch sich im Laufe der Zeit eine Onycholyse entwickelt hat. Ebenfalls verletzte sie die Haut am lateralen Nagelfalz.

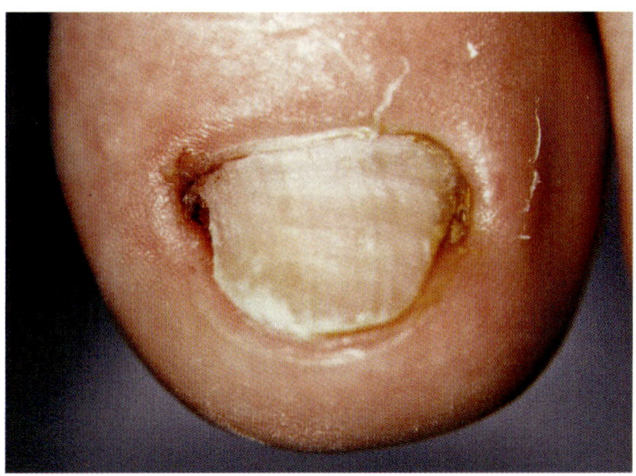

► **Abb. 6.31** Falsche Nagelbehandlung; viel zu weit keilförmig nach proximal entfernter Nagel mit Verletzung des Nagelfalzes. In diesem Fall wurde praktiziert, was Fußspezialisten und Podologen seit Jahren als „nicht fachmännische" Nagelbehandlung betrachten. Mit äußerst schmerzhaften Konsequenzen für den Patienten! Bei einem Diabetiker oder Bluter kann eine solche falsche Behandlungstechnik verheerende Folgen haben. Leider wird diese Vorgehensweise in Lehrbüchern dargestellt und jedem Berufsanfänger als Arbeitstechnik zugänglich gemacht. Wie leicht entsteht durch diese „Körperverletzung" ein Unguis incarnatus mit Hypergranulation.

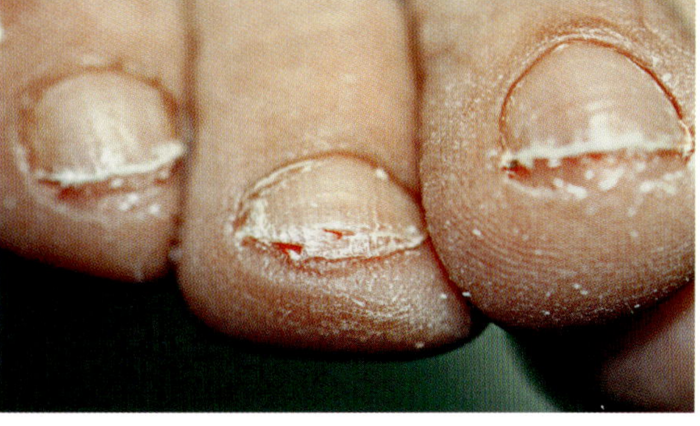

► **Abb. 6.32** Deutlich zu sehen ist die „stümperhaft" ausgeführte Kopfschneidermethode.

Praxistipp: Aus physiologischen Gründen favorisiere ich grundsätzlich die „frontale", aufrechte Arbeitshaltung, die einen optimalen Seitenvergleich beider Füße ermöglicht! Die seitliche Sitzposition ist schlicht unsinnig, irrational, verhindert eine optimale Sicht und erzeugt im Laufe von Jahren Beschwerden am Bewegungsapparat des Podologen. Muskelverspannungen durch Fehlhaltung sind jedem Behandler bekannt.

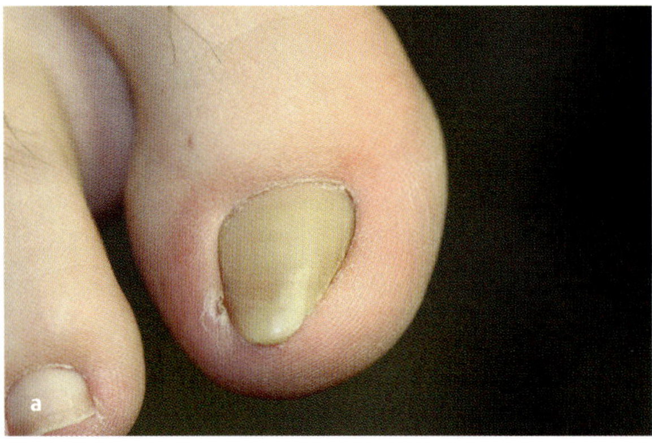

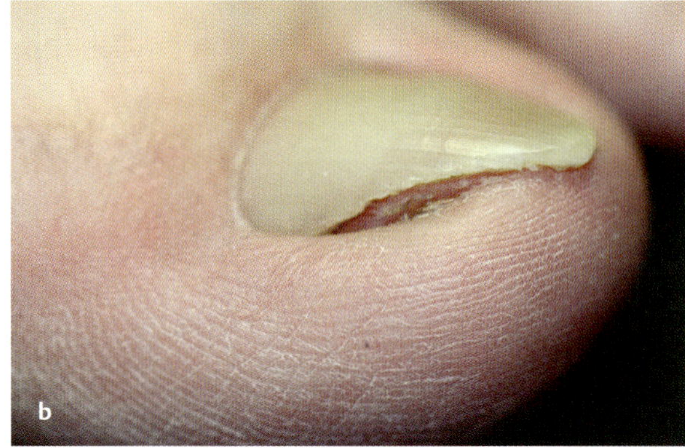

▸ **Abb. 6.33** Durch jahrelang angewandte falsche Zangentechnik entstandene Nagelverformungen.
a Nagelform der rechten Großzehe.
b Hier sieht man deutlich die fehlerhafte Nagelverstümmelung der linken Großzehe durch die Podologin.

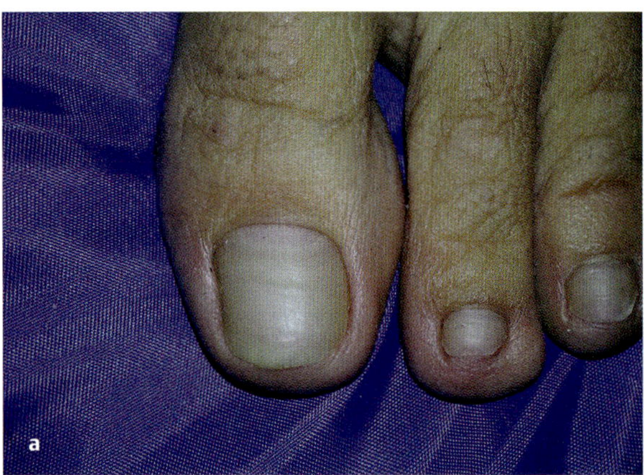

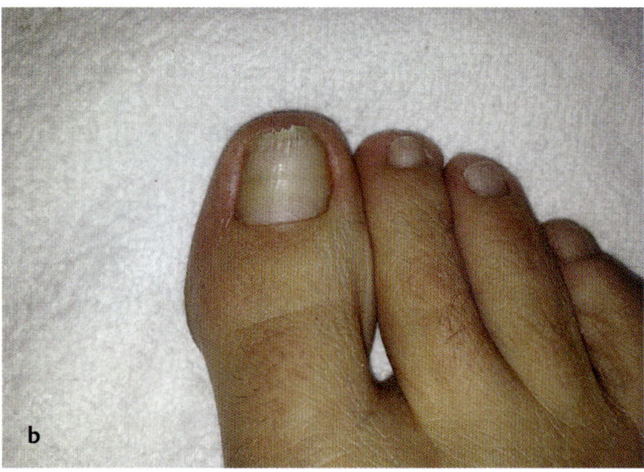

▸ **Abb. 6.34** Deutliche Reizungen der Falze und unsachgemäße Nagel-Zwick-Technik durch podologische Behandlung.
a Linker Fuß.
b Rechter Fuß.

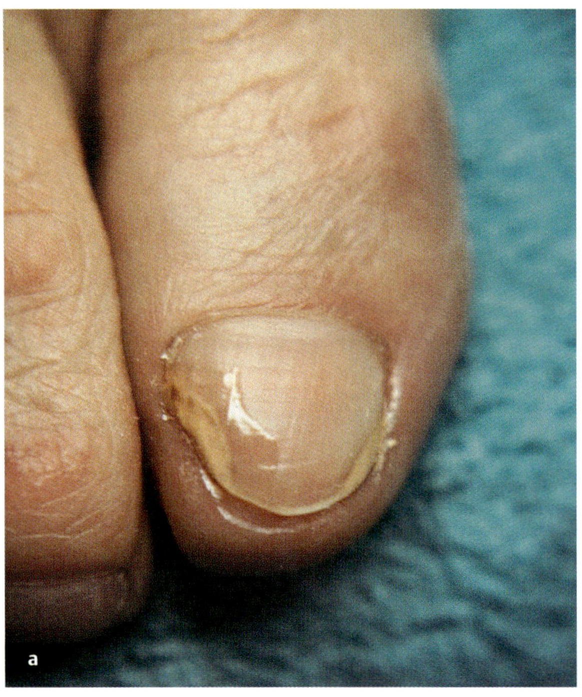

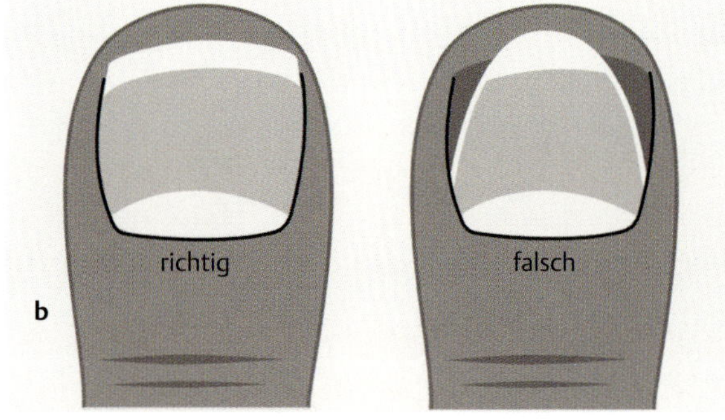

Beachte

Lehrsatz nach Bittig: Nagel kuppenbündig kürzen und seitliche Ecken spatenförmig abrunden!

▸ **Abb. 6.35** Nagelformen.
a Bei einer Patientin wurden über Jahre hinweg in einem Kosmetikinstitut die Nägel zu weit herausgezwickt. Durch exakte Tamponadetechnik und Spangenbehandlung muss die alte Nagelform wiederhergestellt werden.
b Zeichnung der richtigen (links) und falschen (rechts) Nagelform.

6.3 Behandlungsfehler aus der ärztlichen Praxis

6.3.1 Allgemein

Zeitmangel lässt oft keine befriedigende Befundaufnahme zu, sodass im schlimmsten Fall Rezepte ausgestellt werden, ohne dass eine ausreichende Anamnese und Inspektion erfolgt. Sicht- und Tastbefund durch den Arzt sollten selbstverständlich vor dem Ausstellen einer Verordnung über Antibiotika etc. erfolgen. Die Ursache der schmerzhaften Zehe bleibt unter Umständen verborgen. Die blutige Rhagade, das entzündete Hühnerauge, der Fremdkörper in der Fußsohle eines neuropathisch geschädigten Diabetikers werden ggf. übersehen.

Das dringlichste Ziel der interdisziplinären Zusammenarbeit zwischen Arzt, Podologen und Patienten muss es sein, Falschbehandlungen und schlimme Folgeschäden zu vermeiden.

6.3.2 Behandlungs- und Praxisbeispiele

Postoperativ verursachte Behandlungsfehler

Siehe ▶ Abb. 6.36, ▶ Abb. 6.37, ▶ Abb. 6.38, ▶ Abb. 6.39, ▶ Abb. 6.40, ▶ Abb. 6.41, ▶ Abb. 6.42, ▶ Abb. 6.43 und ▶ Abb. 6.44.

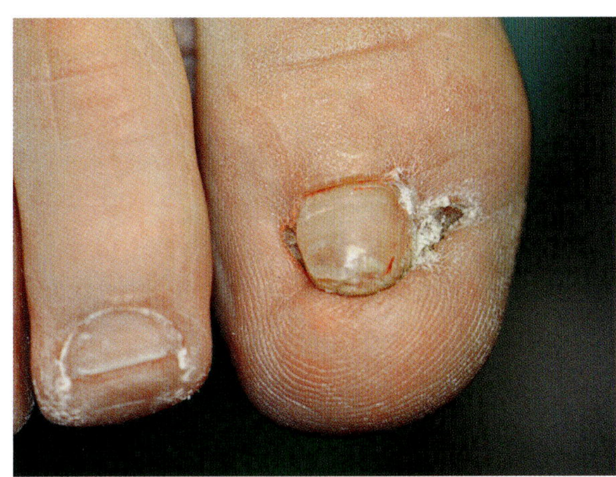

▶ **Abb. 6.36** Unsachgemäß durchgeführte Operation eines beidseits eingewachsenen Großzehennagels. Die Nagelrudimente werden mit dem Hartmetallfräser M426X 023 entfernt und mit dem Diamantschleifer 6850 025 begradigt.
Praxistipp: Nicht mit „extra spitzen" Nageleckenzangen in der Tiefe „herumstochern". Achtung, Verletzungsgefahr!

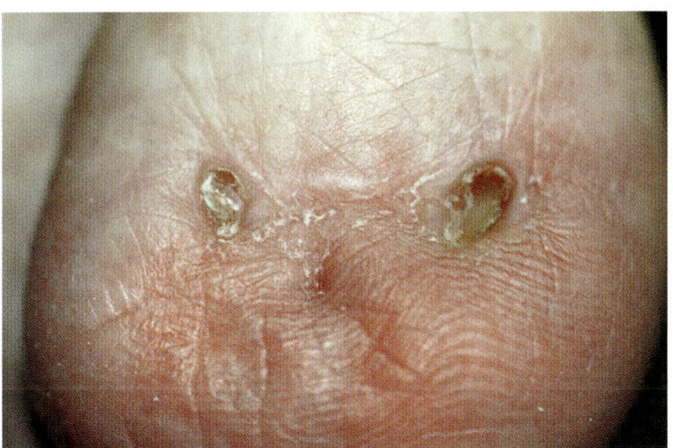

▶ **Abb. 6.37** Anonychie nach operativem Eingriff: Am medialen und lateralen Nagelrand sind Matrixreste verblieben. Sie verursachen rezidivierende, nachwachsende Hautdorne.
Praxistipp: Regelmäßiges Ausschleifen der harten Nagelmasse.

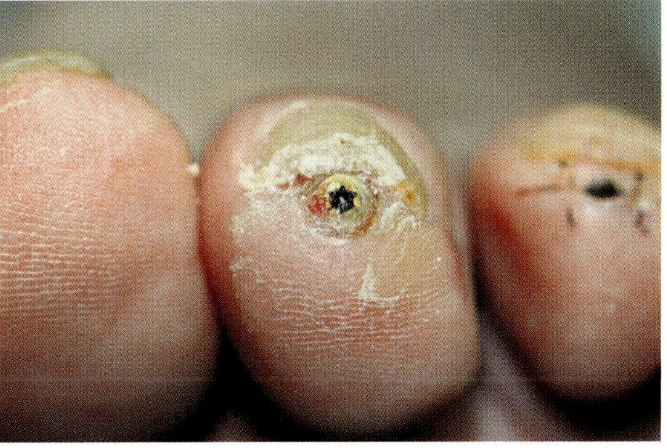

▶ **Abb. 6.38** Patientin klagte nach operativer Zehenversteifung über starke Schmerzen an der Apex der II. Zehe. Nach vorsichtigem Kürzen der verdickten Nagelplatte zeigte sich der Übeltäter. Ein Metallstift, der 9 Monate nach der Operation immer noch nicht entfernt worden ist.

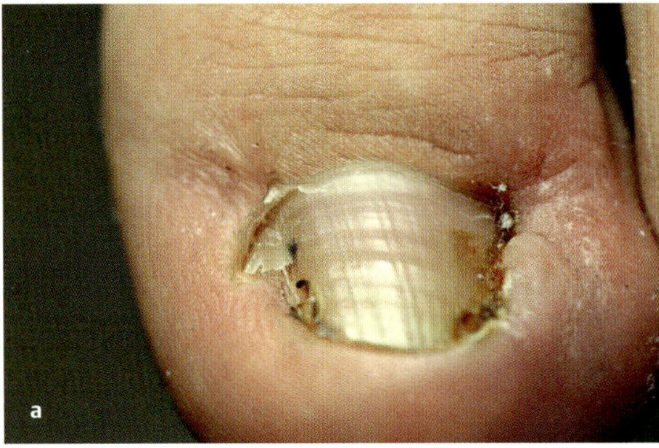

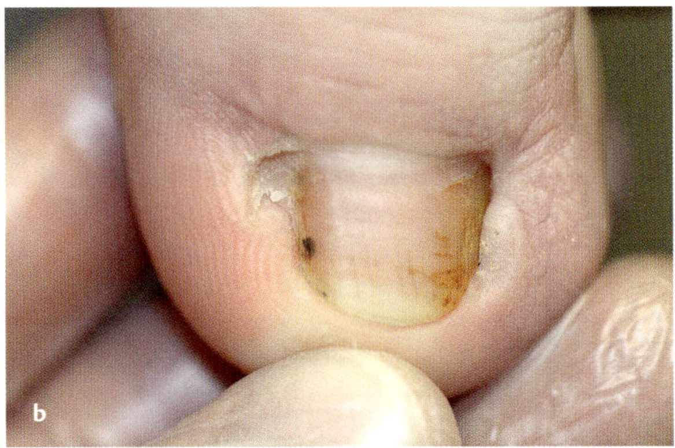

► **Abb. 6.39** Linker Großzehennagel mit messerscharfem Restnagelrudiment im medialen Falz nach suboptimalem Operationsergebnis. Aus Angst vor einem erneuten ärztlichen Eingriff wartete der junge Patient zu lange, sodass sich eine gutartige Gewebewucherung des lateralen Nagelwalls entwickelte.
Praxistipp: Unbedingt eine interdigitale Druckentlastung als Zwischenzehenpolster für Tag und Nacht anbringen.
a Zustand vor der podologischen Behandlung.
b Mit dem Diamantschleifer 6 850 025 wurden die schmerzhaften, spitzen Restnagelrudimente vorsichtig ausgefräst.
Praxistipp: Prontoman Spray täglich aufsprühen.

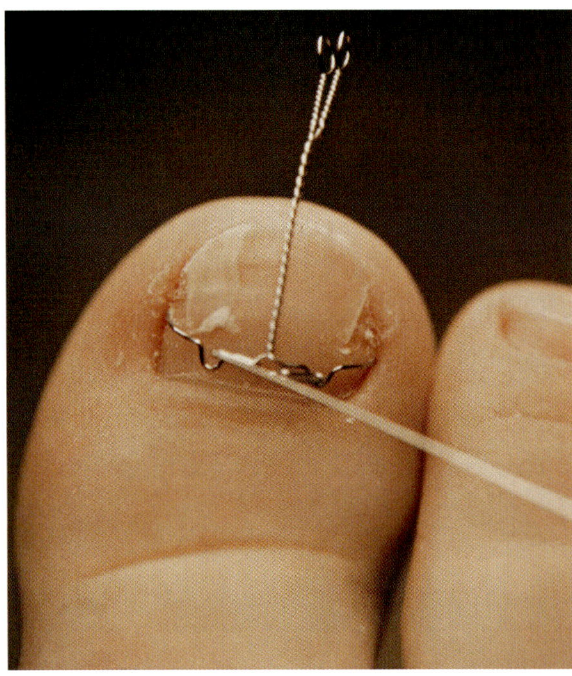

► **Abb. 6.40** Diesem 16-jährigen Jungen hat der Hausarzt nach Kurzbetäubung mit der „Schere" 2 Nagelstücke brachial herausgeschnitten. Unsere podologische Antwort war eine Orthonyxiespange, die sofort proximale Zugwirkung aufbaute und die Schmerzen linderte.

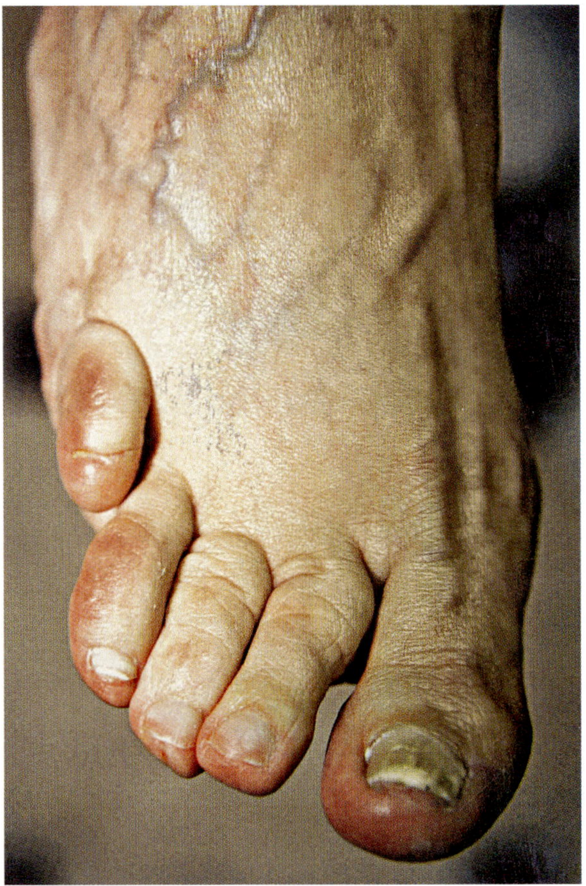

► **Abb. 6.41** Misslungene Zehenoperation. Starke Druckschmerzen an der dorsolateralen IV. und V. Zehe, besonders im Narbenbereich.

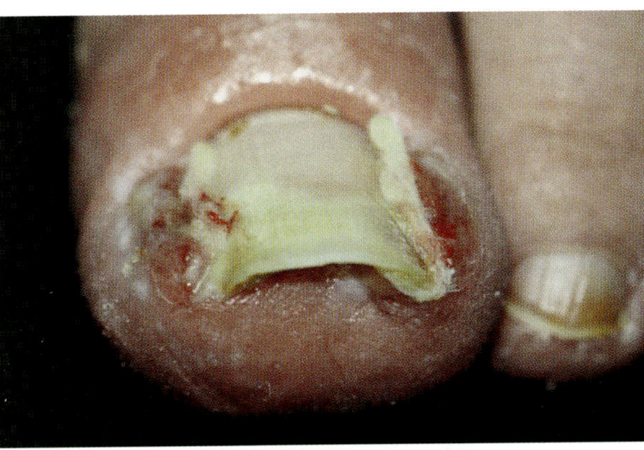

▸ **Abb. 6.42** Durch unsachgemäße Tamponadetechnik entstanden derartige Schmerzen, dass dem Patienten während der Behandlung schlecht wurde. Mehrere Tage musste der Patient „heiße“ Bäder anwenden und bekam Antibiotika zum Einnehmen. Die progrediente Gewebereizung durch die messerscharfen Nagelteile verschlimmerte stündlich die Beschwerden.
Praxistipp: Der Übeltäter (Restnagelrudiment) kann mit der Inkarnatortechnik entfernt werden. Ohne fachgerechte Kürzung des distalen Nagelendes mit Entfernung der seitlichen Restnagelrudimente kann es nicht zur Heilung kommen.

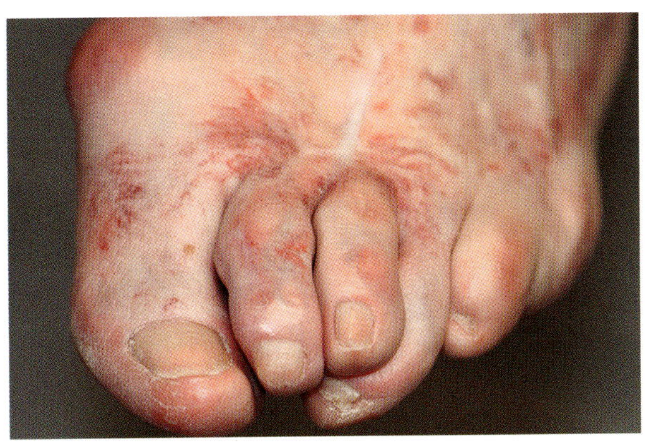

▸ **Abb. 6.43** Zustand nach misslungener Umstellungsosteotomie mehrerer Zehendeformitäten einschließlich Hallux valgus. Die II. und III. Zehe sind völlig kontrakt. Die IV. Zehe wurde zum Subduktus. Mehrere Clavus interdigitalis sind nicht sichtbar.

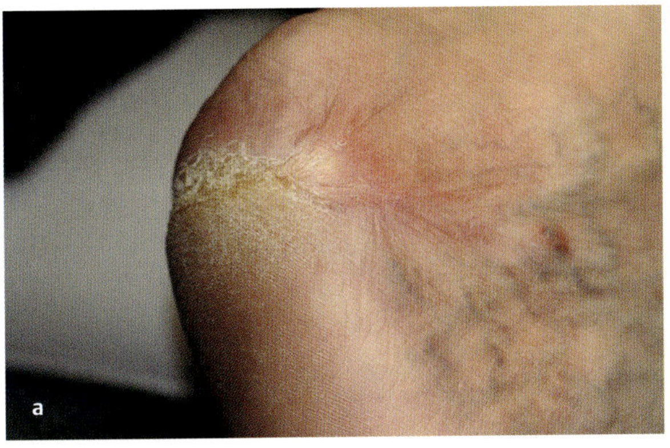

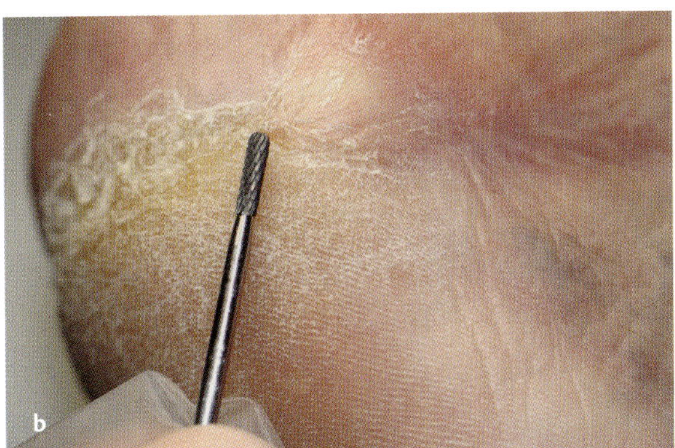

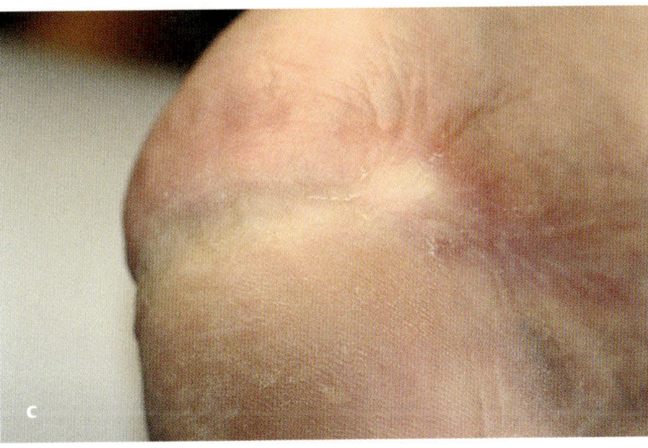

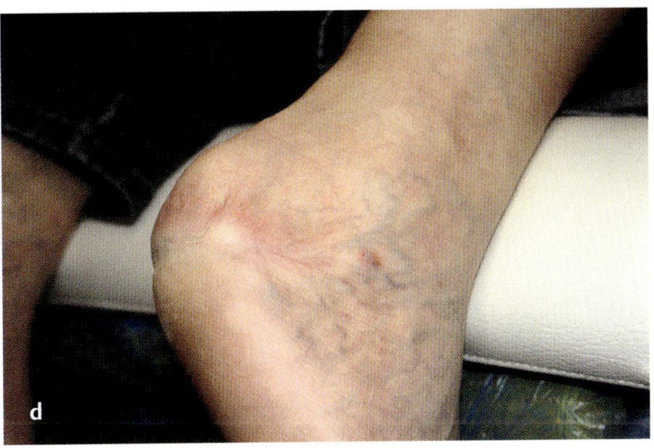

▸ **Abb. 6.44** Ein 45-jähriger Landwirt hat nach einer Fersenamputation eine Infektion der Wunde und damit verbunden eine langwierige Wundheilungsstörung bekommen.

a Deutliche Hyperkeratose im Narbengebiet, die bei dem Patienten Schmerzen sowie ein Druck- und Spannungsgefühl beim Gehen verursacht.
b Die harte Hornhaut wird mit dem Hartmetallfräser 425MQS 060 abgetragen. Mit dem Hartmetallfräser 424GQSR 040 und dem M426X 023 wird die weitere „Feinarbeit“ durchgeführt.
Praxistipp: Die Behandlung wurde in Bauchlage auf der Behandlungsliege durchgeführt.
c Zustand nach Hautglättung mit dem groben Hybrid Twister und Hautpflege mit Podoexpert Repair Schaum-Creme.
d Zustand nach Abschluss der podologischen Behandlung.

Auswahl an Grenzfällen

Siehe ▶ Abb. 6.45, ▶ Abb. 6.46, ▶ Abb. 6.47, ▶ Abb. 6.48, ▶ Abb. 6.49 und ▶ Abb. 6.50.

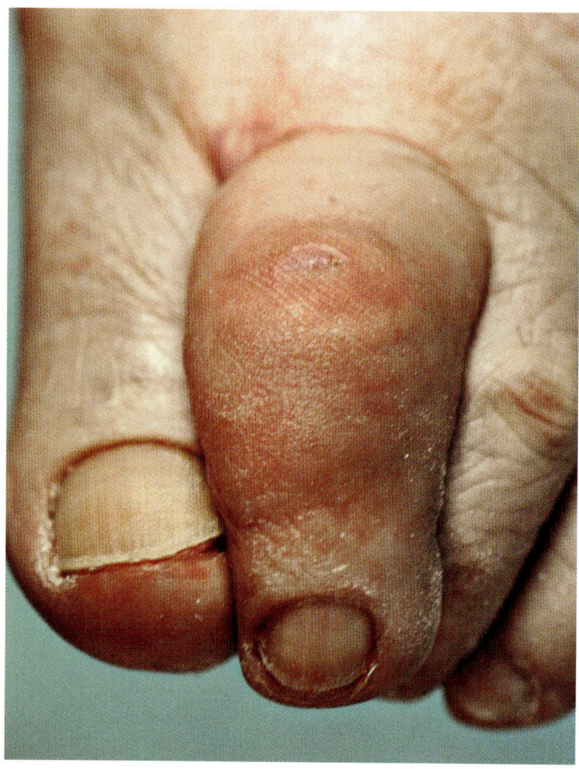

▶ **Abb. 6.45** Dieser Patient wurde vom Arzt mit der Bitte um „Hühneraugenbehandlung" überwiesen. Tastbefund und Funktionstest ergaben den Verdacht, dass eine Fraktur des Zehenknochens vorliegt. Das Röntgenbild bestätigte diese Vermutung.

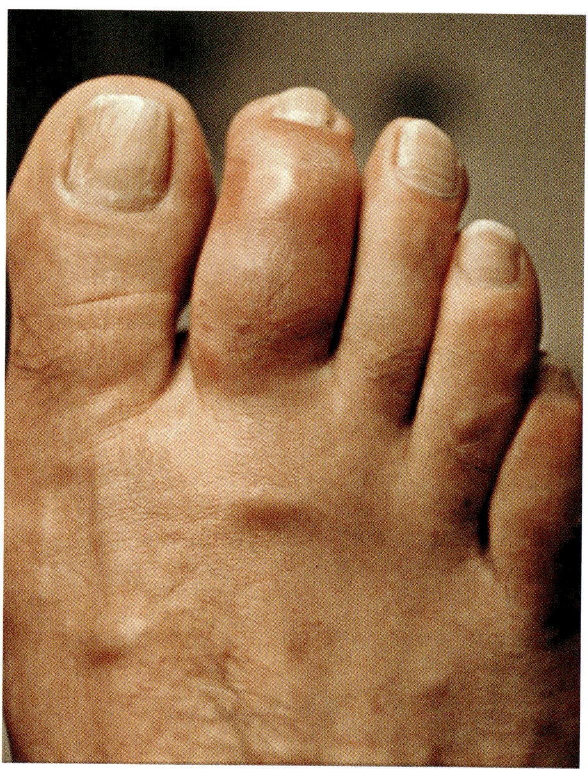

▶ **Abb. 6.46** Die Fraktur der rechten II. Zehe wurde übersehen.

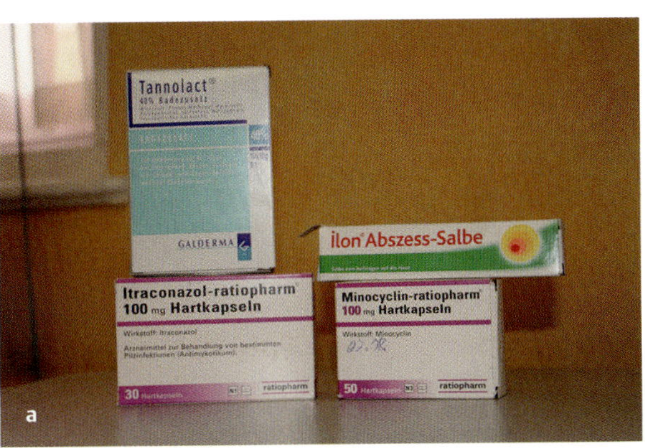

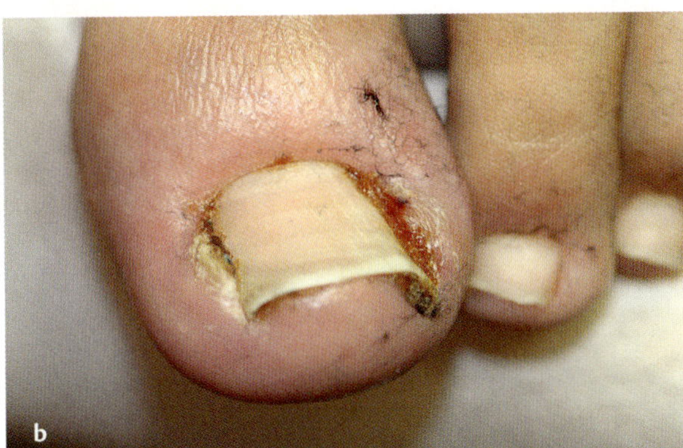

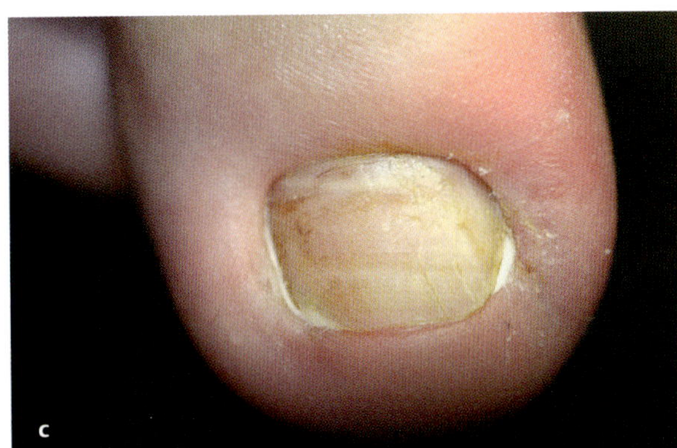

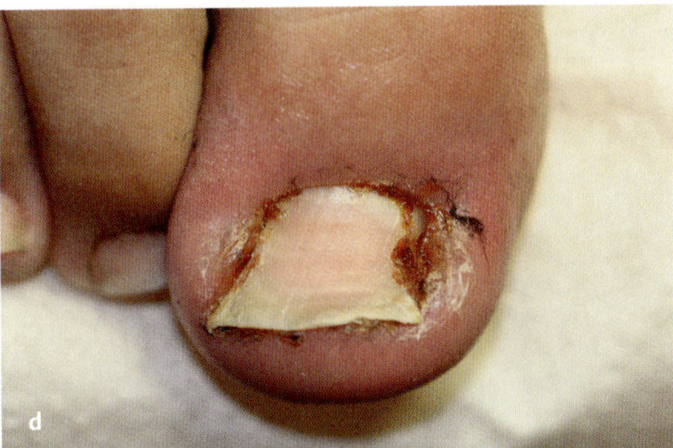

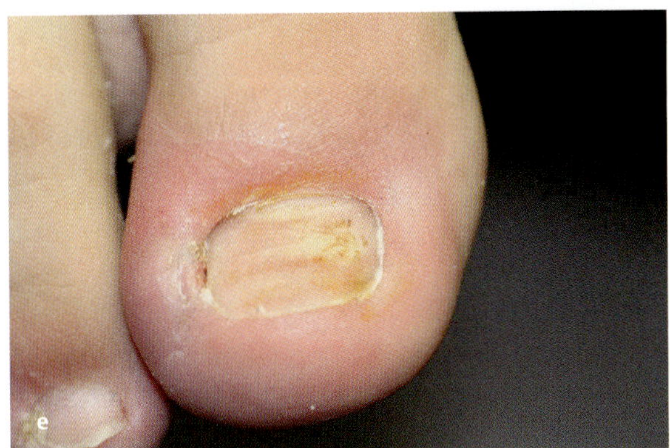

▶ **Abb. 6.47** Ärztlich verordnetes Medikamenten-Menü.
Achtung: Hier ist die interdisziplinäre Zusammenarbeit zwischen behandelndem Hausarzt und Podologen gefragt! Schickt der Arzt den Patienten sofort zum Podologen, entfernt dieser die Nagelrudimente und erspart dadurch die aufwendige „ärztliche Medikation".
a Vier vom Arzt verordnete Medikamente.
b Zustand linke Großzehe vor der podologischen Behandlung.
c Zustand linke Großzehe nach der podologischen Behandlung.
d Zustand rechte Großzehe vor der podologischen Behandlung.
e Zustand rechte Großzehe nach der podologischen Behandlung.

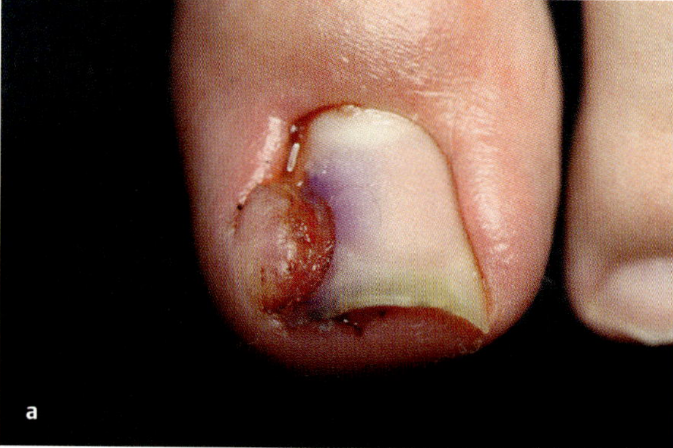

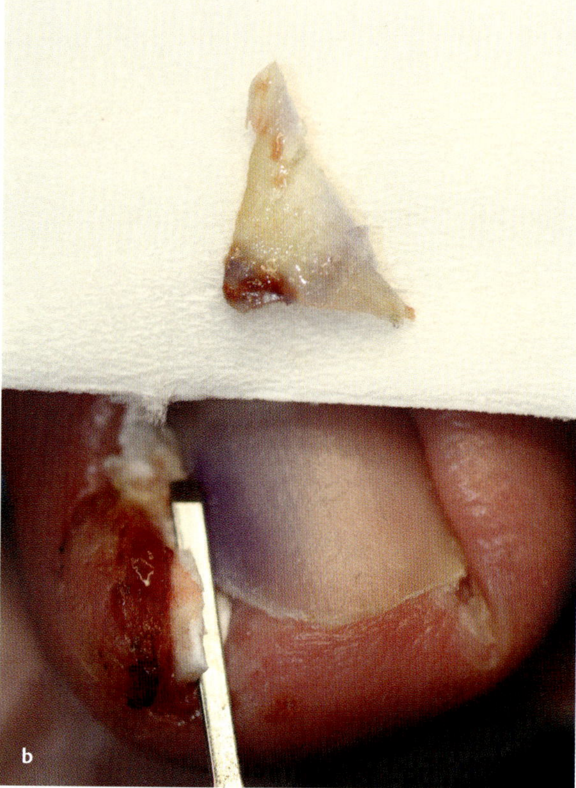

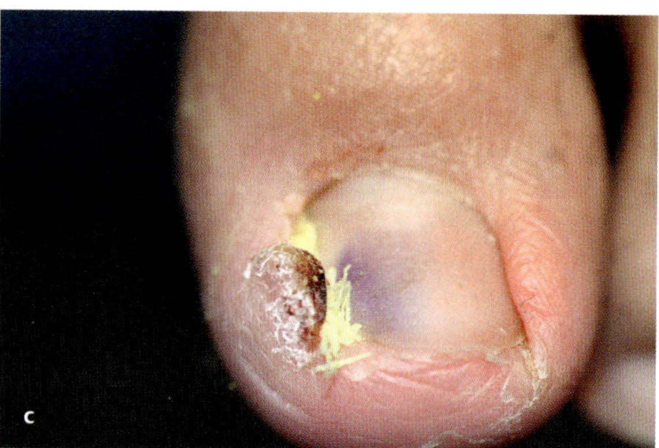

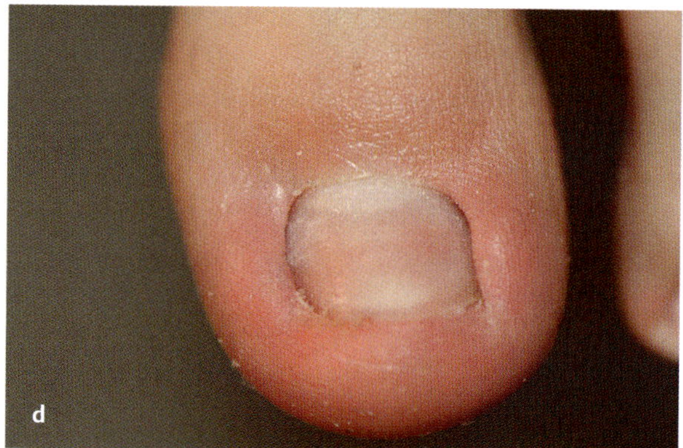

▸ **Abb. 6.48** Über mehrere Wochen wurden vom „Jugendarzt" Bäder und „Wundsalben" verordnet, um die Entzündung zu behandeln. Die Bildung von Hypergranulationsgewebe war die Folge. Starke Schmerzen beeinträchtigten den jungen 18-jährigen Mann im Alltag sowie im Sport.

a Zustand vor der podologischen Behandlung.

b Mit der Inkarnatortechnik wurde die „Ursache" entfernt. Ein messerscharfes Nagelrudiment konnte mit Mitarbeit des Patienten ohne Betäubung entnommen werden. Der „stechende Schmerz" war auf Anhieb weg.

c Eine speziell mit Jodoform getränkte Tamponade wurde täglich gewechselt.

d Zustand 3 Wochen nach Beginn der podologischen Behandlung mit täglicher Anwendung von Prontoman Spray, bisher ohne Orthonyxiespange. Diese kann nun bedenkenlos zur unterstützenden Weiterbehandlung eingesetzt werden. Wir empfehlen hier die 3TO-Spange.

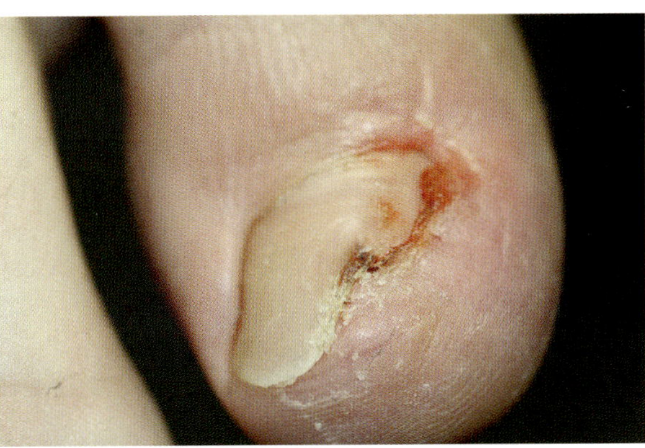

▸ **Abb. 6.49** Missglückter Versuch des Sportarztes, einem Skispringer seinen schmerzhaft eingewachsenen Nagel ohne „podologische Hilfe" selbst zu beseitigen.

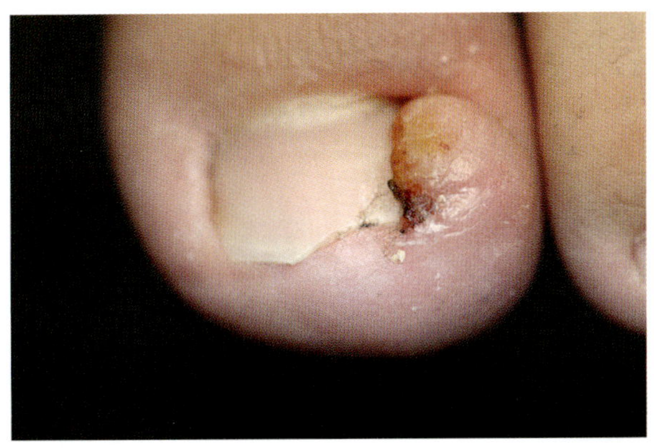

▸ **Abb. 6.50** Kinderarzt kürzte den Nagel eines 14-jährigen Jungen, verordnete ihm täglich warme Fußbäder und verschrieb eine antibiotische Salbe. Nach ca. 4 Wochen schickte man uns den verzweifelten Patienten. Wir entfernten unter dem Hypergranulationsgewebe mit der Inkarnatortechnik das Restnagelrudiment, das die Ursache für die Beschwerden war. Weitere podologische Behandlungen mit Druckentlastung folgten.

Falsche Verbandstechnik

Siehe ▸ **Abb. 6.51**, ▸ **Abb. 6.52**, ▸ **Abb. 6.53** und ▸ **Abb. 6.54**.

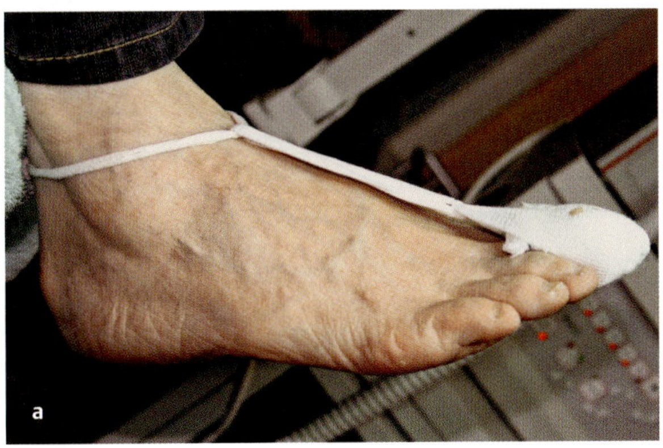

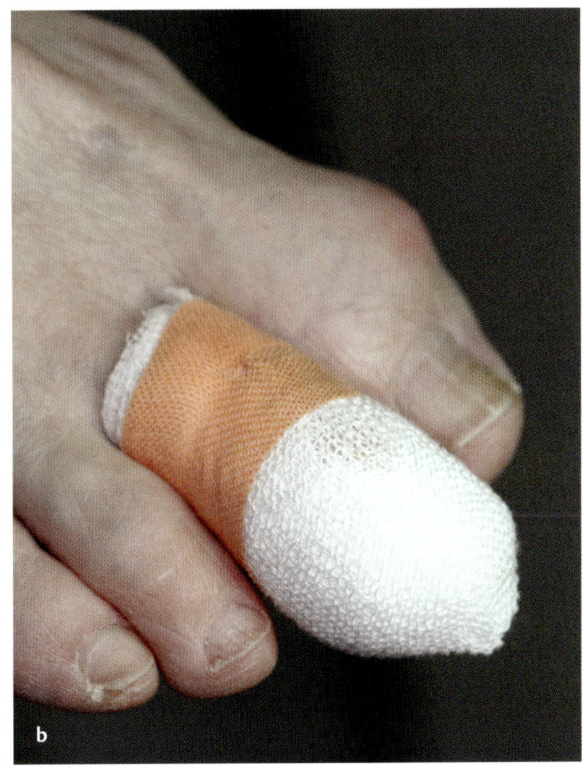

▸ **Abb. 6.51** Unsachgemäß angelegter Zehenverband.

- a Zu starker Zug nach dorsal und zirkuläre Fixation an der Knöchelgabel, die veraltet ist.
- b Nach rationeller Verbandstechnik angelegter TG-Verband mit semizirkulärer Fixation mit Happla-Band.

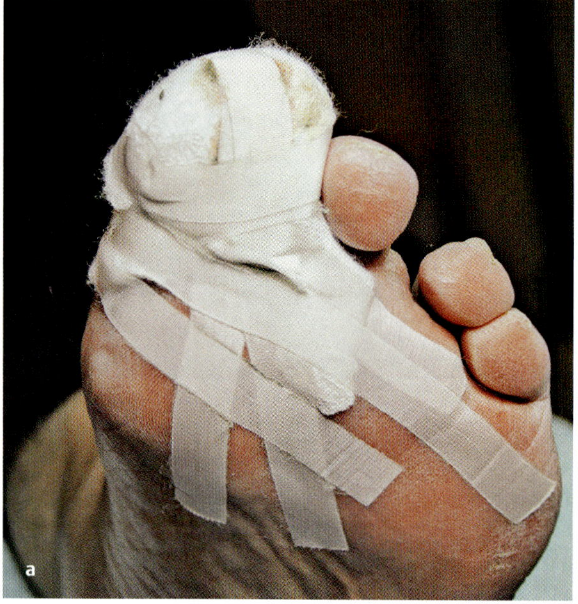

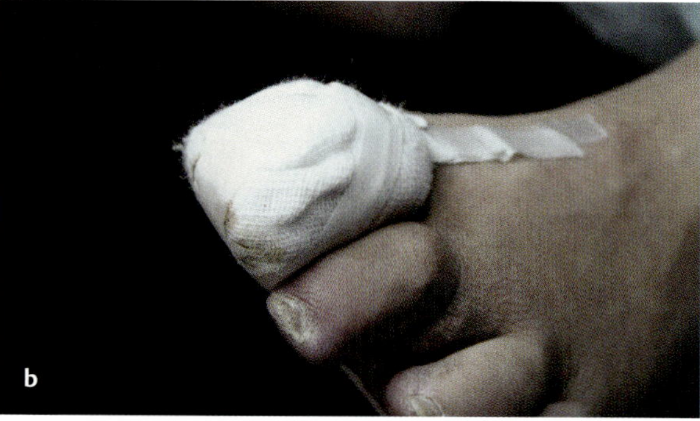

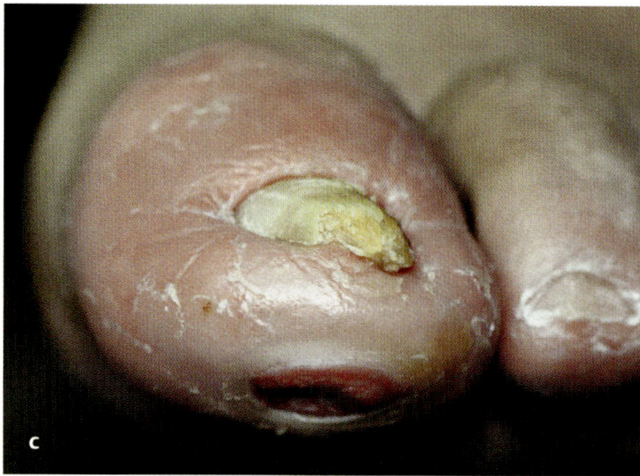

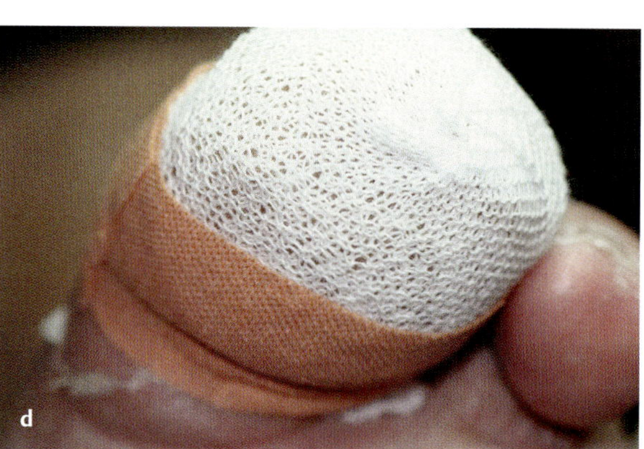

▸ **Abb. 6.52** Zustand nach abgeheilter Exartikulation der III. Zehe und ärztlicher „Verbandstechnik". Der Verbandmull wurde mit multiplen Pflasterstreifen fixiert.

a Als der Verband an der Kuppe feucht wurde, kam der Patient zu uns.

b Der Verband aus einer anderen Perspektive.

c Nach Abnahme des Verbands zeigte sich ein Malum perforans im Wagner-Stadium 2.

d Nach Desinfektion mit Cutasept F Spray wurde ein Schlauchverband nach Lehrmethode Bittig angelegt.
Praxistipp: Der podologische Befund wurde an den zuständigen Diabetologen überwiesen und fotografisch dokumentiert.

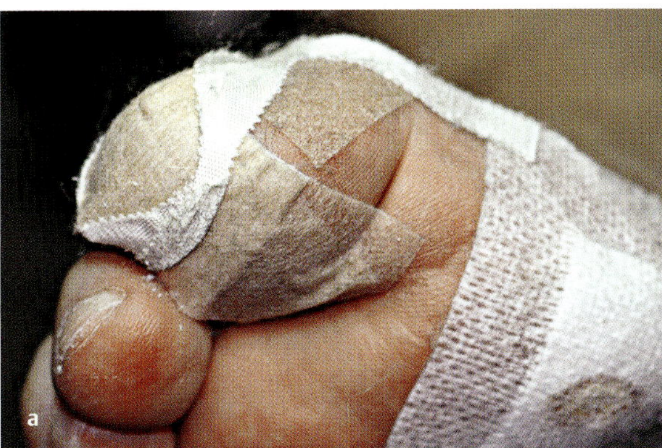

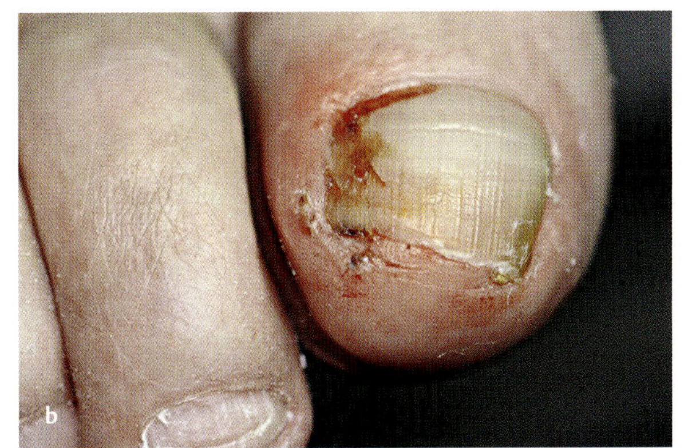

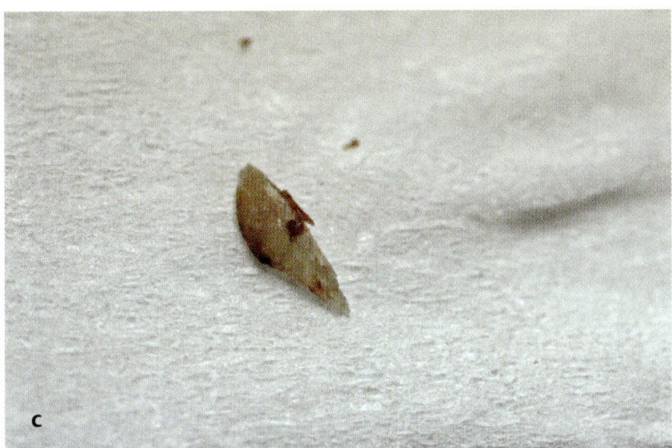

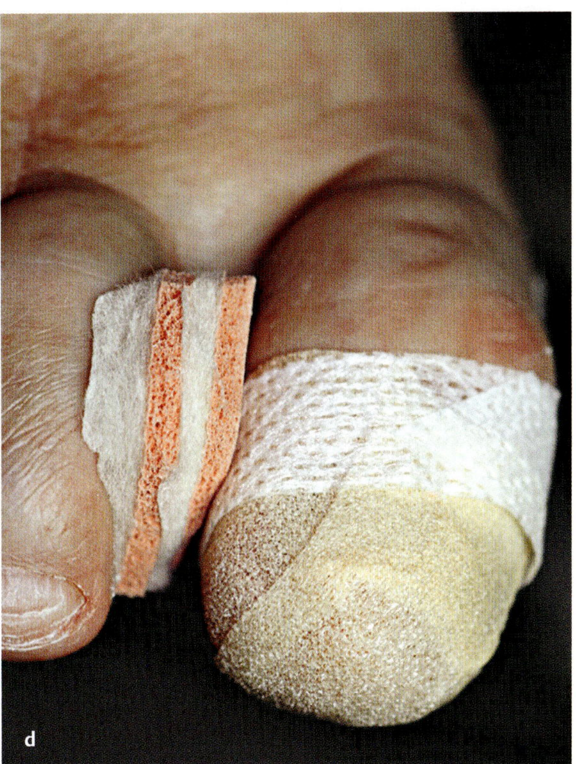

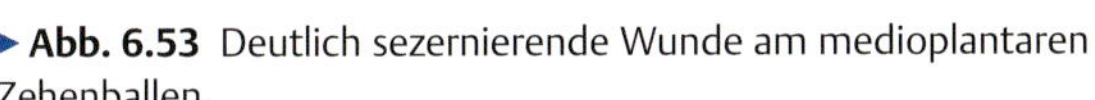

▶ **Abb. 6.53** Deutlich sezernierende Wunde am medioplantaren Zehenballen.

a Etwas „hilflos" angelegter Zehenverband.

b Unguis incarnatus an der lateralen I. Zehe rechts mit deutlichen Entzündungsanzeichen und schlechter Vorbehandlung des Nagels. Der Arzt benutzte eine „Schere" zum Kürzen des Nagels.

c Mit der Inkarnatortechnik wurde das Restnagelrudiment sorgfältig entfernt.

d Ein fachgerechter Verband mit Medikation wurde mit Snögg Bind fixiert. Als Abstandhalter der Zehen I und II dient Foam-O-Felt 5 mm über Nacht. Wiedervorstellung in 1–3 Tagen zur Kontrolle.

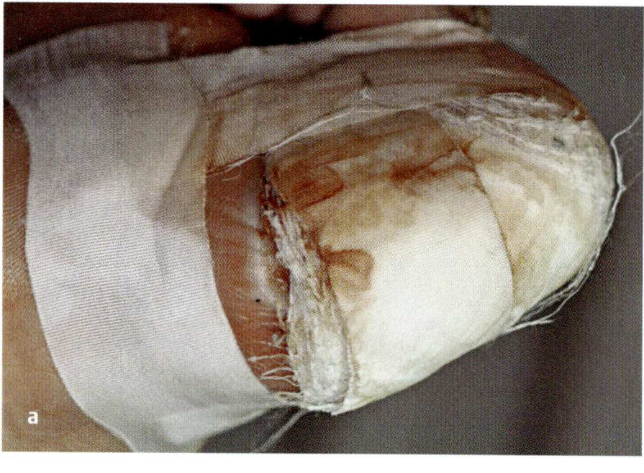

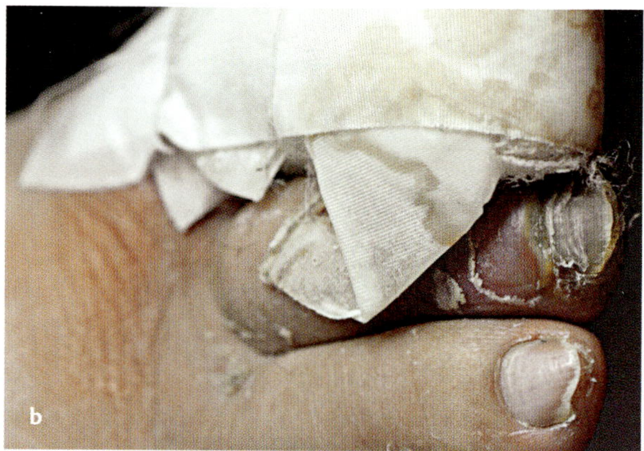

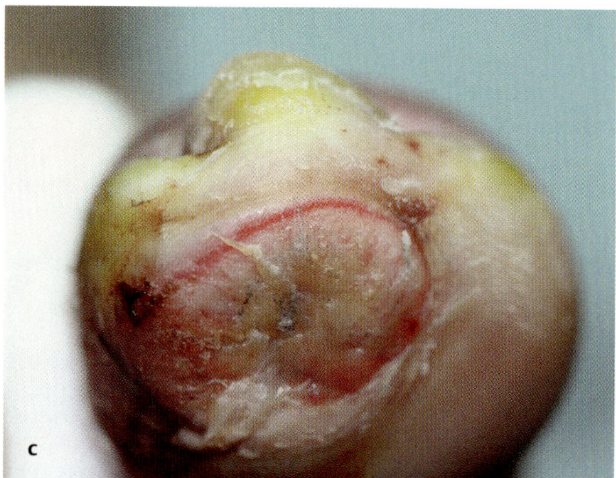

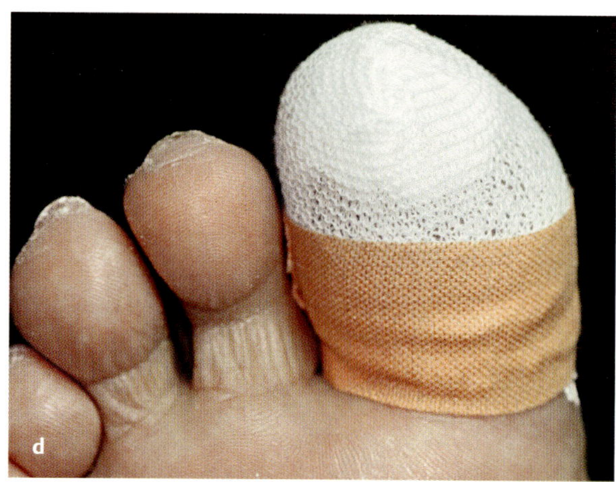

▸ **Abb. 6.54** Unsachgemäß angelegter Verband bei einem Diabetiker.
a Dorsalansicht des Verbands.
b Das stinkende „Verband-Konglomerat“ konnte ganz leicht in distaler Richtung von der Zehe abgezogen werden.
c Nach der Wundreinigung erkennt man erst das Ausmaß des Hautdefekts.
d Medikation und anschließender Tubegaze-Schlauchverband.
Praxistipp: Unbedingt darauf achten, dass an der Apex der Zehe keine „Knubbelbildung“ als Druckauslöser entsteht, wenn der Applikator mit dem TG-1-Schlauch gedreht wird.

7 Instrumenten- und Materialkunde

In diesem Kapitel werden manuelle und rotierende Instrumente, Pflegeprodukte sowie Verbandsmaterialien vorgestellt, die sich in der podologischen Lehrpraxis des Autors optimal bewährt haben. Die Indikationen sind für den Leser in Kurzform dem jeweiligen Produkt zugeordnet, um die Praxisnähe des Lehrbuchs zu gewährleisten.

7.1 Allpresan-Produkte

Diabetiker-Linie mit Pentavitin Pentavitin ist ein Feuchtigkeitsregulator, bindet Wasser in der Haut und schützt vor Austrocknung:

Es gibt folgende Produkte:

- Allpresan diabetic basis Schaum-Creme
- Allpresan diabetic intensiv Schaum-Creme
- Allpresan diabetic protect Schaum-Creme

Für leistungsstarke Sportlerfüße PRO² Sport Aktiv Schaum-Creme

- geeignet für Freizeit- und Profisportler
- hält die Haut geschmeidig
- erhöht die Widerstandsfähigkeit
- vermindert das Hautinfektionsrisiko für Keime und Bakterien

Allpresan Expertenlinie Die patentierte Lipo² Haut-Repair-Technologie bietet:

- Hautschutz und Hautpflege ohne Fett
- Reparatur und Regeneration der gestörten Hautbarriere
- Schutzfunktion der Haut wird gefördert

Es gibt folgende Produkte:

- Podoexpert Schaum-Creme für trockene Haut
- Podoexpert Schaum-Creme für sehr trockene bis rissige Haut
- Podoexpert Schaum-Creme für Fuß- und Nagelpilz
- Podoexpert Nagel-Repair-Tinktur

Allpresan Spezialitäten Es gibt folgende Produkte:

- Fuß spezial Schaum-Creme
- mit 10 % Urea, Aloe vera und Clotrimazol
  - bei Pilz empfindlicher Haut
  - reduziert das Infektionsrisiko von Hautpilzerregern
- Fuß spezial Schuh-Deo
  - mit Teebaumöl und Undecylenamid
  - für hygienisches Schuhklima
  - Geruchsbildung wird beseitigt
- Fuß spezial Nageltinktur
  - mit Avocadoöl, Panthenol und Clotrimazol
  - stärkt die Nägel
  - therapiebegleitende Anwendung bei Nagelpilz
- Fuß spezial Nagelpflege-Öl
  - mit Panthenol und Vitamin-Algen-Extrakt
  - regeneriert brüchige Nägel
  - Aufbaupflege nach Nagelpilzerkrankungen
- Fuß spezial frische Spray
  - mit Teebaumöl und Menthol
  - bekämpft Geruchskeime der Füße und Achselhöhlen
- Fuß spezial Schaum-Creme
  - mit Eichenrindenextrakt und Salbei
  - verringert die Schweißbildung auf natürliche Weise
  - kein Verstopfen der Hautporen
  - anwendbar an Händen, Füßen und den Achselhöhlen
- Fuß spezial Hornhautweicher
  - erweicht schonend Hornhaut und Schwielen

7.2 Druck- und Reibungsschutz

Es gibt folgende Produkte:

- Foam-O-Felt 5 mm: zusammengesetzter Polsterstoff zur Druckentlastung
- Fleecy-Web Extra: dünner, selbstklebender Filz als Reibungsschutz

7.3 Hartmann-Verbandstoffe

Es gibt folgende Produkte:

- Atrauman Ag: silberhaltige Salbenkompresse, die sich mit saugenden Wundauflagen kombinieren lässt
- Cosmopor steril: selbsthaftender Wundverband mit hoher Saugkraft und guter Polsterwirkung, sterile Versorgung von Bagatellverletzungen
- Hydrocoll: selbsthaftender, saugfähiger Hydrokolloid-Verband
- Hydrosorb: transparenter Gelverband
- Hydrosorb comfort: transparenter Gelverband mit selbstklebendem Fixierrand
- Hydrosorb Gel: Hydrogel mit elektrolytischer Zusammensetzung
- Sorbalgon: Kompresse bzw. Tamponade aus Calciumalginat-Fasern
- TenderWet plus: Wundkissen mit Ringer-Lösung getränkt

Verbandstoffe zur Fixierung:

- Cosmopor steril
- Hydrofilm: wasserdichter Folienverband zur transparenten Fixierung von Druck- und Wundauflagen, bietet sicheren Schutz vor Schmutz und Keimen
- Omnifilm: hypoallergenes Fixierpflaster
- Omnifix elastic: elastisches Pflaster zur Verbandfixierung
- Omniplast: hypoallergenes Fixierpflaster
- Omnipor: hypoallergenes Fixierpflaster
- Omnisilk: hypoallergenes Fixierpflaster
- Peha-crepp: Binde zur Fixierung von Wundauflagen
- Peha-haft latexfrei: kohäsive latexfreie Fixierbinde
- Stülpa-fix: hochelastischer Netzschlauchverband
- Stülpa Schlauchverband
- Zellstoffkompressen

In Praxisseminaren demonstriert der Autor die Verbandstechnik nach der Lehrmethode Fritz Bittig in eindrucksvoller, lockerer Weise. Jeder Teilnehmer findet die adäquate Lösung für seine Praxisfälle, die ihm zu Hause Schwierigkeiten bereiten.

7.4 Jentschura basische Körperpflege

Oberstes Ziel ist es, den ganzen Körper systematisch zu „entsäuern", um dadurch als Adjuvanz zu podologischen Krankheitsbildern die Behandlung zu unterstützen.

Es gibt folgende Produkte:

- innere Anwendung:
  - MorgenStund: basenbildende, vitalstoffreiche Basis für den Tag
  - 7 × 7 Kräuter-Tee: basische Teemischung
  - Wurzelkraft: zur Regeneration von Haut, Nägeln, Haaren und Knochen
- äußere Anwendung:
  - Meine Base: basisch-alkalisch-mineralisches Salz für Voll- oder Fußbäder, basische Strümpfe, Armwickel, auch über Nacht anwendbar, pH-Wert 8,5

Beachte
Besonders bei Hautläsionen beim Diabetiker sind spezielle Badeanwendungen angezeigt.

7.5 Prontoman-Medizinprodukte

Prontoman Produkte haben sich in der podologischen Praxis etabliert und dienen zur antiseptischen Reinigung und als Infektionsschutz vor MRSA:

- Prontoman Gel: entzündungshemmendes Hydrogel, Infektionsschutz bei Fissuren/Rhagaden und kleineren Verletzungen
- Prontoman Spray: fördert die Abheilung verletzter Haut, bekämpft Krankheitserreger und vermindert Infektionsrisiken

7.6 Remmele‘s Propolis Produkte

Was ist Propolis? Ein Kittharz der Bienen, gilt als „natürliches Antibiotikum".

Es gibt folgende Produkte:

- Propolis Balsam Spray: für die tägliche Ganzkörperpflege
- Propolis Balsam oder Shea-Balsam: für die tägliche Ganzkörperpflege auch beim Diabetiker
- Propolis Lösung: zur Rhagaden- und Fissurenbehandlung, unterstützend bei der Warzen- und Hühneraugenbehandlung

Achtung
Bei allergischen Reaktionen sofort die Anwendung mit Propolis Produkten abbrechen.

7.7
Snögg Wundschnellverband

Luftdurchlässiger Schnellverband, der angelegt werden kann, ohne dass eine Schere benötigt wird. Man kann ihn leicht mit den Händen abreißen.

7.8
Spenco 2nd Skin Druckschutz

Material:

- besteht zu 80 % aus Wasser und zu 4 % aus Polyäthylen Oxid
- wirkt kühlend
- klebt nicht auf der Haut
- kühl lagern

Anwendung:

- Abziehfolien entfernen
- Quadrat auf die Hautstelle legen
- mit Pflasterstreifen fixieren
- wechseln nach Bedarf
- nichtsterile Feuchtquadrate nicht bei offenen Wunden verwenden!

7.9
Spezialinstrumente

7.9.1 Manuelle Instrumente

Mit dieser Auswahl reduziert der Autor die Instrumentenvielfalt auf dem Markt für den Berufsanfänger sowie für den Fußprofi auf die notwendigsten Instrumente für die tägliche Anwendung in der podologischen Praxis:

- kleine Eckenzange
  - für Feinarbeit an der Nagelplatte
  - Hornhautränder von Rhagaden können sanft entfernt werden
- MFF-Zange gebogen
  - zur schonenden Nagelbearbeitung hervorragend geeignet mit Umgreiftechnik nach Lehrmethode Bittig für die frontale Arbeitshaltung
  - durch das Umgreifen können die Nagelfalze links und rechts exakt gekürzt werden
- Splitterpinzette
  - zum Greifen von Haut, Nagelstücken, Fremdkörpern und für die Verbandstechnik
- Tamponadehäkchen spezial fein
  - vom Autor konzipiert als bessere Lösung der herkömmlichen doppelseitigen, zu klobigen Tamponadehaken
- Greifinstrument
  - zur Fremdkörperentfernung und unterstützenden Fixation bei der Entnahme von Hornschwielen und Claviekernen
- Applikator für Schlauchverbände
  - dient zur Applikation von Stülpa Schlauchverbänden
- Verbandsschere nach Lister
  - abgewinkelt mit distaler Lippe zur gefahrlosen Schneidearbeit in der podologischen Praxis

7.9.2 Rotierende Instrumente speziell nach Lehrmethode Bittig

Universal-Schleifset (nach Bittig)

Der Berufsanfänger ist von der Formenvielfalt der rotierenden Instrumente, die auf Kongressen und Fachmessen gezeigt werden, überfordert. Meistens interessiert sich der Schüler nur für die Instrumente, die von der jeweiligen Lehrkraft während der praktischen Ausbildungszeit favorisiert wurden und ein sog. Schul- oder Startset für manuelle und rotierende Instrumente zum Pflichtkauf gehört.

Ich musste während meiner langjährigen Lehrtätigkeit feststellen, dass Schulabsolventen aus dem In- und Ausland leider bestimmte rotierende Instrumente in erworbenen Fräser-/Schleifersets gar nicht benutzen. Unnötig ausgegebenes Geld beim Messebesuch ärgert wohl jeden Käufer.

Unprofessionelle, unsichere Schleiftechnik und unzureichende Materialkunde trüben das Auge des kaufwilligen Messebesuchers zu seinen Ungunsten. Gutgläubigkeit, Naivität beim Einkauf, nicht ausreichende Beratung der Verkäufer erzeugen einen bitteren Nachgeschmack.

Um Ihnen einen Fehlkauf zu ersparen, habe ich Ihnen ein Universal-Schleifset (► Abb. 7.1) mit einer Auswahl an Diamantschleifern mit mittlerer und supergrober Diamantkörnung zusammengestellt, die sowohl in der Trocken- als auch in der Nasstechnik Anwendung finden. Mit diesem effektiven Basis-Instrumentarium, das mit allen Desinfektions- und Sterilisationsmethoden aufbereitet werden kann, ist sowohl der Berufsanfänger als auch der erfahrene Podologe/med. Fußpfleger in der Lage, die in der täglichen Praxis anfallenden Indikationen behandeln zu können. Dieses „Universal-Schleifset" ist bestens geeignet, um Verletzungen durch spitze, rotierende Instrumente zu vermeiden.

Zu einem guten Handwerkszeug gehört allerdings auch die geübte, sichere Hand des Profis, der eine perfekte, rationelle Schleiftechnik im Umgang mit rotierenden Instrumenten beherrschen sollte.

Das Universal-Schleifset beinhaltet folgende Instrumente (es ist geplant, die ursprünglichen Dia-Twister durch Hybrid-Twister zu ersetzen):

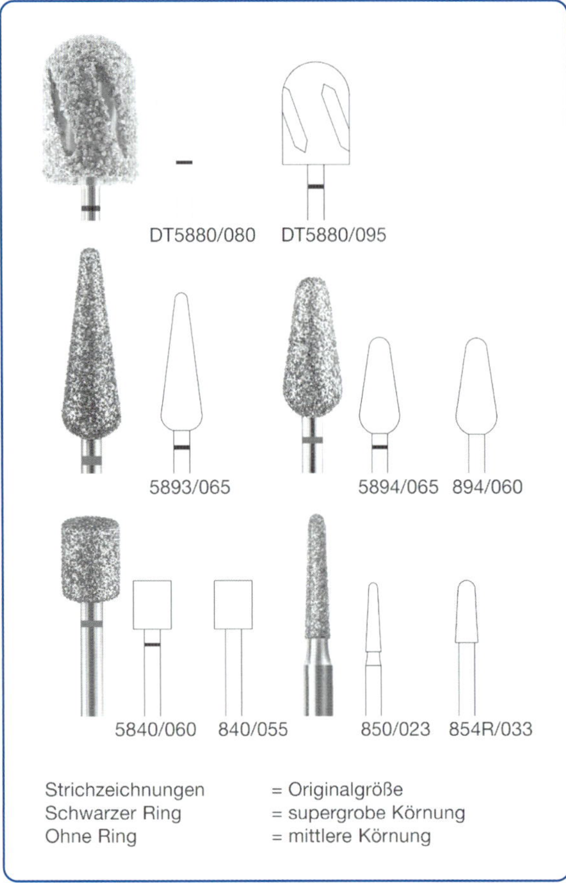

► **Abb. 7.1** Inhalt des Universal-Schleifsets 5318 nach Bittig.

- **Hybrid Twister HT 6854 R 100 und HT 6854 R 120**
  - sie ersetzen aus innovativen Gründen die Dia-Twister aus dem Universal-Schleifset Bittig
  - Hybrid-Twister arbeiten mit einer höheren Abtragsleistung als Dia-Twister
  - Einsatz der Trocken- und Nasstechnik
  - Anwendung:
    - zur Abtragung von jeglichen Hyperkeratosen
    - zur schonenden Hornhautglättung bei Schrunden und Rhagaden/Fissuren
- **pappelförmige Diamantschleifer 5893 065, 5894 065 und 894 060**
  - individuell einsetzbar durch verschiedene Formen und Körnungen
  - breitestes Einsatzspektrum in der podologischen Praxis
  - Anwendung:
    - zum Verdünnen der Nagelplatte
    - zum Ausfräsen mykotischer Nagelteile
    - zur Entfernung periungualer Keratosen
    - zur Bearbeitung und Entfernung verschiedener Claviearten
    - zur Entfernung und Glättung interdigitaler Keratosen
    - zur Feinbearbeitung von Schrunden und Rhagaden/Fissurenrändern
- **zylindrischer Diamantschleifer 5840 060 und 840 055**
  - Anwendung:
    - zum Entgraten der distalen Nagelplatte
    - zum Verdünnen bzw. Abschleifen der Nagelplatte
    - zum Glätten von Haut- und Hornhautresten um die Nagelplatte
    - zur Nagelformgestaltung
    - zur Bearbeitung von Clavie
- **konischer Diamantschleifer 850 023 und 854 R 033**
  - Anwendung:
    - zur Entfernung von eingewachsenen Nagelteilen und periungualen Verhornungen
    - zum Ausfräsen mykotischer Nagelteile

ECO-Set für den Profi

Nachdem sich das Universal-Schleifset über viele Jahre in der Fuß-Praxis sowie an Schulen bewährt hat, setzt der Autor noch einmal auf eine spezielle Auswahl von rotierenden Instrumenten, die zu einer Verkürzung der Behandlungszeit beitragen. Unter dem Motto „Zeit ist Geld“ hat er für die professionelle, zeitsparende Bittig-Schleiftechnik ECO ein Set für erfahrene Berufskollegen zusammengestellt, um besonders harte Hornhaut und dicke Nägel zeitsparend abzutragen. Durch seine spezielle Technik ist es möglich, selbst bei Umdrehungszahlen von bis zu 40 000 U/min das „Hitzegefühl“ bzw. „heiß werden“ der Haut weitgehend zu reduzieren. Dies gilt für die Trocken- wie für die Nasstechnik. Auf Fortbildungsseminaren beim Autor kann man die „Rückwärts-Schleif-/Frästechnik“ praktisch erlernen.

Das ECO-Set (► **Abb. 7.2**) beinhaltet folgende Instrumente:

- **Diamantschleifer 6863 019 und 6854 R 035 mit grober Körnung**
  - Anwendung:
    - ideal zur Hornhautentfernung im Nagelfalzbereich und zur schonenden Nagelbearbeitung
    - ideal zur Entfernung von Hornhaut im Interdigitalraum
- **Hartmetallfräser mit GQSR-Verzahnung 424GQSR 040 und 424GQSR 060**
  - Anwendung:
    - grobe Querhiebverzahnung
    - zur Bearbeitung und schnelleren Abtragung stark verdickter, grypotischer Nägel und dicker, unelastischer Hyperkeratosen der Haut
- **Hartmetallfräser mit mittlerer X-Verzahnung M426X 016 und M426X 023**
  - Anwendung:
    - für die schnelle Abtragung mykotischer oder onychogrypotischer Nagelsubstanz
- **Hartmetallfräser T-Speed mit Titan-Nitrit-Beschichtung T 431Speed 031**
  - Anwendung:
    - zur schonenden Entfernung von Mischsubstanz (Nagel und Haut)

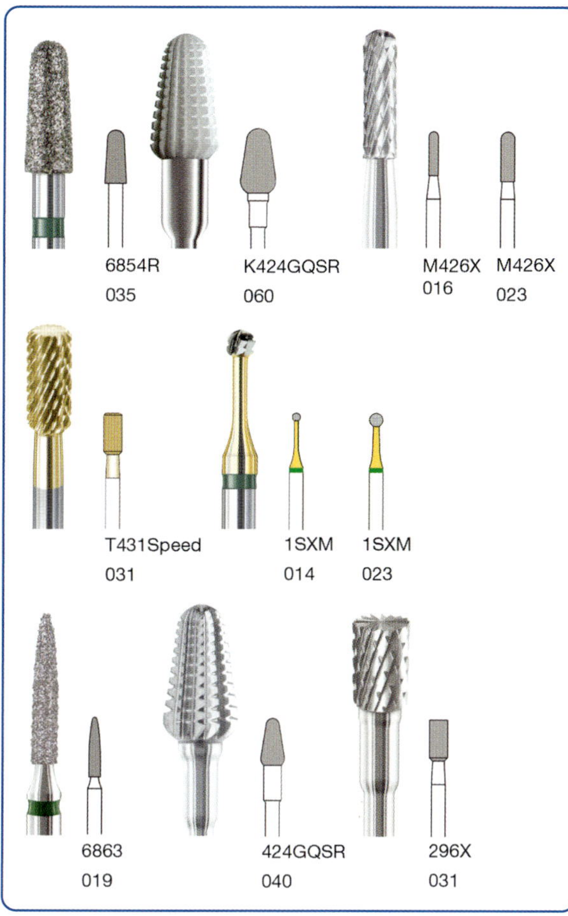

► **Abb. 7.2** Inhalt des ECO-Sets 5118 nach Bittig.

- **Hartmetallfräser 296X 031**
  - Anwendung:
    - Dieser Hartmetallfräser wird vom Autor auch „sanftes Skalpell“ genannt, weil er ein ähnlich glattes Hautbild hinterlässt wie ein Skalpell.
    - Schnell und schonend können dicke, harte Verhornungen rationell und schmerzlos abgetragen werden.
- **1SXM 014 und 1SXM 023**
  - Anwendung:
    - Fräser aus Feinstkornhartmetall mit schlankem Hals zum Ausfräsen von Clavi und Nagelmykosen
    - Onychogryposis und periunguale Keratosen können sanft entfernt werden
- **patentierte KERA Keramikfräser K424GQSR 060**
  - Anwendung:
    - zum sanften Ausfräsen verdickter, grypotischer Nägel
    - zum rationellen Abtragen von Hyperkeratosen
    - zur Orthosenbearbeitung

Praxistipp

Dieser leichte Keramikfräser ist auch für Umdrehungszahlen von 30 000 bis 35 000 U/min geeignet, um beim Diabetiker hyperkeratotische Haut und onychogrypotische Nagelsubstanz ohne zu hohen Anpressdruck und Hitzegefühl entfernen zu können.

Podo Steri-Safe pro

- Ständer für alle rotierenden Instrumente mit 2,35-mm-Schaft geeignet (► Abb. 7.3)
- individuelle Instrumentenzusammenstellung möglich
- Ständer ist aus einem besonderen Kunststoff hergestellt, der sogar bis 185 °C erhitzbar ist
- ebenfalls verfügt der Bohrerständer über einen schwenkbaren Sicherungsbügel, der die Instrumente auch bei Transport gegen Herausfallen schützt
- nach der Behandlung kontaminierte Instrumente in den Ständer stellen
- er verfügt über eine Rundlaufprüfeinrichtung

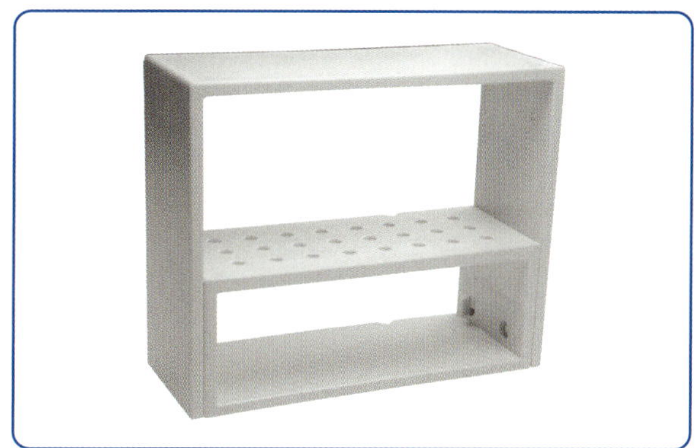

► **Abb. 7.3** Podo Steri-Safe pro.

Hygienebox als Umverpackung

- transparente, robuste Kunststoffbox (► Abb. 7.4)
- staubdicht abschließbarer, abnehmbarer Deckel
- ideal für Transport und hygienische Aufbewahrung von Sets und Podo Steri-Safe pro
- Desinfektionsflüssigkeit kann nicht herauslaufen

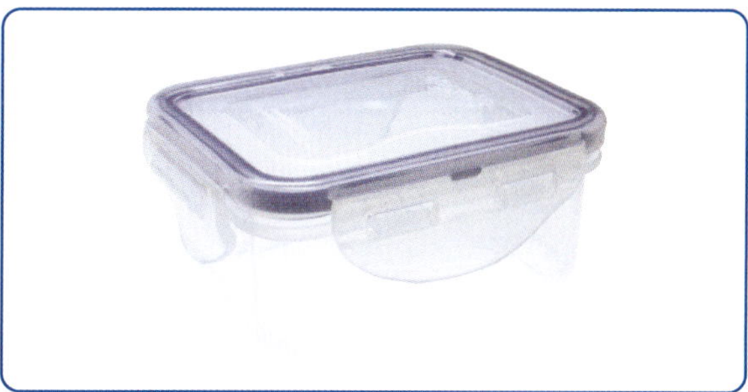

► **Abb. 7.4** Hygienebox.

7.10 Podo pure + Absaugtechnik

Podo = für die Podologie entwickelt
pure = steht für Reinheit (der Luft)
+ = steht für HEPA-Filter

Wissenschaftliche Messungen beweisen, dass Schleifstaub in der podologischen Praxis ein großes Gesundheitsrisiko sowohl für den Behandler als auch für den Patienten darstellt. Leider wird dieses Problem noch nicht als akute Gefahr erkannt (besonders bei Hausbesuchen) und es wurden noch keine befriedigenden adäquaten Lösungen gefunden.

Seit Jahren widme ich mich diesem wichtigen Thema. In Zusammenarbeit mit erfahrenen Spezialisten wurde ein Absaugsystem entwickelt und ausgiebig in der Praxis getestet. Das Ergebnis kann ich allen Berufskollegen stolz präsentieren.

„Podo pure + " (Abb. ▶ **Abb. 7.5**) stellt die ideale Problemlösung für unkontrolliert umherfliegenden Feinstaub in der podologischen Praxis dar.

Folgende wichtige Kriterien werden erfüllt:

- höchster Hygienestandard
- sehr starke Absaugleistung
- 2 getrennte Filtersysteme (Staubfilter und medizinischer HEPA-Filter)
- geringe Geräuschentwicklung
- individuelle Platzierung am Arbeitsplatz möglich (Decke, Wand, mobiles Bodenstativ)
- Bedienung durch Fußschalter
- keine Außenabluftmöglichkeit erforderlich

Dieses externe Absaugsystem wird erfolgreich in unserem Lehrinstitut angewendet und ist eine ideale Absaugmöglichkeit für jede podologische Praxis. Es ist sehr interessant für Podologieschulen mit mehreren Behandlungsplätzen.

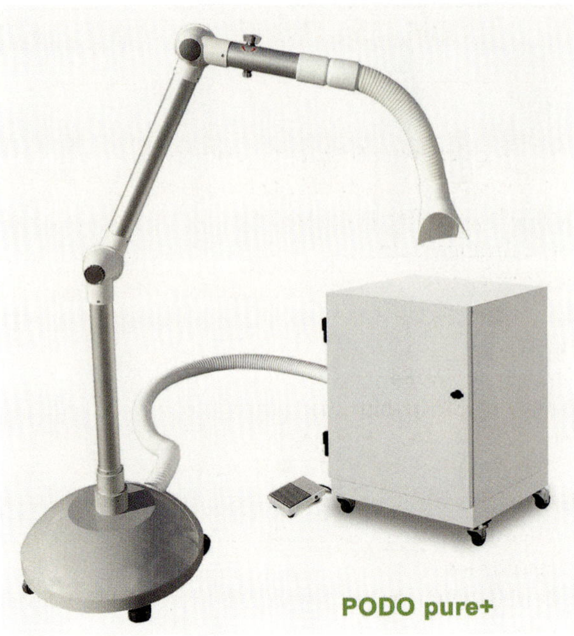

▶ **Abb. 7.5** Podo Safe Absaugtechnik.

8 Praktische podologische Fortbildung

MFF – Medizinische Fußpflege Fortbildung
Podologisches Lehrinstitut Fritz Bittig
Staatlich geprüfter Podologe DDG, Fachlehrer für Podologie, Fachbuchautor
Bergwerkstr. 22
83 471 Berchtesgaden
Tel.: 08 652/61 359
Fax: 08 652/66 584
E-Mail: info@fritz-bittig.de
Internet: www.fritz-bittig.de

MFF bietet (▸ Abb. 8.1)

- Intensive Weiterbildung für Podologen/medizinische Fußpfleger
- Einzelschulung in Theorie und Praxis am Patientenbeispiel
- Prüfungsvorbereitung

MFF-Schulungsthemen

- professionelle podologische Arbeitstechniken
- Material- und Warenkunde (Verbandstoffe, Produkte etc.)
- Instrumenten- und Gerätekunde (Trocken- und Nasstechnik)
- Praxishygiene (Desinfektion, Reinigung, Sterilisation, Aufbewahrung)
- rationelle, zeitsparende Schleiftechniken
- Inkarnatortechnik (schmerzhaft eingewachsene Nägel)
- Medihaltertechnik (Hühneraugen- und Hornhautentfernung)
- Verbandstechnik (Spezialverbände)
- Nagelprothetik (Teil- und Vollnagelaufguss, Nagel-Voll-Prothese (NVP) nach Eckle)
- diabetisches Fußsyndrom (DFS)

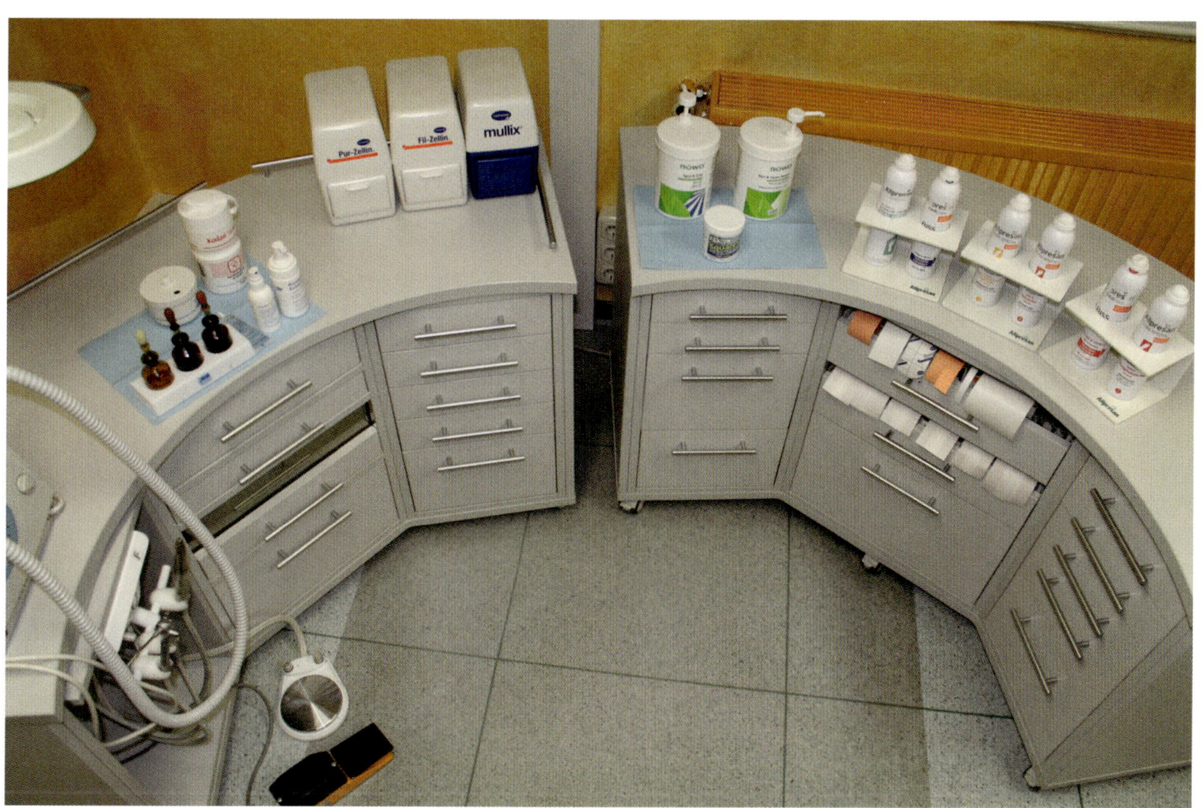

▸ **Abb. 8.1** Podologischer Arbeitsplatz im Lehrinstitut Fritz Bittig.

9 Hersteller

Dem Autor stets kompetente Partner:

3TO GmbH
Birkenstr. 8
82 041 Deisenhofen
Tel.: 089/20 353 444
Fax: 089/20 353 445
E-Mail: info@3to-gmbh.de
Internet: www.3to-podofix.de

Busch & Co. GmbH & Co. KG
Unterkaltenbach 17–27
51 766 Engelskirchen
Tel.: 02 263/860
E-Mail: mail@busch.eu
Internet: www.busch.eu

DACH Schutzbekleidung GmbH & Co. KG
Im Sonnenschein 9
76 467 Bietigheim
Tel.: 07 245/80 592-0
Fax: 07 245/80 592-22
E-Mail: info@dach-germany.de
Internet: www.dach-germany.de

Erkodent Erich Kopp GmbH
Siemensstr. 3
72 285 Pfalzgrafenweiler
Tel.: 07 445/85 010
Fax: 07 445/2092
E-Mail: info@erkodent.com
Internet: www.erkodent.com

Paul Hartmann AG
Paul-Hartmann-Str. 12
89 522 Heidenheim
Tel.: 07 321/360
Fax: 07 321/363 636
E-Mail: info@hartmann.info
Internet: www.hartmann.de

Jentschura International GmbH
Dülmener Str. 33
48 163 Münster
Tel.: 02 536/33 100
Fax: 02 536/9 676
E-Mail: info@p-jentschura.de
Internet: www.p-jentschura.de

nsc neubourg skin care GmbH & Co. KG
Mergenthalerstr. 40
48 268 Greven
Tel.: 01 805/255 773
E-Mail: service@neubourg.de
Internet: www.allpremed.de

Polytech Systeme GmbH
Stefan-George-Ring 22
81 929 München
Tel.: 089/93 006 703
E-Mail: info@polytech-systeme.de
Internet: www.polytech-systeme.de

Prontomed GmbH
Am Bahndamm 70
32 120 Hiddenhausen
Tel: 05 221/2 750 250
Fax: 05 221/61 198
E-Mail: kontakt@prontoman.de
Internet: www.prontoman.de

Raue
Kosmetik- und Fußpflegebedarf
Berkhopstr. 12
30 938 Burgwedel
Tel.: 05 139/98 140
Fax: 05 139/981 420
E-Mail: info@raue-kosmetik.de
Internet: www.raue-kosmetik.de

Remmele‘s Propolis GmbH
Richard-Wagner-Straße 49
10 585 Berlin
Tel.: 030/34 509 104
Fax: 030/34 540 528
E-Mail: info@remmele-propolis.de
Internet: www.remmele-propolis.de

Hellmut Ruck GmbH
Daimlerstr. 23
75 305 Neuenbürg
Tel.: 07 082/94 420
Fax: 07 082/942 222
E-Mail: kontakt@hellmut-ruck.de
Internet: www.hellmut-ruck.de

Schülke & Mayr GmbH
Robert-Koch-Str. 2
22 840 Norderstedt
Tel.: 040/521 000
Fax: 040/52 100 318
E-Mail: info@schuelke.com
Internet: www.schuelke.com/de/de/index.htm

Soleni Classic GmbH
Filiale Ost/Süd
Lauschützer Weg 21
03 172 Schenkendöbern
Tel.: 035 693/60 600
E-Mail: info@soleni.de
Internet: www.soleni.de

SPENCO 2nd Skin
Ulmer Str. 160
86 156 Augsburg
Tel.: 0821/44 920 691
Fax: 0821/44 920 691
E-Mail: info@einlagen-shop.de
Internet: www.einlagen-shop.com
Internet: www.Der-Socken-Shop.de

SÜDA GmbH Co. KG
Durlacher Allee 109
76 137 Karlsruhe
Tel.: 0721/824 492 300
Fax: 0721/824 492 311
E-Mail: info@ionto.de
Internet: www.sueda.de

WITTEX MEDIZINTECHNIK
Adolf-Kolping-Str. 33
84 359 Sinmach/Inn
Tel.: 08 571/9 251 899
Fax: 08 571/9 251 898
E-Mail: info@wittex.de
Internet: www.wittex.de

10 Literatur

[1] Beaven DW, Brooks SE. Der Nagel in der klinischen Diagnostik. Stuttgart: Schattauer; 1985

[2] Fleischner G. Podologische Orthopädie. München: Neuer Merkur; 2003

[3] Fleischner G. Podologische Dermatologie. Band III: Kompendium der medizinischen Fußpflege. München: Neuer Merkur; 1998

[4] Fleischner G. Der schmerzende Fuß. Band II: Kompendium der medizinischen Fußpflege. München: Neuer Merkur; 1991

[5] Jentschura P, Lohkämper J. Gesundheit durch Entschlackung. 20. Aufl. Münster: Jentschura; 2014

[6] Münzenberg JK. Orthopädie in der Praxis. 2. Aufl. Weinheim: Wiley-VCH; 1988

[7] Zaun HO, Dill-Müller D. Krankhafte Veränderungen des Nagels. 10. Aufl. Balingen: Spitta; 2013

11 Abbildungsnachweis

Busch & Co. GmbH & Co. KG, Engelskirchen:
► Abb. 7.1, ► Abb. 7.2, ► Abb. 7.3, ► Abb. 7.4

Erkodent Erich Kopp GmbH, Pfalzgrafenweiler:
► Abb. 5.30

Paul Hartmann AG, Heidenheim:
► Abb. 2.18

Frau Dr. Birgit Kunze, Fachärztin für Dermatologie, Allergologie, Phlebologie, Venerologie, Hamburg:
► Abb. 1.32, ► Abb. 1.33, ► Abb. 1.34, ► Abb. 1.53, ► Abb. 1.58, ► Abb. 1.69, ► Abb. 1.70, ► Abb. 1.71, ► Abb. 1.74

Polytech GmbH, München:
► Abb. 7.5

Hellmut Ruck GmbH, Neuenbürg:
► Abb. 5.17

3TO GmbH, Deisenhofen:
► Abb. 1.167a, ► Abb. 5.18, ► Abb. 5.28, ► Abb. 6.16

Alle anderen Abbildungen sind vom Autor.

Sachverzeichnis

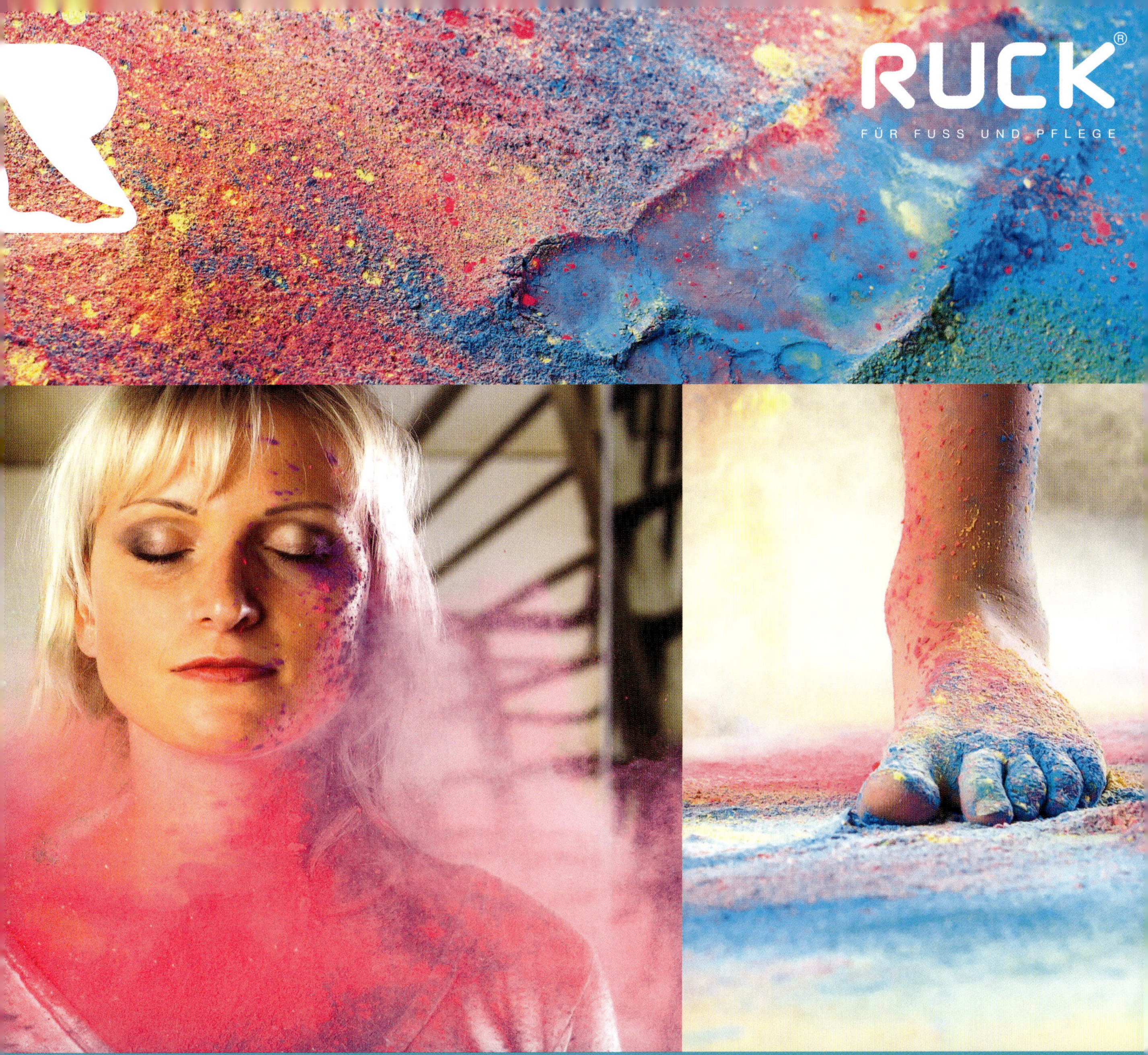

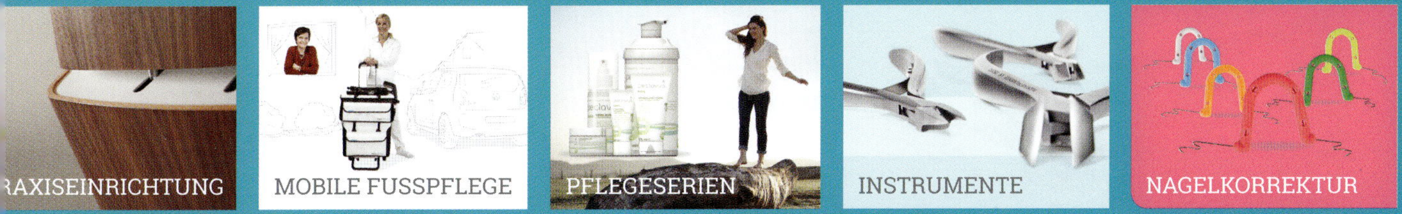

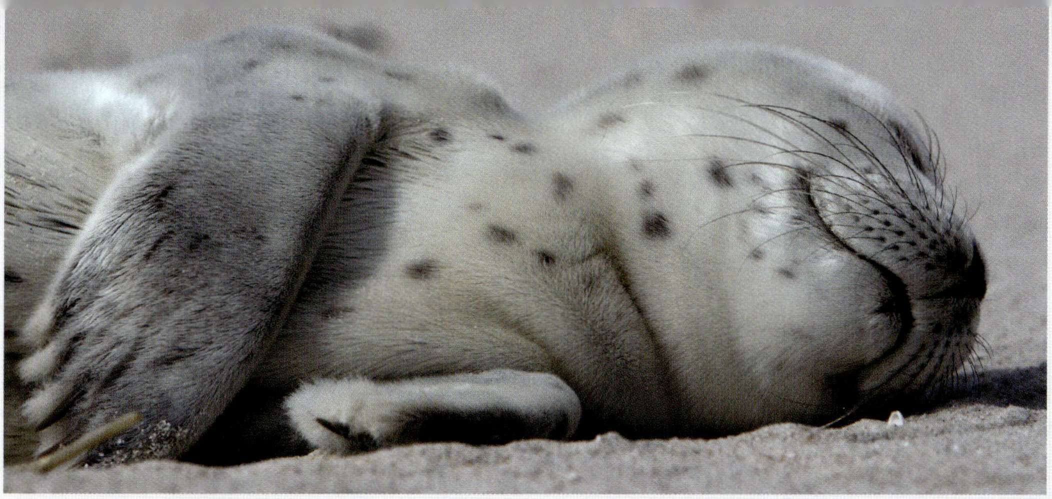

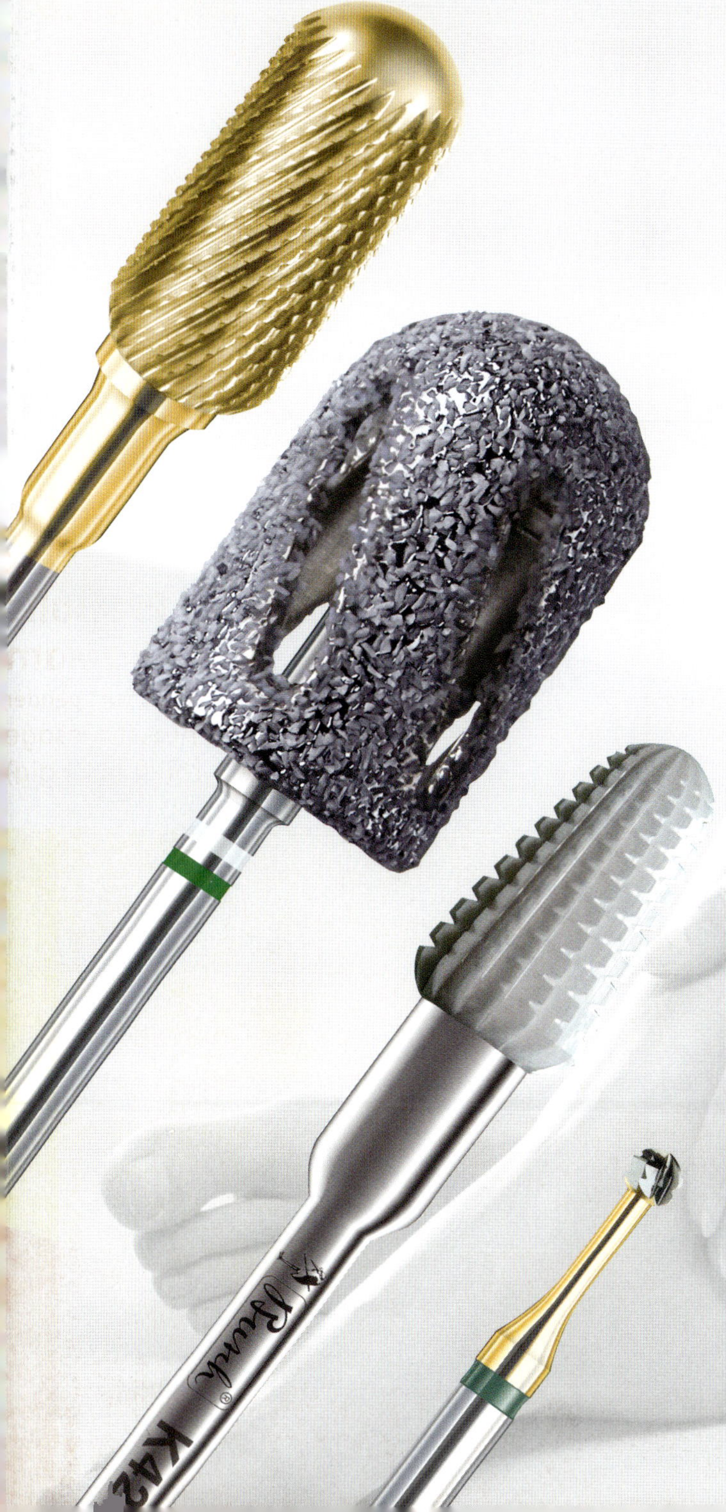